Fellenberg-Ziegler

Homöopathische Arzneimittellehre

Homöopathische Arzneimittellehre

Kurzgefaßte Beschreibung der gebräuchlichsten homöopathischen Arzneimittel

Von Albert von Fellenberg-Ziegler

25., verbesserte Auflage

HAUG

Karl F. Haug Verlag · Heidelberg

Die Deutsche Bibliothek - CIP-Einheitsaufnahme

Fellenberg-Ziegler, Albert von:
Homöopathische Arzneimittellehre : kurzgefaßte Beschreibung der gebräuchlichsten homöopathischen Arzneimittel / von A. v. Fellenberg-Ziegler. - 25., verb. Aufl. - Heidelberg : Haug, 1998
(Homöopathie)
Bis 24. Aufl. u.d.T.: Fellenberg-Ziegler, Albert von: Homöopathische Arzneimittellehre oder kurzgefasste Beschreibung der gebräuchlichsten homöopathischen Arzneimittel
ISBN 3-7760-1674-4

13. Auflage 1968 - 24. Auflage 1993

ISBN 3-7760-1674-4

Satz: Graphische Werkstätten Lehne GmbH, 41515 Grevenbroich
Druck und Verarbeitung: Progressdruck GmbH, 67346 Speyer

Inhalt

Vorrede und Einleitung[1]

Nach der Regel, daß **ein jeder Arbeiter sein Handwerkszeug kennen muß, wenn er gute Arbeit machen will,** ist es einleuchtend, daß auch der Arzt sein Werkzeug, nämlich die **Arzneimittel,** deren er sich bedient, kennen muß, wenn er eine **gute Arbeit** machen, d. h. leicht, schnell und gründlich **heilen** will.

Kenntnis der Arzneimittel ist daher eins der **ersten** Erfordernisse für einen **jeden,** sei er Arzt oder Nichtarzt, der von Arzneimitteln für sich oder andere nützlichen Gebrauch machen will.

Bekanntlich enthalten aber die meisten homöopathischen Lehrbücher und Hausärzte für den Gebrauch von Nichtärzten entweder keine Übersicht über die homöopathischen Heilmittel und ihre **Wirkungen,** oder dann meist ungenügende, so daß derjenige, der sie gebraucht, mit Mitteln operieren muß, die er nur dem **Namen nach** oder unvollständig kennt, was seinem Handeln stets eine gewisse Unsicherheit verleiht, so daß er sich von demselben keine eigentliche Rechenschaft geben kann. Erst wenn er die Mittel nicht nur dem Namen nach, sondern auch in ihrer **Wirkung** kennt, kann er mit Bewußtsein und einiger Sicherheit handeln.

Diesem Übelstand abzuhelfen, der von vielen Nichtärzten, die sowohl für sich und für ihre Familien als auch für andere Leidende Gebrauch von der homöopathischen Heilmethode machen, lebhaft empfunden wurde, und sie die Faktoren kennen zu lehren, durch die sie Krankheiten heilen können, ist der Zweck dieses Buches. Diese Arzneimittellehre in möglichst gedrängter Form, die nach den besten Quellen bearbeitet wurde und sich auf die am häufigsten gebrauchten homöopathischen Heilmittel beschränkt, kann als Anhang zu jedem der gebräuchlichen homöopathischen Hand- und Lehrbücher gebraucht werden[2].

---

[1] Wir bitten den Benutzer dieses Buches, die Einleitung ja nicht zu überschlagen, sondern mit größter Aufmerksamkeit zu lesen, da sie Winke und Vorschriften enthält, die sämtlich vieljähriger Beobachtung und Erfahrung bewährter Praktiker entsprungen sind, und ihm daher in der Praxis der Homöopathie von großem Nutzen sein werden.

[2] Daß diese Arzneimittellehre einem wirklichen Bedürfnis entspricht, beweisen die zahlreichen bisherigen Auflagen.

Bei den **Hauptmitteln** ist neben ihrer eigentlichen Pathogenesis (krankheitserzeugenden Wirkungen), d. h. Beschreibung ihrer Symptome, auch angegeben worden, für welche Konstitutionen, Temperamente, Geschlechter, Altersstufen usw. sie sich (soweit solches bis jetzt aus der Erfahrung bekannt ist) vorzugsweise eignen, weil diese bei den meisten anderen Charakteristiken der homöopathischen Mittel fehlenden Angaben die Wahl des richtigen Mittels oft sehr erleichtern.

Bei den **Pflanzen- und Tiermitteln** ist auch der Teil der Pflanze oder des Tieres angegeben, aus dem die Arznei bereitet wird, und bei allen Mitteln das **offizielle Präparat (ob Tinktur, Essenz**[3] oder **Verreibung).** Sodann ist auch angegeben, ob das Mittel **giftig** ist oder nicht. Dieses wird durch Kreuze (+) hinter dem Mittelnamen bezeichnet, und zwar in **drei** Graden, nämlich **1. milde** oder **schwache** Gifte (mit + bezeichnet), die nur in massiven oder allopathischen Dosen vergiftend wirken, **2. entschiedene Gifte** (mit ++ bezeichnet), die auch in tiefen Potenzen (D 1 bis D 3) bei unvorsichtigem Gebrauch in zu oft wiederholten Gaben Vergiftungserscheinungen hervorrufen können, und endlich **3. heftige oder heroische** Gifte (mit +++ bezeichnet), deren Anwendung die größte Vorsicht erfordert und die nicht tiefer als in der 4. Dezimalpotenz und in nicht zu oft wiederholten Gaben angewendet werden dürfen, wenn man nicht vergiftend wirken und dadurch schaden will.

Sodann wurden auch die **Antidote,** d. h. die Mittel angegeben, die als **Gegenmittel** bei zu **heftiger** oder auch nachteiliger Wirkung des beschriebenen Mittels angewendet werden können. Da nun aber die als Antidote angegebenen homöopathischen Mittel nur nach dem homöopathischen Prinzip der Symptomenähnlichkeit antidotarisch wirken können, so folgt daraus, daß sie dem angewendeten Mittel mehr oder weniger verwandt oder ähnlich sein müssen und demnach auch zu denjenigen Mitteln gehören, die bei ausbleibender Wirkung statt des angewendeten Mittels in die Wahl fallen und je nach dem Fall angewendet werden können. Eine Ausnahme davon macht je-

---

[3] **Tinkturen** werden mit Weingeist aus trocknen Substanzen, **Essenzen** aus frischen, saftigen Pflanzen bereitet. Man nennt sie aber im gewöhnlichen Sprachgebrauch auch Tinkturen.

doch das Mittel *Camphora,* das – nach **Hahnemanns** Angabe – die besondere Eigenschaft haben **soll,** die Wirkung fast aller Mittel, namentlich aus dem Pflanzen- und Tierreich, aufzuheben[4]. Mit dieser soll aber auch ihre Wirkung aufhören, und sie kann folglich auch das bekämpfte Mittel als Heilmittel nicht ersetzen, wie die anderen homöopathischen Antidote. Ferner sollen auch höhere und höchste Potenzen als Antidote niederer Potenzen des gleichen Mittels dienen, umgekehrt aber nicht[5].

Eigentümlich ist es und es wird auch vielen Benutzern des Buches auffallen. daß bei fast allen Mitteln gegensätzliche oder widersprechende und alternierende Wirkungen angeführt werden, wie Verstopfung und Diarrhöe, Schlafsucht und Schlaflosigkeit, vermehrter und verminderter Harn, Aufregung und Depression usw. Es beruht dieses auf der Eigenschaft des Mittels, **primäre** und **sekundäre** Wirkungen, Erst- und Nachwirkungen hervorzurufen, wobei die Nachwirkung das Gegenteil der Erstwirkung ist. Häufig aber wechseln diese Wirkungen ab, indem oft zuerst die Nachwirkung als Erstwirkung auftritt und dann diese auf jene als Nachwirkung folgt. Daher kann man beide Wirkungen homöopathisch nach dem Ähnlichkeitsgesetz in Krankheiten verwerten, wenn das Mittel der als Allgemeinleiden hervorrufenden **Ursache** entspricht. Darum reicht man z. B. *Nux vomica* sowohl bei Verstopfung wie bei Diarrhöe, wenn sie dem Allgemeinleiden überhaupt entspricht. Es muß also stets die **Ursache,** die Veranlassung der Krankheit aufgesucht werden, wenn man mit Sicherheit das passende Mittel finden will. Die

---

[4] Ob diese Eigenschaft durchaus sicher und gewiß ist, wird vielerseits bezweifelt. Neue Beobachtungen und Erfahrungen hierüber fehlen jedoch, so daß diese Frage noch offen bleibt.

[5] Die **Gegenmittelfrage** liegt überhaupt noch sehr im argen und wird im allgemeinen von vielen Homöopathen für sehr untergeordnet angesehen, so daß wir ihr auch keine besondere Wichtigkeit beilegen und sie eigentlich nur in dem Sinn betrachtet wissen möchten, als sie dem Leser Anhaltspunkte gibt über die Mittel, die mit dem beschriebenen einige Verwandtschaft und Ähnlichkeit haben; daher werden auch neben den angeblichen Antidoten andere verwandte oder analoge Mittel angeführt werden. Übrigens scheinen alle diese Angaben von Antidoten, analogen und verwandten Mitteln mehr auf unbestimmten Voraussetzungen und theoretischen Annahmen zu beruhen, als auf Erfahrung und sicheren Beobachtungen aus der Praxis. Man darf ihnen daher keinen allzu hohen Wert beilegen.

Symptomenähnlichkeit, die sehr oft täuscht, da die Kranken häufig übertreiben oder nicht alles sagen (das mechanische Symptomendecken), ist es nicht allein, die bei der Mittelwahl leiten soll, sondern zu allererst die materielle **Ursache,** die **Wurzel** des Leidens (ob Erkältung, Verdauungsstörung usw.), und erst in zweiter Linie die Symptomenähnlichkeit. Vorerst muß durch genaue Examination und Untersuchung, durch Auge und Ohr, durch Palpation, Perkussion und Auskultation der Sitz und die Art des Leidens ermittelt werden, um eine genaue Diagnose zu erhalten. Denn ein alter Spruch sagt nicht umsonst: „Qui bene distinguit, bene curat“ (Wer genau unterscheidet, kuriert gut). Zuerst müssen die objektiven (materiellen) Symptome und Wirkungen des Leidens erforscht werden, die subjektiven Symptome kommen erst nachher. Also zunächst genaue und gründliche Diagnose.

Was die ebenfalls angegebene **Wirkungsdauer** der Mittel betrifft, so beruht sie hauptsächlich auf den Angaben **Jahrs;** ihre Richtigkeit wird jedoch von vielen Homöopathen bezweifelt. Man wird daher wohltun, sich nicht so sehr auf sie zu verlassen, weil sonst manche Heilung verzögert oder auch vereitelt werden könnte.

Die **Potenz** oder **Verdünnung,** in der das beschriebene Mittel am besten anzuwenden sein soll, ist bei der Mehrzahl der Mittel nach der benutzten Literatur angegeben.

Im **allgemeinen** gilt als Regel, daß bei den **mineralischen** und **metallischen** Mitteln (mit wenigen Ausnahmen, die angeführt werden), sowie bei *Carbo, Graphites, Lycopodium* und *Thuja* die **höheren** Potenzen (etwa D 10) die wirksameren und bewährteren sind[6]. – Bei den Mitteln aus dem **Tier-** und **Pflanzenreiche** sind die **tiefen** Potenzen (z. B. bei *Camphora, Moschus)* oft einzig wirksam. In der Regel

---

[6] Da nun ziemlich allgemein die **Dezimalskala** (1 : 10) zur Verdünnung der Arzneimittel als die **Normalskala** angenommen ist, so beziehen sich alle Potenzangaben in dieser Arzneimittellehre auf die Dezimalskala. (Die **Zentesimalskala** ist 1 : 100; man bezeichnet die erste Zentesimalpotenz 1 : 100 mit C 1, die zweite 1 : 10 000 mit C 2, die dritte 1 : 1 000 000 mit C 3 usw.; demnach entspricht die erste Zentesimalpotenz der 2. Dezimalpotenz, die 2. der 4., die 3. der 6. usf.) Man bezeichnet die 1. Dezimalpotenz 1 : 10 mit D 1, die zweite 1 : 100 mit D 2, die dritte 1 : 1000 mit D 3, die vierte 1 : 10 000 mit D 4, die fünfte 1 : 100 000 mit D 5, die sechste 1 : 1 000 000 mit D 6 usw.

erfordern **akute** und heftig auftretende, lebensgefährliche Krankheiten in allen Altersstufen und bei allen Personen mehr **mittlere** (D 6 bis D 10) und **niedere** (D 1 bis D 5) Potenzen, unter Umständen sogar Urtinkturen. Für **chronische,** schleichende, langsam verlaufende, verschleppte oder tief eingewurzelte Krankheiten hingegen eignen sich die **höheren** Potenzen (D 12 und höher), weil sie im allgemeinen tiefer wirken und ihre Wirkung meistens länger anhält.

Kinder und **jüngere Personen** sowie **nervöse, hysterische,** empfindliche und reizbare Kranke sind, besonders bei chronischen und konstitutionellen Leiden, meist für **höhere** Potenzen empfänglicher, als sonst normal gesunde Personen und als solche des mittleren und höheren Lebensalters. Hingegen dauert die Wirkung bei solchen meist nicht lange. Auch will man gefunden haben, daß **Landleute** sowie die, welche eine einfache, mäßige und nüchterne Lebensweise befolgen, körperliche Arbeit verrichten, sich viel bewegen und viel im Freien aufhalten, besser auf Arzneien reagieren, als Städter oder solche, die eine sitzende Lebensart, oder überhaupt ein überfeinertes Genußleben führen, und daß daher bei jenen **höhere** Potenzen meist sehr gut anschlagen und heilsam wirken, die bei diesen oft ohne Erfolg bleiben.

Torpide (gefühllose, abgestumpfte) **Naturen** oder **reizlose Personen** sowie Krankheiten mit Mangel an Reaktion oder Lebenstätigkeit erfordern in der Regel **niedere** Potenzen (hier und da auch Hochpotenzen).

Bei **Diätfehlern** und Verdauungsstörungen erweisen sich höhere Verdünnungen oft unwirksam; es sind daher **mittlere** und **niedere** vorzuziehen und sicherer im Erfolg. Überhaupt muß sich der ausübende Homöopath **alle** Potenzstufen, ohne Ausnahme, offen behalten, wenn er Erfolg haben will; er sollte sie daher, wenigstens in betreff der *Polychreste*[7] stets vorrätig haben. Jedenfalls muß man

---

[7] Unter **Polychresten** versteht man Mittel, die ein vielseitiges und ausgedehntes Anwendungsgebiet haben, daher selbst in den kleinsten Apotheken nicht fehlen dürfen. Hierzu gehören besonders: *Aconitum, Antimonium, Apis, Arnica, Arsenicum, Belladonna, Bryonia, Calcium carbonicum, Carbo vegetabilis, Chamomilla, China, Hepar, Ipecacuanha, Mercurius, Nux vomica, Phosphorus, Pulsatilla, Rhus toxicodendron, Sepia, Silicea, Sulfur Thuja, Veratrum* usw. Übrigens ist darüber, welche Mittel Polychreste sind, und welche es nicht sind, nichts Gewisses und übereinstimmendes von den Homöopathen ausgemacht.

sich, um Mißerfolge zu vermeiden, vor dem Reiten auf nur **einer** Potenz, mag es nun die 3. oder 30. sein, als einer zwecklosen Einseitigkeit und Ausschließlichkeit hüten, denn keine Potenz ist die absolut beste, **alle** haben ihre Berechtigung im gegebenen Falle, je nach der Art der Krankheit und der Individualität des Patienten. Wenn auch die bei den einzelnen Mitteln angegebenen Potenzen als die Regel angesehen werden können, so sind sie doch nicht als maßgebende und ausschließliche Vorschrift zu betrachten, von der nicht abgegangen werden dürfe.

Bei manchen Kranken verursachen **tiefe Potenzen** (D 1 bis D 3) unangenehme **Erstwirkungen,** sog. **Arzneiverschlimmerungen,** die zum Heilzwecke nichts nützen, ja eher die Heilung aufhalten, die Kranken erschrecken und oft von der Homöopathie abwendig machen und daher möglichst vermieden werden sollten. Bei solchen Kranken sind die mittleren und höheren Potenzen vorzuziehen, wenn man cito, tuto et jucunde (schnell, sicher und angenehm) heilen will. Am mildesten scheinen die **mittleren** Potenzen zu wirken, die daher auch immer beliebter werden; doch alles cum grano salis, da es keine Regel ohne Ausnahme gibt.

Bezüglich der **Wiederholung** der **Mittelgaben** hat man, durch Erfahrung belehrt, zum Vorteil der erfolgreichen Praxis der Homöopathie schon längst die abstrakte Regel **Hahnemanns,** in jedem Krankheitsfall nur **eine** einzige Mittelgabe anzuwenden, verlassen. Ja, man ist seit vielen Jahren sogar von der Praxis der früher, gestützt auf die vermeintliche lange Wirkungsdauer der Mittel, nur selten und nach größeren Zwischenpausen bei chronischen Krankheiten verabreichten Mittelgaben vielfach abgegangen und gibt diese nun, wenn ein Stillstand in der Besserung eintritt, ohne die vorausgesetzte nachhinkende Besserung abzuwarten, häufiger, und zwar mit gutem Erfolg.

Bei **akuten** und **höchst akuten** Krankheiten mit Lebensgefahr und raschem Verlauf, sowie nach **Erkältungen** und bei **frisch entstandenen** Fällen von Unwohlsein oder Schmerzen empfiehlt es sich, besonders im Anfang, sehr häufige, rasch aufeinanderfolgende Gaben und viel rascher als es meist geschieht, anzuwenden, selbst bis auf 5 Minuten Zwischenzeit herab, wobei es vorteilhaft ist, hier und da die Potenz zu wechseln. Je heftiger, akuter, rascher verlaufend die

Krankheit ist, und wenn Lebensgefahr vorliegt, desto häufiger muß man einnehmen.

Bei **chronischen** Krankheiten und langsam verlaufenden Leiden dagegen dürfen, ja **müssen** die Gaben seltener verabreicht werden; zur Beschwichtigung der Ungeduld der Patienten können sie mit **Nihilpulvern** (unarzneiliche Kügelchen oder Pulver – oder, wenn flüssig, reiner Weingeist) auseinandergehalten werden. Sobald die Wirkung eines Mittels (die Besserung) entschieden stillsteht oder aufhört, ist das Mittel, wenn es noch angezeigt ist, zu wiederholen, oder wenn es nicht mehr zu passen scheint, durch ein anderes, dem vorhandenen Krankheitszustand besser entsprechendes Mittel zu ersetzen. Auf wochen- oder monatelange Wirkung kann man sich nie sicher verlassen.

Naturen mit schwacher Reaktion und erschöpfte Personen erfordern jedoch etwas häufigere Wiederholungen, wobei jedesmaliger Wechsel der Potenz oder Zwischenschieben eines anderen ähnlichen Mittels meist besseren Erfolg aufweist, als Beharren auf einer und derselben Potenz des gleichen Mittels, gegen deren Reiz der Organismus sich abstumpft und dann nicht mehr gehörig reagiert. Mit den Potenzen überhaupt hie und da zu wechseln (von unten nach oben und umgekehrt) ist, wenn ein und dasselbe als passend erkannte Mittel längere Zeit fortgebraucht werden soll, eine bewährte und empfehlenswerte Praxis. Namentlich empfiehlt es sich, bei veralteten **chronischen** Leiden das oder die passenden Mittel längere Zeit in immer höher steigenden Potenzen fortzugebrauchen. Ebenso ist die Praxis, es mit einem ähnlichen, ebenfalls passenden Mittel hie und da zu vertauschen oder mit demselben abzuwechseln, zu empfehlen; ganz besonders dann, wenn sich in der Besserung ein Stillstand einstellt. Zeigen sich hingegen Arzneiverschlimmerungen, so muß das Mittel so lange ausgesetzt oder vertauscht werden, bis sich diese verloren haben, oder man geht endgültig zu einem anderen passenden Mittel über. Bei chronischen Leiden, wo nur selten, einmal, höchstens zweimal täglich, Arznei eingenommen wird, ist es am besten, die Mittel **morgens früh** nüchtern beim Erwachen einzunehmen, da sie zu dieser Zeit eingenommen erfahrungsgemäß viel eindringlicher und – wenn man bei homöopathischen Mitteln so sagen darf – energischer und nachhaltiger wirken.

Das Zusammenmischen zweier oder gar mehrerer Arzneistoffe ist unbedingt verwerflich und stets als eine Verletzung des Wesens der Homöopathie zu betrachten, und zwar deshalb, weil jeder Arzneistoff seine ihm allein eigentümlichen, von jedem anderen abweichenden, Wirkungen hat, und nur einfache und unvermischte Arzneistoffe an Gesunden geprüft und in ihren wahren Wirkungen bekannt sind. Die Wirkungen künstlich zusammengesetzter und vermischter Arzneistoffe sind durchweg unbekannt und darum zu Heilzwecken nach homöopathischem Grundsatz ganz unbrauchbar. Der Gebrauch von sog. Komplexmitteln, in denen bis 20 und noch mehr Mittel gemischt sind, entsprechen nicht den homöopathischen Anschauungen und gefährden das Ansehen der Homöopathie.

Nach den bisherigen Beobachtungen erfahrener Ärzte erweist es sich sehr oft als vorteilhaft, bei **chronischen** Leiden die Behandlung mit einer höheren Potenz zu beginnen und, wenn das Mittel sich als das richtige erweist, allmählich stufenweise zu den mittleren und niederen Potenzen herunterzusteigen (im Gegensatz zu dem weiter oben Gesagten), während man bei Nachwehen und Rückständen akuter Krankheiten umgekehrt nach und nach von den tiefen zu den hohen Potenzen übergeht. Man sieht daraus, daß dem **denkenden** Homöopathen verschiedene Methoden und Wege offenstehen, um sein Ziel zu erreichen, und daß er, je nach Fall und Individualität, zwischen entgegengesetzten Verfahrungsarten, die beide ihre Berechtigung haben, die Wahl hat.

Überhaupt kommt es bei den homöopathischen Mitteln gar nicht auf regelmäßiges 1-, 2-, 3- oder mehrstündliches Einnehmen an. Man muß sich für die Wiederholungen des Einnehmens vielmehr **einzig** durch die **Wirkung,** den **Erfolg** bestimmen lassen. Bessert sich der Zustand, so wartet man länger, um wieder einzunehmen, bessert er sich nicht, so nimmt man häufiger ein, als vorgeschrieben. Das zu häufige Einnehmen, wenn es bessert, hat den Nachteil, daß die neue Gabe die **Heilnachwirkung** der vorherigen Gabe durchkreuzt und stört und oft Verschlimmerung erzeugt; denn man darf nicht vergessen, daß die Erstwirkung der homöopathischen Mittel, nach dem Lehrsatz „Similia similibus“, der Krankheit oder dem Leiden **ähnliche Symptome** hervorruft.

Die **Größe der Mittelgaben** ist, im Gegensatz zu den Vorschriften mancher homöopathischer Ärzte, die 10 bis 15 Kügelchen oder 3 bis 5 Tropfen vorschreiben, vollkommen genügend, um alle nur wünschbare und beabsichtigte Wirkung des Mittels zu erhalten, wenn man auf **ein** Tischglas Wasser (das Wasser muß aber vollkommen klar, frisch und rein sein) **ein** bis **zwei** Tropfen flüssige Potenz, oder in trockner Form **drei** bis **fünf** Kügelchen, oder **eine** kleine Messerspitze voll Verreibung nimmt. Das Wasser muß nach der Auflösung am besten mit einem beinernen oder Hornlöffel kräftig umgerührt und das Glas am besten mit einer reinen Untertasse – nicht mit irgendwelchem Papier oder Buche, welches dem Wasser seinen oft unreinen Geruch mitteilt und das Mittel verunreinigt – bedeckt werden. Davon nimmt man auf einmal **ein** ganz kleines Schlückchen (etwa ½ Kaffeelöffel voll). Trocken eingenommen genügen **zwei** bis **drei** Kügelchen oder **eine** Federmesserspitze Verreibung, trocken auf die Zunge genommen, wo man die Arznei zergehen läßt. Es versteht sich übrigens von selbst, daß bei höchst gefährlichen und akuten Krankheiten Ausnahmen von dieser Gabengröße vorbehalten bleiben müssen. Die Mittelauflösungen müssen jeden Tag frisch bereitet werden. Mit solchen kleinen Mittelgaben, besonders niederer Potenzen, kann man viel weniger unangenehme Arzneiverschlimmerungen bewirken, als mit den häufig viel zu groß angegebenen und vorgeschriebenen Gaben. In normalen Fällen genügen diese Gaben bei richtig getroffener Mittelwahl immer, denn in der Homöopathie gilt der Lehrsatz: **„Viel hilft viel“** nicht.

Bezüglich der **äußerlichen Anwendung** der homöopathischen Mittel neben der innerlichen, die schon von Hahnemann empfohlen wurde, ist, abgesehen von der bekannten Anwendung der homöopathischen Tinkturen zu äußerlichem Gebrauch, zu bemerken, daß diese, die eine Zeitlang ziemlich vernachlässigt worden war, in neuerer Zeit mit Recht wieder mehr in Aufnahme gekommen ist und von vielen homöopathischen Ärzten warm empfohlen wird. Sie eignet sich – wie sich übrigens von selbst versteht – hauptsächlich für **örtliche Leiden,** bei denen äußerlich die verdünnte Tinktur, oder auch eine niedere Potenz des innerlich angewendeten Mittels, entweder eingerieben oder zu Umschlägen verwendet wird.

Wenn nun auch etwas über die **Diät** gesagt werden muß, so bekennen wir offen und unumwunden, daß wir uns mit den herkömmlichen stereotypen und abstrakten (nicht auf Erfahrung beruhenden) Diätvorschriften mancher Homöopathen nie einverstanden erklären und befreunden konnten, sie vielmehr stets als eine arge **Übertreibung betrachteten,** die der Homöopathie und ihrer Verbreitung weit mehr **geschadet** als genützt hat, weil **ihr** allein bekanntlich von den Gegnern alle Erfolge und Heilungen zugeschrieben werden, während es doch bekannt ist, daß von jeher die wenigsten homöopathischen Patienten sie, wenigstens in ihrer ganzen Strenge, befolgten und auch heute noch nicht befolgen und – trotzdem geheilt werden! Ein Beweis dafür, daß die homöopathischen Mittel, wenn sie die **rechten** für den vorliegenden Fall sind, durch alles hindurch wirken und den Zweck, die Heilung – Diät hin, Diät her – ungestört und sicher erreichen.

Man weiß ja auch durch Tausende von Fällen, daß nach erfolgloser Behandlung mit starken Arzneien oft in den verzweifeltsten Fällen die infinitesimalen homöopathischen Mittel rasch Hilfe und Heilung brachten, also wirkten, obwohl der Körper des Kranken sozusagen noch von oft sehr starken und giftigen Arzneien gesättigt war, Stoffe, die auszuscheiden der Organismus noch nicht Zeit gehabt hatte. Diese, die doch jedenfalls antidotarischer wirken müßten, als die so einseitig verpönten unschuldigen Genußmittel, neutralisieren die Wirkung der homöopathischen Mittel jedoch nicht im geringsten. Es beweist dieses klar, daß die besprochene Diät für die Heilung nicht ausschlaggebend ist und die infinitesimalen Mittel sich durch materielle Stoffe in der Wirkung nicht stören lassen.

Außerdem unterliegt es auch nicht dem mindesten Zweifel, daß diese für unentbehrlich gehaltene Diät durch ihre übertriebene und physiologisch oft ganz unbegründete Strenge schon von Anfang an viele Kranke von der Homöopathie **abgeschreckt** und dadurch ihrer Verbreitung empfindlichen Abbruch getan hat[8]. Es steht somit fest, daß

---

[8] Wenn man in irgendeinem homöopathischen Lehrbuch die strengen Homöopathen nachgeschriebene homöopathische Diät sich ansieht, so wird man irre an dem Verstand des Urhebers sowie der Nachschreiber und weiß am Ende nicht, wie man seinen Speisezettel mit der notwendigen Abwechslung danach einrichten soll, wie man die Speisen würzen und wie man sich am fremden Tisch verhalten soll, um nicht gegen die Diät zu verstoßen. Diese Diät ist ein eigentliches Unding und auf keine Weise physiologisch und hygienisch zu begründen.

sie ein großer **Schaden** für die Homöopathie ist, und daß es daher Zeit wäre, sie einmal entschieden **über Bord** zu werfen. Übrigens haben sie bereits viele einsichtige und unbefangene homöopathische Ärzte beseitigt[9], weil sie wohl wissen, daß sie in vielen Fällen doch nicht befolgt werden kann.

Denn z. B. den Genuß von **Tabak** – ein eigentliches **Gift!** – sich und anderen unbedenklich erlauben[10], dagegen **Kaffee, Tee, Wein** und **Gewürze** usw., die von Millionen von Menschen ohne **Schaden** für ihre Gesundheit und ihr Leben täglich reichlich genossen werden, **verbieten,** ist doch gar zu widersprechend und ungereimt.

Daß **Kranke** eine Diät befolgen müssen, versteht sich ganz von selbst. Jedermann ist damit einverstanden, nur kann und darf sie – es bedarf dieses weiter keines Nachweises – für **alle** Kranken und Leidenden nicht **eine und dieselbe** sein, wie man dies früher wollte, alle Kranken über einen Leisten schlug und diese Diät akut und chronisch Kranken, Rekonvaleszenten, Schwachen und Starken, Männern und Frauen, Kindern und Erwachsenen, Reichen und Armen ohne Unterschied vorschrieb.

Bei **akuten,** besonders fieberhaften Krankheiten versteht sich die Diät eigentlich **von selbst,** zumal die Kranken meist keinen Appetit und Hunger haben, strenges **Fasten** die Hauptdiät ist, und allenfalls bloß flüssige, reizlose Nahrungsmittel (dünne Wassersuppen, Gersten- oder Hafersuppe) vertragen werden. Aufregende Getränke aber, wie Wein, Bier, Kaffee, Tee sind zu vermeiden. Nach denselben aber gebe man den Rekonvaleszenten leichtverdauliche, aber nahr-

---

[9] Einer wohldurchdachten, von Fall zu Fall sorgfältig geregelten Diät, wie sie in neuerer Zeit praktisch erprobt wurde, ist durchaus zuzustimmen. Abzulehnen ist lediglich jede schematische Diätvorschrift.

[10] Die meisten Lehr- und Handbücher der Homöopathie verbieten den Tabakgenuß **nicht allgemein,** sondern nur bei gewissen Krankheitsformen, wo er nachweisbar nachteilig einwirkt (unter anderen z. B. die Lehrbücher von Bruckner, Brandt, Hering, Hirschel, v. Grauvogl, Goullon, Jahr, Cl. Müller, Puhlmann [Handbuch der homöopathischen Praxis], Vogel, Weil, sowie der Lutzesche Diätzettel; einzig Gerhardt verbietet allgemein das Tabakrauchen), dagegen verbieten sie eine Unzahl anderer Genüsse, die viel unschuldiger und an sich gewiß unschädlich sind, was vom Tabak nicht gesagt werden kann. Heißt das nicht „Mücken seihen und Kamele verschlucken"?? und reduziert es sich nicht auf bloße Nachbeterei, die doch endlich aufhören sollte?

hafte und kräftigende Speisen; man erlaube ihnen, mäßige Mengen reinen, alten Wein zu trinken, man gebe ihnen das, wonach sie besonders gelüsten und Appetit haben, mäßig, d. h. nur wenig auf einmal, aber oft. Rekonvaleszenten aus schweren Krankheiten müssen diätetisch wie Kinder behandelt werden.

Bei **chronisch** Kranken müssen nach dem Lehrsatz „Tolle causam" (Hebe die Ursache auf!) vor allem alle Speisen, Getränke und Genüsse, die möglicherweise die Krankheit mit veranlaßt haben, oder die sie nähren und unterhalten, es mag betreffen, was **es will** (Tabak **mitinbegriffen),** unbedingt **verboten** werden. Im übrigen muß die Diät ganz der Individualität, dem Alter, dem Geschlecht, der Gewohnheit und dem Speisezettel des Landes sowie der Konstitution, den Krankheitsdispositionen und ganz besonders der Art und Natur der vorhandenen Krankheit (wie auch den Jahreszeiten) angepaßt werden[11]. Im übrigen darf die gewohnte Ernährungsweise des Kranken so wenig wie möglich gestört oder verändert werden[12], weil solche Änderungen, wie sie eine einseitige Diät und Lebensweise vom Patienten verlangt, durch Ungewohntheit meist Verdauungsstörungen verursachen und die Ernährung beeinträchtigen oder in Unordnung bringen, wodurch die Mittelwirkung viel eher gestört oder neutralisiert, als befördert und unterstützt wird.

Also **Diät** mit **Verstand, Umsicht, Unterscheidung** und **strenger Individualisierung.** Vor allem **große Mäßigkeit** im Essen und Trinken, strenge Vermeidung aller Magenüberladungen und Exzesse, besonders in Baccho et Venere (Trunk und fleischliche [physische] Liebe). Damit wird **mehr** ausgerichtet, die Heilung viel mehr befördert, als mit der Befolgung übertriebener strenger Diätvorschriften, besonders wenn bei dieser, wie so häufig doch unmäßig gelebt wird und hier und da Exzesse im Essen und Trinken begangen werden (was leicht begreiflich – und gewissermaßen erklärbar und ent-

---

[11] In bezug auf die **speziellen** Diätverordnungen verweisen wir auf die vorhandenen diätetischen Lehrbücher.

[12] Bei **Ausschlagkrankheiten** und Neigung zu Geschwüren, Geschwülsten, Eiterungen u. dgl. m., bei sog. **unreiner Haut, unreinem Blut** ist jedoch vor allem und unbedingt der Genuß des **Schweinefleisches,** frisch und gesalzen, wie geräuchert, zu **verbieten,** weil es Gift für solche Krankheiten und Dispositionen ist.

schuldbar ist), um sich für die Entbehrungen von gewohnten lieben Genüssen zu entschädigen und zu erholen.

Unbegreiflich, daß die Homöopathen, die mit Recht so großen **Wert** auf das Individualisieren bei der Diagnose und therapeutischen Behandlung setzen oder setzen sollten, bei der Diät vielfach in den **Fehler** des Generalisierens und alles über einen und denselben Leisten zu schlagen verfallen können und ihrer Inkonsequenz nicht einmal recht inne werden!

Sodann vertraue man dem **Instinkt der Kranken,** vorab der **akut** Kranken, und gebe ihnen das, wonach sie ein unwiderstehliches Verlangen äußern, und dränge ihnen nichts auf, wogegen sie entschieden Widerwillen oder Abneigung haben[13].

Ganz neu und noch in keiner Beschreibung der homöopathischen Mittel enthalten ist die **Beschreibung der Mittel in ihrer Anwendung bei den Krankheiten der Haustiere,** die auf den mehrfach ausgesprochenen Wunsch von den vielen Freunden der Homöopathie unter den Landwirten beigefügt worden und geeignet ist, diese Arzneimittellehre auch für **Tierbesitzer** brauchbar zu machen. Es wird durch diese Beschreibungen deutlich und klar nachgewiesen (durch Vergleichung der Arzneisymptome beim Menschen mit denen bei Tieren), daß unsere homöopathischen Mittel auf die Tiere ganz ähnlich, ja meistens **gleich** einwirken, wie auf den Menschen,

---

[13] Diese **Instinktforderungen** der Kranken stehen aber oft in einem seltsamen und grellen Widerspruch mit den Vorschriften und Verboten der Diät, da sie nicht selten sich gerade auf **das** erstrecken, was diese auf das strengste verwirft, und was dennoch genossen oft den überraschendsten und glücklichsten Einfluß auf die Heilung und Genesung der Kranken ausübt! Sie sind eine belehrende Illustration über den Wert dieser Diät. Das angebliche antidotarische Verhältnis des arabischen Kaffees zu vielen homöopathischen Arzneien betreffend, wie z. B. *Aconilum, Belladonna, Bryonia, Chamomilla, Cocculus, Ignatia, Ipecacuanha, Hyoscyamus, Lycopodium, Nux vomica, Phosphorus, Pulsatilla, Veratrum,* bekennen wir (eine ausgesprochene *Nux vomica*-Natur), die wir täglich starken Kaffee genießen, **nie** etwas davon wahrgenommen zu haben, ebensowenig wie viele andere eifrige Anhänger der Homöopathie, da bei uns, wie bei diesen, obige Mittel stets auf das **korrekteste** und **erfolgreichste** wirken. Dieses antidotarische Verhältnis beruht jedenfalls auf einer irrigen Annahme und jedenfalls mehr auf der ungerechtfertigten und leidenschaftlichen Feindschaft Hahnemanns gegen den Kaffee, als auf objektiven und sicheren Beobachtungen und Erfahrungen.

so daß sie in den gleichen Krankheiten bei beiden mit Erfolg angewendet werden können.

Durch diese Kenntnis der Mittelwirkung auf die Tiere erweitert sich der **Gesichtskreis** des Homöopathen, seine **Mittelkenntnis** gewinnt an Umfang und Sicherheit und macht es ihm möglich, sowohl nach Analogie des Menschen mit den Tieren, als auch umgekehrt ärztlich zu handeln, ein Vorteil, der von selbst einleuchtet und der Homöopathie nur förderlich und nützlich sein kann. Es ergibt sich ferner daraus klar und deutlich, daß es bei der Homöopathie eigentlich **keine** von der Menschenheilkunde sich **unterscheidende** Tierheilkunst gibt, weil beide im Grunde die **gleiche** Pathologie und nur **eine** und **dieselbe** Therapie gemeinschaftlich besitzen. Ein schöner Beweis für die Einfachheit und Naturgemäßheit der neuen Heilkunst, die es ermöglicht, daß der homöopatische Menschenarzt zugleich auch, ohne spezielle eingehende Studien, Tierarzt, und dieser auch für viele Fälle Menschenarzt sein kann. Dadurch, daß bei den **Tieren** nur die **objektiven,** durch unsere Sinne deutlich wahrnehmbaren Krankheitssymptome erkannt werden können und **einzig** die Wahl des Mittels bestimmen (da natürlich die subjektiven Empfindungen nicht erforscht werden können), gewinnen jene auch bei den Krankheiten der Menschen an Wert und treten mehr in den Vordergrund, wogegen die oft bei der Mittelwahl störenden subjektiven Symptome des Patienten in den Hintergrund treten. Dadurch wird aber die Mittelwahl erleichtert, und der ärztlich Handelnde gewinnt größere Sicherheit in der Behandlung. Es ist daher anzuraten, bei der Benutzung dieser Arzneimittellehre zum Zweck der Behandlung menschlicher Krankheiten auch der Anwendung der Mittel bei den Tieren vergleichende Aufmerksamkeit zu schenken.

Besondere Aufmerksamkeit wurde den **Symptomen** des **Gemütes** und **Sensoriums** gewidmet, besonders bei den Polychresten (soweit solche in der einschlägigen Literatur angegeben sind), da diese Symptome oft zu Anfang einer Erkrankung sicherer bei der Wahl des Mittels leiten, als die häufig noch nicht klar und deutlich genug hervortretenden örtlichen und materiellen Symptome des Leidens.

Wenn man sich die **charakteristischen** und **unterscheidenden** Symptome der verschiedenen Mittel recht merkt, so wird man mit größerer Sicherheit und mit mehr Verständnis die homöopathischen Lehr- und Handbücher benutzen; denn wenn für ein und dasselbe Leiden, wie oft, viele Mittel angegeben sind, ohne nähere Unterscheidung (wie besonders in den Repertorien), so wird man vermöge der Kenntnis der spezifischen Beziehungen und Wirkungen der angegebenen Mittel das am **besten** passende Mittel leichter finden und daher mit größerer Sicherheit und mehr Erfolg ärztlich handeln, als einer, dem diese Mittelkenntnis abgeht.

Vorwort zur 12. Auflage

Die bewährte Anlage des Buches konnte im allgemeinen unverändert bleiben. Bei der Neubearbeitung der vorigen Auflage des Buches machte sich eine Sichtung notwendig: nebensächliche Symptome und solche Angaben, die zweifellos auf Irrtum beruhten, wurden fortgelassen. Die durchgeführten Arzneimittelprüfungen wurden berücksichtigt; die Angaben bei einigen bisher nur unzureichend geprüften Mitteln konnten daher erweitert und den neuzeitlichen Erfahrungen angepaßt werden. Auch die Hinweise auf die Anwendung der homöopathischen Mittel in der Tierheilkunde wurden ergänzt und soweit notwendig berichtigt.

Da die Arzneimittelwahl das Wesentlichste in der homöopathischen Behandlung ist, wurde zur Erleichterung der Mittelwahl bei fast allen Mitteln auf die wichtigsten ähnlich wirkenden Mittel hingewiesen. Für die Wahl der Potenz lassen sich zwar keine allgemeingültigen Anweisungen geben; die in der Praxis von Fall zu Fall bewährten Potenzen sind daher lediglich als Anhalt anzusehen.

Einige weniger gebräuchliche Mittel, insbesondere die dem Betäubungsmittelgesetz unterliegenden (z. B. **Opium)** konnten unbedenklich fortgelassen werden. Dafür wurden neu aufgenommen: *Acidum lacticum, Antimonium arsenicosum, Damiana, Galega* und *Rubia tinctorum.*

Möchte diese 12. Ausgabe die beifällige Aufnahme der bisher erschienenen Auflagen finden und der Homöopathie neue Freunde werben.

Der Herausgeber

Arzneimittel

Abrotanum

Artemisia abrotanum L. – Compositae – Eberraute, Hofraute, Eberreis, Stabwurz

Präparate: Essenz aus den frischen Blättern, flüssige Potenzen und Verreibungen; zum äußerlichen Gebrauch Tinktur.

Vergleichsmittel: *Agaricus, Arsenicum, Chamomilla, Carbo vegetabilis.*

Wirkt hauptsächlich auf das vegetative Gebiet des Organismus; besonders die Verdauung und die Ernährung werden beeinflußt. Reizbare, niedergeschlagene Gemütsstimmung. **Abmagerung** trotz guten Appetits, besonders bei Kindern. Wachstumsstörungen, Schwäche der Muskeln und Gelenke; altes Aussehen. Magen- und Darmschwäche. **Magenschmerz** schlimmer in der Nacht. Gefühl, als ob der Magen in Wasser schwämme. Nahrung geht unverdaut ab. **Durchfall** mit Verstopfung wechselnd. Hämorrhoiden mit Blutabgang beim Stuhl. – **Rheumatische Schmerzen in der Herzgegend.** Überspringen der Entzündungserscheinungen vom Darm auf die Gelenke. Gichtknoten an Händen und Füßen. Schmerz und Schwächegefühl im Nacken und Rücken. – Paßt besonders für Erkrankungen Neugeborener (Pädatrophie), namentlich für Knaben mit Wasserbruch und bei **Nasenbluten** in den Entwicklungsjahren blutarmer Mädchen, bei Gicht und Rippenfellentzündung sowie Frostschäden.

Äußerlich gegen juckende **Frostbeulen** (gleiche Teile der Tinktur und abgekochtes, wieder erkaltetes Wasser miteinander gemischt) zu Einreibungen verwendet.

Acalypha indica

Acalypha indica L. – Euphorbiaceae – Brennkraut

Präparate: Essenz aus der frischen Pflanze, flüssige Potenzen und Verreibungen.

Vergleichsmittel: *Hamamelis, Iperacuanha, Millefolium.*

Wirkt auf den Verdauungskanal und die Atmungsorgane. Heftiger trockner Husten, besonders nachts, mit blutigem Auswurf. **Lungenblutungen;** morgens hellrotes Blut, abends geronnenes Blut. – Beständiger heftiger Brustschmerz. – Fortschreitende Abmagerung. Fortspritzender Durchfall. Weißfluß Lungenkranker.

Acidum benzoicum

Benzoesäure

Präparate: Verreibungen und flüssige Potenzen.

Vorzugsweise in niedrigen Potenzen (D 2 bis D 3) anzuwenden.

Wirkungsdauer: Bis zu 8 Tagen.

Vergleichsmittel: *Acidum nitricum, Berberis, Colchicum, Ledum, Lycopodium.*

Charakteristisch ist die Wirkung in der Richtung von oben nach unten und von rechts nach links. Traurige, ernste Gemütsstimmung. Unruhiger Schlaf mit Erwachen in den frühen Morgenstunden infolge von Angst, Atemnot und Herzklopfen. Bei der gichtischen Dyskrasie (schlechte Säftemischung) hauptsächlich angezeigt; verhindert die Bildung von gichtischen Konkrementen (Ablagerungen fester Massen) – **Reizbarkeit der Blase. Urin spärlich, hochrot** oder **dunkelbraun gefärbt,** oft ohne Bodensatz, aber **stinkend,** auch trüb, satzig und stechend riechend, wie Pferdeharn. (Hauptanzeige zur erfolgreichen Anwendung der Benzoesäure in sonst passenden

Fällen.) Harngrieß. Jucken und Brennen auf der Haut, rote umschriebene Flecke im Gesicht und am Körper mit Hitzegefühl. – Beugt der Bildung von Blasensteinen vor. – Unvermögen, den Harn zu lassen; nächtliches Bettnässen bei Kindern. Harnträufeln alter Männer bei Prostatahypertrophie. – **Chronischer Durchfall,** besonders bei Kindern; Stühle häufig wäßrig, weißlich-grau, stinkend. Durchfälle mit Darmgeschwüren nach Typhus. – Mandelentzündung mit hochrotem, stark riechendem Urin. Rechtsseitige Bruststiche (Lungenentzündung). Wogendes Herzklopfen. **Herzentzündung** bei Gichtischen und Rheumatischen, mit hartem Schlagen der Halsarterien und frequentem Puls. – Aussetzender Herzschlag (Klappenfehler. Ablagerungen an den Herzklappen). – Bei Herzaffektionen ist *Acidum benzoicum* besonders dann angezeigt, wenn sie mit Nierenerkrankungen einhergehen und obige Urinsymptome besonders zugegen sind. – Akuter und chronischer Gelenkrheumatismus. – Knotengicht (spezifisch), nach dem Aufhören der Wirkung von *Colchicum.* Bei verlarvter Gicht, besonders wenn sie das Herz befallen hat, zu beachten.

Besserung: Wenn der Urin reichlich und klar wird.

Verschlimmerung: Wenn der Urin spärlich und stark gefärbt wird.

Acidum hydrochloricum +

(Acidum muriaticum), Salzsäure, Chlorwasserstoffsäure

Präparate: Flüssige Potenzen.

Wird vorzugsweise in niedrigen Potenzen (D 1 bis D 6) angewendet.

Wirkungsdauer: Niedrige Potenzen einige Stunden, höhere bis zu 4 Wochen.

Antidote: *Bryonia, Camphora.* Gegen große vergiftende Gaben: Alkalien, Magnesiumkarbonat, schleimige, ölige Mittel, Seifenwasser.

Vergleichsmittel: *Acidum nitricum, phosphoricum, sulfuricum; Baptisia, Carbo vegetabilis, Arsenicum, Lycopodium.*

Wirkt besonders auf das Blut, die Haut und die Verdauungswege. – Große Erregtheit, Reizbarkeit und Überempfindlichkeit aller Sinne. Herzschlag schnell und irritabel, aber ohne Kraft und Energie. – Äußerste Abgeschlagenheit, Erschöpfung und Müdigkeit, mit Zufallen der Augen, sobald man sitzt. Große Empfindlichkeit bei feuchtem Wetter. – Skrofulöse Beschwerden. – Ausschläge und Blutschwäre. – Faule, stinkende Geschwüre an den Schenkeln. – **Nervöse, faulige und typhöse Fieber** (fast spezifisch) mit großer Schwäche. Unbewußtes Harnlassen und Durchfall, dabei schneller, schwacher, röchelnder Atem. Zunge lederartig geschrumpft, gelähmt, große Trockenheit im Munde und Rachen; aphthöse (Schwämmchen ähnliche) Blasen im Munde, faulig-säuerlich stinkend; stinkender Harn und kleiner, bei jedem 3. Schlage aussetzender Puls. – **Senkrechte Halbsichtigkeit.** – Nasenverstopfung. – Rauheit und Schrunden im Schlunde. Geschwüre in Mund und Rachen, Aphthen (Schwämmchen). Geschwürige Halsentzündung. Mund- und Zungenleiden verschiedener Art. Bläuliche Geschwüre mit dunklen Rändern und Aphthen an der Schleimhaut. – Magenschwäche. Aufstoßen. Widerwillen gegen Fleisch. – Aufgetriebenheit des Bauches. – Brennende, sehr geschwollene, auch blutende Hämorrhoiden, Mastdarmvorfall. – Schwäche der Blasenmuskeln, langes Warten, ehe die Harnentleerung erfolgt, unwillkürliches Harnen. – Männliches Unvermögen mit Erregung. – Ziehendes Reißen und Schneiden in den Gliedern, schlimmer in der Ruhe, besser bei Bewegung (neben *Rhus).* Drückendes und reißendes Ziehen in den Oberarmen. **Zahnschmerzen von anfangender Karies, besonders durch Kalttrinken verschlimmert** (Odontalgia nervosa ex carie; in 3. Dezimalpotenz). Skorbutisches Zahnfleisch.

Anwendung bei den Tieren: Beim Gesichtsgrind. – Bei Maulschwämmchen. – Bei Unverdaulichkeit und Verstopfung der Rinder nach dem Genusse von festen, nahrungsarmen Stoffen, wie Stroh u. dgl. m. (2 Tropfen reine Salzsäure auf $^1/_2$ l Wasser). – Bei der Lecksucht der Rinder. – Bei Durchfall der Kälber, mit Dehnen und Recken des Körpers verbunden. – Bei der gastrischen Entzündung der Neugeborenen. – Bei der Füllenlähme, Schulterlähme, Gallen- und Sehnenklapp (2 Tropfen reine Salzsäure auf 1/2 l Wasser sowie äußerlich 1 Teil Säure auf 100 Teile Wasser zur Einreibung der kranken Teile). – Gegen Milchfehler der Kühe, blaue, saure und zähe Milch. – Bei den Masern der Schweine (kleine rote Flecke hinter den Ohren, an den Schenkeln, in den Flanken usw.). – Auch bereits gegen typhöse Fieber und Faulfieber angewendet.

Acidum hydrocyanicum +++

Blausäure, Zyanwasserstoffsäure

Präparate: Flüssige Potenzen.

Wird meistens in niedrigen Potenzen (D 4 bis D 6) angewendet.

Wirkungsdauer: Einige Stunden bis zu ein paar Tagen.

Antidote: *Camphora, Coffea, Ipecacuanha, Nux vomica.*

Vergleichsmittel: *Camphora, Veratrum, Cicuta virosa, Lachesis, Belladonna, Carbo vegetabilis, Phosphorus.*

Gegen zu starke, beinahe vergiftende Dosen von **Blausäure** sowie auch von Cyankalium (blausaures Kali) und Cyanquecksilber *(Mercurius cyanatus)* sowie von **Kirschlorbeer- oder Bittermandelwasser,** die Blausäure enthalten, dienen: 1. **Salmiakgeist** als Riechmittel oder ein paar Tropfen in einem Glas Wasser teelöffelweise eingenommen. 2. **Starker, schwarzer Kaffee,** als Trank und als Klistier. 3. **Essig- und Kampferdämpfe.** 4. **Kalte Begießungen.** Gegen die zurückbleibenden Folgen obige Antidote. (Gegen eigentliche Vergiftungen bleiben auch diese wie alle sonstigen Gegenmittel nutzlos, der Tod ist unabwendbar.)

Paßt vorzugsweise und hauptsächlich für akute Krankheiten, in chronischen nur als Zwischenmittel. Bewirkt Lähmung der gesamten Nerventätigkeit (Gehirn, Lungen und Herz) und verursacht Konvulsionen, epileptischen Anfällen ähnlich.

Große allgemeine und nervöse Schwäche und Abspannung der Glieder, besonders der Schenkel. – Krämpfe im Rücken. – Aufschreien, mit nachfolgender Schwäche oder Ohnmacht, heftiger Schmerz, wie ein Herzkrampf, der aus dem Schlafe aufscheucht. – **Eingefallenes, erdfahles (hippokratisches) Gesicht, mit starren Augen und furchtbarer, krampfhafter Verzerrung der Gesichtsmuskeln.** – Lähmung der Gliedmaßen, zuerst der unteren, dann der oberen; Erstarrung der Glieder (Starrkrampf), Blausucht. – Zittern und Schwanken, Starrheit und Unbeweglichkeit. Konvulsionen selbst der heftigsten Art von langer Dauer und bald wiederkehrend. Fallsuchtartige Krämpfe mit Schaum vor dem Munde. – Überreiztheit der Sinne. – Abstumpfung der Sinne, Unempfindlichkeit für äußere Eindrücke und Verschwinden aller Schmerzen. **Verlust des Bewußtseins. Scheintod.** – Verdauungsschwäche infolge chronischer Entzündung des Magens und der Eingeweide. – Cholera im letzten Stadium, wenn: 1. der Kranke anfängt fortwährend zu spucken, ohne jedoch viel Speichel auszuwerfen; 2. Hitze im Kopfe bei kalten Gliedern, Erbrechen schwarzer Flüssigkeit und unwillkürlich abgehende Stühle sich einstellen; 3. bei der sog. trockenen Cholera, ohne Durchfall und Erbrechen, allgemeine Krämpfe, bald in den Waden und Beinen, bald in den Armen und Händen oder in den Kaumuskeln, so daß der Mund nicht geöffnet werden kann, dabei zuweilen unwillkürliches lautes Aufschreien, mit nachfolgender Schwäche und Ohnmacht sich einstellen; 4. Aufhören aller sichtbaren Lebenstätigkeit mit unfühlbarem Pulse, drohende Lähmung des Gehirns und der Lungen, Krampf und Lähmung des Schlundes und der Speiseröhre (Getränke rollen hörbar hinab), Abnahme der Körperwärme mit stillstehendem Atem (letztes Stadium), oder Starrkrampf sich einstellt. – Scharlach in fast hoffnungslosen bösartigen Fällen, wo der Ausschlag von Anfang an mißfarbig ist und die Füße meist kalt sind. – Husten als Reflex von organischen Veränderungen im Herzen. – Trockner Kitzelhusten der Schwindsüchtigen.

Aus obigem allem ersieht man, daß *Acidum hydrocyanicum* stets dann angezeigt ist, wenn in verschiedenen Krankheiten **höchste Todesgefahr** droht, die es (ähnlich *Camphora, Carbo vegetabilis, Moschus* und *Phosphorus)* hier und da noch hintanzuhalten vermag.

Anwendung bei den Tieren: Beim sog. nervösen Dampf der Pferde. – Beim chronischen Reizhusten der Hunde. – Bei der schleimigen oder eitrigen Lungensucht der Hunde infolge der Staupe. – Bei der tuberkulösen Lungensucht der Hunde.

Acidum hydrofluoricum +++

Flußsäure

Präparate: Flüssige Potenzen.

Wird vorzugsweise in höheren Potenzen (D 10 bis D 30) angewendet.

Wirkungsdauer: Bis zu 5 Wochen.

Antidote: *Acidum nitricum (?).*

Vergleichsmittel: *Calcium fluoratum, Acidum nitricum, Silicea, Phosphorus.*

Bildet, wie *Calcium* und *Silicea,* einen Bestandteil der Knochen und paßt daher, wie diese und nach diesen, oder kombiniert (verbunden) mit diesen, für Knochenkrankheiten und nach *Acidum nitricum* für durch übermäßiges Einnehmen von Merkurmitteln (Schmierkur usw.) erzeugte oder verschlimmerte **syphilitische Leiden.** Hat einige Ähnlichkeit mit *Silicea.*

Ermüdung durch Gehen (auch spezifisch als Vorbeugungsmittel gegen Ermüdung bei anstrengenden Märschen). – Verschreiben bei sonst gutem Gedächtnis. – Blutandrang zum Kopf. Ausfallen der Kopfhaare. – Halsweh (Halskatarrh). – Hartnäckige Aderkröpfe, Krampfadern. – Knochengeschwüre, Geschwüre überhaupt. Nächtliche Knochenschmerzen. Knochenfraß am Felsenbein. Karies der langen Knochen, Zahnfäule, Zahnfisteln. – Hautjucken, Flechtenausschläge im Gesicht und Kopfausschlag; Milchschorf bei Kindern. Kleine Geschwüre im Munde. Kropfgeschwulst. (Kröpfe überhaupt, wenn *Spongia* oder *Jod* nicht helfen.) Hautausschläge verschiedener

Art mit starkem Jucken. – Kleine entzündliche Blüten auf der Nase. Nasenentzündung. – Drückende Schmerzen in der Milzgegend, die sich bis zur Hüfte ausbreiten. – Geringe durchfällige Stühle morgens nach dem Kaffeetrinken. Sommerdurchfälle. – Geschlechtliche Erregtheit. – Regel verspätet und reichlicher als gewöhnlich, mit dickem, geronnenem Blute. – Bei unheilbarer Brustwassersucht bringt *Acidum fluoratum* palliativ (vorübergehend) Erleichterung. – Schwitzen in den Handtellern. – Einschlafen und Lähmigkeit der Hände. Fingergeschwüre. Spröde, trockene, rissige Haut der Hände. – Flußsäure vermehrt die muskuläre Widerstandskraft, auch das Aushalten in Sommerhitze und Winterkälte. – Die meisten Symptome sollen sich in der oberen Körperhälfte rechts und in der unteren links zeigen (?).

Verschlimmerung: Im Zimmer.

Besserung: Durch Bewegung.

Acidum lacticum

Milchsäure

Präparate: Flüssige Potenzen und Verreibungen.

Wird meistens in niedrigen Potenzen (D 2 bis D 6) verwendet.

Vergleichsmittel: *Acidum benzoicum, Bryonia, Arnica, Rhus toxicodendron, Phytolacca.*

Wirkt besonders auf die Muskeln, die serösen Häute, Schleimhäute und Nieren. – Mutlosigkeit, Gedächtnisschwäche, Kopfschmerzen, Schwindel, Schlaflosigkeit. Mattigkeit, Gefühl wie Blei in den Beinen. Schweißneigung. Rheumatische Schmerzen im ganzen Körper mit Anschwellung der Gelenke, besonders der Finger. Verschlimmerung der Schmerzen durch Bewegung. – Übelkeit mit Sodbrennen oder Erbrechen (Schwangerschaft). Zunge weiß-gelb belegt, Speichelfluß. Durchfälle mit Kolik und schmerzhaftem Stuhldrang. Schmerz in den Nieren mit häufigem Harnlassen; beim Anhalten des Harns Schmerzen. Harndrang besonders nachts. – Bei Diabetes, wenn außer

Durst, Heißhunger und Harndrang rheumatische Schmerzen in den Gelenken bestehen, wirken höhere Potenzen oft besser.

Acidum muriaticum

siehe: Acidum hydrochloricum

Acidum nitricum +

Salpetersäure

Präparate: Flüssige Potenzen.

Wird meistens in niedrigen Potenzen (D 3 bis D 6) angewendet.

Wirkungsdauer: Bis zu 4 Wochen bei chronischen Leiden.

Antidote: *Calcium, Camphora, Conium, Hepar sulfuris, Mercurius, Mezereum, Petroleum, Acidum sulfuricum.* Ist selbst auch Antidot von *Calcium carbonicum* und **Hauptantidot** gegen die üblen Folgen von Quecksilbermißbrauch. – Gegen große vergiftende Gaben dienen: Alkalien, Seifenwasser, Kalkschwefelleber, kohlensaures Natron oder Magnesium.

Komplementär ist *Arum tryphyllum.*

Vergleichsmittel: *Acidum hydrofluoricum, hydrochloricum, sulfuricum; Mercurius, Thuja, Argentum nitricum, Mezereum, Carbo vegetabilis.*

Konkurriert mit *Mercurius* als homöopathisches Hauptmittel bei syphilitischen Leiden, aber mehr für sekundäre als primäre Leiden. – Die Salpetersäure ist ein wichtiges **antidyskratisches Mittel,** das gegen exanthematische (von Ausschlägen herrührende), merkurielle, syphilitische, sykotische (von Feigwarzen herrührende), skorbutische und tuberkulöse Dyskrasien mit Erfolg angewendet wird, besonders aber gegen die merkurielle Dyskrasie. Es wirkt besonders auf die **äußere Haut,** die **Schleimhäute,** das **Blut,** die **Drüsen, Verdauungs- und Atmungsorgane** und das **Knochensystem.** Paßt für die hydrogenoide (gewebswäßrige) Körperkonstitution und besonders für **brünette,** zu Durchfall neigende Personen, mit galligem, zu Heftigkeit neigendem Temperament sowie für schwächliche, lymphatische Naturen mit großer Neigung zu **Schnupfen und Schleimflüssen** und (neben *Hepar sulfuris)* für Kranke, die *Mercurius* in allopathischen Gaben **mißbraucht** haben (sekundäre und merkurielle Syphilis). Paßt dagegen weniger für blondhaarige Personen. – Ist nach *Kalium carbonicum, Calcium carbonicum* und *Mercurius* besonders angezeigt und wirksam.

Gestank aller Absonderungen und stechende Schmerzen, wie von **Splittern,** sind eine Hauptanzeige für *Acidum nitricum.*

Ängstlichkeit, Traurigkeit, Todesfurcht, Überreiztheit. Unruhiger Schlaf mit bösen Träumen. – Abmagerung, große Schwäche und Mattigkeit. Stete Frostigkeit. – Stinkende, sauer riechende Nachtschweiße. – Fieber, bald Hitze, bald Kälte. – Arterielle und Kapillargefäß-(Haargefäß-) Blutungen. – Reißen in den Gliedern, besonders bei Wetterveränderungen. – **Schankergeschwüre, Tripper und Feigwarzen,** besonders solche, die durch Quecksilbermißbrauch verschlimmert sind. **Merkurial-, Mund- und Rachengeschwüre. – Merkurielle Knochenleiden, Knochenschmerzen, Knochenentzündungen, Knochenfraß.** – Geschwulst und Eiterung der Drüsen, auch der Leistendrüsen. – **Furunkel** (äußerlich betupfen mit verdünnter Salpetersäure). – Leicht blutende Geschwüre. Geschwüre, besonders am Gesäß (neben *Sulfur).* – Alle Geschwüre sind stinkend, fressen sich tief ein und sind an den Rändern unregelmäßig. – Blutandrang zum Kopfe; Schmerzhaftigkeit der Kopfknochen. – Fliegende schwarze Punkte vor den Augen. Kurzsichtigkeit. **Hornhautflecke** auf den Augen. Augenentzündungen infolge zurückgetretener syphilitischer Beschwerden. – **Schwerhörigkeit** nach Quecksilbermißbrauch (alsdann *Petroleum).* Ohrenleiden überhaupt. – Schnupfen, besonders bei Scharlach und Diphtherie. Ausfluß wäßrig, wundmachend, übelriechend. – Geschwürige Lippen und Mundwinkel, Speichelfluß. – **Lockerheit der Zähne** (auch nach Quecksilbermißbrauch) und Bluten des Zahnfleisches. **Zahnschmerzen von**

weit vorgeschrittener Karies des Zahnkernes (Pulpitis) (in 3. Dezimalpotenz neben *Mercurius corrosivus).* Geschwollenes Zahnfleisch, übler Geruch aus dem Munde. – Bläschen und Erosionen auf der Zunge und an den Lippen. Mundfäule. – **Bösartige Rachenbräune (Diphtherie).** – Halsentzündung, Halsgeschwüre. – Eitriger Blutauswurf. – Lungenabszeß und Lungenblutung (nach *Kalium carbonicum*). **Spezifisch für magere, abgezehrte, ältere Personen bei Lungenentzündungen** (nach *Aconitum* und nach *Calcium carbonicum* und *Kalium carbonicum*). – Harte Knoten in der Milchbrust. – Engbrüstigkeit oder Kurzatmigkeit. – Brustkrampf (Krampfasthma). Ekel vor Fleisch, Verlangen auf Fettes und Hering. Bitterer oder süßlicher Geschmack. Abneigung gegen Brot. – Magen- und Darmschmerzen. Kneipen und Schneiden im Leibe. Darmgeschwüre bei Typhus. – Typhoidfieber (typhusähnliches Fieber). – **Langwierige Weichleibigkeit** und **chronischer Durchfall,** eiterhaltig oder blutig. Die Stühle sind meist grün und sehr stinkend. – Fließende Hämorrhoiden (nach *Sulfur*). – Entzündung und Geschwulst der Hoden, von wo sich der Schmerz durch die Samenstränge hinaufzieht. – Nieren- und Harnbeschwerden. **Albuminurie** (Eiweißharnen). **Stinkender Harn und Unaufhaltsamkeit des Harnes.** Rote, grindige Flecke und Geschwüre auf der Eichel. Abgang von Vorsteherdrüsensaft. – Übelriechender, schleimiger oder dünnflüssiger Weißfluß. – Frostbeulen mit hellrotem, roseartigem Aussehen.

Verschlimmerung: Abends und in der Nacht, beim Aufstehen vom Sitzen, bei Berührung der leidenden Teile, bei Bewegung und nach dem Essen.

Besserung: Durch Fahren im Wagen (als leitendes Anzeichen zum nützlichen Gebrauch der Salpetersäure sehr zu beachten) und durch Aufstoßen. – Selten angezeigt bei Verstopfung, mehr bei vorherrschenden weichen Stühlen. – Läßt sich besonders nach basischen Mitteln (Alkalien, Erden) mit Vorteil anwenden und wiederholen. – *Lachesis* äußert eine schädliche Einwirkung beim Gebrauch dieses Mittels.

Anwendung bei den Tieren: Beim chronischen Nasenkatarrh und der **chronischen Druse der Pferde.** – Bei kalten Fiebern. – Bei Harthörigkeit. – Bei Harnruhr. – Bei Kreuzlähme. – Nach Erkältungen. – **Bei der Maul- und Klauenseuche der Rinder** (1 Tropfen Säure in 20 g Wasser auf einmal) zur Abkürzung des Verlaufs. – Bei dem Zungenkrebs und der mit Milzbrand verbundenen Maul- und Klauenseuche (10 g Säure auf 1/2 l Wasser, eßlöffelweise). – Bei bösartigen Aphthen (Mundschwämmchen) der Lämmer. – Bei Warzen an Nase und Lippen der Füllen (auch äußerlich, schwach verdünnt anzuwenden). – Bei verschiedenen Geschwürsformen, Fisteln, wo Knochenfraß mit im Spiele. – Beim Sterzwurm der Rinder. – Beim stinkenden Ohrenfluß der Hunde. – Beim chronischen Ekzem der Hunde (äußerlich als Salbe, Salpetersäure mit Fett verrieben).

Acidum phosphoricum

Phosphorsäure

Präparate: Flüssige Potenzen, von D 3 an auch Verreibungen.

Wird meistens in der 3. Dezimalpotenz angewendet.

Wirkungsdauer: Sehr kurz, bei chronischen Leiden höchstens 1 Woche.

Antidote: *Aconitum, Arnica, Camphora, Cocculus, Coffea, Ferrum, Nux vomica.* Für große vergiftende **Gaben:** Kalk, Kreide, Magnesiumoxyd *(Magnesia usta),* Seifenwasser, Eiweiß, Milch, Kaffeetrank.

Vergleichsmittel: *Acidum hydrofluoricum, sulfuricum;, Calcaium carbonicum, phosphoricum; Anacardium, China, Silicea.*

Paßt besonders für flachshaarige Personen und selten für das Kindesalter. – Hauptsächlich **Knochen-** und **Nervenmittel,** jedoch auch **Blut-, d. h. Fiebermittel. Stärkungsmittel** (neben *China*). So wie *Aconitum* als Fiebermittel mehr bei trockner, heißer, nicht schwitzender Haut paßt, so paßt *Acidum phosphoricum* (sehr häufig wiederholt) besonders bei **heißer,** aber **feuchter** oder **übermäßig schwitzender Haut. (Hauptanzeige** für dieses Mittel. Wenn es nicht hilft, dann *Acidum sulfuricum).*

Zur Phosphorsäure in niederen Potenzen (1. bis 3. Dezimale) kann man bei folgenden Leiden greifen: Allgemeine, mehr chronische als akute Körper- und **Nervenschwäche** infolge von Säfteverlust durch geschlechtliche Ausschweifungen (neben und nach *China*), von erschöpfenden, übermäßigen, anhaltenden **Schweißen,** von Sorge, Kummer, von Überanstrengungen und geistiger Überarbeitung (neben *Anacardium*). – Apathie (Gleichgültigkeit), Unaufgelegtheit, Arbeitsunlust, leichte Ermüdung, Schwermut, Mutlosigkeit, Weinerlichkeit. **Heimweh** mit Verstimmung, hektischem Fieber und Wallungen nach dem Gesicht. Schweiß und drückende Schwere auf dem Scheitel. – Blutandrang nach dem Kopfe, Unbesinnlichkeit. – **Typhus.** Spitze Nase, dunkelblaue Ringe um die Augen. Nasenbluten. Bauch aufgetrieben und gespannt. Stühle wäßrig, auch unwillkürlich, mit unverdauten Speisen. Zunge blaß und klebrig. Harn eiweißhaltig. Typhoidfieber. Folge zu schnellen Wachsens bei Kindern (spezifisch). **Fieber** mit übermäßigen, unaufhaltsamen, sehr schwächenden **Schweißen** bei Tag und Nacht, oder mit kaltschweißiger Haut. Schweiß, bei jeder Anstrengung und Arbeit ausbrechend und angreifend (genügt *Acidum phosphoricum* nicht, dann *Acidum sulfuricum*). – **Nervenfieber** mit Redeunlust, Sinnestäuschungen, verwirrten Bildern, selbst im wachen Zustand, auch mit Durchfall. – Purpurfriesel – Kopfweh früh. – Empfindliche, tränende Augen. – Schorfe in der Nase, stinkender Nasenfluß. Skrofulöse Anschwellung der Nase und Lippen, mit Neigung zum Bluten. – Skorbut, blutendes, klaffendes Zahnfleisch, Zahnkaries. – Knochenkrankheiten. Hüftleiden und Rückenverkrümmung wegen Wirbelkaries bei Kindern. – Drüsenvereiterungen. – Chronische Luftröhren- und Kehlkopfkatarrhe mit Neigung zu Blutungen. Husten infolge Kitzel im Kehlkopf, schlimmer beim Niederlegen. Auswurf gelblich oder schleimig-eitrig, meist salzig schmeckend. Tuberkulose mit großer Brustschwäche. – Blutende, schmerzhafte Hämorrhoidalknoten mit Afterschmerz. Chronischer Blasen- und Harnröhrenkatarrh, unwillkürliches Abgehen des Harns bei Bewegungen, Harndrang mit reichlichem Harn. Milchiger Harn bei Kindern; **Zuckerharnruhr** auf nervöser Ursache beruhend, der Urin sieht nach dem Stehen milchig oder gallertartig aus, enthält reichlich Phosphate, zeigt ein Fetthäutchen. Nierenentartung. Harndrang, mit wäßrigem kalten Harn, besonders des Morgens. Harn mit reichlichem Absatz von Phosphaten. Alkalisch reagierender Harn. – Geschwächte Zeugungskraft und häufige Pollutionen bei schlaffer Rute. Wäßriger und scharfer Weißfluß (D 1). – Ausfallen der Haare bei Rekonvaleszenten nach schweren Krankheiten (Typhus usw.). – Drücken im Magen wie von einer Last. Heftiger Durst auf Bier. Blähungen, Kollern, Poltern, Brennen im Bauche. – **Durchfälle, ohne Schmerzen,** wäßrig, mit vorausgehendem Poltern in den Gedärmen, die oft von Trockenheitsgefühl des Mundes und Halses, ohne Durst, begleitet sind und nicht besonders schwächen, besonders bei jungen Personen, die schnell wachsen. Cholerine mit gelblichem Stuhl, besonders bei schwächlichen Kindern. Schleimdurchfall.

Verschlimmerung: In der Ruhe, nach dem Essen.

Besserung: Durch Bewegung, durch Druck.

Anwendung bei den Tieren: Bei Augentränen, bösartiger Druse. – Bei Verbällen. – Bei der Maulseuche der Rinder. – Bei der Klauenseuche der Schweine. – Bei der Strahlfäule der Pferde. – Bei wäßrigen und schmerzlosen chronischen Durchfällen der Füllen. – Bei Harnruhr. – Bei Knochenauftreibungen und Überbeinen. Bei Knochenerweichungen, besonders der Hunde und Ziegen. – Bei Hautschrunden und flechtenartigen Geschwüren. – Bei typhösen Fiebern.

Acidum picrinicum ++

(Acidum picronitricum), Pikrinsäure

Präparate: Flüssige Potenzen von D 2 an, von D 3 an auch Verreibungen.

Wird meistens in mittleren Potenzen (D 6 bis D 12) angewendet.

Vergleichsmittel: *Acidum phosphoricum, Silicea, Phosphorus, Gelsemium.*

Wirkt auf das Nervensystem, das Gehirn und die Geschlechtsorgane. **Neurasthenie,** hochgradige Schwäche mit drohender Lähmung.

Gleichgültigkeit, Mangel an Willenskraft, Unfähigkeit zu geistiger Arbeit, Kopfschmerz nach der geringsten geistigen Anstrengung, Hirnermüdung. – Rückenmarkschwindsucht im ersten Stadium. Taubheitsgefühl mit Kribbeln und Schwere in den unteren Gliedern und Schwäche im Rücken. – Schmerzhafte Erektionen, die den Kranken nachts wach halten. Geschlechtliche Aufregung, übermäßige Pollutionen, Impotenz, Folgen von Onanie.

Acidum sulfuricum +

Schwefelsäure

Präparate: Flüssige Potenzen.

Wird in niedrigen Potenzen (D 3 bis D 6) angewendet.

Wirkungsdauer: 4 bis 5 Wochen in chronischen Leiden.

Antidot: *Pulsatilla.*

Vergleichsmittel: *Acidum hydrochloricum, nitricum, phosphoricum; Arnica, Nux vomica, Sulfur.*

Noch nicht gründlich ausgeprüft. Scheint aber ganz besonders für die **Hämophilie** (zu Blutungen neigende Personen, sog. **Bluter)** zu passen. Hat mehrfache Ähnlichkeit mit *Sulfur.*

Ist angezeigt, wenn der Kranke hastig, schnell, unruhig in seinen Bewegungen ist, oder auch wenn große Niedergeschlagenheit vorhanden ist, wie bei typhösen Zuständen oder auch bei Trinkern, die gänzlich heruntergekommen sind und nichts mehr vertragen.

Folgen von Stoß, Druck, Quetschung usw. mit Blutunterlaufung der verletzten Stelle. Bei plötzlich auftretenden Kongestionen nach dem Kopfe bei jeder Gelegenheit und periodischen Blutungen aus den verschiedensten Organen, z. B. **zu starke und zu lange anhaltende Regel, Mutterblutflüsse, Blutspeien, Nasenbluten, besonders bei älteren Personen. Chronischer Bluthusten.** – Typhöse Fieber. – Gelbsucht. – **Anhaltende übermäßige Schweiße,** die anderen Mitteln (*Acidum phosphoricum, Mercurius* usw.) nicht weichen, besonders Schweiß im Sitzen, bei Bewegung ungeheuer. Übertrifft hierin in den meisten Fällen *Acidum phosphoriaum*[1]. – Jucken über den ganzen Körper. Hautjucken und Ausbruch zerstreuter Pusteln alle Frühjahre nach unvollkommen geheilter Krätze. – Wunde Hautstellen. Schmerzhafte Frostbeulen an den Fingern. – Chronische Augenentzündungen. – Vermindertes Gehör. – Geschwollenes Gesicht mit Spannen in der Haut. Chronische Kopfschmerzen bei kachektischen (kränklichen, ungesunden), zu Weißfluß neigenden Frauen. – Schwämmchen, Aphthen im Munde, besonders bei Kindern. – Schwäche und Zittern nach Kaffeegenuß. – Heiserkeit mit Trockenheit und Rauheit im Halse und Kehlkopf. Diphtherie mit Schlafsucht. – **Saures Aufstoßen,** Sodbrennen (Pyrosis), Übelkeit, Erbrechen wäßriger Flüssigkeiten und Speisereste. – Soll die Trunksucht unterdrücken, wenn den Trinkern 2 bis 3stündlich 1/2 Glas Wasser mit 2 bis 3 Tropfen reiner Säure eingegeben wird. – Schlucken, krampfhafter. – Früherbrechen der Trinker. – Milzvergrößerung nach Wechselfieber. – Langwierige Weichleibigkeit und wäßriger, grüner Durchfall. – Hitzeüberlaufen bei Frauen nach dem Aufhören der Regel (Klimakterium). – **Bei langsam steigenden und dann plötzlich aufhörenden Schmerzen** gewisser Neuralgien (spezifisch).

Schwefelsäure ist **Gegenmittel,** wenn in chronischen Krankheiten viel Schwefel in allopathischen Gaben angewendet worden ist, dessen Folgen noch wahrnehmbar sind.

Verschlimmerung: Frühmorgens oder abends und im Freien. Die linke Körperhälfte scheint mehr ergriffen zu werden als die rechte.

Äußerlich wird die Schwefelsäure, mit 15 bis 20 Teilen Wasser verdünnt (Vorsicht beim Mischen!) bei Quetschungen mit Blutunterlaufung und Zerreißung der Weichteile, Aufgerittensein usw. mit Erfolg angewendet. Innerlich zugleich eine höhere Potenz.

Anwendung bei den Tieren: Bei dem Petechial-(Flecken-) Fieber der Pferde. – Bei Typhus (Nervenfieber) und Anthrax (Brand-

[1] Die Wirkung scheint eine **Erstwirkung** zu sein, da die Allopathie häufig *Acidum sulfuricum* (meist als **Haller**sches Sauer, *Elixir acidum Halleri)* gegen übermäßigen Schweiß anwendet.

beule). – Bei Maulschwämmchen der Lämmer und Kälber. – Bei Gesichtsgrind und Hautschrunden. – Bei wäßrigen, grünlichen, übelriechenden Durchfällen, durch den Genuß unreifer Früchte entstanden.

Aconitum + +

Aconitum napellus L. – Ranunculaceae – Blauer Sturmhut, blauer Eisenhut

Präparate: Essenz aus der frischen, blühenden Pflanze, flüssige Potenzen und Verreibungen.

Wird vorzugsweise in niedrigen Potenzen angewendet.

Wirkungsdauer: In akuten Fällen nur sehr kurz, bedarf öfterer Wiederholung bis zu viertelstündlich; in chronischen Fällen 24 bis 48 Stunden. Eignet sich besonders für frisch entstandene Krankheitsfälle.

Antidote oder Gegenmittel von *Aconitum* bei zu heftiger Wirkung: *Belladonna, Chamomilla, Nux vomica, Acidum phosphoricum* und *Acidum sulfuricum* (wenn *Aconitum* zu starken Schweiß hervorruft). *Coffea, Veratrum, Sulfur* bei *Aconit*-Mißbrauch. Außerdem Wein, Essig, Kaffee und Pflanzensäuren. Fur große Gaben: Brechmittel, Essig.

Vergleichsmittel: *Acidum phosphoricum, Apis, Baptisia, Belladonna, Bryonia, Chamomilla, Coffea, Colchicum, Dulcamara, Ferrum phosphoricum, Gelsemium, Mercurius, Veratrum viride.*

Wirkt vorzugsweise auf das **arterielle Gefäßsystem** und ist daher bei allen **Blutwallungen, Blutfülle, Hitze** (erhöhter Bluttemperatur), **Hitze und Frost** wechselnd (Fieber) anzuwenden. *Aconitum* steht *Belladonna* sehr nahe, wirkt aber mehr auf die arterielle Blutbahn ein, *Belladonna* hingegen mehr auf die venöse. *Aconitum* wirkt mehr auf aktiv entzündliche Zustände, *Belladonna* mehr auf passive ein. Die weitverbreitete Sitte, bei entzündlichen Krankheiten *Aconi-*

tum und *Belladonna* im Wechsel zu geben, ist ganz sinnlos, denn beide Mittel können nicht gleichzeitig angezeigt sein. *Aconitum* paßt besonders für Vollblütige von lebhaftem Charakter, gallig-nervösem oder sanguinischem Temperament, mit dunklem Haar und lebhafter Gesichtsfarbe, sowie für das kindliche Alter (ähnlich *Chamomilla*). Paßt besser bei trockner, heißer Haut als bei feuchter, wo es selten angezeigt ist. Bei trockner Haut erzeugt es kritischen warmen, selbst heißen Schweiß, der alle Symptome bessert. Bei schwitzender Haut paßt dann sehr oft *Acidum phosphoricum* oder (oft noch sicherer wirkend) *Acidum sulfuricum* besser. – Bei einem gelassenen Gemüt weniger wirksam.

Große Gemütsunruhe und Aufgeregtheit mit Bewegungsbedürfnis; Außersichsein, Seufzen und Klagen, große Angst, Schreckhaftigkeit, Todesfurcht, Lust aus dem Bett zu springen; bald fröhliche, bald traurige Laune und Gemütsstimmung; nächtliche Delirien, Befürchtungen über seine Gesundheit und Überzeugung, man werde nicht mehr gesund. – **Puls**– und **Herzschlag** häufig, voll und stark, auch aussetzend, beschleunigtes Atmen, trockne, heiße Haut mit brennender Hitze, Engbrüstigkeit. – Typhus, trockne Haut und brennende Hitze (im Wechsel mit *Bryonia* oder *Rhus*). – Nervöse **Unruhe, Herzklopfen, Aufregung.** – Folgen von **Schreck,** oder **Ärger mit Schreck** verbunden, z. B. Zittern danach. – **Überempfindlichkeit,** kann kein Licht vertragen, Musik ist unerträglich. – Entzündliche sthenische oder synochale **Fieber** mit großer Aufgeregtheit des Nerven- und Gefäßsystems. (Wenn das Fieber und die Hitze nicht weichen wollen, dann ist *Sulfur* das beste Mittel.) – Plötzlich erscheinende heftige Entzündungen, besonders bei kaltem Wetter. – **Gehirnentzündung,** Blutandrang zum Kopfe, mit innerer Hitze und Gesichtsröte. – Gesicht aufgedunsen, trocken und sehr rot. Sonnenstich mit äußerst beschleunigtem Puls. – Schwindel, besonders beim Aufrichten, mit Totenblässe und Ohnmachtsanfällen. – Nasenbluten. – Schlagfluß (im Wechsel mit *Arnica*). – Masern, Röteln, Purpurfriesel, – Rotlaufentzündungen mit heftigem Fieber, – Ausschlag juckender Blütchen; – gelbe Hautfarbe; anhaltender Schweiß des ganzen Körpers, besonders der bedeckten Teile. – Gicht und Gliederschmerzen (Rheumatismus) mit fieberhaften Zuständen (im Wechsel mit *Bryonia*). Steifheit der Glieder. Heftiges Gliederreißen mit

Zerschlagenheitsgefühl des ganzen Körpers, nach Erkältung, besonders in trockner, kalter Luft, Zugluft, im Winter bei Nord- oder Ostwind, mit Hitze und Frost oder großer Hitze allein bei trockner Haut. – Chronische Beschwerden, besonders der Brust; Katarrh, Husten usw., die sich auf eine Erkältung in trockner, kalter Luft usw. zurückführen lassen. –**Wechselfieber** mit vorwaltender trockner Hitze und Durst. – **Wundfieber** nach chirurgischen Operationen (im Wechsel mit *Arnica);* – **Milchfieber** bei heißer, trockner Haut und wenn die Brustdrüsen heiß und geschwollen sind; – **Kindbettfieber,** besonders nach Erkältung; – **Zahnfieber** der Kinder. – Gichtische und rheumatische **Zahnschmerzen** mit Blutandrang zum Kopf, besonders von Erkältung in scharfem Wind oder nach Erhitzung (Tanzen usw.). Ebenso bei **Ohrenentzündungen** aus gleichen Ursachen und bei **beginnendem Schnupfen** mit Kopfhitze und Schmerz. – Rote, harte Geschwulst der Lider. Lichtscheu oder Lichtsucht. – Schmerzhafte, triefende **Augenentzündungen**, besonders nach Erkältung bei kalten, trocknen Winden (besonders im Anfang); reichliche Tränenabsonderung mit intensiven Schmerzen. – **Gesichtsschmerzen,** besonders kribbelnde Schmerzen (zugleich äußerlich die mit Branntwein verdünnte Tinktur [1:10 bis 1:20] zu öfters wiederholten Waschungen), ebenso gegen Kreuzschmerzen (Lumbago). – Kurzer und schneller Atem. Erstickungsanfälle. Herzklopfen.– Asthma. Millarsches Asthma. – **Lungenblutsturz** bei beschleunigtem Pulse, großer Angst und Auswurf flüssigen Blutes nach jedem Räuspern, mit brennendem Gefühl in der Brust. – Stechen in der Brust, besonders in der Seite, beim Atmen, Husten und bei Bewegung = **hitziger Seitenstich** oder **Brustfellentzündung** (neben *Bryonia*). **Lungenentzündung** (neben *Bryonia).* – Kurzer trockner oder hohler, heiserer Husten, hauptsächlich nachts, besonders nach trockner Erkältung bei Kindern, mit Erbrechen, besonders der Getränke. – Brennen und Stechen im Halse, erschwertes Schlucken, Entzündung des Rachens, Gaumenvorhanges und Schlundes mit heftigem Fieber. – **Häutige Bräune** (Krupp der Kinder), besonders wenn von trocknen, kalten Winden verursacht, im ersten entzündlichen Stadium (neben *Spongia* und *Hepar*). – Brennend heiße Geschwulst verletzter Teile. – Katarrhalische Affektion bis zur **Entzündung des Magens**, mit unauslöschlichem Durst. – Akute **Leberentzündungen. – Bauchfellentzündung, Darmentzündungen**, mit Reißen, Stechen,

Schneiden. – Weiße Stühle. **Gallige Diarrhöe** bei Kindern, mit Kolik. – Harndrang mit Angstgefühl. – Harnverhaltung infolge Erkältung, besonders bei Kindern. – Unterdrückter Harnabgang, brauner, dunkler, feuriger und seltener Harn (Fiebersymptom). – Allzu starke Regel. – Stellt bei plethorischen Frauen die unterdrückte Regel wieder her. Mutterblutfluß und drohende Fehlgeburt (Abortus), besonders nach heftigster Erregung. – Unnatürlich heftige und häufige Wehen. – Unterdrückte Lochien nach heftiger Gemütsbewegung mit hohem Fieber, Durst und Angst. – Schlaflosigkeit wegen Ängstlichkeit, auch mit Irrereden oder schreckhaftem Auffahren aus dem Schlafe. (Bei Fiebern mit ausgesprochen **gastrischem** Charakter leistet *Aconitum* wenig oder nichts. In solchen Fällen darf man mit *Aconitum* keine Zeit verlieren, sondern *Baptisia* oder *Veratrum viride* wählen.)

Unmittelbar, so schnell wie möglich, nach einer **trocknen Erkältung,** am besten mit *Nux vomica* im Wechsel, in häufiger Wiederholung eingenommen, verhütet es in den meisten Fällen die sonst unvermeidlichen Folgen. (*Nux vomica* paßt überhaupt sehr oft mit *Aconitum* im Wechsel.)

Bei jedem beginnenden, meist mit Fieber oder trockner Hitze und Frost verbundenem Unwohlsein, mag es sonst geartet sein, wie es will, genügt *Aconitum*, sofort und in häufiger Wiederholung eingenommen, sehr oft, um einen Krankheitsausbruch zu verhüten, ein beginnendes Fieber oder eine Entzündung im Entstehen zu hemmen (zu kupieren). Es ist vermöge seines alle Organe umfassenden Symptomenkomplexes das Hauptmittel zur Verhütung von Erkrankungen bei allen denjenigen, die zu fieberhaften oder entzündlichen Erkrankungen infolge von Erkältung neigen. Man sollte daher in akuten Fällen zu allererst und bis man ein für den vorliegenden Fall besser, d. h. spezifischer passendes Mittel gefunden hat, *Aconitum* geben. Auch gibt man es mit großem Nutzen im Wechsel mit anderen Arzneien bei allen denjenigen Leiden, die entzündlicher Natur oder von Fieber (Unruhe, Wallung, beschleunigtem Puls) und Hitze bei trockner Haut begleitet sind. Es ist bis jetzt das **beste Antiphlogistikum** (entzündungswidriges, kühlendes Mittel), das die Homöopathie besitzt und macht bei rechtzeitiger, fleißiger Anwendung Aderlässe und Blutentziehungen überflüssig. Als solches öffnet und ebnet es gleichsam den anderen angezeigten oder passend scheinenden Mitteln den Weg zu den erkrankten Organen, wenn man es mit diesen im Wechsel gibt, indem es die Hitze und Entzündung bekämpft[2]. Es soll im allgemeinen mehr als begleitendes oder helfendes, unterstützendes Mittel angesehen werden, wie es die Blutentziehungen auch sind.

Nach den Beobachtungen erfahrener Ärzte wirkt *Aconitum* in tiefen Potenzen (D 3 bis D 6) mehr auf das Blutgefäßsystem, also fieberstillend und temperaturermäßigend; in den höheren Potenzen (D 10 bis D 15) dagegen mehr auf das Nervensystem, also nervenberuhigend. Bei sehr heftigem Fieber, bei höchst akuten Rheumatismen, rheumatischen oder anderen Entzündungen, bei Krupp, bei der Cholera, bei Herzkrämpfen usw. ist es ratsam, zu den **tiefsten** Potenzen (D 1 bis D 2), selbst zu der Tinktur zu greifen. Vermehrt sich infolge der *Aconit*-Anwendung die **Harnabsonderung** oder tritt **Schweiß** ein (Nieren- oder Hautkrise), so ist es das passende Mittel; findet das aber nicht statt, so ist es nicht das richtige Mittel, und man darf mit dem Fortgebrauch keine Zeit verlieren, sondern muß ein besser passendes Mittel aufsuchen und anwenden.

Ähnlich, jedoch stärker, wirkt das Alkaloid von *Aconitum*, das *Aconitin*, das aber noch nicht genügend geprüft ist.

Die Leiden, für die *Aconitum* paßt, **verschlimmern** sich des Nachts, besonders um Mitternacht, sowie beim Aufrichten und beim Starkatmen, oder durch Liegen auf der schmerzenden Seite, und sind meist mit hoher Temperatur, Hitze und Trockenheit der Haut verbunden.

Aconitum in Tinktur, 10 Tropfen in ½ Glas Wasser, konkurriert nach neueren Erfahrungen erfolgreich mit *Camphora* bei **Cholera asiatica,** besonders wenn große innere Hitze, heftiger Durst und grüne oder keine Ausleerungen vorhanden sind.

---

[2] Die hier und da in „Hausärzten" enthaltene Vorschrift, **nur ein Mittel** auf einmal zu verordnen, kann für vielerfahrene, an Mittelkenntnis reiche Ärzte zutreffend sein, sie paßt aber entschieden nicht für die Benutzer dieses Buches; ihnen ist vielmehr anzuraten, lieber zwei passend scheinende Mittel im raschen Wechsel zu geben, um den Zweck möglichst bald zu erreichen, als nur eins, weil man, wenn es nicht paßt, nur Zeit verliert. Bei verwickelten Fällen muß aber auch der beste Arzt oft zwei oder mehr Mittel im Wechsel geben. Hauptsache ist und bleibt die **Heilung;** die Theorie muß dieser stets den Vortritt lassen.

Anwendung bei den Tieren: Bei aktiven Kongestionen blutreicher Organe, besonders des Gehirns, der Lunge, des Herzens, und gegen die dadurch bedingten Zufälle (Schwindel, Blutungen, Klopfen). – Bei **Entzündungsfiebern.** – Bei **Entzündungen** innerer und äußerer Teile, Hitzebeulen usw. – Gegen Rheumatismen entzündlicher Natur, meist als Folge von Erkältungen (neben *Bryonia*). – Bei Koliken, besonders durch Erkältungen entstanden, und wenn Darmentzündung befürchtet wird oder auch schon vorhanden ist. – Bei den heftigen, plötzlich auftretenden, meist krampfhaften und entzündlichen **Koliken der Pferde.**

Actaea +

Actaea spicata Michx. – Ranunculaceae – Christophskraut

Präparate: Essenz aus dem frischen, vor der Blüte gesammelten Wurzelstock mit den daranhängenden Wurzeln, flüssige Potenzen und Verreibungen.

Wird in niedrigen Potenzen angewendet.

Vergleichsmittel: *Caulophyllum, Cimicifuga, Ledum.*

Ein Rheumatismusmittel, das besonders auf die kleinen Gelenke wirkt.

Rheumatismus der **Handgelenke, Finger, Fußknöchel, Zehen.** Die Gelenke schwellen nach geringer Anstrengung an. – Die Schmerzen verschlimmern sich durch Berührung und Bewegung. Paßt mehr für Männer und folgt gut auf *Nux vomica.*

Adonis vernalis ++

Adonis vernalis L. – Ranunculaceae – Teufelsauge, Adonisröschen

Präparate: Essenz aus der frischen Pflanze, flüssige Potenzen und Verreibungen.

Wird in niedrigen Potenzen (D 2 bis D 4) angewendet.

Vergleichsmittel: *Apocynum, Convallaria, Crataegus, Digitalis, Kalmia, Kalium carbonicum, Oleander, Strophanthus.*

Wirkt ähnlich wie *Digitalis.* Es erhöht die arterielle Spannkraft und regelt den Herzschlag; die Kraft der Herzkontraktionen wird vermehrt, die Pulsfrequenz herabgesetzt und die Harnabsonderung gefördert. – Herumziehende rheumatische Schmerzen. Müdigkeit, Herzklopfen und -stiche, Angst, Atemnot; Puls unregelmäßig, beschleunigt, schwach. Schmerzhaftes Sodbrennen, Übelkeit, Erbrechen. Harndrang; Harnmenge erst vermindert, dann vermehrt. Wassersüchtige Anschwellungen. Durchfall und Verstopfung wechselnd.

Endokarditis, Entzündung der inneren Herzhaut bei Rheumatismus. – **Wassersucht** infolge ungenügender Herztätigkeit. – Herzmuskelentartung nach Infektionskrankheiten. – Herzklappenfehler, Herzmuskelschwäche. – Atemnot infolge Herzleiden.

Aesculus

Aesculus hippocastanum L. – Hippocastanaceae – Roßkastanie

Präparate: Essenz aus frischen, geschälten Samen, flüssige Potenzen und Verreibungen.

Wird in niedrigen Potenzen (D 2 bis D 3) angewendet.

Vergleichsmittel: *Acidum nitricum, Calcium fluoratum, Carbo vegetabilis, Collinsonia canadensis, Lycopodium, Sepia.*

Kommt hauptsächlich bei Unterleibsvollblütigkeit in Betracht. Klopfen tief im Unterleib. – **Hämorrhoiden,** purpurrote Knoten, mit und ohne Blutung, mit Trockenheitsgefühl im Mastdarm, Stechen wie Splittern, Kreuzschwäche und Kreuzschmerzen. Trockner, dunkler Stuhl, Mastdarmvorfall nach dem Stuhlgang. – Gebärmuttervorfall. – Kreuzschmerzen bei Schwangeren. – Halsentzündung mit Trockenheit, Rauhigkeit und Brennen im Hals, aber keine Anschwellung. – Wandernde Muskel- und Gelenkschmerzen.

Aethiops antimonialis ++

(Hydrargyrum stibiato-sulfuratum), Spießglanzmohr

Präparate: Verreibungen, von D 8 an auch flüssige Potenzen.

Das Mittel ist homöopathisch noch nicht geprüft, hat aber vielfach mit Erfolg bei skrofulösen Entzündungen, Ausschlägen und Ausflüssen in D 3 bis D 6 Anwendung gefunden. Besonders bei hartnäckigen Formen skrofulöser Augenentzündung mit gleichzeitiger großer Lichtscheu und bei Beteiligung der Hornhaut; bei skrofulösem, übelriechendem Ohrenfluß und bei Milchschorf.

Aethusa +

Aethusa cynapium L. – Umbellifferae – Hundspetersilie, Gartenschierling

Präparate: Essenz aus der frischen, blühenden Pflanze, flüssige Potenzen und Verreibungen.

Wird in niedrigen Potenzen (D 2 bis D 4) angewendet.

Wirkungsdauer: Je nach Gabengröße einige Stunden oder Tage.

Antidote: Bei vergifteten Gaben Brechmittel, gegen kleinere *Camphora, Coffea, Conium, Cuprum.*

Vergleichsmittel: *Arsenicum, Chamomilla, Ipecacuanha, Veratrum.*

Kindermittel. Wirkt auf das Zentralnervensystem, besonders auf den Lungen-Magennerv. **Milcherbrechen der Säuglinge** (spezifisch), Erbrochenes oft grün. Erbrechen geronnener Milch. Erbrechen mit grünschleinigem oder blutigem Durchfall und nachfolgender großer Erschöpfung. – Nervöse Magen- und Darmstörungen. – Augenentzündung der Neugeborenen. – Gesichtsschmerzen. – Epilepsie (Fallsucht). – Kinderkrämpfe.

Verschlimmerung: Im Zimmer, nach dem Essen und Trinken, bei Sonnenhitze.

Agaricus ++

Agaricus muscarius Pers. – Hymenomycetae – Fliegenpilz

Präparate: Essenz aus dem frischen, oberirdischen Fruchtkörper, flüssige Potenzen und Verreibungen.

Wird vorzugsweise in niedrigen Potenzen angewendet.

Wirkungsdauer: In akuten Fällen 12 bis 24 Stunden, in chronischen einige Tage.

Antidote: Gegen Vergiftung durch denselben: Wein, Kaffee. Gegen kleine Gaben: *Camphora, Coffea, Pulsatilla.* Saures erhöht die Wirkungen.

Vergleichsmittel: *Cicuta, Cimicifuga, Cuprum, Hyoscyamus, Ignatia, Stramonium, Zincum.*

Wirkt auf das **Nervensystem** sowie besonders auf die Nervenzentren, **Gehirn** und **Rückenmark,** und auf die **Augen.** – Die Erscheinungen im Nervensystem haben einen asthenischen, d. h. Schwächecharakter. Ungemeine Trägheit und Mattigkeit sowie Überempfindlichkeit des ganzen Körpers, die sich endlich fast bis zur Lähmung steigert. *Agaricus* ist besonders hilfreich bei Beschwerden, die im Schlafe aufhören.

Große Schwäche und Erschöpfung. – Schlaflosigkeit, Schläfrigkeit bei Tage. – Wortverwechslungen (Gehirnsymptom), besonders nach geistiger Überanstrengung und Schlafentziehung; Schwindel nach Geistesanstrengungen oder beim Gehen im Freien. – Gliederschmerzen mit Ziehen und Reißen in den Gliedern, schlimmer in der Ruhe, besser bei Bewegung (neben *Rhus*). – **Beschwerden, die über Kreuz erscheinen, z. B. am rechten Oberarm und am linken Bein. – Konvulsionen und Zittern der Glieder, besonders der Trinker.** Delirium tremens. **Nervosität. Geschwätzigkeit. Fallsucht. Veitstanz (Chorea)** mit klonischen (zuckenden) Krämpfen. Rückenmarksreizung (Spinalirritation), besonders junger Leute bei Samenverlusten infolge von Pollutionen, mit Kribbeln oder Ameisenlaufen im Rücken, Jucken und Brennen der Haut wie bei Frostbeulen, Zucken der Muskeln, besonders der Augenlider. – Kältegefühl auf dem Kopfe (neben *Calcium, Sepia, Veratrum*). Dumpfer, bohrender Kopfschmerz, besonders in der Stirn. – Zusammenziehung der Augenlider und Verengerung ihrer Spalte, Zuckungen der Augenlider. **Kurzsichtigkeit,** auch mit **Trübsichtigkeit** beider Augen, wie durch Nebel oder Flor. **Hin- und herschwebende schwarze oder braune Flecke, wie Mücken vor den Augen.** Lidstechen und Lidkrampf (wenn *Agaricus* nicht hilft, dann *Conium).* Blinzeln der Augenlider mit krampfhafter Affektion der Gesichtsmuskeln. Amaurotische Gesichtsschwäche mit Funken und Fliegen im Gesichtsfeld. – **Frostbeulen,** mit brennend juckenden Schmerzen in der Haut. – Brennende, juckende Blutschwäre (Furunkel). Hirsekornartige Ausschläge. – Jucken, Brennen und Röte der Ohren, Finger und der Zehen, wie nach Erfrierung; Gefühl von **Eisnadeln** unter der Haut an allen Körperteilen.

Verschlimmerung: Bei kaltem Wetter, beim Nahen eines Gewitters, nach geistiger Anstrengung, während der Regel, durch Geschlechtsverkehr.

Anwendung bei den Tieren: Wie beim Menschen, insbesondere aber bei **Augentränen** und Ausfallen der Haare über den Augen.

Agnus castus

Vitex agnus castus L. – Verbenaceae – Keuschlamm, Mönchspfeffer

Präparate: Tinktur aus getrockneten reifen Früchten, flüssige Potenzen und Verreibungen.

Wirkungsdauer: 8 bis 14 Tage bei chronischen Leiden.

Antidote: *Camphora, Cuprum, Oleander.*

Vergleichsmittel: *Acidum phosphoricum, Caladium seguinum, Damiana, Lycopodium.*

In großen Gaben eingenommen hat *Agnus castus* die Eigenschaft, sowohl bei Männern als Frauen den Geschlechtstrieb zu **unterdrücken.** Daher sein Name und seine Anwendung in der Homöopathie, um Impotenz usw. zu heben. Große **Traurigkeit** mit **Todesgedanken.** – Zerstreutheit und große Unbesinnlichkeit. – **Schlafsucht. – Physische Impotenz** bei vorhandener geschlechtlicher psychischer Erregbarkeit und mit Schlaffheit der männlichen Geschlechtsteile (neben *Natrium muriaticum* und *Selenium*). Samenfluß (Spermatorrhöe), Folgen geschlechtlicher Ausschweifung. Geschwulst und Verhärtung der Hoden, auch nach unterdrücktem Tripper. – Prostatorrhöe. – **Unfruchtbarkeit** und Mangel der Frauen an Geschlechtslust. Unterdrückte Regeln mit ziehenden Leibschmerzen; gelbfärbender Weißfluß. **Milchmangel** bei Wöchnerinnen (neben *Pulsatilla*). – Eignet sich auch bei krampfhaften hypochondrischen und hysterischen Zuständen eheloser Männer und Frauen.

Ailanthus glandulosa

Ailanthus glandulosa L. – Simarubaceae – Götterbaum

Präparate: Essenz aus frischen Sprossen, Blüten und junger Rinde, flüssige Potenzen und Verreibungen.

Wird in niedrigen Potenzen (D 2 bis D 3) angewendet.

Antidote: *Nux vomica, Rhus toxicodendron.*

Vergleichsmittel: *Ammonium carbonicum, Arum triphyllum, Baptisia, Gelsemium, Lachesis, Phytolacca, Rhus toxicodendron.*

Wirkt auf das Zentralnervensystem, das Blut, die Schleimhäute, die Haut. – Große Schwäche und Kräfteverfall beim Ausbruch einer akuten Krankheit. – Ätzende, stinkende Schleimhautabsonderungen. Hals und Rachen geschwürig. Drüsenschwellung. – Eigentümliches livides oder purpurrotes Aussehen der Haut bei Hautausschlägen. – **Masern** und **Scharlach,** wenn der Ausschlag nur langsam erscheint. – Jährlich wiederkehrender livider Frieselausschlag. – Diphtherie mit rasch fortschreitender Erschöpfung. – Unterleibstyphus. – Kindbettfieber.

Aletris farinosa

Aletris farinosa L. – Liliaceae – Stern- und Runzelwurzel

Präparate: Essenz aus der frischen Wurzelknolle, flüssige Potenzen und Verreibungen.

Vergleichsmittel: *Caulophyllum, China, Helonias, Hydrastis, Lilium tigrinum, Sabina, Sepia.*

Wirkt besonders auf die weiblichen Geschlechtsorgane. Man hat es das „bittere Tonicum der Gebärmutter“ oder das „China der weiblichen Geschlechtsorgane“ genannt. Blutarmut, Erschöpfung, Kopfschmerzen, **Schlaflosigkeit,** beständige Müdigkeit infolge Säfteverlustes, dabei häufig Stuhlverstopfung. – **Übermäßig starke** oder **schmerzhafte Regel,** Weißfluß, **Lageveränderungen** der **Gebärmutter, Schwangerschaftsbeschwerden**. Übelkeit, Erbrechen. – Neigung zur Fehlgeburt.

Aloe

Aloe ferox Mill. und Aloe africana Mill. – Liliaceae – Aloe

Präparate: Tinktur aus dem eingetrockneten Saft, flüssige Potenzen und Verreibungen.

Wird meistens in mittleren Potenzen (D 6 bis D 12) angewendet.

Wirkungsdauer: Mehrere Stunden bis einige Tage.

Antidote: *Sulfur, Camphora, Sinapis.*

Vergleichsmittel: *Aesculus, Anacardium, Carbo vegetabilis, Collinsonia canadensis, Graphites, Lycopodium, Magnesium muriaticum, Nux vomica, Sepia, Sulfur.*

Wirkt vorzugsweise auf die Leber, die Schleimhäute des Verdauungskanals und verursacht Kongestionen des Pfortadersystems und der Beckenorgane, zuweilen auch nach dem Kopf.

Schweregefühl und Schmerz in der Lebergegend. Vollheitsgefühl, Blähsucht; heftiger Durst. – **Durchfall,** treibt morgens aus dem Bett; **unwillkürliche Stühle,** gehen fast unbemerkt ab, gelb, braun, blutig, gallertartiger Schleim, beim Abgang von Blähungen oder beim Harnlassen. **Heftiges Kollern** vor dem Stuhlgang; auch feste Stühle gehen unwillkürlich fast unbemerkt ab. – **Schwäche des Afterschließmuskels. – Große Schwäche nach dem Stuhlgang. – Hämorrhoiden.** Hervortreten der Mastdarmvenen (traubenartig), Jucken und Brennen durch Kaltwasserumschläge gebessert. – **Kopfschmerz** mit Hüftweh abwechselnd bei Darm- und Gebärmutterbeschwerden.

Alumina – Aluminium metallicum

Reine Tonerde, Alaunerde – Metallisches Aluminium

Präparate: Verreibungen, von D 8 an auch flüssige Potenzen.

Beide Präparate stehen sich in der Wirkung so nahe, daß man sie als gleichwirkend bezeichnen kann. Sie werden meistens in mittleren und höheren Potenzen angewendet.

Wirkungsdauer: Bis zu 3 Wochen bei chronischen Leiden.

Antidote: *Bryonia, Camphora, Chamomilla, Ipecacuanha.* Paßt oft im Wechsel mit *Lachesis* und *Sulfur.* – Komplementär ist *Bryonia.*

Vergleichsmittel: *Anacardium, Baryum carbonicum, Bryonia, Causticum, Graphites, Natrium muriaticum, Plumbum, Sepia, Sulfur.*

Beeinflußt hauptsächlich das Schleimhautsystem und die Geschlechtsorgane. Charakteristisch für das Mittel sind Trockenheit der Schleimhäute und der Haut sowie Lähmugszustände der Muskeln. Eignet sich für mancherlei Frauenleiden im höheren Alter nach dem Aufhören der Monatsreinigung und mehr für chronische als akute Leiden.

Alumina ist hauptsächlich als Konstitutionsmittel angezeigt; paßt für dunkelhaarige, ältere magere Personen mit runzeliger Haut sowie für bleichsüchtige, skrofulöse Mädchen in den Entwicklungsjahren. Große Abspannung, Niedergeschlagenheit, Hypochondrie, Mattigkeit und Müdigkeit. Gelüste nach unverdaulichen Dingen (Kreide, Kohle, Schieferstift). Abendfieber mit vorherrschendem Froste. **Frost mit heißen roten Backen. – Zusammenschnüren in verschiedenen Organen. – Unwillkürliches Bewegen der Glieder (Gliederzittern).** – Leichte Erkältlichkeit, Mangel an Körperwärme. – Schlaflosigkeit, besonders vor Mitternacht, oder tiefer, schwerer Schlaf. – Unlust zur Arbeit, Ängstlichkeit und Bangigkeit, Unbesinnlichkeit, Grämlichkeit und Schwindel. – **Jucken** an verschiedenen Körperteilen. Jucken und Schuppen auf dem Kopfe; **Kopfhitze,** zusammenpressende Kopfschmerzen. – **Brennen der Augen,** häufiges Augentränen, besonders im Freien, und nächtliches Zuschwären der Augen. Beginnende Amaurose (schwarzer Star), nach vorausgegangenem Tripper. Chronische Augenentzündung, mit Nebel vor den Augen, von Träumen gestörtem Schlaf, Kopfweh, Verstopfung. – Stechen, Jucken und Summen in den Ohren, Eiterausfluß. – **Wunde und schorfige Nasenlöcher,** mit dicker, gelblicher Schleimabsonderung. Röte und Geschwulst der Nase. Nasenbluten. **Nasenverstopfung,** Trockenheit der Nase oder Neigung zu öfterem Schnupfen. – Zahnschmerzen beim Kauen, Reißen in den Zähnen bis ins Jochbein, die Stirn und Schläfe. Bluten des Zahnfleisches. – **Zunge, Gaumen, Zahnfleisch und Wangenschleimhaut** sind trocken, ohne Schleim und Feuchtigkeit, und schmerzen, wie wund. Zusammenschnüren im Schlund und in der Speiseröhre. Schmerz beim Schlucken. – Chronischer Halsschmerz. Trockenheit des Halses, Heiserkeit und Rauhigkeit im Halse, belegte Brust und vieles Niesen. Husten mit schleimig-blutigem Auswurf, **schlimmer beim Rechtsliegen,** besonders früh. Trockner Husten. Sprechen und Singen erregt Husten und Übelkeit. **Schweratmigkeit und Engbrüstigkeit. – Herzklopfen** mit ungleichen Schlägen. – Unregelmäßiger Appetit. Kältegefühl im Magen. Öfteres **Aufstoßen** nach dem Abendessen, **Magendrücken mit Brustbeklemmung,** besonders abends. **Beschwerden nach Milchgenuß,** Bauchkneipen, Auftreibung. – **Austreten und selbst Einklemmung vorhandener Brüche. – Schwieriger Stuhl, wie von Untätigkeit der Därme** oder zu trockner Beschaffenheit des Kotes. Große Anstrengung bei der Stuhlentleerung, mit Harndrang, selbst wenn der Kot weich ist. **Verstopfung der Schwangeren** (neben *Platinum, Plumbum* oder *Sepia*). Bleikolik. Verstopfung mangelhaft genährter Kinder. – Drängen der Kinder beim Stuhl. – Häufiger Harndrang des Nachts bei gelähmten Greisen. Harn vermehrt und blaß, oder vermindert. Bodensatz sandig, rot oder schwarz. – Blutsturzartige Blutungen aus den Eingeweiden, begleitet von Harnen bei Typhus und Ruhr. – Wirkt sehr heilsam bei Kindern, die von Jugend auf an Verstopfung leiden. – **Afterjucken.** – Ruhr (Dysenterie), mit Harnen nur bei Stuhlentleerung. – Geile Träume mit Samenergießungen (Pollutionen); öftere Erektionen, starker Geschlechtstrieb. – Allzu geringe Regel, auch Leibschmerz dabei. Weißfluß, reichlich, durchsichtig, nur am Tage bei und nach der Regel. Scharfer Weißfluß, wie Fleischwasser. Weißfluß durchsichtig und schleimig, die Beine hinunterlaufend. – **Schmerz in der Nierengegend** bei Bewegung. **Lähmige Schwere der Arme und Beine.** Zuckungen und Unruhe. Hände und Füße kalt. – **Kreuz- und Rückenschmerzen.** Brennschmerz, wie von einem glühenden Eisen im Rückenmark. Rückenmarkschwindsucht und Rückenmarklähmung. Kann mit geschlossenen Augen nicht gehen, ohne zu schwanken. Ameisenlaufen. Einschlafen der Glieder. – Jucken an den Zehen. – *Alumina* ist Antidot bei Bleikolik.

Verschlimmerung: Durch Kälte, Alkohol, im Sitzen, nach dem Essen bis gegen Abend sowie einen Tag um den andern. – Andere Beschwerden **bessern** sich nach dem Essen und beim Gehen. – Genuß von **Kartoffeln** führt beim Gebrauch dieses Mittels meistens zu Verschlimmerungen. (Hilft aber auch oft besonders gut bei Personen, die Kartoffeln nicht vertragen.)

Anwendung bei den Tieren: Ähnlich wie beim Menschen, insbesondere aber bei rheumatischer Buglähme, bei Fohlenlähme, mit weißem Durchfall und Verstopfung abwechselnd; bei Flechten, Mastdarmvorfall, Unverdaulichkeit, Verdauungsschwäche, Verstopfung, Würmern.

Ambra

(Ambra grisea) Grauer Amber vom Pottwal (Physeter macrocephalus)

Präparate: Tinktur, flüssige Potenzen und Verreibungen.

Wird vorzugsweise in niedrigen Potenzen (D 2 bis D 3) angewendet.

Wirkungsdauer: Bei akuten Leiden 12 bis 14 Stunden, bei chronischen bis zu 3 Wochen.

Antidote: *Camphora, Nux vomica, Pulsatilla, Staphisagria.*

Vergleichsmittel: *Asa foetida, Baryum carbonicum, China, Cimicifuga, Conium, Gelsemium, Ignatia, Petroleum, Phosphorus, Valeriana.*

Nervenmittel. Paßt vorzüglich für das **Greisenalter** (neben *Aurum, Baryum, Conium, Secale),* bei vorzeitigem Altern, für Kinder und schwache, abgemagerte Personen mit vorwiegend neurasthenischen und hysterischen Beschwerden sowie bei nervöser Erschöpfung.

Große Erregbarkeit, Hast, Unruhe, Verzagtheit, Trostlosigkeit, Verlegenheit in Gesellschaft, **Vergeßlichkeit,** Schwindel, Schwanken beim Gehen. – Mattigkeit, am meisten früh beim Erwachen und nach dem Essen. – **Leichtes Einschlafen einzelner Körperteile. Schläfrigkeit am Tage,** nachts traumvoller, unruhiger Schlaf wegen Kälte des Körpers und Jucken in den Gliedern. – Fliegende Hitze mit Angst, Herzklopfen, Herzflattern. – Fieberfrost an einzelnen Teilen mit darauffolgender Gesichtshitze. – Schweiß des Nachts. – **Gelbsüchtige** Gesichtsfarbe. – Stirn- oder Hinterhauptkopfschmerzen. **Schmerzen des Haarbodens bei Berührung, wie wund. –** Ziehen und Jucken am Augenlide, als wollte ein Gerstenkorn entstehen. Trübsichtigkeit, wie durch Nebel. Entzündung der Augen und rote Äderchen im Augenweiß. Ohrensausen, **Schwerhörigkeit,** nervöse Taubheit. – Krampf und Jucken am Nasenflügel. Trockenheit und Verstopfung der Nase. – Ziehende Schmerzen in den Zähnen, bald in diesem, bald in jenem, schlimmer durch Warmes, besser durch Kaltes, nach dem Essen vergehend. – Gestank aus dem Munde. – Wundheit und Kratzen im Halse. – Milch macht Säure. – Rauchen erregt Schlucken. – Übelkeit, öfteres leeres, versagendes oder saures Aufstoßen. Brennen, Druck und Krampf im Magen, nervöser Magenkrampf. Druck in der Lebergegend. Drücken, Klemmen, Schneiden oder **Kältegefühl im Bauch.** Versetzte Blähungen. Verstopfung. – Hämorrhoiden mit Afterjucken, Stechen und Stuhldrang. – Viel Harn mit Wolken; Harndrang mit Unaufhaltsamkeit des Harns und mit Schmerzen in der Nierengegend. Säuerlicher Geruch des Harns. **Brennen, Jucken oder Kitzeln in der Harnröhre.** – Frühmorgens Erektionen, ohne Wollustgefühl. – Starkes Jucken an den weiblichen Geschlechtsteilen. Regel zu früh und zu stark. – Blutabgang außer der Zeit. Weißfluß. – Krampfhusten mit Aufstoßen endigend. Auswurf bläulich-weißen Schleimes. Nächtliches Zittern und Beben in der Brust. Husten schlimmer bei Gegenwart Fremder (Verlegenheitshusten). – Steifheit im Kreuz nach Sitzen. Leichtes Einschlafen der Arme und Hände, besonders beim Liegen darauf. Reißen und Ziehen in den Armen und Händen oder Zittern. Jucken und Reißen in den Fingern. – Reißen in den Beinen. Empfindliche Kälte der Unterschenkel. Taubheitsgefühl in den Händen, Beinen und Waden, fast allnächtlich. Krämpfe und Zuckungen oder klemmende und reißende Schmerzen in den Muskeln und Gelenken. Kälte des Körpers und Rucken und Zucken in allen Gliedern. Anhaltende Kälte in den Händen. Anschwellung der Füße; Füße kalt; Krampfadern. Schmerz der Fußsohlen beim Gehen. Brennen in den Fußsohlen. – Brennen und Jucken der Haut.

Verschlimmerung: Beim Liegen oder Sitzen, im warmen Zimmer, nach dem Essen sowie morgens.

Besserung: Durch mäßige Bewegung im Freien.

Ammonium bromatum

(Ammonium hydrobromicum), Ammoniumbromid

Präparate: Verreibungen und flüssige Potenzen.

Wird in niedrigen Potenzen (D 3 bis D 4) angewendet.

Vergleichsmittel: *Argenium nitricum, Bromum, Kalium bichromicum.*

Wirkt auf die Schleimhäute und das Rückenmark und ist in den für *Bromum* passenden Erkrankungen diesem vorzuziehen.

Akuter und chronischer Rachen- und **Kehlkopfkatarrh** mit **Heiserkeit,** Kitzelhusten und Wundheitsgefühl. – **Pseudokrupp** und **kruppöse Bronchitis.** – Neuralgische Kopfschmerzen mit dem Gefühl eines Bandes um den Kopf, sowie auch bei ähnlichen Schmerzen in der Brust, den Armen und Beinen.

Ammonium carbonicum

Ammoniumkarbonat, kohlensaures Ammonium, Hirschhornsalz

Präparate: Verreibungen und flüssige Potenzen.

Wird am besten in niedrigen Potenzen (D 2 bis D 3) angewendet.

Wirkungsdauer: Bei akuten Leiden 12 bis 24 Stunden, bei chronischen bis zu 3 Wochen.

Antidote: *Arnica, Camphora, Hepar sulfuris, Lachesis.*

Vergleichsmittel: *Ailanthus, Antimonium crudum, Belladonna, Carbo vegetabilis, Hepar sulfuris, Ipecacuanha, Kalium carbonicum, Lachesis, Magnesium carbonicum, Pulsatilla.*

Entspricht besonders dem **katarrhalischen Krankheitsprozeß** und wirkt hauptsächlich auf das **arterielle Gefäßsystem** und die **Organe der Brust.** Es eignet sich besonders für zarte Personen, für Frauen, junge Leute und Kinder mit lymphatischer Konstitution. *Belladonna* und *Lachesis* nahestehend.

Schmerzen wie von Geschwüren, Verrenkungsschmerzen in den Gelenken. Stechen und Reißen, in der Bettwärme besser. Abneigung gegen Spazierengehen. Tagesschläfrigkeit und Schlaflosigkeit nachts. Alpdrücken. Müdigkeit beim Erwachen. Gesichtsblässe und elendes Aussehen. Schwere und Schwäche in allen Gliedern. Große Empfindlichkeit gegen Kälte und freie Luft. – Juckende Ausschläge im Gesicht und am Kopf. **Drüsengeschwülste. Frieselausschläge** und Scharlachröte der Haut. Beim glatten Scharlach, besonders wenn nur der Oberkörper befallen wird, mit Hitze im Kopf, kalten Füßen und nur mäßigen Halsbeschwerden oder wenn der Ausschlag nur schwach ist und zurückzutreten scheint, oft angezeigt. – Vollheitsgefühl und Herauspressen in der Stirn. Kopfhitze bei kalten Füßen. Haarausfallen. Kopfgicht, Kopfschmerzen mit Übelkeit. – Schwerhörigkeit, Summen vor den Ohren. Eitern und Jucken der Ohren. – Lichtscheu, Funkensehen. Brennen in den Augen. – Chronische Trockenheit der Nase oder Stockschnupfen. Nasenbluten beim Waschen des Gesichts. – Geschwürschmerz an den Zahnwurzeln, besonders beim Beißen und Kauen. Lockerheit der Zähne. – **Trockner Nachthusten,** besonders mit Gefühl, als ob Federstaub in der Luftröhre wäre, der ausgehustet werden muß. Asthmatische Leiden. Bluthusten mit heftigen Atembeschwerden. Engbrüstigkeit, Kurzatmigkeit, Stechen in den Brustseiten. Blutandrang nach der Brust. – Herzklopfen. – Verdauungsleiden, Magenkrampf. Choleraähnliche Symptome beim Eintritt der Regel (neben *Veratrum).* – Gefühl wie Erstarren und Absterben der Arme und Finger. Anschwellung der Füße.

Verschlimmerung: Bei rauhem, naßkaltem Wetter, von Kaltwaschen und Baden, im warmen Zimmer und während der Regel.

Besserung: In der Bettwärme.

Anwendung bei den Tieren: Bei Knochenfraß. – Bei der englischen Krankheit (Zweiwuchs). – Bei kruppösem (bräuneartigem) Husten der Pferde mit Erstickungsanfällen. – Bei Influenza (Brustseuche) der Pferde mit Eingenommenheit des Kopfes und beschleunigter Atmung. – Bei schwarzem Augenstar.

Ammonium causticum

Salmiakgeist

Präparate: Flüssige Potenzen.

Antidote: Bei akuten Vergiftungen Essig und Pflanzensäuren.

Eins der besten Mittel gegen **Stimmlosigkeit,** besonders wenn brennendes Wundheitsgefühl im Halse vorhanden ist. – **Chronischer Schnupfen** mit ätzendem Ausfluß. – Atembeklemmung. – **Rheumatismus** in Schultern und Dickbeinen.

Das Mittel wird unverdünnt in die Haut eingerieben nach **Insektenstich. Sofort** nach dem Stiche angewendet, verhütet es meist alle weiteren üblen Folgen. Man sollte deshalb das Mittel bei allen Reisen und Ausflügen im Sommer stets mit sich führen. (Vgl. *Apis* und *Ledum.*)

Ammonium muriaticum

(Ammonium chloratum), Salmiak, Ammoniumchlorid, Salzsaures Ammoniak

Präparate: Verreibungen und flüssige Potenzen.

Wird nur in niedrigen Potenzen angewendet.

Wirkungsdauer: Bei akuten Leiden 12 bis 24 Stunden, bei chronischen bis zu 4 Wochen.

Antidote: *Acidum hydrocyanicum, Camphora, China, Ferrum, Hepar sulfuris.*

Vergleichsmittel: *Antimonium crudum, Graphites, Hydrastis, Lycopodium, Natrium muriaticum, sulfuricum; Phosporus.*

Entspricht, wie *Ammonium carbonicum,* besonders dem **katarrhalischen Krankheitsprozeß** und wirkt hauptsächlich auf das **arterielle Gefäßsystem,** die **Organe der Brust** und das **Nervensystem;** hat eine gewisse Periodizität in seinen Erscheinungen.

Weinerlichkeit, verdrießliche, teilnahmlose Stimmung. Folgen von Kummer. – Scharbock (Skorbut) und Blutzersetzung, Friesel und Blasenexantheme. – Nachtschweiß um Mitternacht. **Schläfrigkeit am Tage.** Beängstigende, schreckhafte oder geile Träume. – Völle- und Schweregefühl im Kopf, besonders in der Stirn, morgens beim Aufstehen. – Fliegende Flecke und Punkte vor den Augen. – Klingen und Sausen in den Ohren. – Leeres, oft bitteres Aufstoßen. – **Stiche in der Milzgegend,** früh beim Erwachen, mit Atembeschwerden, die zum Aufsitzen nötigen. – **Neigung zu Stuhlverstopfung.** Stuhl hart und bröcklig, wird schwer entleert. – Monatsfluß zu früh und zu stark, mit Kreuz- und Rückenschmerzen. Durchfall und Erbrechen während der Regel. – **Starker Husten,** auch abends im Bett, mit Wasseraufschwulken. **Trockner Husten,** auch mit Kitzeln im

Halse. Luftröhrenkatarrh, mit locker scheinendem, aber sich nicht lösendem Schleim. Heiserkeit mit Brennen im Kehlkopf. Halsschmerzen mit klebrigem Schleim, so zähe, daß er nicht ausgeräuspert werden kann. – **Engbrüstigkeit.** – Schnupfen mit Nasenverstopfung. Schnupfen bei Kindern, mit bläulicher Absonderung. – Kälte der Füße, **Kältegefühl zwischen den Schultern,** das durch warme Umhüllung nicht gebessert wird, mit nachfolgendem Jucken.

Besserung: Im Freien.

Verschlimmerung: Abends und nachts.

Anwendung bei den Tieren: Bei ähnlichen Krankheiten und Krankheitszuständen wie beim Menschen, besonders aber bei der **Franzosenkrankheit** der Rinder (Tuberkulose der Lungen und des Brustfells). Gegen Husten, der sehr rauh und angreifend aus der Brust kommt.

Ammonium phosphoricum

Ammoniumphosphat, Phosphorsaures Ammoniak

Präparate: Verreibungen und flüssige Potenzen.

Wird in niedrigen Potenzen (D 3 bis D 6) angewendet.

Nicht durchgehend geprüft. In chronischen Fällen von **Gicht** mit Knoten und Verhärtungen in den Gelenken und auf dem Handrücken. – Gesichtslähmung. – Erkältungen durch den geringsten Luftzug. – Rheumatismus.

Anacardium +

(Anacardium orientale), Semecarpus anacardium L. – Terebinthaceae – Tintenbaum, Ostindische Elefantenlaus, Malakkanuß

Präparate: Tinktur aus den reifen Früchten, flüssige Potenzen und Verreibungen.

Wird in niedrigen, mittleren und höheren Potenzen angewendet.

Wirkungsdauer: Bei akuten Leiden 24 Stunden, bei chronischen bis zu 3 Wochen.

Antidote: *Camphora, Cantharis (?), Coffea.*

Vergleichsmittel: *Acidum nitricum, Cantharis, Chelidonium, Croton tiglium, Lycopodium, Mezereum, Nux vomica, Rhus, Stramonium.*

Die für *Anacardium* passenden Leiden und Beschwerden **erscheinen und verschwinden periodisch.** – Wirkt besonders auf das Nervensystem und die Haut.

Gemüts- und Geistesverstimmungen, wie ängstlich-hypochondrische trübe Stimmung mit Verzagtheit und Befürchtung von Unglück und Gefahr, Mutlosigkeit, Menschenscheu. Unüberwindliche Neigung zum Fluchen. Lachen über Ernstes und Ernstbleiben bei Lächerlichem. Verstandes- und **Gedächtnisschwäche;** Verlust des Gedächtnisses, besonders für Namen. Gefühl, als habe der Kranke 2 Willen, ferner als sei der Geist vom Körper getrennt. – **Drücken wie von einem Pflocke** in verschiedenen Körperteilen. Schwäche in den Gliedern, besonders in den Knien. Rückenmarkreizungen. Wadenkrampf beim Gehen oder Aufstehen vom Sitzen. – Unempfindlichkeit der Haut gegen äußere Reize oder auch sehr große Empfindlichkeit gegen Zugluft und Kälte. Brennendes Jucken in der Haut. Quaddeln, Blasen, rotlaufartige (erysipelatöse) Entzündung, warzenähnliche Auswüchse. Nesselsucht. Nervöse Leiden infolge zurückgetretener Hautausschläge. – Sehr fester, tiefer, langer Schlaf mit schwieriger Ermunterung am Morgen. Sehr ängstliche Träume von Feuer usw. – Herzklopfen, besonders bei alten Leuten. – Nach jeder anstrengenden Arbeit, besonders nach **Geistesarbeit,** große Ermüdung des Kopfes. Nervenangegriffenheit. Reißende Kopfschmerzen in Stirn, Schläfen und Hinterhaupt, wie von einem Pflock im Kopf oder eines Bandes um den Kopf. Schwindel im Gehen, alles erscheint zu weit oder schwankt. Schmerzen im Hinterhaupt bei starkem Geräusch. Betäubendes Drücken im Kopfe, besonders in der Stirn. Pressen in den Schläfen, nach den Augen zu. – Verlust des Gedächtnisses infolge schwerer akuter Krankheiten oder Onanie. – Nervenzerrüttung infolge geschlechtlicher Ausschweifungen. – Herzklopfen mit Gedächtnisschwäche bei alten Leuten. Rheumatische Herzbeutelentzündung mit stechenden Schmerzen. – Nervöse Gesichtsschwäche und Trübheit der Augen, Netze und dunkle Flecken davor. – Ohrenzwang, Reißen und Stechen im Ohr. Brausen im Ohr. Jucken der Ohren, schmerzhafte Geschwulst des äußeren Ohres. Nervöse Taubheit oder Schwerhörigkeit mit Brausen in den Ohren. Bräunlicher Eiterausfluß aus den Ohren. – Nasenbluten, Geruchsmangel, Nasenverstopfung. – Sehr blasse Gesichtsfarbe und krankes, elendes Aussehen. Gesicht geschwollen, mit juckenden Bläschen. – Mundgestank, ohne es selbst zu wissen. Wasserzusammenlaufen im Munde. – Lähmung der Zunge. – Appetitmangel, starker Durst, mit Atemversetzung beim Trinken. Magenschwäche, nervöse Dyspepsie. Übler Geschmack und Übelkeit, besonders früh. Magenschmerzen, beim Essen vergehend, nach 2 Stunden aber wiederkehrend. (Soll in diesem Fall sicher wirken.) – Verstopfung mit häufigem Stuhldrang, aber ohne Erfolg, als ob ein Pflock im Rectum steckte. – Übelkeit morgens früh, besonders bei Schwangeren. – Drücken in der Lebergegend. – Jucken am After. – Erschütternder Husten, besonders nachts, mit Blutandrang zum Kopfe. Husten mit Erbrechen des Genossenen.

Anacardium ist eins der besten Mittel bei Vergiftungen mit *Rhus toxicodendron.*

Die meisten Beschwerden vergehen während des Essens, kehren aber nach etwa 2 Stunden in Begleitung neuer Beschwerden wieder.

Anwendung bei den Tieren: Wie beim Menschen, insbesondere aber beim Dummkoller und bei der Hundeseuche (Sucht).

Angustura

Galipea officinalis Hancock. – Rutaceae

Präparate: Tinktur aus der getrockneten Zweigrinde, flüssige Potenzen und Verreibungen.

Wirkungsdauer: Bei akuten Leiden 8 bis 12 Stunden, bei chronischen einige Tage.

Antidot: *Coffea.*

Vergleichsmittel: *Acidum hydrofluoricum, Asa foetida, Hypericum, Ruta, Silicea.*

Krampfartige Beschwerden. – Brustbeklemmung infolge Rükkenmarkreizung. – Zuckungen in verschiedenen Muskelgebieten; Knacken in allen Gelenken. Rheumatische Schmerzen; Steifheit im Nacken, Rücken und in den Beinen. Lähmigkeit, Verstauchungsgefühl. – Harndrang mit geringer Entleerung und krampfhaftem Pressen vor- und nachher. – **Knochenfraß und knochenangreifende Geschwüre,** die bis zum Mark eindringen. – Schwindel beim Gehen über fließendes Wasser. – Weitsichtigkeit. – Unwiderstehliches Verlangen nach Kaffee.

Anwendung bei den Tieren: Bei fieberlosem Rheumatismus und Spat der Pferde.

Antimonium arsenicosum +++

Arseniksaures Antimon

Präparate: Verreibungen, von D 8 an auch flüssige Potenzen.

Wird meistens in niedrigen Potenzen angewendet.

Vergleichsmittel: *Ammonium carbonicum, Antimonium tartaricum, Ipecacuanha, Phosphorus.*

Wirkt bei Erkrankungen der Lunge, besonders bei starker Schleimansammlung in der Lunge mit lauten Rasselgeräuschen, erfahrungsgemäß besser und schneller als andere Antimonpräparate. Beim **Emphysem** der Alten mit zunehmender Herzschwäche und bei der **Bronchiolitis** der Kinder wirkt es oft lebensrettend. Wenn der rasselnde Schleim ausgeworfen ist, setzt man das Mittel zweckmäßig aus, weil sonst durch den Weitergebrauch trockner Husten verursacht wird.

Blutstauung in den Lungen mit Atemnot, Beklemmung. Starke **Schleimansammlung** mit großblasigen **Rasselgeräuschen.** Husten sehr anstrengend, verschlimmert durch Essen. – Blutwallungen zum Kopfe mit Druck und Stirnkopfschmerz. Hohes **Fieber** mit brennender Hitze und großem Durst. Rasch zunehmende **Herzschwäche.** Schlummersucht, Cyanose (Blausucht), schneller **Kräfteverfall,** Auftreten wassersüchtiger Anschwellungen.– **Lungenentzündung.**

Antimonium crudum

(Stibium sulfuratum nigrum), Schwefelantimon, schwarzer Spießglanz

Präparate: Verreibungen, von D 8 an auch flüssige Potenzen.

Wird meistens in niedrigen Potenzen (D 3 bis D 6) angewendet.

Wirkungsdauer: Je nach dem Falle, ob akut oder chronisch, einige Tage bis zu 3 Wochen.

Antidote: *Hepar sulfuris, Mercurius, Pulsatilla, Sulfur.* Ist Gegenmittel bei chronischen Blei-, Merkur- und Arsenvergiftungen.

Vergleichsmittel: *Bryonia, Ipecacuanha, Nux vomica, Pulsatilla, Chamomilla, Sulfur, Arsenicum, Hepar sulfuris, Sepia, Graphites, Ranunculus bulbosus, Aethusa.*

Antimonium crudum und *Scialla* ergänzen sich gegenseitig und können daher im Wechsel eingenommen werden.

Beeinflußt besonders die **membranösen (häutigen) Gebilde, Schleim-** und **seröse Haut,** äußere **Haut.** Ist hauptsächlich ein **Magenmittel.**

Traurigkeit und Verdrießlichkeit, Gefühl allgemeiner Erschlaffung und Abspannung, erotischer Gemütszustand bei Erwachsenen. Bei Kindern mürrische, unwirsche Laune, vertragen nicht, berührt oder angesehen zu werden.

Sommersprossen. – Hautverbildungen, hornartige Auswüchse. Hühneraugen, harte schmerzhafte Schwielen an den Füßen, trockner Brand der Zehen. Mangelhaftes Wachstum der Fingernägel. – Gliedschwamm. – Große **Tagesschläfrigkeit, Schlafsucht. – Eiterblüten** und **Hitzpocken. Beulen** wie von **Insektenstichen.** Wassersüchtige Anschwellungen des ganzen Körpers. – **Durchfall mit unverdautem Speise-** und Schleimabgang. Durchfall der Schwangeren. Gleichzeitige feste und flüssige Stuhlausleerungen. Reichlicher Blutfluß aus dem Mastdarm, festen Stuhl begleitend. Bei älteren Personen von Zeit zu Zeit abwechselnd Durchfall und Verstopfung. **Aufstoßen** mit Geschmack des Genossenen, (Übelkeit, Ekel und Erbrechen von Schleim und Galle (neben *Ipecacuanha* und *Pulsatilla).* **Magendrücken und gastrische Beschwerden von Magenüberladung, mit dick milchweiß belegter Zunge.** (Sofort nach einer Magenüberladung wiederholt eingenommen, verhütet es meist, ähnlich wie *Ipecacuanha,* die zu befürchtenden üblen Folgen.) – Akuter Magenkatarrh mit Brechreiz, Aufstoßen und Durst. Krampfhafte Magenschmerzen, Brennen in der Herzgrube. Überfüllungsschmerz im Magen mit Bauchauftreibung. – Langwieriger Appetitverlust. Gichtisch-rheumatische Anlage, Steifigkeit und Ungelenkigkeit, ausgesprochene Erschöpfung und Tagesschläfrigkeit, stets begleitet von Verdauungsstörungen. – Ausschlagfieber; Fieber mit ausgesprochen gastrischem Charakter. – Schleimhämorrhoiden; After rissig, Wundheitsgefühl. – Ausschläge mit dickem Schorf. Chronische Geschwüre, tief und schwammig, besonders in Begleitung gastrischer Störungen. – Chronische Röte und Entzündung der Augenlider. Gichtische Augenleiden. – Kopfschmerz. – Ohrenbrausen. – Wunde, aufgesprungene, schorfige Nasenlöcher und Mundwinkel. – **Zahnschmerzen,** schlimmer nachts, durch Essen und kaltes Trinken. – Schleimabgang aus der Harnröhre mit Brennen und mit Kreuzschmerzen. – Gebärmuttervorfall und -senkung, Abwärtsdrängen, scharfer Weißfluß. – **Fettsucht** oder auch **starke Abmagerung** infolge von Störungen der Lebertätigkeit.

Verschlimmerung: In der Hitze, besonders durch Sonnenhitze, nach Weintrinken, nach dem Essen, nach kaltem Baden oder Waschen sowie nachts (und früh).

Besserung: In Ruhe und kühler Luft. – Ist am besten bald nach dem Essen einzunehmen.

Anwendung bei den Tieren: Bei mangelnder Freßlust, öfterem Aufstoßen, Überfressen, schleimigem Maul, Hartleibigkeit oder Verstopfung mit Durchfall abwechselnd (Gastrizismus), chronischem Magen-Darmkatarrh, Erbrechen (der Hunde). – Bei der Lecksucht der Pferde. – Bei Hautjucken und Ausschlägen auf gastrischer Grundlage (Fetträude, Ekzem), Hautverhornungen (Raspe), Gliedschwamm. – Bei rheumatischer Buglähme.

Antimonium sulfuratum aurantiacum

Rotes Schwefelantimon, Goldschwefel

Präparate: Verreibungen, von D 8 an auch flüssige Potenzen.

Wird vorzugsweise in niedrigen Potenzen (D 2 bis D 4) angewendet.

Wirkt auf die Schleimhäute der Atmungswege. **Chronischer Bronchialkatarrh** mit Ansammlung von zähem Schleim in Bronchien und Kehlkopf, massenhafte Schleimansammlung in den Bronchien mit Atembeschwerden, Kitzel im Kehlkopf und in der Luftröhre, trockner, harter Husten. Nasenkatarrh mit erschwerter Atmung. – Rachenkatarrh mit widerlich riechendem Schleim. Auswurf gelbweiß, oft blutstreifig. – Bei **Lungenentzündung, wenn Hepatisation besteht,** die sich nicht lösen will.

Antimonium tartaricum ++

(Tartarus emeticus, Tartarus stibiatus), Brechweinstein

Präparate: Verreibungen und flüssige Potenzen.

Wird meistens in den Potenzen D 4 bis D 12 angewendet.

Wirkungsdauer: Einige Tage bis zu 4 Wochen.

Antidote: *Arsenicum, Asa foetida, China, Cocculus, Ipecacuanha, Pulsatilla, Sepia.* Bei Brechweinsteinvergiftungen reichlich lauwarme Milch, Tannin, nachher *Arsenicum* D 6.

Vergleichsmittel: *Antimonium crudum, Arsenicum, Bryonia, Cuprum, Ipecacuanha, Lycopodium, Phosphorus, Veratrum.*

Stimmt die Herztätigkeit herab und wirkt hauptsächlich auf **Brust und Unterleib.** Wirkt ungefähr wie *Antimonium crudum,* aber stärker; hat einige Ähnlichkeit mit *Ipecacuanha* und paßt besonders bei weichem, schwachem Puls.

Schwindel mit Schläfrigkeit. Gefühl, als ob das Gehirn zusammengedrückt würde, mit Stupidität (Stumpfheit), besonders abends und nachts, gebessert durch Bewegung und nach Waschen des Kopfes. – Kopfbenommenheit. – Arge Schläfrigkeit, wie Schlafsucht, die Augen sind kaum offen zu halten. – Akuter Rheumatismus der Rückenmuskulatur, **Hexenschuß, Ischias (Hüftweh)** spezifisch. – Pokkenähnlicher Ausschlag. Unterdrückte oder zurückbleibende Ausschläge, besonders bei Scharlach, Masern und Variola. – Wechselfieber mit Durstlosigkeit und großer Schlafsucht. – Blässe oder Röte des Gesichts mit Gedunsenheit und angstvollen Zügen. – Verschleppte Lungenkatarrhe, Erstickungsanfälle, Brustbeklemmung. Brustleiden der Kinder, Keuchhusten.

Luftröhrenentzündung (Bronchitis). **Lungenentzündung,** besonders alter Leute und der Trinker, mit gastrischen oder biliösen Symptomen, **drohendes Festwerden (Hepatisation) der Lunge;** Nasenflügelatmen. – Heftiges Herzklopfen mit beängstigendem Druck in der Herzgrube. – Atemversetzung bis zum Ersticken. – Katarrh mit Hustenreiz und feinem Rasseln auf der Brust. Husten kratzend, rasselnd oder hohl, mit vielem Schleim, der nicht heraufgebracht wird, zum Brechen reizend, mit Erstickungssymptomen, mit Schweiß auf der Stirn, oder auch mit Erbrechen nach dem Essen (sog. Magenhusten). – Halsbräune der Kinder. – Keuchhusten mit Erbrechen von Schleim oder Speisen, besonders nachts. – **Brechwürgen,** Ekel mit Hungergefühl, Aufstoßen wie von faulen Eiern, starkes anhaltendes Erbrechen, mit Schleim- und Speichelfluß und Stirnschweiß. Magendrücken, Völlegefühl, Auftreibung des Magens und des Bauches, Übelkeit und Erbrechen, Verstopfung. – Bauchschmerz mit Unruhe des Körpers und Geistes. Jucken im Bauch. – Durchfall mit Erschöpfung, Kolik; blutige Stühle; schleimige oder wäßrige Durchfälle durch Erkältung im Sommer, nachts schlimmer, mit Durst nach kaltem Wasser. – Dunkler, brennender Harn.

Anwendung bei den Tieren: Bei akutem Rheumatismus der Rückenmuskeln. – Bei Abzehrung mit Freßlustmangel. – Bei periodischer Augenentzündung mit grauem Star. – Bei bittrer Milch. – Bei Wassergeschwulst. – Bei Würmern. Ist bei den verschiedenen Formen der Lungen- und Brustfellentzündungen, besonders bei kruppöser Pneumonie und im Stadium der Lösung der Exsudate, ferner bei Lungenödem zu beachten.

Apis mellifica +

Apis mellifica – Hymenopterae – Honigbiene

Präparate: Tinktur, flüssige Potenzen, Verreibungen.

Wird vorzugsweise in niedrigen Potenzen (D 3 bis D 4) angewendet.

Apisinum ++

Homöopathisch bereitetes reines Bienengift

Präparate: Verreibungen, von D 8 an auch flüssige Potenzen.

Wird vorzugsweise in niedrigen Potenzen (D 4 bis D 6) angewendet.

(Beide Präparate haben die gleiche Wirkung und Anwendung, nur wirkt *Apisinum* viel stärker und sicherer.)

Wirkungsdauer: In allen akuten Fällen höchstens bis zu 24 Stunden, in chronischen hingegen bis zu 30 Tagen.

Antidote großer Gaben: *China, Lachesis, Platinum;* kleiner: *Arsenicum, Belladonna, Graphites, Camphora, Cantharis, Hepar sulfuris, Mercurius, Natrium muriaticum* (gegen Bienenstiche äußerlich auch Salzwasser), *Jodum, Pulsatilla, Sulfur.* Ist Antidot von *Sepia.*

Vergleichsmittel: *Belladonna, Helleborus, Arsenicum, Bryonia, Zincum, Sulfur, Cuprum, Cantharis, Apocynum, Lachesis, Rhus, Hyoscyamus, Natrium muriaticum, Aconitum.*

Wirkt **entzündungswidrig** hauptsächlich auf die **Haut,** das **Gehirn** und den **Unterleib,** außerdem auf das **Schleimhaut-** und **Drüsensystem.**

Folgen nicht zur Entwicklung gekommener, unterdrückter oder vertriebener Hautausschläge, wie Masern, Scharlach, Nesseln usw. – Höchste Empfindlichkeit der muskulösen Körperteile gegen den geringsten Druck. **Stechende, brennende Schmerzen.** – Reizbarkeit und Unruhe. Hysterische Nervosität bei Mädchen mit lebhafter Geschlechtslust. – Kraftlosigkeit, zum Niederlegen zwingend. – Empfindlichkeit gegen äußere Berührung. – Schwäche, besonders im Rücken. Paralytische Schwäche infolge zurückgetretener Ausschläge. – Wechselfieber mit Brustbeklemmung und ohne Durst beim Schweiß, besonders bei den mit starken *Chinin*-Gaben behandelten Fällen. – Typhöse Fieber. – **Hautentzündungen** von rotlaufartigem (erysipelatösem) Charakter mit Neigung zu eitrigen und wäßrigen Ablagerungen. Hautleiden mit brennenden Schmerzen, Wunderysipelas (Wundrotlauf), **Nesselausschlag,** schmerzend wie Bienenstiche oder Insektenbisse, mit unerträglichem Jucken nachts. Wassersüchtige Hautanschwellungen (Ödeme). **Gesichts- und Kopfrose,** Gesichtsanschwellungen mit typhusartigen Tendenzen und mit brandigen Flecken; rosenartige Entzündungen. – Geschwülste und Ausschwitzungen (Exsudate), sowohl frisch entstandene als bereits veraltete. – Insektenstiche nebst allen Folgeerscheinungen (äußerlich die Tinktur). – Panaritien (Fingerwurm, Nagelgeschwüre), sehr entzündet, mit Brennen und Stechen. – Schwere, Drücken, Pressen im Kopfe, besonders beim Aufstehen vom Sitzen oder Liegen, **vermehrt im warmen Zimmer, durch Pressen mit den Händen gebessert.** – Migräne. – **Gehirnentzündung** (mit oder nach *Belladonna).* Hitzige Gehirnhöhlen-Wassersucht (Hydrocephalus acutus), vorzüglich bei Kindern (Hauptmittel besonders im Sommer). Gehirnreizungen bis zur Ausschwitzung, besonders nach unterdrückten akuten Hautausschlägen, wie nach Scharlach, Masern usw. **Scharlachwassersucht. – Entzündungen der Augen und Lider,** besonders auch bei skrofulösen Kindern, mit juckenden, brennenden Schmerzen, viel Tränen- und Schleimabsonderung. Entzündung der Augen nach unterdrückten Hautausschlägen. Granulöse Augenentzündung der Kinder. Entzündung der Regenbogenhaut mit Hornhautverdunkelung. **Staphyloma** (Augenfell). Entzündung, Geschwulst, Verschwärung und Umstülpung der Lider. Gerstenkörner, sehr entzündliche mit Stechen. Grüner Star. (Bei Augenleiden in höheren Potenzen.) – Zungenentzündung und Zungengeschwulst. Zunge wie verbrüht. – Geschwollene Mandeln und schwieriges, schmerzhaftes Schlingen. Bösartige **Halsentzündung** bei Scharlach. Halsentzündungen und Entzündungen des Mundes. – Lippenausschlag und Geschwulst. – Mundfäule. – Rachenbräune **(Diphtherie)** (besonders im ersten Stadium schnell nacheinander in D 3 eingegeben und im Wechsel mit anderen angezeigten Mitteln). **Mundgestank,** Appetitmangel, Gelbsucht. – Schmerzhafte Empfindlichkeit in der Herzgrube. – Stiche in der linken Brustseite. Kurzatmigkeit und asthmatische Beschwerden, besonders bei alten Leuten. – Akute rheumatisch-gichtische Leiden, mit Affektion des Herzbeutels. – **Brustwassersucht.** – Grünliche oder gelbe Durchfälle, besonders bei Typhus und Scharlach. Blutige Ruhr. – **Bauchwassersucht** (Ascites), mit wachsartiger, durchsichtiger Haut. – Harnverhaltung mit brennenden Schmerzen. Wassersucht bei Nierenleiden. Akute

Brightsche Nierenkrankheit. – Bauchfellentzündung. – Heftige krampfhafte, hinunterdrängende Schmerzen vor der Regel. Unterdrückte Regel. – **Mutterblutfluß,** besonders im 2. Monat der Schwangerschaft. – **Eierstock-** und **Gebärmutterleiden,** besonders Entzündungen des rechten Eierstocks. **Eierstockwassersucht. Entzündung oder schmerzhafte Geschwulst der Schamlippen.** Ödematöse Anschwellung des Hodensackes. – Weiße Schenkelgeschwulst der Wöchnerinnen. Entzündung der Knochenhaut. Schmerzhafte Geschwulst der Knie und Knieentzündung (Synovitis). Geschwollene Füße. – Akuter Rheumatismus mit Steifigkeit, Schmerzhaftigkeit und Taubheit der ergriffenen Teile. – Eintägiges Wechselfieber. – Bettnässen der Kinder.

Apis dient als Gegengift bei Vergiftungen durch *Canthariden,* besonders gegen die dadurch entstandenen Blasen- und Nierenleiden (Harnverhaltung).

Äußerlich dient die *Apis-Tinktur* (wie die *Ledum-Tinktur)* zu Einreibungen bei Stichen giftiger Insekten, Mücken, Bienen, Wespen, Bremsen, Schnaken usw. (sofort nach dem Stich angewendet, wirkt sie oft besser als Salmiakgeist, besonders bei den zurückbleibenden Geschwülsten und Brennschmerzen).

Verschlimmerunng: Abends und nachts, durch Zimmerwärme, durch Liegen.

Besserung: Durch Aufstehen vom Liegen, durch Gehen und Bewegung, durch kaltes Wasser (die Schmerzen). – Honiggenuß ist bei Gebrauch von *Apis* zu vermeiden, da er dessen Wirkung stören soll.

Anwendung bei den Tieren: Bei ähnlichen Krankheiten und Krankheitszuständen wie beim Menschen. Bei der katarrhalischen Staupe (Sucht) der Hunde mit Erregungszuständen und Kräfteverfall.

Apocynum +

Apocynum cannabinum L. – Apocynaceae – Hanfartiger Hundswürger, Indianerhanf

Präparate: Essenz aus dem frischen Wurzelstock, flüssige Potenzen und Verreibungen.

Wird vorzugsweise in tiefsten Potenzen angewendet.

Wirkungsdauer: Mehrere Stunden bis zu 3 Wochen.

Antidote: *Coffea, Helleborus, Jodum.*

Vergleichsmittel: *Apis, Arsenicum, Adonis vernalis, Digitalis, Oleander, Scilla.*

Wirkt besonders auf das **Herz,** die **Nieren** und den Magen-Darmkanal.

Müdigkeit und Abgeschlagenheit, **wassersüchtige Anschwellungen.** Herzschmerzen, Druckgefühl in der Herzgegend. Beklemmung auf der Brust, muß häufige, tiefe Atemzüge tun. Flattern des Herzens und Schwächegefühl in der Herzgegend. Puls unregelmäßig, weich, kaum fühlbar, anfangs beschleunigt, später verlangsamt. (Bei der Wassersucht soll bloß die **Urtinktur** oder das **Dekokt der Wurzel** hilfreich sein). – Verstopfung mit Blähsucht oder Durchfall mit wäßrigem gelben oder bräunlichen Stuhl, zuweilen unverdaute Speisen enthaltend. – Übelkeit, Erbrechen, Magenschmerzen. – Unerträgliche **Gliederschmerzen** und Schwere in den Beinen, mit Besserung bei Hochlagerung und in der Ruhe. Muskelschmerzen mit Zuckungen.

Apocynum wirkt oft gut als Herztonikum bei Herzmuskelinsuffizienz, wenn Haut- oder Bauchwassersucht besteht. Auch bei Angina pectoris empfohlen. Bei Zahnungsdiarrhöe und großer Schwäche der Kinder (D 4 bis D 6).

Aqua Silicata

siehe Silicea

Aralia racemosa

Aralia racemosa L. – Araliaceae – Amerikanische Narde

Präparate: Essenz aus dem frischen Wurzelstock, flüssige Potenzen und Verreibungen.

Wird meist in tiefen Potenzen gebraucht.

Vergleichsmittel: *Hyoscyamus, Arum tryphyllum, Arsenicum, Hydrastis, Sabadilla.*

Wirkt hauptsächlich auf die Schleimhäute der oberen Atmungswege, ferner auf die weiblichen Geschlechtsorgane und den Mastdarm.

Heufieber, der geringste Luftzug verursacht Niesen; reichlicher Ausfluß wäßrigen, salzigen Schleims. Nasenlöcher und Rachen wund. Pfeifendes Atemgeräusch; asthmatische Beschwerden und Husten, anfangs trocken, später mit gelbem, zähem, fadenziehendem schleimigen, zuletzt lockerem, leichtlöslichem Auswurf. – Krampf- und Kitzelhusten besonders nachts nach dem ersten Schlaf, gebessert im Sitzen und nach Auswurf zähen Schleimes. – Übelkeit. Gefühl, als ob Durchfall eintreten würde. Schwieriger Abgang kleiner Mengen weichen gelben Stuhles; Vorfall der Mastdarmschleimhaut und Rückenschmerzen. – Weißfluß scharf und übelriechend mit herabdrängenden Schmerzen im Unterleib. – Unterdrückte Regel nach Erkältung.

Aranea diadema

Araneus diadematus Cl. – Araneae – Kreuzspinne

Präparate: Tinktur, flüssige Potenzen und Verreibungen.

Wirkungsdauer: Mehrere Stunden bis zu einigen Tagen und Wochen.

Vergleichsmittel: *China, Ipecacuanha, Nux vomica, Tarantula, Thuja.*

Wirkt auf das Blut- und Nervenleben. Charakteristisch ist die Periodizität der Beschwerden, großer Wärmemangel und große Empfindlichkeit gegen Feuchtigkeit. Große **Frostigkeit** und allgemeines Kältegefühl. – **Eiskälte der Glieder,** die selbst im warmen Bett stundenlang nicht schwindet und am Schlafe hindert.

Bei Fiebern mit beständigem und vorwaltendem Frost, dem selten geringe Hitze und kein Schweiß nachfolgt. **Wechselfieber. Malariakachexie.** – Milzanschwellung nach Wechselfieber, das mit Chinin unterdrückt wurde. – Taubheit der von dem Ellbogennerv versorgten Teile. – Bohrende Schmerzen im Fersenbein. – Zahnschmerzen bei feuchtem Wetter.

Argentum nitricum ++

Salpetersaures Silber, Silbernitrat, Höllenstein

Präparate: Verreibungen und flüssige Potenzen (nicht lange haltbar).

Wird in niedrigen und mittleren Potenzen (D 4 bis D 12) angewendet.

Wirkungsdauer: In akuten Fällen 8 bis 24 Stunden, in chronischen 2 bis 3 Wochen.

Antidote: *Arsenicum, Mercurius corrosivus, Natrium muriaticum, Acidum nitricum, Pulsatilla.* Gegen **Folgend von Mißbrauch** von

Höllenstein als Ätzmittel oder auch innerlich angewendet dient *Natrium muriaticum.* Gegen **eigentliche Vergiftungen:** Salzwasser in großen Gaben und Schwefeleisen.

Vergleichsmittel: *Antimonium crudum, Arnica, Arsenicum, Acidum hydrofluoricum, Carbo vegetabilis, Hepar sulfuris, China, Lycopodium, Phosphorus, Rhus.*

Kann als Repräsentant der Silberwirkungen betrachtet werden, da die in der Praxis üblichen Verreibungen und flüssigen Potenzen der ätzenden Eigenschaften konzentrierter Lösungen oder der Substanz entbehren. – Wirkt hauptsächlich auf das **Rückenmark** und die von ihm ausgehenden Nerven, auf den Nervus vagus (Lungenmagennerv), den Nervus sympathicus (großer Unterleibsnerv), daher auch **Nervenmittel,** sowie auf die Schleimhäute, den Magen-Darmkanal und die Harnorgane.

Angegriffenheit und Schwäche, Mattigkeit, mit Müdigkeit der Beine, Unsicherheit im Gehen und Stehen. Schläfrigkeit und Unlust zu jeder Beschäftigung. – Schwindel- und Ohnmachtsanwandlungen. – Langsam zu- und abnehmende **Splitterschmerzen.** Erdfahles Aussehen, fortschreitende Abmagerung. – **Epileptische Anfälle,** mit Zittern der Glieder. Lähmige Schwäche und Zittern der oberen und unteren Glieder. Reißen in den Muskeln des Oberarms und der Füße. Heftige Rücken- und Kreuzschmerzen, wie verrenkt. Vollständige Lähmung (Paralyse) oder bloß der Ober- oder Unterglieder (Paraplegie). Genickkrampf – Hüftgicht; schmerzhafte Kniegeschwulst. – Lähmungen, besonders halbseitige. – **Halbseitige Kopfschmerzen** (Migräne, Hemikranie), bohrender Schmerz, besonders über dem linken Stirnhöcker, oft mit Zittern, an der freien Luft erhöht, durch festes Binden vermindert. Gesichtsschmerz. – Augenfelle, Triefauge, langwierige **Augenentzündungen,** eitrige Augenentzündung mit dickem, gelbem, mildem Ausfluß. Flecke und Geschwüre auf der Hornhaut. – **Herzklopfen** infolge Gemütsbewegung oder körperlicher Anstrengung mit Übelkeit. Liegen auf der rechten Seite verschlimmert. – **Nervöses Asthma** mit Krampf der Atmungsmuskeln und starker Atemnot. Schlimmer in mit Menschen überfüllten Räumen. – **Heiserkeit** der Sänger, oft mit dem Gefühl, als hemme etwas die Stimmbänder. Chronische Stimmlosigkeit. – Wundheitsschmerz in der Luftröhre und Brust, erschwertes Schlingen, **Krampfhusten** infolge Schleimansammlung im Hals, ferner durch erregendes Bücken, Lachen, Tabakrauch. – **Öfterer Harndrang** mit allzu reichlichem Harnabgang, besonders nachts. Bettnässen der Kinder. – Ausfluß aus der Harnröhre, dick, gelb, mild, Splitterschmerz. Eiweißharnen (Albuminurie), **Nierenkatarrh, Nierenkolik** usw., besonders wenn Urinieren wenig oder keinen Schmerz verursacht. – Ruhrartige Durchfälle mit Abgang von Darmhautfetzen und Verschwärung der Eingeweide. Durchfall nach jeder Erregung. – Dyspepsie, Gastralgie, Magenkrampf und Magendrücken mit Blähungen, die nach oben drücken und Atemnot verursachen, besonders bei nervösen Frauen. Aufstoßen, heftiger **Magenschmerz,** der nach allen Richtungen ausstrahlt, gebessert durch starken Druck und Zusammenkrümmen. Zeitweise langsam zu- und abnehmende Magenschmerzen; schmerzhafte kleine Stelle zwischen Nabel und Schwertfortsatz. – **Magen-** und **Darmgeschwüre.** – Verlangen nach Süßigkeiten, die aber schlecht bekommen. Sodbrennen, bittrer, metallischer oder pappiger Geschmack, mit melancholischer Stimmung, Kleinmütigkeit und Gedächtnisschwäche. Glucksen im Bauche, wie Froschquaken (spezifisch). – Chronische Schlaflosigkeit Hysterischer. Krätzeartige Ausschläge.

Ganz gleich wirkt *Argentum metallicum* (metallisches Silber, Blattsilber), das seltener angewendet wird.

Anwendung bei den Tieren: In ähnlichen Krankheiten und Krankheitszuständen wie beim Menschen, insbesondere bei Eiweißharnen, verschiedenen Formen der Nierenerkrankungen, Durchfall, übermäßigen Blähungen, bei Harnruhr (Diabetes) der Pferde, bei harten und schmerzlosen Drüsenanschwellungen und bei der Staupe der Hunde mit epileptiformen Anfällen.

Arnica

Arnica montana L. – Compositae – Wolferlei, Bergwohlverleih, Stichwurzel, Johannisblume, Fallkraut

Präparate: Zum **inneren** Gebrauch Tinktur aus dem getrockneten Wurzelstock, flüssige Potenzen und Verreibungen. Zum **äußerlichen** Gebrauch Tinktur aus der frischen, blühenden Pflanze.

Wirkungsdauer: In chronischen Fällen bis zu 12 Tagen. In akuten Fällen muß es oft wiederholt werden.

Antidote: Innerlich: *Cocculus, Ignatia, Ipecacuanha, Veratrum, Camphora,* Essig. **Äußerlich:** *Cocculus* D 2 gegen üble Folgen der zu starken äußerlichen *Arnica*-Anwendung, wie z. B. Blutschwäre und rotlaufartige Entzündungen der Haut.

Vergleichsmittel: *Rhus, Calendula, Hypericum, Ledum, Staphisagria, Hamamelis, Symphytum.*

Das wichtigste und wirksamste chirurgische Mittel der Homöopathie und überhaupt eins der bedeutendsten homöopathischen Mittel (Polychrest), dessen großer Wirkungskreis noch nicht gehörig gewürdigt wird. Es wird viel zu einseitig nur als chirurgisches Mittel betrachtet und angewendet. *Arnica* wird **äußerlich** als Tinktur unverdünnt oder mit Wasser oder Weingeist verdünnt angewendet.[3] **Innerlich** werden niedrige Potenzen verwendet, doch sollen die mittleren (6. bis 12.) ratsamer sein. **Störung des Blutlaufes** und der **Blutgefäßttätigkeit** scheint die Grundwirkung von *Arnica* zu sein, woraus ihre sekundäre Einwirkung auf das **Rückenmark** und **Hirn,** – überhaupt auf das ganze **Nervensystem** herzuleiten ist. *Arnica* paßt besonders bei Schwäche des Nervensystems und für diejenigen entzündlichen Zustände, wo die Lebenstätigkeit zu verlöschen beginnt,

[3] Äußerlich wird die *Arnica-Tinktur* meist zu **stark** angewendet und ruft dann oft bei reizbaren Personen üble Folgen (rotlaufartige Hautentzündungen usw.) hervor. 1 Teil Tinktur mit 10 bis 20 Teilen Wasser genügen bei offenen Wunden. Bei unverletzter Oberhaut, bei Quetschungen usw. kann man I Teil Tinktur mit 5 Teilen Wasser nehmen; ebenso bei sich schließenden Wunden, je nach Umständen selbst die unverdünnte Tinktur.

im Gegensatz zu *Aconitum,* das bei erethischen (gereizten) entzündlichen Zuständen angezeigt ist.

Hauptmittel bei allen Übeln, die durch – äußerliche oder innerliche – **Verletzungen,** wie Fall, Stoß, Schuß, Hieb Schnitt (chirurgische Operation), Stich, Schlag oder Quetschung entstanden sind. Sofort nach einem Sturz oder Fall, oder nach irgendeiner Erschütterung innerlich (D 2, D 3) eingenommen, verhütet es in den meisten Fällen die üblen innerlichen Folgen, daher ihr Name: **„Fallkraut“.** – Gehirnerschütterung und Rückenmarkerschütterung. Kompression des Gehirns infolge traumatischer Ursachen. – **Schlagfluß** und Folgen von Schlagfluß (Blutaustritt ins Gehirn) (im Wechsel mit *Aconitum).* – **Blutunterlaufungen** (Blutergüsse, Blutextravasate) in inneren oder äußeren Organen (Resorptionsmittel). – **Blutungen** durch Schlag, Schuß, Stoß, Schnitt, Stich, Quetschung, Fall. Als Blutbildungsmittel bei Blutarmen sowie bei Blutverlusten im Wochenbett und nach chirurgischen Operationen, auch Zahnoperationen. (Vor chirurgischen Operationen eingenommen, vermindert sie den Schmerz, verhütet heftiges Wundfieber und wirkt ähnlich bei den Frauen, sofort nach der Geburt eingenommen.) Wundfieber, im Wechsel mit *Aconitum.* Zerteilt besonders durch mechanische Ursachen erzeugte seröse Ausschwitzungen, Blutstockungen und Blutgerinnsel in den Blutgefäßen selbst, die durch ihren mechanischen Druck Verletzungen oder Beschwerden verursachen. – **Blutungen aller Art,** Bluterbrechen, Mutterblutungen, zu starke Regel, Blutungen aus Erschlaffung überhaupt. Verhütet Pyämie (eitrige Blutzersetzung). – Bluthusten hellroten Blutes oder Blutspeien nach äußeren Einwirkungen. – Nasenbluten, gleichviel ob durch äußere oder innere Ursache (Verletzung oder Blutandrang nach dem Kopfe) veranlaßt. – **Entzündungen** infolge mechanischer Verletzungen der Augen, Ohren und anderer Organe. Augenliderentzündungen und Gerstenkörner (gleich beim Entstehen eingenommen, bewirkt es oft ihre Rückbildung und verhütet den Ausbruch). – Furunkel, **Blutgeschwüre** (Blutschwäre: Hauptmittel innerlich zur Verhütung des Ausbruchs). – Insektenstiche, Bißwunden, Verbrennungen (in Ermangelung von *Cantharis* und *Urtica).* – Krampfadern (hier im Wechsel mit *Pulsatilla* oder *Calcium fluoratum).* – **Aufliegen.** (In allen diesen Fällen neben äußerlicher Anwendung der verdünnten

Tinktur.) – **Zerschlagenheitsschmerz** im ganzen Körper. – Unruhe in den schmerzhaften Teilen, die zu stetem Bewegen nötigt, mit **Gefühl, als sei jedes Lager zu hart. – Angegriffenheit nach großer körperlicher Ermüdung.** – Hypertrophie (Erweiterung, Vergrößerung) des Herzens infolge schwerer Arbeit. – Schmerzen in allen Gliedern und Gelenken, wie nach Ermüdung und harter Arbeit. Zerrung und Dehnung der Muskeln infolge schwerer Anstrengung und Arbeit; Schmerzen und sonstige Folgen infolge Verhebens; Seitenstechen. (Äußerlich Einreibungen mit verdünnter *Arnica-Tinktur* oder *Arnica-Opodeldoc).* – Angegriffenheit, allgemeine, des ganzen Nervensystems überhaupt. – Schwindel. – Periodisch auftretende Migräne. – Hitze der oberen und gleichzeitig Kälte der unteren Körperteile.

Husten oder Weinen nach jeder Anstrengung, nachts auftretend, ohne den Patienten aus dem Schlaf zu wecken. Husten mit einem Gefühl von Wundheit in der Brust und blutstreifigem Auswurf. Husten infolge Herzaffektionen. – Heiserkeit infolge von Überanstrengung der Stimme (ähnlich *Arum triphyllum).* – Herzbeklemmung und -krampf (Angina pectoris, hierbei die Tinktur innerlich, 10 Tropfen in 1 Glas heißen Wassers, teelöffelweise einzunehmen, alle paar Minuten oder je nach der Dringlichkeit des Falles in größeren Abständen). – Herzklopfen, sehr angreifend, wie ein beständiges Beben und Zittern. Herzmuskeldegeneration *(Arnica* D 6). – Atemnot, mit heißem Kopf und rotem Gesicht, bei kühlem Körper, z. B. bei Typhus und Schlafsucht. – Keuchhusten mit Unruhe und Schreien vor dem Anfall, oft von Nasenbluten begleitet. – **Lungen- und Rippenfellentzündungen** (neben *Bryonia* und *Sulfur).* – Gastrische Beschwerden, wie **Bluterbrechen** (geronnenen Blutes), Vollheit, Wühlen, Raffen im Magen, besonders infolge von Verletzungen. Dyspepsie. Nach dem Essen apoplektische Kongestion nach dem Hirn mit Schlafsucht; Magenverderbnis, fauliger Geruch aus dem Mund, Bauchauftreibung und faulig riechende Stühle. Magensäure der Trinker. – Rote Ruhr. Häufige reichliche, schleimige, nach faulen Eiern riechende Darmausleerungen, begleitet von Stuhlzwang und wühlenden Schmerzen im Unterleibe mit Fieber. – Rheumatismus bei Winterwetter, von Überanstrengung, Durchnässung und Erkältung. Rheumatische Zahnschmerzen, weniger in einzelnen Zähnen als in ganzen Zahnreihen. – Zahnschmerzen von Kauen oder

Beißen harter Sachen oder nach Zahnoperationen. – Geschwulst der Nase infolge mechanischen Eingriffs. – Wechselfieber, mit heißem Kopf und rotem Gesicht während des Frostes, Gähnen und Durst vor dem Frost, Durst während des Frostes und kein Durst während der Hitze und des Schweißes. Wechselfieber, besonders nach *China*-Mißbrauch. **Typhöses Fieber,** verfällt während des Antwortens in tiefe Betäubung. – Folgen von *China*-**Mißbrauch.** – *Arnica* verleidet, innerlich genommen, manchen Trinkern den Branntweingenuß.

Verschlimmerung: Durch Bewegung, Berührung, Sprechen, Kälte.

Anwendung bei den Tieren: In ähnlichen Krankheitszuständen wie beim Menschen, namentlich aber innerlich und äußerlich bei allen Quetschungen (z. B. Sattel- und Kummetdruck), Gewebszertrennungen, großen Fleischwunden, Decubitus und traumatischen Entzündungen überhaupt. Bei veraltetem Rheumatismus; – bei Lähmungserscheinungen der Fohlen. – Bei der Wurmkolik der Pferde. – Bei Gehirnentzündung der Fohlen, wenn der Zufall eintritt, daß sie sich nach rechts um die Mutter herumdrehen. – Als Zwischenmittel bei Lungen- und Brustfellentzündung sowie bei akuten Magen-Darmerkrankungen der Hunde.

Arsenicum album +++

Arsenige Säure (Anhydrid), weißes Arsenik

Präparate: Flüssige Potenzen und Verreibungen.

In niedrigen Potenzen nur mit Vorsicht anzuwenden; mittlere und hohe Potenzen (D 6 bis D 15 und höher) sind meistens vorzuziehen.

Wirkungsdauer: Bei akuten Krankheiten 2 bis 12 Stunden, bei chronischen bis zu 3 Wochen.

Gegenmittel: *China, Ferrum, Hepar sulfuris, Ipecacuanha, Jodum, Nux vomica, Veratrum.* Bei akuten Vergiftungen: Eisenoxydhydrat *(Antidotum arsenici), Magnesia usta,* frisches Blut. Bei chronischen: *Antimonium crudum, Sulfur.*

Komplementäre Mittel: *Phosphorus, Allium sativum.*

Vergiftungen durch *Arsenicum* erfordern in akuten Fällen Hervorrufung von Erbrechen (durch Kitzeln des Schlundes oder Brechmittel), frisch bereitetes Eisenoxydhydrat und *Magnesia usta* sowie langdauernde Magenspülung. Gegen die Übelkeit bei chronischer Vergiftung *Ipecacuanha,* sodann *China* gegen Schwäche, Wassersucht, Neuralgie; *Graphites* gegen die Hautsymptome.

Vergleichsmittel: *Acidum nitricum, Antimonium crudum, Argentum nitricum, Bismutum subnitricum, Carbo vegetabilis, Cuprum arsenicosum, Ipecacuanha, Echinacea, Lachesis, Phosphorus, Rhus, Secale, Graphites, Veratrum.*

Dieses **große, heroische** und **tief eingreifende** Polychrest ist ein wahrer **Notanker** der Homöopathen. Paßt selten zu Anfang akuter Krankheiten, sondern mehr im Verlauf, bei verschleppten Fällen und bei schlimmen chronischen Folgen von akuten Krankheiten. *Arsenicum* entspricht denjenigen Krankheitszuständen, bei denen **Lähmung der Nerven** und daherrührende Neigung zu **Zersetzung** und **Absterben** des Körpers mit raschem Sinken der **Lebenskräfte** und allgemeinem Verfall drohen. Es paßt daher für erschöpfte Personen von lymphatischem oder leukophlegmatischem, nervösem Temperament, mit großer Armut der Lebenskräfte und Säfte, bei großer Neigung zu Katarrhen, Schleimflüssen und wassersüchtigen Anschwellungen, bei schlechten Säften und Neigung zu Hautausschlägen, Flechten, Verschwärungen und Eiterungen. Eignet sich für junge Leute, besonders weiblichen Geschlechts, namentlich Brünette. – *Arsenicum* beugt den Folgen einer **Magenerkältung** durch **Gefrorenes, Eiswasser, kältende** Früchte (Gurken, Melonen) (vgl. *Cepa* und *Pulsatilla*) sowie auch den Folgen **großer körperlicher Anstrengung** (ähnlich wie *Arnica*) und Einwirkung nasser Kälte vor.

Gegenmittel gegen Vergiftung durch Leichengift sowie (neben *Belladonna* und *Camphora*) gegen **alle Tiergifte** und verdorbenen **Tierstoffe**; daher gegen alle Folgen von genossenen oder in das Blut gekommenen Tiergiften, von zersetzenden und faulenden, verwesenden Stoffen überhaupt seien sie nun durch Einatmung, Verschlucken oder Inokulation (Einimpfung) in den Körper gelangt. **Hauptmittel bei allen Blutzersetzungen**.

Wirkt hauptsächlich auf den **Magen-Darmkanal**, sodann auf die **Harn-** und **Geschlechtsorgane,** die **Atmungsorgane**, das Blut, die Nerven (Rückenmark), die Drüsen, das Herz und die **äußere** Haut. - **Brennen** ist eine Hauptanzeige für *Arsenicum*; es gibt fast kein Organ oder Gewebe des menschlichen Körpers, wo dieses Brennen nicht zu finden ist. Dieses Brennen wird durch Hitze gebessert.

Eine weitere Hauptanzeige ist für den Gebrauch von *Arsenicum* Reizbarkeit der Faser, Angst und Unruhe, Todesfurcht, Unerträglichkeit von Schmerzen. Es darf meist nicht im Anfange eines Leidens, für das es paßt, gegeben werden, sondern erst in seinem weiteren Verlauf.

Beschwerden von *China*- oder *Jod*-**Mißbrauch** sowie von Wein und **Branntwein**, **Speiseeis** und Eiswasser. – Fieber mit Frost, dann Hitze und erst dann Schweiß, wenn die Hitze vorbei ist. **Wechselfieber**, besonders hartnäckiger und langdauernder Art, infolge von Sumpfmiasmen (ähnlich *China*) oder feuchten Wohnungen, mit Durstlosigkeit beim Frost, mit großer Schwäche, Zittern, auch wohl Lähmung der Glieder, oder mit wassersüchtiger Geschwulst, oder mit viel Durst, oft, aber stets wenig trinkend. – Anschwellung der Gliedmaßen und Geschlechtsteile; blasenartige Entzündung des Hodens bis zum Brande. – Jauchige oder **krebsartige**, leicht blutende **Geschwüre** mit brennenden Schmerzen, um die ein Geschwürkreis mit hartem, umgelegtem Rande sich bildet, oder die fauligen, stinkenden Eiter absondern. Drüsengeschwülste. – Karbunkel. Anthrax. Gangrän (Brand), besonders beim trocknen Brand alter Leute. – **Krebs** (nur lindernd). – **Große Schwäche** und Hinfälligkeit. Schnelles Sinken aller Kräfte, starke Abmagerung. Kinderatrophie, mit allgemeiner Abmagerung, runzliger Haut und wäßrigem Durchfall. – **Eingefallenes und entstelltes erdfahles Gesicht.** Blaurandige Augen. – Trockne, schuppige Haut, Frieselausschläge, besonders weiße. Krätzartige Blüten, Nesselfriesel, Petechien (rote Flecken), schwarze Brandblattern. – Augenentzündungen mit scharfem Tränenfluß, heftigem Brennschmerz, die blassen Lider krampfhaft geschlossen. – Ungeheurer Fließschnupfen mit scharfem brennenden Ausfluß, besonders bei winterlichen Erkältungen. Influenza (Grippe) mit vielem Niesen, brennendem, scharfem, wäßrigem Ausfluß aus der Nase. – Asiatische **Cholera**, im letzten Stadium, mit kaltem Atem und Schmerzen in der Milzgegend (nach *Cuprum* und *Veratrum*). – Durchfall, besonders nachts oder gegen Morgen, mit Brennen, Leibschneiden und schnellem Verfall. Durchfall während der Schwangerschaft, mit Erbrechen, brennendem Durst, Brennen im Magen. Chronischer Durchfall. Durchfall, schleimig oder blutig mit unverdauten Speisen (Lienterie), **Ruhr, Durchfall** besonders im Herbst, wie Wasser, schmerzlos **oder mit Brennen im After**. Übelriechender Durchfall mit beständigem Kältegefühl und **brennenden Magenschmerzen**, durch heiße Getränke auf kurze Zeit gemildert. – Erbrechen nach jedem Essen und Trinken; schweres Erbrechen, mit Angst in der Herzgrube. – Magenschmerzen heftigster Art, brennend, **Magenkrebs** (besonders von Tabakkauen herrührend (?), neben *Lycopodium* – nur lindernd). Gastrisches Fieber, wenn kaltes Wasser nicht vertragen wird. **Bauchschmerzen** heftigster Art, brennend. **Unterleibsentzündung** – Nervenfieber und Typhus. – Darmgeschwüre, Mastdarmerweiterungen. – Große Kopfschwere; klopfendes Kopfweh, besonders in der Stirn über der Nasenwurzel. **Heftige Migräne**, erzeugt durch einen gereizten Zustand des Gangliennervensystems. – **Intermittierende** (unterbrochene, absetzende) **Neuralgien** (Nervenschmerzen), die nachts eintreten. Zahnschmerzen neuralgischer Art, besonders um Mitternacht oder gleich nach dem Niederlegen, mit Angst und Unruhe. – Schmerz des Haarbodens der Kopfhaut, bei Berühren wie unterschworen; Kopfgrind. – Brennende Aderknoten am After. – **Mutterblutfluß**, wenn alle anderen Mittel erfolglos bleiben und gänzlicher Kräfteverfall und Erlöschen des Lebens drohen. Regel zu stark; scharfer, wundfressender Weißfluß. – Wassersüchtige Zustände, mit unterdrückter Harnabsonderung. Allgemeine **Haut-, Brust- und Unterleibswassersucht**, auch nach *China*-Mißbrauch. – Luftröhrenschwindsucht mit mangelnder Schleimabsonderung (neben *Carbo vegetabilis, Hepar sulfuris, Phosphorus, Spongia*). Schleimschwindsucht (neben *Stannum*). **Herzkrampf** oder Brustbräune (Angina pectoris), Engbrüstigkeit (**Asthma**) infolge von organischen Lungen- und Herzleiden. **Herzklopfen mit Angst**, vorherrschende Affektion der linken Herzkammer. Engbrüstigkeit mit **Erstickungsanfällen bei Bewegung**, besonders nachts auftretend, oder auch krampfhafter oder hysterischer Art. Erstickungsanfälle mit großer Angst, besonders durch Aufrichten und Hochliegen. – **Todes-**

furcht oder Angst vor Verbrechern, **ungeheure Herzens**- und **Gewissensangst**, religiöse Schwermut, Furchtsamkeit. Furchtsamkeit der Kinder des Nachts, Schlaflosigkeit, auch Gliederzucken beim Einschlafen. – Unruhe, Melancholie bis zur Selbstmordsucht. – Gedächtnisschwäche. Hartnäckige Fälle von Veitstanz, Unruhe in den Beinen, muß die Lage der Füße immer ändern. Epilepsie, vor dem Anfall Schwindelanfälle und heftige Schmerzen im Hinterkopf, nach dem Anfall Starrheit, durch Unruhe unterbrochen. – Üble Folgen von Erkältungen im Wasser. – Beschwerden von zu vielem Salzgenuß.

Hauptindikationen zur Anwendung von *Arsenicum* in sonst passenden Fällen sind: **Brennschmerz** stärkster Art, wie von glühenden Kohlen, oder wie Feuer brennend, von Wärme gebessert. – Große Schwäche, Hinfälligkeit, große Müdigkeit und **schnelles Sinken der Kräfte** bis zum Zusammenfallen (Kollaps), **hippokratisches Gesicht**; dies alles selbst nach nur geringer Erkrankung. (Im Todeskampf der Lungenschwindsüchtigen, bei Unruhe und Atemnot bringt es, in Hochpotenz gegeben, große Erleichterung.) – Ferner heftiger, anhaltender **Durst**, oft, aber nur wenig trinkend, sowie **Intermittens** (Unterbrechung, zeitweise aussetzend) und **Periodizität** (Verlauf mit regelmäßiger Wiederkehr) der Anfälle, Leiden und Schmerzen typischer Art (ähnlich wie bei *China*).

Verschlimmerung: Nachts, nach Mitternacht, in der Ruhe, durch Schlaf, durch Kälte. **Besserung**: Nach Sattessen, durch äußere Wärme (trockne und feuchte warme Umschläge) und mäßige Bewegung. – Die Gaben dieses Mittels dürfen nicht zu häufig wiederholt werden.

Anwendung bei den Tieren: Bei Anthrax (Brandbeule). – Bei Influenza (Brustseuche) der Pferde, mit Hinneigung zum typhösen und anthraxartigen Charakter. – Gegen chronischen, schmerzhaften Husten und chronischen Nasenkatarrh. – Bei der **chronischen Druse** der Pferde, besonders der Drusekachexie. – Bei der **Dämpfigkeit** junger Pferde. – Bei verschiedenen Verdauungsleiden. – Bei wassersüchtigen Anschwellungen der Glieder und anderer Körperteile. – Bei Rotlauf und **Darmentzündung** der Pferde. – Bei Herz- und Herzbeutelentzündungen. – **Bei Rotlauf, Milzbrand** und **Bräune** der **Schweine** (spezifisch). – Bei der Borstenfäule der Schweine. – Bei Maul- und Klauenseuche und **Milzbrand**. – Bei Knieschwamm,

Stollschwamm. – Bei Pocken, Mauke, Raspe, Warzen, Räude. – Bei bösartigen Geschwüren, Strahlfäule, Strahlkrebs, Huffisteln, Brandschäden usw. – Bei den Schweinepocken. – Bei der Staupe (Sucht) der Hunde, besonders in der gastrischen Form, und bei hochgradigem Durchfall sowie Kräfteverfall.

Arsenum jodatum +++

Arsentrijodid, Jodarsen

Präparate: Verreibungen und flüssige Potenzen.

Wird meistens in niedrigen Potenzen (D 4 bis D 6) angewendet.

Vergleichsmittel: siehe *Arsenicum album*.

Wirkt hauptsächlich auf die serösen Häute, die Lymphdrüsen, die Lunge und die Haut, besonders bei tuberkulösen Erkrankungen aller Art.

Lungentuberkulose im ersten Stadium (Lungenspitzenkatarrh) und im zweiten Stadium mit Abmagerung, tiefer Erschöpfung, Nachtschweißen, Fieber, Neigung zu Durchfall. Hektische Wangenröte. – Chronische Bronchitis mit schwerlöslichem Auswurf und kurzem Atem. Auswurf grün-gelblich, fast wie Eiter. – Knochenfraß (Karies), Knochenauftreibungen. – Chronische, skrofulöse Augenentzündung mit Geschwürsbildung. – Chronischer Ohrenfluß mit ätzendem dünnen Eiter. – Darmtuberkulose mit chronischem Durchfall; heftige schneidende Schmerzen im Bauche, die zum Zusammenkrümmen nötigen. – Chronische, juckende **Hautausschläge**, chronische hartnäckige, schuppige Ausschläge der Kopfhaut. – Schuppenflechte (Psoriasis). Größere und kleinere verschiedenartig gestaltete und ein wenig erhabene, trockne Flecke von roter oder rotbrauner Farbe, die mit ziemlich lockeren asbestglänzenden, weißlichen Schuppen bedeckt sind. Knötchenflechte (Lichen), vereinzelte oder gruppenweise Knötchen, die nicht nässen oder eitern, sondern kleienartige Abschilferungen bilden; Kupferausschlag, Gesichtskupfer (Akne rosacea). – **Hauttuberkulose** (Lupus), fressender Wolf (Freßflechte), meist im Gesicht, besonders an der Nase, anfänglich aus dunkelroten flachen, etwas erhabenen Knötchen in der Haut bestehend, die später zusammenfließen, dann verschwären und die furchtbarsten Zerstörungen im Gesicht anrichten können. – Genuine Schrumpfniere. – Chronische Herzfehler, Arteriosklerose. – Scheidenkatarrh, Gebärmutterkrebs.

Arum triphyllum +

Arisaema atrorubens Ait. – Araceae – Zehrwurzel, Indianerrrübe

Präparate: Essenz aus dem frischen Wurzelstock, flüssige Potenzen und Verreibungen.

Wird vorzugsweise in niedrigen Potenzen (D 2 bis D 6) angewendet.

Vergleichsmittel: *Arnica, Arsenicum, Cepa, Acidum nitricum, Causticum, Phytolacca, Baptisia, Graphites, Hepar sulfuris.*

Bis jetzt fast einzig als ausgezeichnetes Mittel bei Leiden des **Kehlkopfes und der Luftröhre** infolge von Überanstrengung der Stimme bei Rednern und Sängern angewendet und empfohlen, besonders wenn vorhanden: Speichelzusammenfluß im Munde, Gefühl von Brennen und Stechen im Munde und Kehlkopf, Schleimansammlung in der Luftröhre und den Bronchien, wobei zuweilen reichlicher Auswurf. Die Stimme ist heiser und unsicher, **überschlägt sich, ist bald tief und hohl, bald kaum vernehmbar, oder hoch und kreischend** (ähnlich *Graphites* und *Hepar*). Unvermögen zu sprechen. **Heiserkeit**, die beim Sprechen zunimmt, überhaupt alle Leiden des Schlundes und der Luftröhre, die sich auf Überanstrengung der Stimme zurückführen lassen. Die Wirkung soll überraschend schnell eintreten. Auch hohe Potenzen sollen wirksam sein. – Plötzliche heftige Anfälle von Tonsillitis (Mandelentzündung); Anschwellung der Stimmritze, akute katarrhalische Entzündung des Rachens. Trockner Husten, mit Kitzel und Schmerzhaftigkeit im Rachen. Diphtherie und andere Infektionskrankheiten mit typhösen Formen.

Wundheit der Nase, Ausfluß brennend, eitrig, wundmachend. – Nase verstopft. – Entzündung des Mundes. – Geschwollene Lippen mit Rissen; Mundwinkel wund, blutend, rissig. Geschwollenes Gesicht. – Anschwellung der Unterkieferdrüsen. – Starker Speichelfluß. – Scharlachartiger Hautausschlag. – Bösartiger Scharlach mit obigen Nasen- und Mundsymptomen, auch mit Gehirnreizung und urämischen Erscheinungen. Reichliche Harnabsonderung leitet oft die Besserung ein.

Asa foetida

Ferula assa foetida L., Ferula Narthex Boiss. und andere Ferula-Arten – Umbelliferae – Stink-Asant

Präparate: Tinktur aus dem erhärteten Milchsaft (Harz), flüssige Potenzen und Verreibungen.

Am gebräuchlichsten sind niedrige Potenzen (D 2 bis D 6).

Wirkungsdauer: In kleinen Gaben einige Stunden, in größeren Gaben und in chronischen Fällen bis zu 14 Tagen.

Antidote: *Causticum, Camphora, China, Mercurius, Pulsatilla.*

Vergleichsmittel: *Acidum nitricum, Ambar, Arsenicum, Aurum, Moschus, Nux vomica, Thuja, Valeriana.*

Bei nervösen Leiden sind niedrige Potenzen vorzuziehen, dagegen sollen bei Knochenleiden und Geschwüren mittlere und hohe Potenzen wirksamer sein. Wirkt hauptsächlich auf das **Ganglien- (Nervenknoten) und Unterleibsnervensystem**, besonders den sympathischen und den Lungen- und Magennerven ergreifend. Die meisten Symptome kommen in den **Verdauungsorganen vor**, außerdem in den **Brust- und Geschlechtsorganen**.

Geistige und körperliche Überempfindlichkeit und Reizbarkeit, Hypochondrie, Hysterie, Nervosität, besonders infolge Unterdrückung habitueller Ausscheidungen. – Tiefe oder kariöse (Knochen anfressende), **stinkende Geschwüre** mit dünnem, jauchigem Eiter. **Knochenschmerzen**, besonders nachts, nach unterdrückter Syphilis. – Nagelgeschwüre (hilft oft noch, wenn andere Mittel versagen).- Regenbogenhautentzündung auf syphilitischer Grundlage sowie nach Mißbrauch von *Mercurius,* mit brennenden, klopfenden Schmerzen in den Knochen der Augenhöhle. – **Von innen nach außen gehende stechende, reißende, absetzende, pulsierende und durch Berührung in andersartige verwandelte Schmerzen, mit Taubheitsgefühl**. – Schwerhörigkeit mit Eiterausfluß aus dem Ohre nach *Mercur*-Mißbrauch. – Magen- und Schlundkrampf. Gefühl von einem aufsteigenden Körper (Globus hystericus) in der Speiseröhre. Ranziges Aufstoßen, Leeregefühl im Magen, vormittags Brennen in der Speiseröhre und im Magen; fettiger Geschmack. – Unterleibsbeschwerden mannigfacher Art, wie Blähungskolik, sowie Leiden, die sich auf gestörte Unterleibstätigkeit zurückführen lassen. – Gebärmuttererkrankungen verschiedener Art. – Soll die versiegte Milch bei stillenden, überempfindlichen Frauen wieder hervorrufen.

Verschlimmerung: In der Ruhe, im Zimmer, nachts, durch Berührung.

Besserung: Durch Druck, Reiben, Bewegung im Freien.

Anwendung bei den Tieren: Bei krampfhaften Euterzuständen, wenn beim Melken die Milch im vollen Euter nur mühsam in dünnem Strahle aus dem Striche gedrückt werden kann. – Bei Eutergeschwulst und Eiterung. – Bei der Klauenseuche, wenn das Euter mitergriffen ist. – Bei **bittrer, saurer und zäher Milch**. – Bei Geschwüren, die leicht bluten, dünnflüssigen übelriechenden Eiter absondern, und deren Ränder bläulich gefärbt und sehr empfindlich sind; bei eiternden Wunden, Fisteln und Knochenfraß. – Bei Druckschäden aller Art. – Beim Sterzwurm der Rinder. – Bei Kolik und Magen-Darmerkrankungen.

Asarum

Asarum europaeum L. – Aristolochiaceae – Haselwurz

Präparate: Essenz aus dem frischen Wurzelstock, flüssige Potenzen und Verreibungen.

Wirkungsdauer: Bis zu 8 Tagen.

Antidote: *Camphora,* Zitronen- und Essigsäure.

Vergleichsmittel: *Chamomilla, Coffea, Colchicum, Ipecacuanha, Gelsemium, Veratrum*

Nervöse Aufgeregtheit und nervöse Frostigkeit nach jeder Gemütsbewegung (Nervenfrost). – Gefühl, als ob der Körper in der Luft schwebe; Geräusche werden unerträglich und erregen Schauder, auch beim bloßen Denken daran (Nervensymptome bei Hysterie). – Nervenkopfschmerz, auch Kopfschmerz mit Erbrechen oder mit Pulsieren, das im Hinterkopf beginnt und durch Nachdenken verschlimmert wird. – Linksseitige Kopfgichtanfälle, jeden Abend gegen 5 Uhr. – Abendliches Augentränen, Entzündung, Brennen und Triefen der Augen. – Allgemeine **Frostempfindung,** kalte Hände und Füße auch bei Hitzegefühl am übrigen Körper. Fieber mit vorherrschendem Frostgefühl. Grippefieber mit Magen-Darmstörungen. – Erbrechen, mit großer Angst, oder zugleich mit Durchfall. – Schneiden im Bauch vor dem Stuhl; Lienterie (durchfällige Stühle mit unverdauten Speisen, besonders Kartoffeln); Abgang gelben, zähen, meist geruchlosen Schleims, wie ein Strang. Abgang dicken, schwarzen Blutes beim Stuhle.

Besserung einiger Beschwerden: Durch Waschen des Gesichts.

Anwendung bei den Tieren: Bei Magen-Darmkatarrh, wenn im Erbrochenen oder im Stuhl Blut abgeht, bei choleraartigen Durchfällen sowie bei Unverdaulichkeit und Mangel an Freßlust. – Bei Gebärmutterentzündung der Rinder.

Asclepias tuberosa +

Asclepias tuberosa L. – Asclepiadaceae

Präparate: Essenz aus dem frischen Wurzelstock, flüssige Potenzen und Verreibungen.

Vergleichsmittel: *Agaricus, Bryonia, Dulcamara.*

Wirkt auf die Atmungsorgane, sowohl auf die Schleimhäute als auf die serösen Häute, sowie auf die Brustmuskulatur.

Brustfellentzündung mit von der linken Brustwarze abwärts schießenden Schmerzen; schneidender Schmerz hinter dem Brustbein, Zwischenrippenräume nahe am Brustbein druckempfindlich, Stechen in der linken Seite, Vorwärtsbeugen bessert. Schmerzhafte Atmung, trockner Husten mut Schmerz im Kopf und Unterleib. – Blähungskolik. Herbst- und Winterdiarrhöe, durch Erkältung verursacht. – Herzbeutelentzündung. – Chronische Nierenentzündung. – Katarrhalische Ruhr mit rheumatischen Schmerzen im ganzen Körper. – Grippe mit rheumatischen Schmerzen. – Sumpffieber.

Atropinum sulfuricum +++

Schwefelsaures Atropin, Atropinsulfat

Atropin ist das Alkaloid der Belladonna.

Präparate: Verreibungen und flüssige Potenzen.

Wird meistens in niedrigen Potenzen (D 4 bis D 6) angewendet.

Antidote und Vergleichsmittel: siehe Belladonna.

Wirkt stärker als *Belladonna,* besonders auf das Nervensystem, dagegen weniger auf das Blutgefäßsystem. Es ist bei **Neuralgien**, akuten örtlichen Kongestionen, Muskelkrämpfen, besonders der glatten Muskeln, und schmerzhaften Koliken *Belladonna* vorzuziehen.

Wenn *Belladonna* angezeigt ist, aber nicht hilft, sollte stets erst *Atropinum* gegeben werden, ehe man zu einem anderen Mittel greift.

Kopfschmerz mit Aufregung und allgemeiner Verstimmung des Gemüts, kommt und verschwindet plötzlich. Gesichtsschmerz. – Epilepsie und Veitstanz. – Augenentzündungen, erweiterte Pupillen. – Asthma, Emphysem – Keuchhusten. – Magenkrampf, Magengeschwür. (Beim chronischen Magengeschwür im Wechsel mit *Argentum nitricum* D 4 bis D 6.) – **Gallensteinkolik.** – Bauchfellentzündung. – Blinddarmentzündung. – Krampfhafte Erkrankungen der Atmungsorgane.

Aurum – Aurum muriaticum ++ – Aurum muriaticum natronatum ++

(Aurum metallicum) Gold – Goldchlorid – Goldchlorid-Chlornatrium

Präparate: Verreibungen und flüssige Potenzen (von *Aurum* erst von D 8 an flüssige Potenzen).

Alle diese Präparate stehen sich in der Wirkung so nahe, daß man sie nahezu als gleichwirkend bezeichnen kann. Die Chlorverbindungen bieten aber den Vorteil, daß sie auch in den tieferen Potenzen flüssig, also leicht assimilierbar, verabreicht werden können.

Wirkungsdauer: Wirkt sehr langsam, oft erst nach 8 bis 30 Tagen, wirkt dann aber **sehr lange** nach; die Gaben dürfen daher nicht zu häufig eingenommen werden. Paßt fast ausnahmslos nur für **chronische** Leiden.

Antidota: *Asa foetida, Belladonna, China, Coffea, Camphora, Cuprum, Pulsatilla, Spigelia, Mercurius.* Ist selbst Antidot von *Mercurius.*

Vergleichsmittel:. *Acidum hydrofluoricum, formicicum, nitricum; Aluminium, Arsenicum, Asa foetida, Kalium bichromicum, Lycopodium, Mezereum, Nux vomica, Silicea.*

Greift tief in die organische Tätigkeit und erzeugt gern einen dyskrasischen[4], der Skrofulose (Drüsenkrankheit) und dem Merkurialsiechtum ähnlichen Zustand. Es ist daher auch **Heilmittel gegen viele Leiden** infolge Mißbrauchs von **Quecksilber** (merkurielle Syphilis). Außerdem wirkt es sehr nachhaltig auf die **Psyche** (Gemüt) ein, ähnlich wie *Arsenicum,* aber nicht so stark. Paßt besonders für alte Leute (wie *Ambra, Baryum carbonicum, Conium, Secale).* Am meisten wendet man *Aurum muriaticum natronatum* an, und zwar vorzugsweise in niedrigen Potenzen (D 3 bis D 4).

Tiefste **Schwermut** und Verzweiflung, mit Lebensüberdruß und Sehnsucht nach dem Tode, Selbstmordgedanken, Zanksucht, mürrisches Wesen und Jähzorn. Abneigung gegen Körperbewegung. – Gefühl von Stumpfheit und Stupidität, Unfähigkeit zu Geistesarbeiten. Blutandrang zum Kopf, mit Toben und Brausen darin, Blutüberfüllung (Hyperämie) im Gehirn. – **Gebärmuttervorfälle** und Senkungen (nach *Nux vomica* und neben *Belladonna* oder *Kreosotum, Lycopodium, Platinum, Sepia und Silicea*). Neigung der **Brüche** zum Austreten. Gebärmutterleiden verschiedener Art: chronischer Katarrh, **Infarkte und Polypen** (Anschoppungen und Gewächse). – **Nächtliche unerträgliche Kopfschmerzen**, die zur Verzweiflung bringen. – **Knochenfraß**; besonders syphilitische und merkurielle Knochenleiden, hauptsächlich des Gaumens und des **Nasenbeins.** – Syphilitische **Ozaena** mit Sattelnase. Rheumatische und syphilitische Augenentzündung. – Ohrenleiden nach Quecksilbermißbrauch; Ohrensausen und Empfindlichkeit gegen Geräusch; stinkender Eiterausfluß aus den Ohren. – Mundgestank. – Geschwollene Mandeln. – Organische Herzleiden, Herzneurosen. Heftiges Herzklopfen bei Bewegung, beschleunigter Puls. – Arterienverkalkung und Aortitis Syphilitischer. – Geschwulst und Eiterung der Leistendrüsen. – Verhärtung, Entzündung oder Geschwulst der **Hoden**. Hodentuberkulose auf syphilitischer Grundlage. – Erhöhter Geschlechtstrieb, besonders bei Männern, und besonders nachts. – Trüber Harn, wie Buttermilch. – **Eierstocksentzündung** und Eierstocksgeschwülste. Große Empfindlichkeit der Vagina. – *Aurum* ist nur dann angezeigt, wenn die entsprechenden Gemütssymptome vorliegen.

---

[4] Dyskrasie: Schlechte Säftemischung.

Verschlimmerung: Früh und nachts, durch geistige Anstrengung, durch Kälte, in der Ruhe.

Besserung: Durch Bewegung und Erwärmung. Wohlbehagen in freier Luft.

Anwendung bei den Tieren: Bei leichten Schwindelanfällen der Pferde. – Bei Knochenauftreibungen, Knochenfraß und Fisteln am **Kopfe,** besonders des Nasenbeins und des Oberkiefers. Bei der Fohlendruse, mit perforierender Ulzeration (durchfressender Verschwärung) der Nasenscheidewand. – Bei Drüsengeschwüren mit harter wulstiger Umgebung und mäßigem Schmerz. – Bei beulenartigen Geschwüren auf dem Kieferknochen der Rinder. – Bei skrofulöser Augenentzündung junger Tiere. – Bei der Beschälseuche der Pferde. – Bei stinkendem Ohrenfluß der Hunde. – Bei kariösen (Knochen anfressenden) Geschwüren sowie Geschwüren mit hartem Rande und ätzender, jauchiger Absonderung. – Bei Entzündung des Zahnfleisches. – Bei Fettherz und Wassersucht infolge von Herz- und Lebererkrankungen.

Aurum jodatum +

Goldjodür

Präparate: Verreibungen, von D 8 an auch flüssige Potenzen.

Wirkt milder als Goldchlorid, hat aber eine tief eingreifende Wirkung bei chronischen Leiden.

Lähmungserscheinungen alter Leute. – **Veraltete Syphilis** bei skrofulös veranlagten Personen. **Knocheneiterungsprozesse, Ozaena.** – Eitriger Ohrenfluß mit Ergriffensein des Warzenfortsatzes. – Chronische Herzbeutelentzündung. – Arteriosklerose. – Chronische Gebärmutterentzündung. **Eierstockcysten,** Myombildung.

Anwendung bei den Tieren: Bei Geschlechtskrankheiten des Rindes. – Bei Eierstockcysten und chronischer Gebärmutterentzündung.

Avena sativa

Avena sativa L. – Gramineae – Hafer

Präparate: Essenz aus der frischen, blühenden Pflanze, flüssige Potenzen und Verreibungen.

Wird gewöhnlich in der Urtinktur angewendet.

Vergleichsmittel: *Acidum phosphoricum, picrinicum; China, Kalium phosphoricum, Phosphorus, Silicea.*

Wirkt auf das Gehirn und das Nervensystem.

Nervenschwäche infolge geschlechtlicher Verirrungen. – Im Stadium der Genesung und nach geistiger Überanstrengung. – Nervöses Herzklopfen. – Appetitlosigkeit und Schwäche, die nach Grippe zurückbleiben. – **Schlaflosigkeit**, vor dem Zubettgehen 10 bis 20 Tropfen in heißem Wasser. – Morphiumsucht, 3 bis 4 mal täglich 15 bis 20 Tropfen.

Baptisia +

Baptisia tinctoria R. Br. – Leguminosae – Wilder Indigo

Präparate: Essenz aus der frischen Wurzel, flüssige Potenzen und Verreibungen.

Wird vorzugsweise in niedrigen Potenzen (D 2 bis D 6) angewendet.

Antidote: Vermutlich *Arsenicum, Agaricus, Bryonia, Gelsemium, Acidum nitricum, muriaticum; Rhus.*

Vergleichsmittel: *Gelsemium, Rhus, Bryonia, Arnica, Acidum muriaticum, Lachesis, Arsenicum, Phytolacca, Apis, Ailanthus.*

Wirkt hauptsächlich antiseptisch (fäulniswidrig) auf das **Blut**, das **Gefäßsystem**, auf **Gefühlsnerven** und **Schleimhaut** des Darmkanals, und ähnelt am meisten *Gelsemium.*

Noch nicht ausgeprüft, jedoch bereits bekannt als ein vorzügliches Heilmittel bei **typhösen, gastrischen, biliösen und enterischen** (die Eingeweide ergreifenden) **entzündlichen Fiebern,** wo *Aconitum* nichts, *Bryonia* nur wenig leistet. Sie vermindert den Pulsschlag und verhütet den Übergang in das typhöse Stadium. Wenn sie rechtzeitig angewendet wird (D 2), kupiert (hemmt) sie den Anfall fast immer. Ihre fäulniswidrige (antiseptische) Einwirkung auf das Blut und Gefäßsystem, sowie ihre Wirkung auf die Schleimhaut des Magens und den Sympathicus (großer Unterleibsnerv) tritt sehr entschieden hervor.

Große Aufregung, Betäubung, Schläfrigkeit. Gesicht gedunsen, heiß und rot, ausdruckslos, wie blöd und trunken. – **Abdominaltyphus** (Unterleibstyphus) in stupiden Formen (wie *Acidum phosphoricum*). Dumpfes Kopfweh, Delirien. Erst weißer, dann braunroter Streifen durch die Mitte der Zunge. Gelbe, stinkende Ausleerungen. Übelriechender Schweiß. Große Schwäche, Frösteln am Tag, nachts Hitze mit Brennen der Beine, Ruhe- und Schlaflosigkeit. – Typhöse Fieber mit Sopor (Schlafsucht) und mildem Delirium, besonders im Anfang. Kopfweh und Schwindel mit Gefühl, als würden die Augen in den Kopf gedrückt. **Strikturen (Verengerungen)** des **Schlundes** und der **Speiseröhre** und daherrührende Schlingbeschwerden. Speiseröhrenkrampf; feste Speisen erregen Brechwürgen, so daß nur Flüssiges geschluckt werden kann. **Rachenbräune** (Diphtherie) mit Atemnot zum Ersticken, Vollheitsgefühl und Verlangen nach freier Luft. **Grippe** in sehr schweren Fällen. – Magenbeschwerden, mit großer Schwäche und dem Gefühl, als wäre etwas Hartes im Magen. Chronische Dyspepsie (Verdauungsschwäche), mit großer Schwäche, trockner brauner Zunge des Morgens. Magenmundverengerung. – Leberkongestion. – **Verstopfung und Durchfall wechselnd. Ruhr** (Dysenterie), mit heftiger Kolik. Blutige und stinkende Stühle, oder steingrau. **Ruhr bei alten Leuten** in fast hoffnungslosen Fällen.

Anwendung bei den Tieren: Bei der Staupe der Hunde.

Baryum carbonicum +
Baryum aceticum + +
Baryum jodatum + +
Baryum muriaticum + +

(Baryta carbonica, B. acetica, B. jodata, B. muriatica), Baryumkarbonat, kohlensaures Baryum, – Baryumazetat, essigsaures Baryum, – Baryumjodid, jodsaures Baryum, – Baryumchlorid, salzsaures Baryum

Präparate: Verreibungen, von D 8 an auch flüssige Potenzen.

(Diese Salze stehen sich in der Wirkung sehr nahe, da bei allen Salzen die Wirkung hauptsächlich und wesentlich auf der Basis beruht; doch wirkt *Baryum muriaticum* am stärksten.)

Es werden vorzugsweise niedrige Potenzen (D 4 bis D 6) angewendet. *Baryum carbonicum,* das hauptsächlich als Konstitutionsmittel angezeigt ist, wird meistens in mittleren und höheren Potenzen und in seltenen Gaben gegeben.

Wirkungsdauer: In chronischen Fällen bis zu 30 Tagen.

Antidote: *Belladonna, Camphora, Dulcamara, Mercurius, Zincum. Baryum* hat *Antimonium tartaricum* zu seinem Komplement.

Vergleichsmittel: *Acidum nitricum, hydrofluoricum; Ambra, Antimonium crudum, Arnica, Arsenicum, Calcium carbonicum, Causticum, Graphites, Silicea, Sulfur.*

Wirkt vorzüglich auf das **Lymph- und Drüsensystem,** sowie auf die **Haut.** Paßt (neben *Ambra, Aurum, Conium* und *Secale*) hauptsächlich für das **Greisenalter,** besonders der Männer, sowie für elende, schlecht genährte (atrophische) **Kinder** und Personen, die infolge von Erkältung leicht von Halsentzündungen mit Geschwulst und Eiterung der Mandeln befallen werden.

Allgemeine Schwäche des Körpers, der Nerven und des Geistes. – Ängstlichkeit über die kleinsten Dinge, Furcht vor anderen Menschen. Vergeßlichkeit, Verzagtheit, Bedenklichkeit und Unentschlossenheit. Gefühl von Schwanken, Betäubung und Benebelung, Schwindelanfälle. – Zucken und Rucken in einzelnen Gliedern. – Große Kraftlosigkeit, Müdigkeit und Haltlosigkeit, die das Stehen nicht erlaubt. – Frostigkeit, Neigung zu Erkältung. – **Arteriosklerose** (Aderverkalkung), **Lähmung, auch infolge eines Schlaganfalles bei alten Leuten.** Lähmung der Zunge. – **Schlafsucht.** – **Schlagfluß bei kindisch gewordenen Greisen.** – Geschwulst und Verhärtung der Drüsen; Nackendrüsen hart und eiternd. – **Kopfschmerzen dicht über den Augen oder im Hinterkopfe nach dem Nacken zu.** Kopfkongestionen. Kopfausschläge. Haarausfallen. Kahlköpfigkeit. – Ameisenlaufen auf der Kopfhaut. Gefühl von Spinnweben im Gesicht. – Ausschläge an und hinter den Ohren. – Ohrensausen, Gefühl von Knacken, Krachen, Knallen usw. Schwerhörigkeit. – Trübsichtigkeit, wie durch Nebel; fliegende Flecke, Funken und Gewebe vor den Augen. **Gesichtsschwäche bei alten Leuten.** – **Nasenbluten.** Schorfe unter der Nase. – Ausschläge im Gesicht. – Balg-, Speck- und Mundgeschwülste. – Geschwulst der Oberlippe und Unterkieferdrüsen. – Unausstehlicher Mundgestank. Trockenheit im Munde. – Übelkeit, Magendrücken und Magenschmerz. Wundheitsgefühl im Magen, auch außer der Essenszeit. Durchgang der Speisen in den Magen schmerzhaft, als wäre er wund. – Harter, knotiger Stuhl. Durchfall mit Schmerzen im Kreuz. – Herzklopfen, unregelmäßige, sehr starke Herz- und Pulsschläge. Kongestionen nach Brust und Rückenmark. – **Halsschmerzen,** mit Schwierigkeit, den Unterkiefer zu bewegen. **Halsbräune,** Neigung zu Mandelentzündung; chronische **Mandelanschwellung. Heiserkeit; Stimmlosigkeit und Verschleimung. Altershusten,** besonders nachts nach Erkältung. **Husten,** mit salzigem, stärkeartigem Auswurfe. Katarrhe mit Gefühl, als würde Rauch eingeatmet. **Lungenlähmung** bei Greisen (besonders nach *Antimonium tartaricum*). – Einschlafen der Arme oder Finger. – **Altersjucken,** besonders nachts. **Schwäche des männlichen Geschlechtsvermögens.** – Weibliche Abneigung gegen Beischlaf (neben *Causticum*). – Stinkender Fußschweiß (neben *Silicea*). – Schmerzen in den Fußsohlen beim Gehen, wegen Schwielen. – Bei Mandelentzündung, die nach jeder Erkältung auftritt, wirkt *Baryum muriaticum* (D 4 bis D 6), frühzeitig gegeben, zuverlässig.

Verschlimmerung: Durch Nachdenken über sein Leiden, durch Liegen auf der schmerzenden Seite, bei naßkaltem Wetter und Wetterwechsel.

Besserung: Durch Bewegung im Freien. Die Beschwerden zeigen sich meist auf der linken Seite.

Anwendung bei den Tieren: Bei der sog. Franzosenkrankheit der Rinder. – Bei Drüsenanschwellungen. – Bei Geschwüren mit schwieligen Rändern und eitriger Absonderung. – Bei beulenartigen Geschwüren auf dem Kieferknochen der Rinder. – Bei harten und unempfindlichen Hautknoten, bei Stollbeule und Knieschwamm. – Bei Kräfteverfall (Siechtum) der Hunde. – Bei Impotenz und sexueller Schwäche.

Belladonna ++

Atropa belladonna L. – Solanaceae – Tollkirsche

Präparate: Essenz aus der frischen, zur Zeit der beginnenden Blüte gesammelten Pflanze, flüssige Potenzen und Verreibungen.

Wird in niedrigen und mittleren Potenzen (D 3 bis D 12) angewendet.

Wirkungsdauer: In akuten Fällen 6 bis 48 Stunden, in chronischen bis zu 3 Wochen.

Antidote: *Camphora, Coffea, Hyoscyamus, Hepar sulfuris, Mercurius, Pulsatilla, Zincum,* Wein. – Gegen Vergiftung durch Tollkirsche gibt man Brechweinstein bis zum starken Erbrechen oder in Ermangelung dessen Seifenwasser. Nach dem Erbrechen Essig in Getränk, Klistieren und Umschlägen und hernach eßlöffelweise starken Kaffee.

Vergleichsmittel: *Aconitum, Apis, Bryonia, Cantharis, Chamomilla, Coffea, Cuprum, Glonbinum, Hyoscyamus, Magnesium phosphoricum, Mercurius, Nux vomica, Sepia, Stramonium, Zincum.*

Belladonna ist nächst *Aconitum* eins der größten und wichtigsten und am häufigsten gebrauchten homöopathischen Mittel, das, wie *Aconi-*

tum, gegen **Blutandrang** und gegen **entzündliche Zustände** wirkt, so daß beide Mittel als die hauptsächlichsten **antophlogistischen** (entzündungswidrigen) **Mittel** des homöopathischen Arzneischatzes zu betrachten sind, wobei *Aconitum* auf die arterielle, *Belladonna* aber auf die venöse **Blutbahn** einwirkt, jenes also mehr auf die aktiven, dieses mehr auf die passiven Entzündungen gerichtet ist, daher paßt oft *Belladonna* nach *Aconitum.* Es paßt für **vollsaftige** und **vollblütige, skrofulöse,** zu **Kongestionen,** besonders nach dem Kopf, neigende Personen mit Reizbarkeit des Nervensystems, cholerisch-sanguinischem Temperament, für **Frauen** und Kinder, besonders solche mit großem Kopf, sowie auch für Personen, die zu trauriger, gleichgültiger Gemütsstimmung neigen, und für Krankheiten mit ausgeprägter **Erregung des Nervensystems.** Die Schmerzen von *Belladonna* erscheinen plötzlich und verschwinden nach einiger Zeit ebenso plötzlich. *Belladonna* hat auch mehrfache Ähnlichkeit mit *Apis,* das oft vor oder nach *Belladonna* angezeigt ist; ebenso auch mit *Mercurius,* mit dem es oft im Wechsel angezeigt ist. Ebenso ergänzen sich *Belladonna* und *Pulsatilla* mehrfach. – Wirkt besonders auf das **große Gehirn** und die sensiblen (Gefühls-) **Nerven des Auges,** den **Nervus vagus** (Lungenmagennerv), das **Blutgefäßsystem,** die **Drüsen, Haut, Harn- und Geschlechtsorgane,** besonders die **Gebärmutter,** auf die sie erschlaffend und lähmend wirkt.

Blutandrang nach Brust und Kopf, Röte und Hitze des Gesichts und Kopfes. **Voller,** beschleunigter **Puls;** Unruhe, Umherwerfen; Neigung, sich aufzudecken und zu entblößen. **Herzklopfen,** Brustbeklemmungen, Brustkrampf. – Konvulsivische Zuckungen, **Krämpfe mit Blutandrang** nach **Gehirn** und **Rückenmark,** auch nach Schreck, Ärger und infolge von Furcht. Krämpfe der Kinder. Krämpfe bei Frauen von sanftem Temperament. **Kinnbackenkrampf** (Wundstarrkrampf). – **Schwindel,** mit heftigem Blutandrang nach dem Kopf. – Schlafsucht, mit Gesichtsröte und strotzenden Halsvenen. – Heiße, rote, glänzende Geschwülste. **Gehirnentzündung** (nach *Aconitum);* Irrereden und heftige **Delirien,** mit Wut und Tobsucht und mit Neigung zu beißen, zu schlagen und alles zu zerreißen, sowie auch wenn **Krämpfe** und Zuckungen eintreten. **Epilepsie,** mit Schreien, Irrereden oder Lachen, verschlimmert durch die geringste Berührung. – Veitstanz. – Verstandesverwirrung nach Schreck und Ärger. – Manie und Halluzinationen (Tobsucht und Sinnestäuschungen). – Wasserscheu oder **Hundswut** (neben *Stramonium* und *Hyoscyamus*). – **Stirnkopfschmerz** mit heftigen Kongestionen oder als sollte der Kopf zerspringen, mit Wackeln oder Zittern des Kopfes und Zucken. Empfindlichkeit gegen Licht und Geräusch. Kopfschmerz vermehrt beim Bücken, gebessert beim Rückwärtsbeugen. Kopfschmerz gebessert, wenn Patientin die Haare auflöst. – Klopfen der Arterien, Gesichtsröte, Hitze, Erweiterung der Pupillen, oder mit dem Gefühl, als wäre das Gehirn lose und schwanke hin und her; halbseitiger Kopfschmerz (**Migräne**), besonders rechts, auch infolge von Erkältung, oder nach Haarschneiden. – Stechen in den Schläfen. – Gehirnwassersucht. Folgen von Sonnenstich (neben *Glonoinum*). **Rose** (Erysipelas) im **Gesicht** und am **Kopf** (besonders an fleischigen Teilen). – Typhus, wenn hauptsächlich das Gehirn heftig ergriffen ist. – **Nervöser Gesichtsschmerz.** – **Ohren-** und Zahnschmerz, mit Hitze oder Geschwulst der Backen oder des Zahnfleisches. Zahnschmerz von Erkältung, besonders beim weiblichen Geschlecht. Zahnschmerz, durch Berührung, Luft und Essen erhöht. Ziehen und Reißen in den Zähnen bis zu den Ohren, besonders nachts und abends, bei Kopfarbeit. – Ängstlicher, unruhiger Schlaf, mit verworrenen Träumen und fürchterlichen Visionen (Traumbilder), auch bei Nervenfieber (neben *Rhus* und *Bryonia*). – **Scharlachfieber** und dessen Nachkrankheiten, wie Schwerhörigkeit, Ohrenlaufen, schweres Sprechen und Stottern, selbst Taubstummheit. – **Masern,** Purpurfriesel (nach *Aconitum* – neben *Pulsatilla*). – Nasenbluten, besonders im Kindesalter, nach den geringsten Veranlassungen wiederkehrend. **Drüsenschwellung,** besonders mit Hitze und Stechen, auch Steifheit des Halses und Nackens. – **Halsschmerzen** und **Schlingbeschwerden** (im Wechsel mit *Mercurius*), mit **Drüsenentzündungen** der **Ohren** (Ziegenpeter, Bauernwetzel) und des **Halses** und folgender **Verhärtung. Halsentzündung,** besonders nach Erkältung, mit Trockenheit im Halse und mit Röte und Geschwulst des Zäpfchens; **Mandelentzündung.** Drang zum Schlingen, mit Beschwerden und Stechen dabei, mit Trockenheit im Schlunde. – **Augenentzündungen** skrofulöser, gichtischer, katarrhalischer oder rheumatischer Art, mit starker Röte, Lichtscheu (nach *Aconitum*). Augen hochrot, blutunterlaufen. Tränenfluß. Gefühl von Sandkörnern. Augenentzündung der Neugeborenen. Augenlidergeschwulst und Krampf. Umstülpung oder Bluten der Augenlider. Augenfelle und Flecke, Hornhautverdickung. Augenschwäche. **Doppeltsehen.** Funkensehen und Erscheinen heller, glänzender Gegenstände vor den Augen. **Erweiterte Pupillen.** Lähmung der Sehnerven. – **Krampfhusten,** als sollte der Kopf zerspringen. Trockner Husten mit beständigem Reiz und Kitzel im Kehlkopf. Husten bellend. Atemnot. Auswurf schwerlöslich. Heiserkeit. Keuchhusten. – Magenschmerz, besonders chronischer, bei Bleichsüchtigen und Schwangeren. – Magendrücken nach dem Essen. Magenkrampf, Schmerzen nach dem Rücken ausstrahlend. Geschmackverlust. Ekel vor Speisen. Bitteres Aufstoßen, Übelkeit, leeres Brechwürgen. Erbrechen von Schleim oder Galle. Mund trocken, **Erdbeerzunge,** großer **Durst.** – Kinderkolik (neben *Chamomilla*). Schmerzhafte Bauchaufgetriebenheit. Schmerz, wie roh und wund im Bauche. **Kolik** überhaupt und **Unterleibsentzündungen** (im Wechsel mit *Arsenicum, Pulsatilla*). – Stuhlverhaltung. Vergeblicher Drang. – Unwillkürliche Stühle. – Schmerzen in der Lebergegend, gegen Schulter und Hals ausstrahlend. Gallenstauung, Gallensteinkolik. – Harnverhaltung. Steter Harndrang blaßgelben Harns. Trüber, dunkler oder flammend roter, spärlicher Harn (Entzündungssymptom). – Zurückgebliebene oder unterdrückte Regel (neben *Pulsatilla*). Krämpfe und Schmerzen kurz vor und während der Regel, mit ziehenden, wehenartigen Schmerzen vom Kreuz bis in die Schenkel und Waden. Krampfhafter Verschluß des Muttermundes, mit Verhaltung des Blutausflusses. (Überhaupt bei allen krampfhaften Zusammenziehungen **ringförmiger Muskeln,** wie der Blasen- und Afterschließmuskulatur, hilfreich.) Übler Geruch des Menstruationsblutes. Starkes Pressen nach den Geburtsteilen. **Mutterblutflüsse** (aktive oder arterielle). Vorfall, Umstülpung, Entzündung und Verhärtung der Gebärmutter. Drohende Fehlgeburt, falsche Wehen, **fehlende Wehen.** Zurücktreten der Milch bei Wöchnerinnen; **Kindbettfieber.** Roseartige Entzündung der weiblichen Brüste (Mastitis). – Nächtliches **Bettnässen** der Kinder, besonders skrofulöser. – **Knieentzündung** (neben *Hepar*). – Kribbeln in den Gliedern. – Wechselfieber, mit Irrereden oder mit Gesichtsröte und mit furchtbarem Kopfschmerz; Durstlosigkeit bei Fiebern. – Beschwerden von Erkältung, besonders in Zugluft, und große Empfindlichkeit gegen diese.

Belladonna ist nützlich und angezeigt bei Beschwerden von **Erkältung,** nach Schreck oder Ärger. Wird als Vorbeugungsmittel gegen Scharlach empfohlen. – Charakteristisch für die Anwendung von *Belladonna* ist: **Plötzlichkeit** im Auftreten der Beschwerden und Schmerzen und ebensolches Verschwinden. – Schädlich beim Gebrauch von *Belladonna* sind: Säuren, z. B. Zitronensäure, und *Dulcamara.* – Beim Gebrauch von *Belladonna* hat man sich sehr vor Erkältungen zu hüten, weil sie die Wirkung beeinträchtigen; auch soll man während des Gebrauchs kalte Körperwaschungen, als der Wirkung nachteilig, unterlassen. – Besser früh, als abends einzunehmen und besonders heilsam vor oder nach dem Gebrauch von *Hepar sulfuris.*

Verschlimmerung: Am Nachmittag, nach Mitternacht, durch Bewegung und Berührung, Trinken, Kälte, Wind und Zugluft sowie durch grelles Licht.

Besserung: Im Liegen auf hartem Lager.

Anwendung bei den Tieren: Gegen die **Wutkrankheit,** infolge des Bisses eines tollen Hundes. – Bei dem brandigen Rotlauf der Schafe. – Bei der Anthraxbräune (brandigen Bräune) der Schweine. – Bei **Gehirnschlag.** – Bei **Gehirnkongestionen** und **Schwindel.** – Bei katarrhalischer und rheumatischer **Bindehautentzündung.** – Bei **Angina** (Bräune, Halsentzündung) und Lungenentzündung. – Bei Entzündung der Gaumenschleimhaut. – Bei Entzündung der Ohrspeicheldrüse. – Bei Influenza und Druse der Pferde. – Gegen nervöse Staupe der Hunde, mit Zuckungen und epileptischen Anfällen. – Bei der Maulsperre junger Tiere. – Bei Kolik mit Bauchauftreibungen. – Bei **Gebärmutterentzündungen** (Geburts- oder Kalbefieber). – Bei schmerzhafter Euterentzündung (bei schmerzloser: *Bryonia*). – Bei Rotlauf. – Bei Ferkelfressen der Sauen.

Bellis perennis

Bellis perennis L. – Compositae – Gänseblümchen

Präparate: Essenz aus der frischen, blühenden Pflanze, flüssige Potenzen und Verreibungen.

Wird als Urtinktur und in niedrigsten Potenzen (D 1 bis D 2) angewendet.

Vergleichsmittel: *Arnica, Calendula, Hamamelis, Hypericum, Hydrastis.*

Wirkt auf die Muskelfasern dcr Blutgefäße. Verletzungen und Quetschungen mit Blutaustritt; Verrenkungen an Hand und Fuß mit Bluterguß. **Schwindel** bei alten Leuten. Kopfschmerz vom Hinterkopf bis zum Scheitel. Schlaflosigkeit, „kann nicht wieder einschlafen“. Erwacht früh am Morgen. – **Wundheits-** und **Zerschlagenheitsgefühl** im ganzen Körper nach körperlicher Überanstrengung. –Rheumatische Leiden und Hautkrankheiten (Akne, Furunkel). – Fingergeschwüre. – Erkältungen durch Nässe bei erhitztem Körper, oder durch kalten Trunk oder Gefrorenes. – Wundheitsgefühl, wie von einer Quetschung, in den Muskeln, im Becken, im Unterleib, in der Gebärmutter, in den Brüsten. – **Blutungen** aus Lunge, Blase oder Gebärmutter. – Schmerzhafte Bauchdecken in den letzten Monaten der Schwangerschaft. – **Äußerlich** wird die Tinktur unverdünnt angewendet gegen **Muttermale** (Aufstreichen mit einem weichen Haarpinsel).

Benzoes acidum

siehe Acidum benzoicum

Berberis

Berberis vulgaris L. – Berberidaceae – Sauerdorn, Berberitze

Präparate: Tinktur aus der getrockneten Wurzelrinde, flüssige Potenzen und Verreibungen.

Wird meistens in niedrigen Potenzen (D 2 bis D 4) angewendet.

Wirkungsdauer: Einige Tage.

Antidot: *Camphora.*

Vergleichsmittel: *Acidum benzoicum, Cannabis, Cantharis, Ledum, Lycopodium, Helonias, Phytolacca, Rhus, Sepia.*

Wirkt hauptsächlich auf **Nieren** und **Blase,** nächstdem auf die **Leber** und zuletzt auf die **Schleimhäute,** das **Nervensystem,** die **Verdauungsorgane** sowie auf **Muskeln, Sehnen** und **Haut.** Paßt mehr für chronische Leiden und ist bei körperlicher Erschöpfung mit Rückenschmerzen besonders anwendbar.

Gemütsstimmung gleichgültig und apathisch, weinerlich, wehmütig, arbeitsunlustig. Mattigkeit beim Gehen, Angegriffenheit von leichter Anstrengung; Frostigkeit mit kalten Füßen; Schwächesymptome verschiedener Art. Erschöpfung. Nieren-, Rücken- und Lendenschmerzen. Ziehende, stechende und wühlende Schmerzen in den Gliedern, durch Bewegung erregt oder verschlimmert. – Gicht, Rheumatismus. – Muskelzucken. – Rheumatische Beschwerden der Gliedmaßen. – Kopfschmerzen und Augenentzündungen als Folge von Störungen in den Unterleibsfunktionen, besonders der Harn- und Geschlechtsorgane, oder von rheumatischen und gichtischen Beschwerden bedingt. – Gesicht verfallen, fahl, hohläugig. – Gastrische Beschwerden, Kältegefühl im Magen; Appetitlosigkeit; bittrer Geschmack, Sodbrennen. – Durchfall, breiig oder wäßrig, mit Zwang und Brennen am After. – Gelbsucht, Gallenblasenentzündung, **Gallensteine** (mit Kolik), Leberentzündung und sonstige Leberbeschwerden. **Hämorrhoiden,** Milzschwellung. – Lymphatische Anschwellungen. – **Nierensteine, Nierenkolik,** heftige stechende Schmerzen, nach allen Seiten ausstrahlend, besonders entlang den Harnleitern bis in die Schenkel. Gefühl von Aufsprudeln in der Nierengegend. – **Blasenkatarrh,** schneidende Schmerzen in der Blase, brennende Schmerzen beim Harnlassen. Harn gelb, trübe und flockig; weißer Satz, später rot und mehlig. – Die Harnsäureüberladung des Blutes und die Harnsymptome stehen im Vordergrunde aller Beschwerden. – Fistula ani (Mastdarmfistel).

Verschlimmerung: Durch Bewegung, Anstrengung, Fahren, Reiten, Erschütterung, Beischlaf und geistige Getränke.

Bismutum nitricum

(Bismutum subnitricum), Basisches Wismutnitrat, Salpetersaures Wismutoxyd

Präparate: Verreibungen, von D 8 an auch flüssige Potenzen.

Wird meistens in niedrigen Potenzen (D 2 bis D 3) angewendet.

Wirkungsdauer: In chronischen Fällen einige Tage, in akuten einige Stunden.

Antidote: *Calcium carbonicum, Capsicum, Nux vomica.*

Vergleichsmittel: *Acidum phosphoricum, Arsenicum, Asa foetida, Belladonna, Chamomilla, China, Hyoscyamus, Ignatia, Veratrum.*

Wirkt besonders auf das Spinal- (Rückgrats-) und **Gangliennerven-(Nervenknoten-) System.** Wird hauptsächlich als **Magenmittel** angewendet.

Mattigkeit, Verdrießlichkeit, Unzufriedenheit, Schläfrigkeit, Schwindel und drückendes Schweregefühl im **Kopf. Bohren in Stirn** und **Augen** bis zur Nasenspitze. Gesichtsschmerz, vom Backenknochen ausgehend. **Magen-Kopfschmerz** (neben oder nach *Pulsatilla*). – **Magen-Darmstörungen,** verdorbener Magen mit gänzlicher Appetitlosigkeit oder auch mit Wolfshunger. Magenschwäche. **Magenhusten.** Sodbrennen. **Wasserzusammenlaufen im Munde.** Zunge rein, bittrer, fader oder metallischer Geschmack. **Magenkrampf,** besonders nervöser Art oder infolge Genusses von **Saurem** oder **Brot.** Der Schmerz im Magen ist heftig drückend, wie von einem Gewicht, dazu starkes Wasserzusammenlaufen im Munde und Speiseerbrechen, zugleich Schmerz im Rückgrat, der zum Rückwärtsbeugen nötigt; dabei meist **kalte Füße,** aber die Körperoberfläche ist warm. Erbrechen **sofort** nach dem Essen und Trinken, mit heftigem Durst und Durchfall mit großer Hinfälligkeit, bei warmer Haut. Flatulenz (Blähsucht) und aashaft riechende Stühle. – **Magengeschwüre.** – Sommerbeschwerden der Kinder mit obigen Symptomen. – Drückendes **Bauchkneipen** mit **Stuhldrang,** oft vergeblich. – Häufige Entleerung größerer Mengen wäßrigen Harns (nervöse Erscheinung). – Drückende Hodenschmerzen. – Druckschmerz in Vorderarmen und Handwurzelknochen sowie in den Fußknochen.

Boletus laricis ++

Polyporus officinalis Fr. – Polyporaceae – Lärchenschwamm

Präparate: Tinktur aus dem getrockneten Pilz, flüssige Potenzen und Verreibungen.

Übermäßige **Nachtschweiße** Schwindsüchtiger. – Diarrhöe, dünne, breiige oder schleimige gelbe Stühle mit ölartigen Tropfen. Nach dem Stuhlgang große Schwäche, dumpfe Schmerzen in Rücken und Beinen, Frostschauer über den Rücken. – Zunge dick gelb belegt, metallischer Geschmack, Übelkeit, Erbrechen. Schneidende Magenschmerzen. Schmerzen in der Lebergegend.

Borax

(Natrium boracicum), Natriumtetraborat. Tetraborsaures Natrium

Präparate: Verreibungen, von D 2 an auch flüssige Potenzen.

Wird meistens in niedrigen Potenzen (D 3 bis D 6) angewendet; höhere Potenzen sollen oft wirksamer sein.

Wirkungsdauer: 24 Stunden bis zu einigen Tagen.

Antidote: *Calcium carbonicum, Chamomilla, Coffea, Silicea.*

Vergleichsmittel: *Acidum nitricum, Aliminium, Bryonia, Chamomilla, Coffea, Conium, Hepar sulfuris, Graphites, Mercurius, Natrium muriaticum, Staphisagria, Sepia, Sulfur, Pulsatilla, Silicea, Rhus.* – (Wein und Essig verschlimmern.)

Hauptwirkungsgebiet des Borax sind die **Schleimhäute** und das **Blutgefäßsystem.** – Findet besonders Anwendung in der Frauen- und Kinderpraxis und paßt für die hydrogenoide Konstitution (mit Wasserüberschuß in den Geweben und schlaffer Muskulatur).

Beschwerden von Erkältung bei feuchtem, naßkaltem Wetter. – Kraftlosigkeit in den Gelenken. – Unheilsamkeit der Haut. Kleine Wunden eitern leicht. Erysipelas (Rose) des Gesichts, besonders der Backen, mit einem Gefühl, als ob Spinnweben im Gesicht wären. – Flechten, Freßblasen. – Drückendes Kopfweh über den Augen. Stechen, besonders über den Augen und in den Schläfen. Blutandrang nach dem Kopfe, mit Klopfen im Gehirn. – Empfindlichkeit der Augen gegen Lampenlicht. Entzündung der Augen, besonders der Lider. – Entzündung und Geschwulst der Ohren; Eiterausfluß mit Schwerhörigkeit, Sausen, Läuten oder Klingeln und Pfeifen. – Zahnschmerzen, besonders in hohlen Zähnen, bei feuchtem oder naßkaltem Wetter. Leichtblutendes Zahnfleisch und Anschwellung des Zahnfleisches. – **Mundgeschwüre, Mundfäule und Schwämmchen der Kinder** (Soor, Aphthen), besonders bei Kindern mit schlaffer Konstitution und großer Nervosität und Schreckhaftigkeit. – **Furcht vor abwärts gehender Bewegung.** – Husten mit scharfen, stechenden Schmerzen, besonders in der oberen rechten Brust. Auswurf dumpfig, moderig, schimmelig. Lungenleiden und Schwindsucht mit solchen Symptomen. – Erbrechen sauren Schleimes, Übelkeit und Brechreiz, auch während des Essens; nach dem Essen Bauchauftreibung oder Durchfall mit Leibweh. – Viel Schleimabgang aus dem After und Afterjucken. – Grüne, weiche, durchfällige Stühle bei Säuglingen (neben *Rheum*). – Stinkender, scharfriechender Harn, besonders bei Kindern. – Regel um 1 bis 4 Tage zu früh und zu stark. – Heller eiweiß- oder **kleisterartiger,** wundfressender, langwieriger starker **Weißfluß,** besonders zwischen der Monatszeit und mit Geschwulst der Schamlippen. – Ziehen und Stechen in den Brustdrüsen bei vermehrter Milchabsonderung. (Äußerlich Umschläge mit 3 %iger Borax-Lösung beim Abstillen junger Mütter, wenn der Milchfluß nicht aufhören will.) –

Paßt in vielen Fällen, in denen *Chamomilla, Mercurius, Ignatia, Belladonna* und *Pulsatilla* erfolglos bleiben.

Verschlimmerung und Entstehen der Beschwerden: Bei naßkaltem Wetter, während oder nach dem Essen, beim Bergabfahren, nach Schaukeln, durch Obstessen, nach der Regel, vom Tanzen.

Anwendung bei den Tieren: Wie beim Menschen, besonders bei Gesichtsgrind mit Bläschen im Maule und bei Maulschwamm.

Bovista

Lycoperdon Bovista Pers. – Lycoperdaceae – Bovist, Rauchpilz, Kugelschwamm, Staubschwamm

Präparate: Tinktur aus den Sporen des reifen Pilzes, flüssige Potenzen und Verreibungen.

Wird meistens in niedriger Potenz (D 3) angewendet.

Wirkungsdauer: In akuten Fällen 6 bis 24 Stunden, in chronischen bis zu 6 Wochen.

Antidot: *Camphora.*

Vergleichsmittel: *Hamamelis, Secale cornutum, Carbo vegetabilis, Baptisia, Arsenicum, Kalium carbonicum, Pulsatilla, China, Lycopodium.*

Wirkt hauptsächlich auf **Haut, Herz, Drüsen, Schleimhäute** und **Blutgefäßsystem,** sowie auch auf das Auge. – Die meisten Symptome treten des Morgens nüchtern auf.

Allgemeine Kraftlosigkeit und Mattigkeit. Erschlaffung des Kapillarsystems. Gedunsenheit der Körperoberfläche. – Eingeschlafenheit der Beine mit Kribbeln, wie von Ameisen; abends nach dem Niederlegen Frost, im Rücken beginnend, gefolgt von ziehenden Schmerzen im Bauch. – Geistige Auffassung schwach. Stottern und Stammeln. – Frühschwindel mit Bewußtlosigkeit. Erstickungsanfälle. Gefühl, als wäre der Kopf zu groß. Pressende Schmerzen im Kopfe. – Nässende, juckende, leicht blutende Hautflechten und Schorfe, besonders auf dem Handrücken (Bäckerkrätze). Wunde Stellen auf dem Haarkopfe mit Jucken. – Gesichtstäuschungen, die Gegenstände erscheinen zu nahe. Ungeschickt, läßt Dinge fallen; unsichere Bewegungen. – Langwieriger, übelriechender Eiterausfluß aus den Ohren. Schwerhörigkeit, Ohrensausen. – Ausschlag an den Mundwinkeln. Skrofulöse Lippengeschwulst. – Schorfige, grindige Nasenlöcher. Nasenbluten des Morgens mit Schwindel. Schnupfen mit dünnem Schleim. Beim Schneuzen Blutstreifen. – Ziehende, wühlende, bohrende Schmerzen in hohlen Zähnen, besonders abends. – Übler Mundgeruch (Foetor ex ore). – **Kältegefühl** (Gefühl eines Eisklumpens) **im Magen** oder im Bauch. – Heißhunger. Übelkeit des Morgens, wäßriges Erbrechen, gebessert durch Essen. – Blähungskolik nach dem Essen, besser durch Zusammenkrümmen. – Stuhl zuerst hart, der letzte Teil dünn, mit Leibschmerzen. Durchfallneigung besonders vor und während der Regel. – Regel zu früh oder zu spät. Nach der Regel fressender, brennender, eiweißartiger Weißfluß, mit großer Mattigkeit. Gebärmutterblutung bei Uterusanschoppung, besonders zwischen den Regeln und besonders nachts oder morgens früh, bei leichter Überanstrengung. – Heiserkeit, mit Kratzen im Halse, besonders morgens. – Druck und Krampfempfindung am Herzen. Gefühl von Herzvergrößerung. Sichtbares Herzklopfen, mit Brennen am Brustbein. – Langwierige Rückenschmerzen, mit Steifigkeit nach Bücken. – Schweiß in der Achselhöhle, besonders stark und unangenehm nach Zwiebeln riechend.

Verschlimmerung: Nachts, morgens und zur Regelzeit.

Besserung: Nach dem Essen.

Bromum ++

Brom

Präparate: Flüssige Potenzen (nicht lange haltbar !).

Wird vorzusweise in niedrigen Potenzen (D 3 bis D 6) angewendet. – Statt des in niedrigen Potenzen wenig haltbaren Broms kann man mit Vorteil *Ammonium bromatum* verwenden.

Wirkungsdauer: Mehrere Tage.

Antidote: *Camphora, Coffea, Hepar, Magnesium carbonicum.*

Vergleichsmittel: *Jodum, Spongia, Calcium phosphoricum, Phosphorus, Arsenicum, Aconitum, Belladonna, Spigelia, Silicea, Lycopodium.*

Wirkt, wie *Jodum* und *Spongia,* hauptsächlich auf die **Schleimhäute,** besonders des Kehlkopfes, des **Halses** und der Bronchien (Atmungsorgane).

Bromum paßt mehr für blonde Kranke mit heller Haut und blauen Augen, *Jodum* besser für dunkelfarbige, mit dunklem Haar und dunklen Augen. Die Bromsymptome sind gewöhnlich nicht von Fieber begleitet, während *Jodum* Fieber hat.

Ängstlicher Gemütszustand. Schwindel beim Sehen in fließendes Wasser und bei schneller Bewegung, der sich durch Nasenbluten bessert. – Blutwallungen zum Kopf, drückende Kopfschmerzen, mit dem Gefühl, als ob ein Schlagfluß bevorstände. – Verhärtung und Vergrößerung der Drüsen, auch der Brustdrüsen. Drüsenabszesse. Wundheitsschmerz im Halse. Entzündung der Schleimhäute des Halses, mit Ausschwitzen plastischer Lymphe. Halsschmerzen mit roseartiger Mandelgeschwulst, Stechen und Drücken beim Schlucken. Entzündung des Kehlkopfes, der Luftröhre und der Bronchien. Rauheit im Halse, rauher, trockner, auch pfeifender Husten (bei Bräune) mit Erstickungsgefühl, wie von Schwefeldampf. Langdauernde Heiserkeit, besonders vom Sprechen. – **Häutige Bräune** (Krupp) (nach *Aconitum, Hepar, Spongia*), das Atmen ist rauh, sägend, pfeifend mit Rasseln im Kehlkopf und Erstickungsgefühl von angehäuftem Schleim im Kehlkopf (im Wechsel mit *Phosphorus*). **Diphtherie** (fast spezifisch, wenn sie **kruppös,** d. h. im Kehlkopf auftritt und sich von da nach vorn und oben ausbreitet. – Muß in diesem Fall in stets frisch bereiteter wäßriger Verdünnung angewendet werden.) – Engbrüstigkeit nach Masern, mit großer Schwäche. Starke Brustbeengung, Asthma. Sehr erschwertes Atmen, mit Schleim und Schaum in Nase und Mund. Spasmus glottidis (Stimmritzenkrampf), geschwollene entzündete Mandeln. – Vergrößerung der Schilddrüse, **Kropf** (nach dem Gebrauch von *Jodum* und *Spongia*). – Bruststechen, Lungenentzündung mit Hepatisation (Verdichtung) oder tuberkulösen Verschwärungen. – Viel Herzklopfen. Herzentzündung. Herzhypertrophie (Herzerweiterung). – **Fließschnupfen** mit schwerem Druck in der Stirn und mit wunden, grindigen Nasenlöchern. – Stechen in den Augen und Lidern. Augenentzündung, mit Auflockerung und Verschwärung der Bindehaut. Tränenfisteln. Augentränen. – Hodengeschwulst, besonders nach Tripper.

Verschlimmerung: Vor Mitternacht, beim Warmwerden.

Besserung: Nach Mitternacht, durch Bewegung im Freien.

Bryonia +

Bryonia alba L. und Bryonia dioica Jacq. – Cucurbitaceae – Zaunrübe, Gichtrübe

Präparate: Essenz aus der frischen, vor der Blütezeit gesammelten rübenförmigen Wurzel, flüssige Potenzen und Verreibungen.

Wird meistens in niedrigen Potenzen (D 3 bis D 6) angewendet.

Wirkungsdauer: In akuten Fällen 4 bis 24 Stunden, in chronischen bis zu 3 Wochen.

Antidote: *Aconitum, Camphora, Chamomilla, Ignatia, Nux vomica, Rhus.* Für große Gaben Galläpfelaufguß.

Vergleichsmittel: *Aconitum, Ammonium carbonicum, Apis, Belladonna, China, Chamomilla, Colocynthis, Colchicum, Ledum, Lycopodium, Mercurius, Phosphorus, Phytolacca, Rhus, Nux vomica, Dulcamara, Pulsatilla, Senega.*

Paßt besonders bei galligem, **cholerischem Temperament,** bei Neigung zu Verstopfung sowie zu Schweiß mit abwechselnder Frostigkeit, besonders für Personen im mittleren Alter, mit trockner, nervöser Konstitution und Neigung zu Magerkeit und Ärger. **Frauen-** und **Kinderkrankheiten** fallen ebenfalls in den Wirkungskreis von *Bryonia.* Erscheinungen, die zwischen Entzündung und Nervosität schwanken, passen namentlich für sie. *Bryonia* hat mit *Rhus toxicodendron* mehrfache Verwandtschaft und Ähnlichkeit und wird daher in vielen Fällen mit Nutzen im Wechsel mit diesem angewendet.

Wirkt hauptsächlich auf die **Verdauungs-** und **Atmungsorgane,** nächstdem auf die **serösen Häute** (daher **Gelenkmittel**) und die **Leber.** – Der allgemeine Charakter der Schmerzen ist stechend und reißend, durch Bewegung schlimmer, durch Ruhe besser. Alle Symptome treten vorwiegend rechts auf. – *Bryonia* ist Schutzmittel gegen die Folgen und Beschwerden von **Erkältungen** bei trockner **Kälte** und scharfem **Wind** (ähnlich *Aconitum* und *Nux vomica*), sowie auch von **Sonnenhitze** oder **Erhitzung** im Sommer, besonders bei Körperanstrengung oder unmittelbarer Einwirkung der Sonnenhitze. Als entzündungs- und fieberwidriges Mittel steht *Bryonia* sowohl *Aconitum* und *Belladonna* nahe und paßt oft **nach** diesen oder auch im **Wechsel mit** diesen.

Rheumatische und gichtische **Gliederschmerzen,** namentlich **in den Gelenken,** mit entzündlicher Geschwulst oder Röte der ergriffenen Teile und mit Fieberbewegungen, oder mit Stichen und Steifheit der Gelenke, durch Bewegung verschlimmert, in der Ruhe vermindert (im Gegensatz zu *Rhus*). Gichtknoten. – **Interkostalneuralgie.** Nervenschmerz, der halbseitig einen oder mehrere Zwischenrippennerven betrifft, dabei die Brust gürtelartig umschnürt, durch Berührung und Kleiderreibung vermehrt, durch starken Druck vermindert wird. – **Rose (Rotlauf)** im **Gelenk,** die Schmerzen werden durch Bewegung und Berührung vermehrt (mit *Aconitum* im Wechsel). – Zerschlagenheitsschmerz, oder wie unterschworen, oder als wäre das Fleisch los von den Knochen. Drückendes Ziehen in der Beinhaut der Knochen. – **Weiße Kniegeschwulst.** – **Frieselausschläge** aller Art, besonders Friesel der Wöchnerinnen und Säuglinge, auch weißes Friesel (nach *Arsenicum*). Masern, besonders, wenn der Ausschlag langsam auftritt. – Entzündung und harte Anschwellung der Brust nach der Entbindung, nach Erkältung beim Stillen oder beim Entwöhnen (im Wechsel mit *Aconitum*). – Starker Schweiß riecht sauer. – Tagesschläfrigkeit und Schlaflosigkeit vor Mitternacht. Nachts Zustand zwischen Schlaf und Wachen; beim Erwachen körperliche und geistige Abspannung. – Wechselfieber, besonders ein- bis dreitägige, mit **vorherrschender Kälte,** Frostigkeit, Durst in Frost und trockner Husten **mit Bruststechen.** – **Nervöse** und **typhöse Fieber** (im Wechsel mit *Rhus*[5]) und besonders in den ersten Stadien, sowie **Gallen-, Kindbett-,** Milch- und **gastrische** Fieber mit brennender Hitze und Durst, bei trockner Haut (nach *Aconitum*) und Irrereden, besonders beim Erwachen. – Klopfender Kopfschmerz, besonders infolge von Geistes- und Gemütsaffektionen, oder von Erkältung. Schmerz, als ob der Kopf zerspringen wollte, verschlimmert durch Bücken, Husten, Öffnen und Bewegen der Augen, durch jederlei Bewegung, bei heißem Wetter, mit trocknen, brennenden Lippen. Migräne mit Schmerzen in der Stirn, durch

[5] Wenn diese nicht helfen, dann ohne Verzug *Baptisia*.

Bewegung verschlimmert. – Gehirnhautentzündung (nach *Aconitum* und *Belladonna,* neben *Rhus*). – Gesichtsgeschwulst. – **Husten,** kurzer, trockner (ohne Auswurf), mit Stechen in den Brustseiten, beim Eintritt in die warme Stube und durch Tiefatmen verschlimmert. Husten mit Brechwürgen oder Erbrechen. – Schwieriges Atmen, besonders beim Steigen, Neigung zum Tiefatmen, Stiche in der Brust beim Atmen, Engbrüstigkeit. – **Lungen-** und **Rippenfell-Entzündung** (nach *Aconitum,* neben *Arnica* und *Sulfur*). – Augenleiden, besonders rheumatischer Art. – **Nasenbluten nach Erkältung oder an Stelle der Regel.** – Zunge mit trocknem Belag oder mit Bläschen bedeckt. Trockenheit des Mundes und Durst. – **Zahnschmerzen** rheumatisch-gichtischer Art, besonders von Erkältung, durch Bewegung und durch Warmes verschlimmert (im Gegensatz zu *Rhus*). **Wackeln der Zähne** und Gefühl, als wären sie zu lang, besonders beim Essen und nachher, mit Stechen in den Ohren und dem Bedürfnis zu liegen. Die Zahnschmerzen verschlimmern sich, wenn Warmes in den Mund kommt, sowie durch Liegen auf der schmerzlosen Seite, und bessern sich beim Liegen auf der kranken Seite. – Appetitlosigkeit und Widerwillen gegen jegliche Nahrung; **bittrer, galliger Geschmack.** – Würgen, Aufstoßen der Speisen, Schlucken, galliges Erbrechen (nach *Chamomilla*). – Stechende, schneidende, scharf- und dumpfdrückende Schmerzen im Unterleibe. – Entzündung des Blinddarms, mit Erbrechen und Verstopfung. – Magenschmerzen auf entzündlicher Grundlage, als ob ein Stein im Magen läge (wie *Nux vomica* und *Pulsatilla*). Durst. Magendrücken beim Gehen. – Schmerzhafter Durchfall, besonders des Morgens und nach Aufregung oder nach Erkältung. Durchfall mit Verstopfung wechselnd. – **Bauchwassersucht,** besonders im Zusammenhang oder infolge von Leberleiden. – **Leberleiden** mannigfacher Art, besonders Entzündung. **Gelbsucht.** – Hartnäckige **Stuhlverstopfung,** Stuhl hart, trocken, wie verbrannt (nach *Nux vomica*). – Blasenkatarrh. Nierenreizung nach Erkältung und Diätfehlern. – Regel unterdrückt durch Erkältung, dafür Nasenbluten.

Verschlimmerung: Abends und nachts, durch Bewegung, durch Essen und Trinken, durch Hitze, durch Ärger, beim Erwachen.

Besserung: Durch Druck, Liegen auf der schmerzhaften Seite oder Stelle, durch Kälte, Ruhe, kritische Schweiße und reichlich Harnabgang.

Anwendung bei den Tieren: Bei **Lungen- und Brustfellentzündung,** sowie bei Lungenseuche der Rinder. – Bei Influenza (Grippe, Strengel) der Pferde, besonders bei der katarrhalisch-rheumatischen Form. – Bei **Rheumatismus,** bei der rheumatischen Bug- und Hüftlähme. – Bei Fohlen-, Kälber- und Lämmerlähme. – Bei der **Löserverstopfung** der Rinder. – Bei Harthäutigkeit der Rinder mit Abmagerung und Hartleibigkeit. – Bei wasserschwülstigem Rotlauf des Bauches, der Brust, des Schlauches, der Glieder, wenn die Geschwulst heiß, schmerzhaft und gespannt ist. – Bei der Euterentzündung der Stuten und Kühe, namentlich wenn harte, heiße und schmerzhafte Geschwulst besteht. – Bei der gastrischen Entzündung der Neugeborenen, mit Verstopfung oder Hartleibigkeit. – Bei Hautwassersucht und Druse der Pferde nach Erkältung. – Bei Kolikanfällen mit Verstopfung. – Bei der Unverdaulichkeitskolik der Pferde. – Bei Leberentzündungen.

Bufo +

(Bufo rana), Bufo vulgaris Laur. – Amphibiae – Kröte

Präparate: Verreibungen des aus den Hautdrüsen austretenden Giftes, von D 8 an auch flüssige Potenzen.

Vergleichsmittel: *Baryum carbonicum, Phosphorus, Nux vomica, Stramonium, Cicuta virosa.*

Wirkt auf das Nervensystem und die Haut.

Bei ungesunder geschlechtlicher Aufregung, **Onanie.** – **Nächtliche epileptische Anfälle** in Verbindung mit geschlechtlicher Aufregung. Krämpfe vor und beim Beischlaf. – **Krämpfe schwachsinniger Kinder.** – Karbunkel, Panaritium mit Lymphgefäßentzündung. Eiterblasen an Haut und Schleimhaut.

Anwendung bei den Tieren: Bei übermäßiger geschlechtlicher Erregung. Onanie. – Bei nervöser Staupe der Hunde. – Bei verschiedenen Hautleiden.

Cactus

Cereus grandiflorus Mill. – Cactaceae – Königin der Nacht

Präparate: Essenz aus den Stengeln und Blüten, flüssige Potenzen und Verreibungen.

Wird vorzugsweise in niedrigsten Potenzen (D 1 bis D 3) angewendet.

Antidote: *Aconitum, Camphora, China.*

Vergleichsmittel: *Aconitum, Crataegus, Digitalis, Gelsemium, Glonoinum, Hamamelis, Kalmia, Lycopus, Arnica, Spigelia.*

Bis jetzt besonders bei Herzleiden und nur in niedrigen Potenzen erprobt. Seine Hauptwirkungssphäre sind das **Herz** (ähnlich *Kalmia* und *Spigelia*) und die **Blutgefäße.** Entzündungswidrig wie *Aconi-*

tum, dabei das Nervensystem weniger angreifend, daher ein wichtiges Mittel bei akuten und chronischen Herzleiden.

Das Symptom dieses Mittels, das als das sicherste und charakteristischste die meiste Berücksichtigung verdient, ist das Gefühl von **Zusammenziehung** oder **Zusammenschnürung,** von dem die wichtigsten Organe des Körpers ergriffen werden, besonders das **Herz.**

Traurigkeit, Reizbarkeit, Schweigsamkeit, mürrisches, veränderliches Wesen. – Abgeschlagenheit, Kraftlosigkeit. Allgemeine große Schwäche mit Niedergeschlagenheit und übler Laune. Schlaflosigkeit, mit heftigem Pulsieren der Herz- und Schläfenarterien. – Schwindel infolge von Blutandrang, mit rotem, gedunsenem Gesicht, Klopfen im Hirn. Angstzuständen. – Blutandrang nach dem Gehirn, mit blutunterlaufenen Augen, Erstickungsgefühl, plötzlichem Rotwerden des Gesichts. Gefühl eines schweren Gewichtes und Druckes auf dem Scheitel. – **Gelenk- und Muskelrheumatismus, mit Versetzung aufs Herz.** – Chronische Luftröhrenkatarrhe und Luftröhrenentzündung, Rippenfellentzündungen, Lungenblutungen. – Bluterbrechen. Gastrische Fieber, ähnlich *Nux vomica* oder *Arsenicum.* Leberanschwellung, akute und chronische, besonders infolge von Herzleiden. – Kopfschmerzen, infolge von Aufregung, besonders rechts. Rheumatischer oder nervöser Kopfschmerz, besonders rechts, und beide verschlimmert nach der geringsten Anstrengung, beim Aufrichten, durch Sprechenhören, durch Musik, Licht und nach Genuß von Wein. – Nervenschmerzen, besonders **Gesichtsschmerzen,** chronische, rechtsseitige und **Migräne,** rechts in der Schläfe, bei Trockenheit der Nase. Heftiges Pulsieren in den Schläfen. Starkes Nasenbluten. – Brustbräune. – **Gefühl von Zusammenschnürung am Herzen,** „als würde es mit einer Hand gepackt und gepreßt“. Akuter (heftiger) Schmerz und Stiche am Herzen. – Atemnot, Oppression (Druck) und Unruhe, **als ob die Brust** mit einem eisernen Bande umschnürt wäre. Schwieriges Atmen und Erstickungsanfälle mit Ohnmacht, kaltem Schweiß im Gesicht und unfühlbarem Puls. – **Herzklopfen,** beständiges, übermäßige Herztätigkeit beim Gehen oder nachts beim Liegen auf der linken Seite. **Herz-** und **Herzbeutelentzündung** mit trocknem Husten, prickelndem Schmerz im Herzen, kann nicht auf der linken

Seite liegen, mit hartem, gespanntem, sehr raschem Puls. **Chronische Herzentzündung,** mit Brust- und Bauchwassersucht. **Rheumatische Herzentzündung. Herzerweiterung. Arteriosklerose.** Herzklopfen, klopfender Scheitelkopfschmerz, Herzangst (Angina pectoris), mit der charakteristischen Todesfurcht. – **Wechselfieber,** besonders Quotidianfieber (tägliches Fieber), mit unlöschbarem Durst und starkem Schweiß. – Harnverhaltung mit blutigem Harn, Blasenhals wie umschnürt. Nierenentzündung. – **Schmerzhafte Regeln mit Kraftlosigkeit,** heftige Schmerzen benehmen den Atem, periodisch, meist abends; spärliche Regel. – Hämorrhoiden und starke Blutungen durch den After bei entzündlichen Zuständen der Eierstöcke und der Gebärmutter.

Anwendung bei den Tieren: Bei septischen, fieberhaften Erkrankungen und bei Herzstörungen, wie Herzentzündung, Herzmuskelentzündung, Herzbeutelentzündung. – Bei Wassersucht. – Bei Nieren- und Blasenleiden.

Cadmium sulfuricum ++

Kadmiumsulfat

Präparate: Verreibung und flüssige Potenzen.

Wird meistens in niedrigen Potenzen (D 4 bis D 6) angewendet.

Vergleichsmittel: *Argentum nitricum, Kreosotum Arsenicum, Phosphorus, Lachesis, Asa foetida, Aurum, Kalium bichromicum.*

Unstillbares Erbrechen bei Magengeschwüren und Magenkrebs. – Schwangerschaftserbrechen. – **Speichelfluß** mit Übelkeit und Würgen. – Geschwürigkeit und Verstopfung der Nase, **Ozaena.** – Stinkende, blutige, schokoladenfarbige Durchfälle. Ruhr.

Caladium seguinum +

Dieffenbachia Seguine Schott. – Araceae – Schweigrohr

Präparate: Essenz aus dem frischen Wurzelstock, den Stengeln und Blättern, flüssige Potenzen und Verreibungen.

Wird vorzugsweise in niedrigsten Potenzen (D 1 bis D 3) angewendet.

Wirkungsdauer: Bis zu 7 Wochen.

Antidote: *Camphora.*

Vergleichsmittel: *Agnus castus, Selenium, Damiana, Baryum carbonicum, Kalium carbonicum.*

Wirkt auf die Geschlechtsorgane. Kälte einzelner Körperteile. Hang zum Liegen. Abneigung gegen Bewegung. Große Empfindlichkeit gegen Geräusche. Ohnmachtsanwandlungen bei geistiger Anstrengung. – Folgen von geschlechtlichen Ausschweifungen, verminderter Trieb, mangelhafte Erektionen, zu früher Samenerguß. Pollutionen ohne Erektion. – Heftiger Geschlechtstrieb, aber keine Kraft, den Beischlaf auszuüben. – Jucken und Kribbeln an den Geschlechtsteilen. Bei Pruritus vaginae (Scheidenjucken) bewährt. – Geschlechtliche Reizbarkeit der Frauen. Nymphomanie. – Neigung zu Katarrhen, große Erkältlichkeit.

Calcium aceticum

(Calcarea acetica), Calciumacetat, Essigsaurer Kalk

Präparate: Verreibungen und flüssige Potenzen.

Wird meistens in niedrigen Potenzen (D 3 bis D 6) angewendet.

Vergleichsmittel: *Magnesium carbonicum, Calcium carbonicum, Antimonium crudum, Fucus vesiculosus, Capsicum.*

Bei entzündlichen Zuständen der Schleimhäute. – Habituelle **Stuhlverstopfung** infolge von Gebärmutterleiden. – **Darmkatarrh** der Kinder während der Zahnung mit Erbrechen geronnener Milch und Diarrhöe mit sauer riechenden Stühlen. – **Bronchialkatarrh** mit Aushusten fibrinöser Ausscheidungen mit Ausgüssen der Bronchien. – **Membranöse Dysmenorrhöe** bei Calcarea-Habitus.

Das Präparat *Calcium aceticum solutum Hahnemanni* (nur flüssig) wird unpotenziert angewendet. 1 bis 5 Tropfen besonders bei **Weißfluß,** habitueller **Verstopfung, Harnverhaltung** und **Fettsucht** mit Stuhlverstopfung gebärmutterkranker Frauen.

Calcium carbonicum Hahnemanni

Calcarea carbonica Hahnemanni

Die inneren schneeweißen Teile der Austernschalen.

Präparate: Verreibungen, von D 8 an auch flüssige Potenzen.

Wird in niedrigen und mittleren Potenzen (D 3 bis D 12) angewendet; auch höhere Potenzen haben sich bewährt, besonders als Konstitutionsmittel.

Wirkungsdauer: Bis zu 7 Wochen.

Antidote: *Bryonia, Camphora, Acidum nitricum, Nux vomica, Sulfur, Spiritus nitri dulcis,* Weinessig, Zitronensäure.

Vergleichsmittel: *Sulfur, Graphites, Silicea, Arsenicum, Antimonium crudum, Kalium carbonicum, Phosphorus, Carbo vegetabilis, Nux vomica, Thuja, Lycopodium, Bryonia.*

Das Mittel wirkt hauptsächlich auf das vegetative System und beeinflußt die Ernährung des Körpers. Unter seinem Einfluß schreitet die Sekretion und Absorption schnell vorwärts, und so wird es ein sehr wichtiges Mittel in Fällen, wo es sich um eine Beeinflussung der Konstitution handelt.

Kalk bildet einen Bestandteil der Knochen und paßt daher, wie *Acidum hydrofluoricum* und *Silicea* nach diesen, oder im Wechsel mit diesen, für Knochenkrankheiten. Hat einige Ähnlichkeit mit *Lycopodium.* Paßt besonders für die **skrofulöse** und **rachitische Konstitution,** bei Neigung zu Schleimflüssen, Schnupfen und Durchfällen, für Personen von schwächlichem Körperbau und schlechter Ernährung oder mit Anlage zum Dick- und Fettwerden in jungen Jahren. Eignet sich demnach für **schwammige** und **phlegmatische** Personen, mehr für Frauen, als für Männer, und zwar für solche mit zu früh eintretenden, zu starken und auch zu langdauernden **Regeln** (bei regelmäßigem, wenn auch zu starkem Monatsfluß seltener passend), sodann für Kinder, besonders für rachitische, skrofulöse Kinder mit dickem Bauch und dünnen Beinen, die schwer zahnen, schwer laufen lernen, deren Fontanellen sich nicht schließen wollen, die geschwollene Drüsen haben und zu nässenden Ausschlägen neigen. Kältegefühl in einzelnen Teilen ist für *Calcium* charakteristisch.

Calcium carbonicum paßt bei deprimierter (gedrückter) Gemütsstimmung, mit Unruhe, Angst, Niedergeschlagenheit, Weinerlichkeit, Verdrießlichkeit mit Zornmütigkeit abwechselnd; bei Hoffnungslosigkeit (auf Genesung), bei Nerven- und Muskelschwäche infolge von Onanie, bei Gedächtnismangel, Gedankenlosigkeit, Widerwillen gegen alle Arbeit und bei Säuferkrankheiten. Auch bei Folgen von Erkältungen in kaltem Wasser und von *China*-Mißbrauch. – Es wirkt sehr langsam, aber dann lange und anhaltend, soll daher besonders bei älteren Personen ohne Zwischenmittel nicht zu oft wiederholt werden. Bei Kindern dagegen muß man es, nach Hahnemann, öfter wiederholen und um so häufiger, je jünger sie sind. Wirkt in höheren Potenzen (D 6 und höher) viel besser und nachhaltiger als in niedrigen und eignet sich mehr für chronische als für akute Leiden. Wirkt am besten nach dem vorherigen Gebrauch von *Acidum nitricum* und *Sulfur* und hat in einigen Beziehungen, besonders in bezug auf die Eigenschaft, die Resorption abgelagerter Stoffe im Körper zu befördern, Ähnlichkeiten mit *Bryonia.* Eignet sich vorzüglich im Wechsel mit *Sulfur* oder *Silicea.* Eins der wichtigsten, sichersten, eingreifendsten und wirksamsten Mittel bei **Haut-, Drüsen-** und **Knochenleiden** (neben *Silicea*), überhaupt bei Substanzveränderungen, sowie auch bci **Assimilationsmängeln** (Abneigungs-, Einverleibungsmängeln).

Knochenfraß, Knochenverkrümmung, Knochenwucherungen, Auswüchse, Knochengeschwülste und **-erweichungen.** – **Gichtknoten, Gichtablagerungen** (mit krampfartigen Schmerzen). – Rachitische und **skrofulöse** Beschwerden, besonders bei **Kindern.** – **Beschwerden und Folgen von Erkältung im Nassen.** – **Abmagerung,** mit dickem Bauche und trotz guten Appetits. – **Fettsucht** (nach *Antimonium crudum*). – **Neigung zu Erkältung** und **Empfindlichkeit** gegen **kalte, feuchte Luft**. – Nässende Schorfe (Milchschorf), wunde Hautstellen und trockne Flechten. – **Fistel-** und **kariöse Geschwüre** (neben *Silicea*). – **Balggeschwülste** (Hauptmittel). – **Überbeine**. – Kropfartige Halsgeschwulst. Schmerzhafte skrofulöse Geschwulst, Verhärtung und Vereiterung der Hals-, Nacken- und Achseldrüsen. – **Verkrümmung** der Rückenwirbel (nach *Sulfur*). – Kreuz- und Rückenschmerzen, wie von Verheben. – Hüftgicht. Klamm in den Waden. – Absterben einzelner Teile. – Leicht Verheben und Verrenkungsschmerzen. – Epileptische Krämpfe, besonders nachts, mit Schreien (nach *Causticum*). – Wechselfieber nach *China*-Mißbrauch. – **Gefühl von Eiskälte am und im Kopf**. – Chronische Kopfschmerzen, besonders bei hysterischen Frauen mit schlechter Verdauung. – Migräne, besonders bei nervösen Frauen mit übermäßiger Magensäure und Aufstoßen. Kopfschmerz nach Erkältung oder nach übermäßiger Geistesanstrengung, wie wenn ein Brett vor dem Kopf wäre. – Schwindel bei Wenden und raschem Drehen des Kopfes. – Schlaflosigkeit, langanhaltendes Wachliegen. – Ausschlag und trockner, zäher Schorf auf der Kopfhaut und im Gesicht. Kopfgrind. – **Zu langsam sich schließende Fontanellen bei Kindern.** Großer Kopf bei Kindern und spätes Laufenlernen. Akuter Hydrocephalus (Gehirnwassersucht), in den ersten Stadien (nach *Sulfur*) und bei Ergießungen. – **Schwäche** und **Atrophie** (Darrsucht) der **Kinder**, besonders nach dem Entwöhnen. – **Starker Schweiß am Kopf (besonders bei Kindern**), in großen Tropfen über das Gesicht herablaufend und das Kissen nässend. – Blutandrang nach dem Kopf mit innerlicher Hitze (nach *Belladonna*). – Schlaflosigkeit nach heftigen Krankheiten (Typhus usw.). – **Stockschnupfen** mit vielem Niesen. (Soll, wenn keine anderen Mittel mehr helfen wollen, noch wirksam sein gegen argen Schnupfen.) Chronischer Nasenkatarrh mit Gestank und Eiterausfluß aus der verstopften Nase. Trockenheit der Nase. Nasenentzündung mit Röte und Geschwulst. **Polypen der Nase**. – Gestank aus der Nase (Ozaena). Geruchsmangel. – Schwerhörigkeit und Taubheit mit Ohrensausen. Stechen oder Klopfen im Ohr. **Ohrpolypen**. Skrofulöse Entzündung des äußeren Ohres, des Gehörganges und der Paukenhöhle bei skrofulösen Kindern (nach *Calcium carbonicum* gibt man *Silicea*). – Skrofulöse Augenentzündung bei Kindern, mit Gesichts- und Kopfausschlägen. - Drücken im Magen und Magenkrampf mit Erbrechen oder mit Übelkeit und saurem Aufstoßen. Appetitlosigkeit und Abneigung gegen gekochte Speisen. Chronische Magenschwäche (Dyspepsie). Übermäßige Magensäure. Klemmen im Magen, sowie auch zugleich in den Gliedern. – **Gallensteine.** – Darmgicht mit krampfartigen Schmerzen und Verstopfung. – **Engbrüstigkeit. Herzklopfen** mit Kältegefühl. Rheumatische entzündliche Reizung des Herzens. – Husten mit vielem Auswurf gelben Eiters, Brust gegen Berührung und beim Einatmen schmerzempfindlich. **Lungeneiterung**. – Lungen- und Luftröhrenschwindsucht. **Gefühl, als versetze sich der Atem zwischen den Schulterblättern**. – Zahnschmerz schwangerer Frauen und solcher mit zu starkem Monatsfluß, durch Kaltes, besonders Zugluft, vermehrt, und mit großer Empfindlichkeit der Zähne gegen die Luft, auch außer den Schmerzanfällen. Zahnschmerz von Erkältung, mit Blutandrang nach dem Kopf. Zahnschmerz durch Zugluft (nach *Chamomilla*). Zahnfleisch geschwollen und blutend, mit Geschwüren und Eiterbläschen. Ziehende, reißende, nagende, bohrende und klopfende Zahnschmerzen bis in den Kopf, durch Kalttrinken vermehrt oder erneuert.

Schwieriger Zahndurchbruch bei Kindern, selbst mit Konvulsionen. – Chronische Durchfälle, besonders bei skrofulösen Kindern und während des Zahnens, auch bei Schwindsüchtigen. Sommerdurchfälle der Kinder, Cholera infantum. – **Sauerriechender** Durchfall der Kinder, auch mit Krämpfen (mit *Belladonna*). – Schlaflosigkeit bei zahnenden Kindern. – Hartnäckige Stuhlverstopfung. – Regel zu früh oder zu stark (neben *Nux vomica* und *Sulfur*). **Gebärmuttervorfall** (besonders mit oder nach *Nux vomica*). Mutterblutfluß. – Weißfluß vor der Regel, wie Milch oder mit juckendem Brennen, besonders bei Skrofulösen oder Brustkranken und bei jungen Mädchen und Kindern. Unregelmäßigkeit der Regel. – Milchmangel bei

Wöchnerinnen. – Blut- und Schleimabgang beim Harnen, auch stinkender Harn. – **Bleichsucht**, hauptsächlich mit Widerwillen gegen Fleisch. Schwieriger Eintritt der Regel bei Mädchen im Pubertätsalter. Sexuelle Schwäche bei Männern infolge geschlechtlicher Ausschweifungen. Exzessive Geschlechtslust, mehr geistiger als physischer Art; nach Befriedigung derselben, besonders im höheren Alter, Schwindel, Kopfschmerz und Schwäche in den Knien. – Schweißige Hände, geschwollene Fingerspitzen, kalte, feuchte Hände und Füße. – Ängstlichkeit in der Abenddämmerung, Unruhe, Sprechen und Phantasieren (Irrereden) im Schlafe, mit Ängstlichkeit beim Erwachen.

Die Schmerzen, die bei sonst passenden Fällen auf *Calcium* hinweisen, sind **krampfartig. – Nach** *Calcium* paßt, besonders wenn es ungünstig oder gar nicht wirkt, am häufigsten *Lycopodium. Calcium carbonicum* paßt oft nach *Bryonia,* besonders bei rheumatisch-gichtischen und Gliederleiden.

Verschlimmerung: Bei Witterungswechsel sowie durch Wasser und Waschen im kalten Wasser; in freier Luft, von feuchtkalter Witterung und naßkalter Luft; des Morgens früh; von geistiger Anstrengung und Druck der Kleider.

Besserung: Nach dem Aufstehen, nach dem Essen, im Zimmer, vom Lösen der engen Kleider.

Calcium aceticum soll milder wirken als *Calcium carbonicum* und besonders gegen **Kinderdiarrhöe** mit Vorteil angewendet werden können. Gegen **Verstopfung** soll *Calcium aceticum*, abends eingenommen, spezifisch unfehlbar sein.

Anwendung bei den Tieren: Bei Trübung der Augen und Verdunkelung der Hornhaut, nach Augenentzündung. – Bei Warzen kleiner Art um die Lippen der Füllen und jungen Pferde. – Bei dem Teigmaul der Kälber und dem Maulgrind der Lämmer. – Bei Durchfällen junger Tiere, wenn der Kot sauer riechend, schaumig und wäßrig ist. – Bei der Skrofelsucht der Füllen, oft wiederkehrendem Durchfall, dickem Bauche und zeitweiligem Abgang von Madenwürmern. – Bei bitterer Milch der Kühe. – Bei Balggeschwülsten, schwammigen Auswüchsen, Knochenauftreibungen und fistulösen

Geschwüren. – Bei Haut- und Drüsenerkrankungen. – Bei Rachitis. – Bei Struma. – (*Calcium carbonicum* wirkt nur bei längerer Verabreichung.)

Calcium fluoratum +

(Calcarea fluorica), Fluorcalcium, Fluorit, Flußspat

Präparate: Verreibungen, von D 8 an auch flüssige Potenzen.

Wird vorzugsweise in mittleren Potenzen (D 6 bis D 12) angewendet.

Vergleichsmittel: *Acidum hydrofluoricum, nitricum; Arnica, Graphites, Hamamelis, Hepar sulfuris, Pulsatilla, Silicea, Staphisagria, Conium, Aurum, Asa foetida, Sepia.*

Eins der Schüßlerschen Funktionsmittel. Wirkt auf die elastischen Fasern und die Knochenhaut.

Blutstauungen, blaudurchscheinende Venen. Erschlaffung der elastischen Fasern der Gefäße. **Krampfadern** und Krampfadergeschwüre. – **Hämorrhoiden** mit scharfen, stechenden Schmerzen. – **Knochenauswüchse** (Exostosen), harte, unebene, höckerige Knochenerhöhungen. **Karies,** auch infolge von Syphilis oder Quecksilbermißbrauch. Geschwüre mit Absonderung stinkenden Eiters. – Gerstenkorn, fortgesetzt wiederkehrend. – **Gebärmutterverlagerungen** (Vorfall), zerrende Schmerzen in der Gebärmuttergegend und in den Oberschenkeln. – Chronischer Mittelohrkatarrh. – Verhärtete Drüsen. – Knoten und verhärtete Geschwülste der weiblichen Brüste.

Calcium hypophosphorosum

(Calcarea hypophosphorosa), Calciumhypophosphit

Präparate: Verreibungen und flüssige Potenzen.

Wird in niedrigen Potenzen (D 1 bis D 3) angewendet.

Vergleichsmittel: *Acidum phosphoricum, Calcium phosphoricum, Phosphorus.*

Wirkt dem *Calcium phosphoricum* ähnlich, jedoch rascher, und kommt besonders dann in Frage, wenn es nötig ist, dem heruntergekommenen Organismus reichliche Phosphormengen zuzuführen. – Abmagerung mit großer Appetitlosigkeit, Schwäche und Blässe. Fortschreitende Abmagerung der Kinder (Pädatrophie) mit Durchfällen und Schwellung der Unterleibsdrüsen. – Lungentuberkulose mit Nachtschweißen und Fieber. – Chronische Knocheneiterungsprozesse.

Calcium jodatum +

(Calcarea jodata), Calciumjodid, Jodcalcium

Präparate: Flüssige Potenzen, von D 2 an auch Verreibungen.

Wird in niedrigen Potenzen (D 3 bis D 4) angewendet.

Vergleichsmittel: *Calcium carbonicum, Jodum, Baryum jodatum.*

Bei den für *Calcium carbonicum* passenden Erkrankungen und wenn dieses versagt; wirkt schneller und stärker, namentlich bei Skrofulösen.

Mandelhypertrophie. – Chronische Drüsenanschwellungen. **Kropf.** – Stockschnupfen, Nasenpolypen. Chronischer Mittelohrkatarrh. – Adenome der Brüste. – Bronchialkatarrh. – Lungentuberkulose. – Chronische Knocheneiterungsprozesse.

Calcium phosphoricum

(Calcarea phosphorica), Calciumphosphat, Phosphorsaurer Kalk

Präparate: Verreibungen, von D 8 an auch flüssige Potenzen.

Wird vorzugsweise in niedrigen Potenzen (D 3 bis D 6) angewendet.

Vergleichsmittel: *Acidum phosphoricum, Calcium hypophosphorosum, China, Ferrum, Silicea, Avena sativa, Baryum carbonicum, Kalium carbonicum.*

Eins der Schüßlerschen Funktionsmittel. Ist in vielen Punkten *Calcium carbonicum* ähnlich, hat aber nichtsdestoweniger eine sehr bestimmte Eigenart.

Bei Ernährungsstörungen und als Stärkungsmittel nach akuten Krankheiten angezeigt. Wirkt auf die Knochenbildung.

Bleichsucht und dadurch bedingte Krämpfe und Schmerzen. Schwäche und Schweißneigung. – **Rachitis.** Verzögerte Knochenbildung bei hageren und abgemagerten Kindern mit eingefallenem, schlaffem Bauch *(Calcium carbonicum* dickbauchige Kinder). Fontanellen bleiben lange offen. Schwäche der Wirbelsäule; der Kopf wackelt hin und her. Zahnung verlangsamt. Zähne früh kariös. Appetit auf geräucherte Sachen. – Schmerzen zwischen den Schulterblättern. Drohende Lungenleiden, Lungentuberkulose mit Kavernenbildung und Nachtschweiß. – Diarrhöe mit grünen, spritzenden Stühlen während der Zahnung. – Kopfschmerz bei bleichsüchtigen Schulkindern. – **Rheumatismus,** der bei jedem Witterungswechsel auftritt, große Empfindlichkeit gegen Feuchtigkeit. – Regel zu früh. Dysmenorrhöe. Weißfluß. – Schmerzen zwischen den Schultern nach zu langem Stillen. – Nierenbeckenkatarrh mit Grieß- und Steinbildung. **Knochenbrüche,** besonders bei alten Leuten, zur Förderung der Kallusbildung.

Calcium sulfuricum

(Calcarea sulfurica), Calciumsulfat, Gips

Präparate: Verreibungen, von D 8 an auch flüssige Potenzen.

Wird in niedrigen und mittleren Potenzen (D 3 bis D 12) angewendet.

Vergleichsmittel: *Hepar sulfuris, Silicea.*

Eins der Schüßlerschen Gewebemittel. Steht *Hepar sulfuris* sehr nahe, hat jedoch eine tiefere Wirkung auf Eiterungsprozesse, besonders wenn Abszesse aufgebrochen oder aufgeschnitten sind.

Augenentzündungen mit dickem, gelbem Eiter. Hornhautabszesse. – Pickel und Pusteln im Gesicht. – Eiterungen der Haut, Schleimhaut, Drüsen, Knochen und Lunge. – Mandelvereiterung. – Afterfisteln. – Nierenentzündung. – Bei chronischen Eiterungen und Fistelbildungen folgt auf *Calcium sulfuricum* gut *Silicea.*

Calendula

Calendula officinalis L. – Compositae – Ringelblume, Goldblume, Totenblume, Fallblume

Präparate: Essenz aus dem frischen, zur Blütezeit gesammelten Kraut, flüssige Potenzen und Verreibungen.

Wird in niedrigsten Potenzen (D 1 bis D 3) angewendet.

Wirkungsdauer: Bis zu 2 Tagen.

Vergleichsmittel: *Arnica, Hamamelis, Ruta, Ledum, Symphytum.*

Hat in seiner Wirkung viel Ähnlichkeit mit *Arnica* und ist, wie diese, dn altes volkstümliches Wundheilmittel.

Äußerlich (I Teil Tinktur zu 10 bis 20 Teilen lauwarmen Wassers) wie *Arnica* angewendet, heilt sie große, **tiefe, zerrissene, zackige, stark blutende Wunden,** sogar solche mit Substanzverlust. – Wunden, die sich nicht ganz schließen lassen, wenn jede Bewegung, selbst nach dem Verbinden, heftig schmerzt und wenn es darin sticht, als sollte Eiterung entstehen, mit Schrunden in den Wundrändern. Wirkt günstig auf Granulation (Zuheilung und Narbenbildung) selbst da, wo ganze Stücke Haut oder Fleisch verlorengingen, und verhütet Entzündung, Gangrän (Brand) und Eiterbildung. – **Stark eiternde Wunden.** – Bei Wundfieber auch innerlich (im Wechsel mit *Aconitum*). – Bei Blutunterlaufungen, inneren Blutungen, blutigen und serösen Infiltrationen des Zellgewebes, bei offenen Wunden und Geschwüren. – Bei Verhärtung der **Brustdrüsen**. – Bei Krampfadergeschwüren. – Bei flechtenartigen Ausschlägen und bei Nagelgeschwüren (die Tinktur äußerlich). – Zerreißung oder Verletzungen des Mittelfleisches bei der Entbindung. – Frost, Fieber, Kopfweh von mechanischen Verletzungen. – Alte vernachlässigte Wunden, mißfarbig, übelriechend. – Paßt überall da, wo die Wundränder nicht durch Heftpflaster, durch Kollodium oder die Naht vereinigt werden können. Bei **gerissenen und geschürften Wunden** überhaupt (hierbei der *Arnica* vorzuziehen). – Bei durch Kälte aufgesprungenen, rissigen und schrundigen Händen (als *Calendula*-Salbe oder -Cerat) und bei offenen Schäden, durch Druck oder Reibung (der Schuhe usw.). – Bei **Augenentzündungen** infolge von Verletzungen äußerlich und innerlich (im Wechsel mit *Aconitum*). Bei Lähmungen, die durch äußere Verletzungen entstanden sind. – **Wundliegen** oder **Durchliegen** der Kranken. – Flechtenartige Ausschläge und Nagelgeschwüre (äußerlich). Knochenfraß (äußerlich anzuwenden).

Calendula ist, wie *Hamamelis*, bei sehr empfindlichen und reizbaren Personen der *Arnica* vorzuziehen.

Bei äußerlicher Anwendung stets auch innerlich potenziert einzunehmen.

Anwendung bei den Tieren: Besonders (äußerlich und innerlich) bei **bösartigen Widerristschäden** und Fisteln der Pferde, durch Druck und Reibung von Sätteln und Geschirr entstanden, wenn andere Mittel nicht helfen wollen. Befördert, äußerlich, auch als Salbe angewendet, die Wiederbehaarung auf kahlgeriebenen Stellen. – Bei Rißwunden, Substanzverlust und Quetschungen mit zerrissenen Wundrändern, beginnender Eiterung oder Wundfieber. – Bei der Katzenkrätze (die verdünnte Tinktur oder Salbe).

Camphora

Kampfer, hergestellt aus dem Holze von Cinnamomum camphora L. (Kampferbaum)

Präparate: Tinktur und flüssige Potenzen.

Wird in niedrigsten Potenzen (D 2 bis D 3) angewendet.

Wirkungsdauer: Eine halbe bis mehrere Stunden, muß daher sehr oft wiederholt werden.

Antidote: *Camphora* (in Hochpotenz), *Spiritus nitri dulcis.* Kaffee erhöht die Wirkung. – Dient als Antidot von *Moschus, Opium, Cocculus, Cantharis* und *Strychninum,* in **vergiftenden** Dosen, sowie, da es ein energisches Antiseptikum ist, fast aller **pflanzlichen** und **tierischen,** sowohl in den **Magen** als ins Blut gelangten **Gifte**, ähnlich wie *Belladonna* und *Arsenicum.* (In diesen Fällen in Tinktur und häufig einzunehmen.)

Vergleichsmittel: Ähnelt als Blutmittel: *Aconitum, Cactus* und *Veratrum,* als Gehirnmittel: *Agaricus, Belladonna, Hyoscyamus* und *Stramonium,* als Herzmittel: *Cantharis* und *Terebinthina.*

Wirkt am besten und sichersten als *Camphora Rubini* (aus gleichen Teilen Kampfer und 60 %igem Weingeist hergestellt). *Camphora* **soll** die Wirkung fast sämtlicher homöopathischen Mittel, besonders der Pflanzenmittel, **aufheben,** darf also mit solchen nicht im Wechsel eingenommen, auch nicht im gleichen Kasten mit denselben aufbewahrt werden; regt aber auch (wie *Carbo* und *Sulfur*) die Empfänglichkeit für Arzneireize an. – Wirkt namentlich auf das **Nerven-** und **Gefäßsystem.**

Allgemeines und schnelles Sinken der Kräfte. Höchste Schwäche und drohendes Verlöschen der Lebenskraft bei schweren Krankheiten (neben *Carbo vegetabilis, Acidum hydrocyanicum, Moschus* und *Phosphorus*). Überreiztheit des gesamten Nervensystems, nervöse Aufregung. Wechsel von Erregung mit Heiterkeit und Lebhaftigkeit und Niedergeschlagenheit mit Weinerlichkeit, Unruhe und Angst. Schlaflosigkeit von nervöser Überreizung. (Ähnlich wie *Cof-*

fea, Ignatia und *Hyoscyamus.*) Schlummersucht. Hebt die Lebenskraft, besonders wenn allgemeine Kälte des Körpers mit Totenblässe des Gesichts zugegen ist. Große Empfindlichkeit gegen Kälte und kalte Luft und leicht Erkälten, wonach Frost oder Leibweh mit Durchfall braunen oder schwarzen Kotes erfolgt. Hierbei besteht die Eigentümlichkeit, daß der Kranke nicht zugedeckt sein will. – Beschwerden von Erkältung, z. B. Kopf- und Zahnschmerzen, Magenkrampf, Kolik, Fieber (dabei alle 5 bis 10 Minuten 1 bis 5, selbst 10 Tropfen *Camphora Rubini* auf Zucker). In der angegebenen Gabe sehr heilsam **bei allen neuentstehenden Krankheiten,** selbst epidemischen, wie Grippe, Scharlach, Masern, Pocken, gelbes Fieber, überhaupt bei allen Infektionskrankheiten, die dadurch oft im Beginn kupiert (gehemmt) werden. – Konvulsionen (Krämpfe). Krämpfe des Gesichtes und der Arme, Trismus (Kinnbackenkrampf), Zittern der Hände; Starrkrampf, Krämpfe in den Waden. – **Cholera asiatica** (Hauptmittel), besonders im Anfang, rechtzeitig gegeben fast unfehlbar, besonders bei der sog. trocknen Cholera, wenn Erbrechen und Durchfall fehlen oder nur sehr unbedeutend sind, dagegen aber **heftige Krämpfe in den Waden,** Kaltwerden des ganzen Körpers bis zu drohender Erstarrung, Totenblässe des Gesichts und Blauwerden der Haut, innere große Hitze bei äußerem Froste vorherrschen, sowie auch große Angst, Brennen im Schlund und Magen und große Schmerzhaftigkeit bei Berührung (Entzündungssymptome). (Wenn Kampfer Erfolg haben soll, so muß er gleich bei den **ersten** Symptomen als **Tinktur** [*Camphora Rubini*], in häufiger Wiederholung – bis auf 5 Minuten Zwischenpause herunter – auf Zucker getröpfelt, zu 5 und mehr Tropfen eingegeben werden.) – Ungeheurer Durst. – Brechübelkeit mit Schwindelanfällen. Heftiges Drücken und Brennen im Magen. – Delirien. – Typhus (nach *Rhus*) mit kalter, klebriger Haut. – Gehirnentzündungen, besonders von Sonnenhitze. – **Influenza oder Grippe,** besonders zu Anfang. – Stickflußartige Brustbeklemmung. Katarrhalische Affektionen mit Kopfweh, Folge plötzlicher Witterungsänderung. – Bauchwassersucht mit gänzlicher Harnverhaltung (auch äußerliche Einreibungen von Kampferspiritus). – Blasenleiden, besonders Harnzwang, namentlich wenn sie durch Mißbrauch von Spanischfliegen-Pflaster erzeugt sind. – Kopfweh, besonders im Hinterhaupte. – Schwieriger Stuhl, wie von Verengerung des Mastdarms. Diarrhöe mit Kolik,

Frostigkeit und Empfindlichkeit gegen kalte Luft. – Völlige Impotenz oder auch große Aufregung des Geschlechtstriebes mit Erektionen.

In Ermangelung von Salmiakgeist, *Apis oder Ledum,* kann man bei **Insektenstichen** mit Nutzen auch Kampferspiritus einreiben, was auf seiner giftzerstörenden (antiseptischen) Wirkung beruht.

Die meisten **Beschwerden** entstehen bei Bewegung und einem Zustande nur halber Aufmerksamkeit auf sich, oder nachts, und **verschlimmern** sich durch Kälte, freie Luft und Berührung. – Einreiben der Hände und des Gesichts mit **Kampferspiritus** stumpft die Haut gegen die Kälte ab und schützt vor Erfrieren.

Anwendung bei den Tieren: Bei Nerven- und asthenischen Fiebern und bei der Influenza der Pferde. – Gegen Trismus (Mundsperre) und Tetanus (Starrkrampf). – Gegen akute (heftige) Rheumatismen. – Gegen Nierenentzündungen und Blutharnen, infolge Genusses von scharfen Insekten, Maikäfern, Kanthariden oder auch des Laubes giftiger Pflanzen. – Bei schmerzhafter Entzündung des Euters der Kühe und Schafe, wenn *Belladonna* und *Bryonia* nicht helfen und Euterverhärtung droht. – Gegen Unruhigstehen der Kühe und Liegen beim Melken. – Gegen Knoten in Euter und Strichen. – Gegen das Nichtrindern der Stuten und Kühe. – Gegen Harnverhaltung infolge Genusses von Waldgras. – Gegen Fallsucht, wenn andere Mittel nicht helfen.

Cannabis

Cannabis sativa L. – Moraceae – Hanf

Präparate: Essenz aus den frischen Stengelspitzen mit den Blüten und Blättern, flüssige Potenzen und Verreibungen.

Wird meistens in mittleren Potenzen (D 6 bis D 12) angewendet; bei Augenleiden werden auch niedrige Potenzen empfohlen.

Wirkungsdauer: Bei chronischen Leiden bis zu 3 Wochen.

Antidote: *Camphora, Cantharis, Mercurius,* Pflanzensäuren.

Vergleichsmittel: *Apis, Cantharis, Terebinthina, Conium, Staphisagria, Mercurius, Thuja.*

Wirkt hauptsächlich auf **Harn-** und **Geschlechtsorgane,** außerdem auf Augen, Gehirn und Rückenmark.

Große Mattigkeit und Ermüdungsgefühl in den Untergliedern nach Körperanstrengung. Erregung der Phantasie, mit geilen Träumen. Vergeßlichkeit und Zerstreutheit. – Schmerzen in der Nierengegend, **Harnverhaltung, Blasen-** und **Nierenentzündung, Harnröhren-** und **Blasenkatarrh, Blasenkrampf, Harnzwang, erschwerter Harnabgang, Blutharnen,** trüber, **schleimiger Harn, Brennen in der Harnröhre** beim Harnen. (Für alle diese Leiden spezifisch.) **Tripper** im ersten Stadium mit gelbem, schleimig-eitrigem Ausfluß. Entzündung und Geschwulst der Eichel, Rute und Vorhaut. **Häufige Erektionen und männliche Geschlechtsaufgeregtheit.** (Satyriasis und Priapismus, Weiberwut, Geilheit und krampfhafte Rutensteifigkeit.) – Asthmatische Beschwerden (Kurzatmigkeit). Stechen, tief in der Brust, beim Atmen, Sprechen und Bewegen. Engbrüstigkeit. – Husten mit zähem, grünem Auswurf. – Herzklopfen, mit Ängstlichkeit; Schmerzen in der Herzgegend, Druck- und Krampfgefühl, heftige Herzkontraktionen, schlimmer bei Bewegung. Gefühl, als solle das Herz herausfallen, auch mit Atemversetzung, oder es scheint das Herz an einer niedrigeren Stelle zu schlagen; kleiner Puls, blasses Gesicht. **Herzbeutelentzündung.** Brust- und Herzbeutel-Wassersucht. – Kopfschmerz, wie vom Druck eines Steines; Druck und Spannen in den Schläfen (Kongestionssymptome) und Schwindel, besonders wenn Folge von Gebärmutterleiden und Regelstörungen. – Krampfhaftes Ziehen im Auge, Augenschwäche, Trübsichtigkeit, **Flecken und Verdunkelung der Hornhaut,** Trübung der Kristallinse, grauer Star (besonders wenn alle diese Übel Folgen einer skrofulösen Ophthalmie [Augenentzündung] sind). – **Nasenbluten,** auch mit Hitze und Trockenheit der Nase. – **Magenkrampf,** Appetitlosigkeit. Leberverhärtung. – Krampfkolik.

Verschlimmerung: Durch Berührung, freie Luft, Wärme, sowie nachts.

Anwendung bei den Tieren: Bei katarrhalischen Erkrankungen der Schleimhaut des Nierenbeckens und der Harnblase der Hengste und Stuten. – Gegen **schwierigen, mühsamen Harnabgang.** – Bei der gutartigen Form der Schankerseuche der Pferde. Bei Überrossigkeit (Unempfindlichkeit der Stuten). – Bei chronischen Schleimflüssen aus der Harnröhre männlicher Hunde. – Bei Geschwülsten von Eichel, Rute und Vorhaut. – **Bei Augenentzündungen,** auch periodischen. – **Bei Augenfellen** und **Augenflecken, grauem Star, Augentrübung. Bei Trübung der Hornhaut** nach Augenentzündungen und bei **Hornhautflecken.** – Bei Brustentzündung.

Cantharis ++

Lytta vesicatoria Fabricius. – Coleoptera – Spanische Fliege

Präparate: Tinktur, flüssige Potenzen und Verreibungen.

Wird vorzugsweise in mittleren Potenzen, meistens nicht unter D 6 angewendet, weil tiefere Potenzen eine bedeutende Erstverschlimmerung hervorrufen können.

Wirkungsdauer: Bis zu 3 Wochen.

Antidote: *Apis, Camphora, Cannabis,* Essig, Alkohol. – Bei **Harnbeschwerden,** die nach Anwendung von **Blasenpflastern** entstanden, dient Kampferspiritus, 1/4 stündlich, oder als Gegenmittel *Apis.*

Vergleichsmittel: *Apis, Arsenicum, Cannabis, Lycopodium, Terebinthina, Colchicum, Thus, Urtica urens, Echinacea, Sabal serrulatum, Sarsaparilla.*

Wirkt auf das gesamte Nerven- und Gefäßsystem, auf die Magen-Darmschleimhaut, die Schleimhaut der Atmungsorgane und die Haut, ganz besonders aber auf die **Harn-** und **Geschlechtsorgane.** – Wenn Nieren- und Blasensymptome fehlen, ist *Cantharis* selten angezeigt. – Kaffee verschlimmert.

Ein Hauptsymptom ist **Brennen** (ähnlich *Arsenicum).* Elendes Aussehen und allgemeine Schwäche. – **Harnverhaltung** mit krampfhaften Blasenschmerzen. **Vergeblicher Harndrang,** oder nur Harntröpfeln. Harn tropfenweise, dunkel, auch blut- oder eiweißhaltig, mit Brennschmerz beim Harnen. Schwieriges Harnen in dünnem und geteiltem Strahle. **Entzündung und Eiterung der Geschlechtsteile,** besonders der **Harnröhre und Blase** (nach *Aconitum).* Schmerzhafter Tripper mit **Krümmung** des Gliedes. Blutiger Schleimabgang aus der Blase. – **Nieren-, Lenden- und Harnblasenschmerzen und -Entzündung.** – Erleichtert den Durchgang der Nierensteine durch die Harnröhre. – Brennende Schmerzen in inneren Körperteilen, wie wund. – **Wutanfälle. Hundswut oder Wasserscheu.** Krampfhaftes Zusammenziehen des Halses, Schlingbeschwerden, brennender Durst mit Abneigung gegen Trinken. – Bauchwassersucht. Ruhrartige Durchfälle abends und nachts oder harter Stuhl. Cholera mit Harnverhaltung. – **Aufgeregtheit des Geschlechtstriebes bis zur äußersten Geilheit,** Satyriasis (Geilheit, Weiberwut), Priapismus (krampfhafte Rutensteifheit), nächtliche schmerzhafte Erektionen und Pollutionen sowie Nymphomanie (Mutterwut, Mannsucht, aber mehr physisch als psychisch) (ähnlich *Platinum).* – Regel zu früh und stärker, mit schwarzem Blut und Schmerzen. Eierstockentzündung. – Zurückbleiben der Plazenta (Mutterkuchen) nach Entbindung oder Abortus. – Weißfluß mit Brennen beim Harnen, der die Teile angreift. – **Halsschmerz** mit Brennen nach profusem, zähem Schleim.

Wird auch gegen pleuritische Exsudate (Ausschwitzungen des Brustfelles) empfohlen (in Tiefpotenz). – Ruhrartige Durchfälle, Entleerung von zähem, weißem oder blutgestreiftem Schleim, der wie Darmschabsel aussieht, mit Schneiden und Brennen im After und Harnzwang. – Erysipelas (Rose) mit Bildung von Bläschen, die aufbrechen und eine scharfe Flüssigkeit absondern. – Bei **Verbrennungen ersten Grades** (ohne Blasenbildung) und bei Verbrennungen zweiten Grades (mit Blasenbildung) 1 Teil der äußerlichen Tinktur mit 10 Teilen Wasser verdünnt zu Umschlägen; gleichzeitig wird das Mittel innerlich verabreicht.

Verschlimmerung: Beim Trinken, bei Berührung und Bewegung.

Anwendung bei den Tieren: Bei **Nieren- und Blasenentzündung.** – Bei **Harnverhaltung** und **Harnzwang** (Blasenkrampf). –

Bei **Blutharnen,** wenn *Ipecacuanha* nicht genügt, oder wenn es durch Genuß giftiger Pflanzen erzeugt wird. – Bei aufgeregtem, nicht befriedigtem Geschlechtstrieb. Bei der Wutkrankheit der Pferde, mit sehr aufgeregtem Geschlechtstrieb. Bei Samenkoller.

Capsicum

Capsicum annuum L. – Solanaceae – Spanischer oder türkischer Pfeffer, Paprika

Präparate: Tinktur aus den reifen, getrockneten Früchten, flüssige Potenzen und Verreibungen.

Wird in niedrigen und mittleren Potenzen (D 3 bis D 12) angewendet.

Wirkungsdauer: 1 bis 2 Wochen.

Antidote: *Camphora, Sulfur.*

Vergleichsmittel: *Carbo vegetabilis, Calcium carbonicum, Acidum phosphoricum, Asa foetida, Sanguinaria, Sulfur, Caladium seguinum, Bryonia, Lycopodium, Sepia, Graphites, Antimonium crudum, Silicea, Hepar sulfuris.*

Paßt ganz besonders für **Frauen** und **Kinder,** sowie für ältere Personen mit erschöpfter Lebenskraft, besonders durch geistige Arbeit, sowie für Personen, die gegen frische Luft und besonders gegen Zugluft sehr empfindlich sind. – Wirkt auf die **Haut** (Ausschlag und Hautentzündung, besonders im Gesicht mit Neigung zu Eiterung bei jedem Entzündungszustand) sowie auf die **Verdauungs- und Atmungsorgane.**

Schwäche, große Trägheit und Abneigung vor Bewegung. – Mürrische Laune. Empfindlichkeit und leichte Reizbarkeit, Tadelsucht. Schreckhaftigkeit, Ärgerlichkeit, Launenhaftigkeit. Schwindel, wie Trunkenheit. – Neigung zu Frost und Hitze. – Lähmige Steifheit und Verrenkungsschmerz, besonders in den Knie- und Fußgelenken, meist zu Anfang der Bewegung. Ziehendes Reißen im Rücken. – **Fieber, mit Frost und Schauder** nach jedem Trinken, und mit

Scheu vor freier Luft (Fieber nach *China*-Mißbrauch). – Wechselfieber, ein- oder dreitägige, mit vorherrschendem Froste. – Kopfschmerz zum Zerspringen; halbseitige, stechend drückende Kopfgichtanfälle mit Übelkeit und Erbrechen; klopfendes Kopfweh, auch drückend, stechend, ärger beim Bücken oder Aufrichten. Gesichtsröte, Gesichtsschmerzen, teils in den Knochen, teils nervös. Druck auf dem Jochbeine. – Diphtherie mit Gangrän des Halses. – Augenentzündung mit heftigem Brennen und Bläschen an den Lidern und auf der Bindehaut. Trübsichtigkeit. – Ohrenreißen. Akute Mittelohrentzündung mit Schwellung der Knochengegend hinter den Ohren, die druckempfindlich ist. Chronischer Ohrenausfluß. – Geschwollene und aufgesprungene Lippen mit schrindendem Schmerze. Lippenausschlag. – Zahnweh, Gefühl von Stumpfheit oder Verlängerung der Zähne. – Mundfäule, selbst bösartige. – Hals und Rachen rot, geschwollen, geschwürig. Gefühl von Zusammenschnürung im Halse. – Husten, abends und nachts am heftigsten, mit Schleimauswurf. Stinkender Atem während des Hustens und mit Kopfschmerz zum Zerspringen. – Saurer Geschmack, Sodbrennen, Brechreiz. Schwache Verdauung. – Bauchauftreibung höchsten Grades, mit Spannen und Atemversetzung. – Stuhlzwang. Ruhrartige, blutige Schleimdurchfälle. Dysenterie (Ruhr), bei häufigen, aber kleinen Stühlen mit Tenesmus und Brennen im Rektum und in der Blase. Stühle blutig und schleimig, mit zottigen Fetzen. – Nächtlicher Durchfall, mit Schneiden um den Nabel und Brennen am After. – Hämorrhoiden, sehr schmerzhaft, brennend, wie wund, blutend. – Harnzwang. – **Tripperartiger Schleimfluß aus der Harnröhre;** brennende Schmerzen beim Harnen, auch vorher und nachher. – Mangelnde Reaktion bei Fettsucht mit Stauungen im Pfortaderkreislauf und in den Wechseljahren.

Verschlimmerung: Nach dem Essen, durch Trinken, abends und nachts, durch Berührung, freie Luft und Kälte.

Besserung: Bei anhaltender Bewegung.

Anwendung bei den Tieren: Gegen fieberlosen Rheumatismus. – Gegen schwieriges Harnen bei Neugeborenen. – Bei chronischem Husten, der sich abends verschlimmert.

Carbo animalis

Tierkohle (verkohltes Rindsleder)

Präparate: Verreibungen, von D 8 an auch flüssige Potenzen. Wird meistens in niedrigen Potenzen (D 3 bis D 6) angewendet.

Wirkungsdauer: In chronischen Fällen bis zu 30 Tagen.

Antidote: *Arsenicum, Camphora, Chamomilla, Coffea, Lachesis, Mercurius, Spiritus nitri dulcis.*

Vergleichsmittel: *Carbo vegetabilis, Arsenicum, Lachesis, Silicea, Calcium fluoratum, Acidum nitricum, Argentum nitricum, Hepar sulfuris, Calcium carbonicum, Mercurius.*

So viele Ähnlichkeit auch *Carbo animalis* und *Carbo vegetabilis* in ihrer Wirkung haben, so finden sich doch viele Abweichungen und besondere Symptome, so daß eine getrennte Behandlung geboten erschien. Beide Mittel sind von Hahnemann geprüft worden.

Paßt für alte Leute und durch Krankheit geschwächte Personen mit Neigung zu Blässe der Haut infolge venöser Stauung. Es wirkt auf das Drüsensystem, besonders die Bauch-, Hoden- und Ohrspeicheldrüsen, auf die Schleimhäute bei Verdauungsschwäche.

Altersschwäche. – **Drüsengeschwülste** und **Verhärtung** der Achseldrüsen und der Leistendrüsen bei Syphilis oder Tripper. **Bubonen,** namentlich wenn sie zu früh geöffnet wurden. – **Leicht blutende, stinkende Geschwüre** und **Karbunkel** mit **Brennschmerz** und **scharfem, jauchigem Eiter** (neben *Asa foetida* und *Arsenicum).* **Krebsige Geschwüre,** hauptsächlich der **Brüste,** mit verhärteten Knoten, verhärteten Achseldrüsen und brennenden, ziehenden Schmerzen in den Brüsten, und **Gebärmutterkrebs** mit Verhärtung der Cervix und **Metrorrhagie** mit brennenden, nach den Schenkeln gehenden Schmerzen und dünnem, stinkendem Scheidenausfluß. – **Magen-** und **Darmkatarrh** mit erheblicher Aufblähung. – Hinfälligkeit stillender Frauen, nach jeder Nahrungsaufnahme Druck im Magen mit Kältegefühl, gebessert durch Druck oder Reiben des Bauches. – **Hämorrhoiden** mit Aussickern einer wäßrigen, geruchlosen Flüssigkeit aus dem After. – Lungenentzündung im letzten Stadium. – **Lungenschwindsucht,** heiserer, erstickender Husten, der das Gehirn erschüttert, als wenn das Gehirn lose wäre, mit Kältegefühl in der Brust; grüner, eitriger, übelriechender Auswurf, gewöhnlich aus Kavernen der rechten Lunge. **Emphysem** alter Leute mit schwerlöslichem Auswurf. – **Konstitutionelle Syphilis** mit kupferroten Hautausschlägen. – **Ohrenfluß,** dünn, jauchig und wundfressend mit Schwellung hinter dem Ohre über dem Warzenfortsatz.

Anwendung bei den Tieren: Bei chronischer Druse der Pferde mit Ohrspeicheldrüsen- und Hodenentzündung. – Bei Ohrenkrebs und Ohrwurm. – Bei chronischen Ausschlägen und Geschwüren mit jauchigen Absonderungen.

Carbo vegetabilis

Holzkohle (Rotbuchen- und Birkenholzkohle)

Präparate: Verreibungen, von D 8 an auch flüssige Potenzen.

Wird in niedrigen und mittleren Potenzen (D 3 bis D 12) angewendet; höhere Potenzen sollen zuverlässiger wirken.

Wirkungsdauer: In chronischen Fällen bis zu 30 Tagen.

Antidote: *Arsenicum, Camphora, Chamomilla, Coffea, Lachesis, Mercurius, Spiritus nitri dulcis.* – Komplementär sind *Kalium carbonicum* und *Phosphorus. Causticum* ist der *Carbo* feindlich.

Vergleichsmittel: *Carbo animalis, Arsenicum, Camphora, Veratrum, China, Lachesis, Echinacea, Pulsatilla, Phosphorus, Calcium carbonicum, Baryum carbonicum, Lycopodium, Antimonium crudum, Kalium carbonicum, Silicea, Sulfur.*

Entspricht vorzüglich der **venös-hämorrhoidalischen,** gastrischen Konstitution, desgleichen der skrofulösen, sowie dem **melancholisch-cholerischen** Temperament. Eignet sich besonders für herabgekommene Personen.

Paßt bei **Erschöpfungszuständen,** bei geschwächter Muskulatur, vermehrter Reizbarkeit der Empfindungsnerven, bei Überempfindlichkeit der Unterleibsorgane, daher namentlich bei **Hysterie** und **Hypochondrie.** Bei Stauungen in den Venen mit blauer Färbung des Körpers, großer Herzangst und eisiger Kälte der ganzen Oberfläche. Bei Krankheiten, in denen Beängstigung, Reizbarkeit, Schreckhaftigkeit, nächtliche Gespensterfurcht, Ärgerlichkeit und Zornmütigkeit vorwalten, verdient sie besondere Beachtung. Das Mittel entfaltet seine eigentlichen Heilkräfte erst in den höheren Potenzen (D 6 bis D 12) und wirkt daher in solchen viel tiefer und nachhaltiger als in niedrigen; doch ist es auch in niedrigen Potenzen (D 3 bis D 6), besonders bei frisch entstandenen Magenleiden heilkräftig. – Wirkt besonders auf den **Magen-** und **Darmkanal.**

Schwäche und **Lähmung** mit daniederliegender Verdauung. Allgemeine Zerschlagenheit der Glieder, früh nach dem Aufstehen aus dem Bett oder nach Verheben. – Übergroße Empfindlichkeit gegen raschen Temperaturwechsel. Nachteile von feuchter, heißer Luft. – Leichtes Erkälten mit großer Neigung zu Schweiß. – Mattigkeit, Zittrigkeit im Körper, Schwäche bis zur Ohnmacht, besonders früh im Bett oder zu Anfang des Gehens. Langwierige Beschwerden nach *Mercur*-Mißbrauch, z. B. Lockerheit und Wackeln der Zähne, Bluten und Ablösen des Zahnfleisches. Beschwerden nach *China-* oder *Chinin*-Mißbrauch. – Rheumatisches Ziehen und Reißen mit Lähmigkeit, besonders in den Gliedern. Schwächegefühl in den Händen, besonders beim Schreiben. **Brennende Schmerzen in den Gliedern, Knochen, Gelenken** (neben *Arsenicum)*, auch in Geschwüren und mit Blähungsbeschwerden oder mit Atemversetzung, wenn die Brust befallen ist. – Einschlafen der Glieder. – Schmerzen, mit Angst, Hitze und Hoffnungslosigkeit. – **Plötzliches Sinken der Kräfte** bei akuten, an und für sich nicht gefährlich erscheinenden Krankheiten. – Zustände, bei denen der höchste Grad der Entzündung in das Absterben des erkrankten Teiles oder in Gangrän und Fäulnis übergeht. – Skorbutische Zustände, nässende Flechtenausschläge, besonders im Gesicht, passen für dieses Mittel. Nesselfriesel. Trockner, feiner, **krätzeähnlicher Ausschlag.** – Brandige Geschwüre. Altersbrand an den Zehen. – Drohende Lungenlähmung und Neigung zu Lungenbrand und Blutzersetzung (neben *Arseni-*

cum). Veränderte Blutmischung, Blutvergiftung. – Typhöse Fieber, Kollaps (Zusammenfallen) beim Fieber. – Gelbes Fieber (als Vorbeugungsmittel). – Wechselfieber, die sich durch periodisch wiederkehrende Schweiße mit darauffolgendem Froste und starkem Durst sowie eisigkalte Füße auszeichnen. – Hektisches Fieber infolge langdauernder Eiterungen. – Schmerzhaftigkeit der Kopfhaut bei Berührung der Haare. Schwere des Kopfes. Kopfweh mit Übelkeit. Kopfweh infolge von Schwelgerei (ähnlich *Pulsatilla).* Klopfen und Pulsieren im Kopfe, mit Blutandrang und Hitze. – **Gastrische Beschwerden. Gelbsucht. Magenkrampf,** mit der Empfindung eines brennenden Drückens. **Bauch-** und besonders **Magenaufgetriebenheit** (Flatulenz), mit **vielen Blähungen** (die nach unten drücken und entweichen) und großer Empfindlichkeit in der Herzgrube (nach *Nux vomica).* Blähungen, die nicht abgehen wollen, besonders bei alten Leuten. Blähungsversetzung (spezifisch). Beschwerden nach Fett und fetten Speisen, Backwerk usw., wenn *Pulsatilla* oder *Lycopodium* sie nicht hebt. Beschwerden vom Genuß schlechter, verdorbener Fische und nach Schwelgerei. Nach dem Essen starke Aufblähung. Säure im Munde, Druck in den Hypochondrien (in allen diesen Leiden vorzugsweise in niederen Verreibungen). – Leberleiden (Stechen, Drücken, Spannen). – **Hämorrhoiden; brennende,** nach jedem Stuhlgang blutende **Knoten.** Hämorrhoidalverstopfung, mit Auftreibung des Leibes. – **Blutabgang aus dem After.** Überhaupt Blutungen aus verschiedenen Organen: Lunge, Gebärmutter, Nase usw. – Venenentzündung mit Neigung zu Thrombose, Krampfadern, Krampfadergeschwüre mit brennenden, stinkenden, blutigen Absonderungen. – Durchfall und Verstopfung wechselnd. – Schwerhörigkeit, besonders nach Masern. – Heftiger **Schnupfen** mit Katarrh und Heiserkeit oder Husten, mit Wundheitsschmerz im Kehlkopf und in der Brust. Katarrhalische Leiden, von feuchtwarmer Luft erzeugt. – Kehlkopf- und Luftröhrenschwindsucht. – **Langwierige Heiserkeit mit Stimmlosigkeit.** – Asthma, besonders bei alten Leuten, mit Schwäche, Zittern, Aussehen wie tot. Langdauernde katarrhalische Erkrankungen älterer oder herabgekommener Personen, besonders wenn eine Lungenentzündung befürchtet wird. – Krampfhusten mit Würgen und Schleimerbrechen. Husten, mit weißgelblichem oder grünschleimigem Auswurf. – Engbrüstigkeit und Brustkrampf in verzweifelten Fällen. – Drohende Lungenlähmung bei Typhus, nach

Pneumonie (Lungenentzündung) und bei alten Leuten und bei Emphysem (Aufblähung der Luftbläschen in den Lungen). – Dysenterie (Ruhr) in sehr schweren Fällen mit Trommelsucht und sehr stinkenden Darmentleerungen. – Kalter Atem, **Pulslosigkeit** und **drohendes Verlöschen** der **Lebenskraft,** z. B. bei Cholera (neben *Camphora* und *Phosphorus).* – Stinkender Weißfluß. – Stinkender Fußschweiß.

Paßt oft bei mangelnder Reaktion auf gegebene Arzneien (ähnlich wie *Sulfur).*

Verschlimmerung: Gegen Abend und bis Mitternacht, durch Erkältung bei feuchtwarmem Wetter, durch Wärme.

Anwendung bei den Tieren: Bei Nasen- und Rachenkatarrh, im Anfangsstadium der Tuberkulose. – Bei Magen- und Darmentzündung mit Kolik und anhaltender Auftreibung des Leibes. – Bei Erschöpfungszuständen und plötzlichem Sinken der Lebenstätigkeit.

Carduus marianus

Silybum marianum Gaertner – Compositae – Mariendistel

Präparate: Tinktur aus den reifen Samen, flüssige Potenzen und Verreibungen.

Wird in der Urtinktur und niedrigsten Potenzen (D 1 bis D 3) angewendet.

Wirkungsdauer: Einige Stunden, daher öftere Wiederholung nötig.

Vergleichsmittel: *Bryonia, Chelidonium, Lycopodium, Podophyllum, Carbo vegetabilis, Nux vomica, Natrium sulfuricum, Taraxacum.*

Wirkt auf die Leber und das Pfortadersystem.

Leberhyperämie, Völlegefühl, Drücken und Stechen in der Lebergegend. – **Gelbsucht** mit dumpfem Kopfschmerz, Schwindel, bitterem Geschmack, weiß belegter Zunge mit roten Rändern, Zahneindrücken, Übelkeit und Erbrechen einer sauren, grünlichen Flüssigkeit. **Hautjucken. – Gallensteine** und Gallensteinkolik, auch zur Verhütung weiterer Steinbildung und Kolikanfälle. – Stuhl trocken, braun, grünlich oder hellgelb, breiig oder dünn. – Harn anfangs hell und ohne Niederschläge, später dunkler werdend bis zu bräunlicher Färbung und Gallenfarbstoff enthaltend. – **Krampfadern** und **Unterschenkelgeschwüre** mit Darmträgheit.

Verschlimmerung: Durch Bewegung.

Castor equi

Warzenartige Gebilde an der Innenseite der Vorder- und Hinterfüße der Pferde, sog. Kastanie

Präparate: Tinktur, Verreibungen und flüssige Potenzen.

Wirkt hauptsächlich auf die Brustwarzen, Nägel und Knochen. Rissige, wunde, äußerst empfindliche **Brustwarzen** mit gerötetem Warzenhof. Anschwellung der Brüste mit heftigem Jucken. – Warzen auf der Stirn. Schmerz im rechten Schienbein und im Steißbein. – Aufgesprungene Hände, spröde Fingernägel.

Castoreum

Bibergeil

Präparate: Tinktur, Verreibungen und flüssige Potenzen.

Wird in niedrigen Potenzen (D 3 bis D 6) angewendet.

Wirkungsdauer: Einige Stunden bis zu einer Woche.

Antidote: *Camphora,* Pflanzensäuren.

Vergleichsmittel: *Acidum phosphoricum, Avena sativa, Moschus, Nux moschata, Magnesium phosphoricum, Dioscorea, Gelsemium, Caulophyllum, Chamomilla, Colocynthis.*

Paßt für nervöse Frauen mit Schmerz, Krämpfen und Schwäche nach schweren Krankheiten. – Heftige Schweiße, Erschöpfung und Schlaflosigkeit bei schwachen Frauen. – **Hysterie** mit krampfhaften Erscheinungen der Verdauungs- und Geschlechtsorgane. Blähungen, Durchfälle mit schneidenden Schmerzen in der Nabelgegend. – Gebärmutterkrämpfe, Dysmenorrhöe.

Caulophyllum thalictroides

Leontice thalictroides L. – Berberidaceae – Frauenwurzel

Präparate: Essenz aus dem frischen Wurzelstock mit den daranhängenden Wurzeln, flüssige Potenzen und Verreibungen.

Wird meistens in niedrigen Potenzen (D 2 bis D 6) angewendet.

Vergleichsmittel: *Pulsatilla, Cimicifuga, Asarum, Ruta, Sabina, Secale, Sepia, Ignatia, Dioscorea, Colchicum, Arnica, Chamomilla.*

Frauenmittel. Wirkt vorzugsweise auf das Muskelgewebe der weiblichen Geschlechtsorgane und auf die kleineren Gelenke.

Bei der Geburt, wenn die Wehen aussetzen, krampfhaft sind und von einem Teil auf den anderen überspringen, bald in den Weichen, bald in der Blase oder den unteren Gliedmaßen, und die Gebärende erschöpft ist. – Zu heftige Nachwehen. – **Falsche Wehen,** die in den letzten Wochen der Schwangerschaft auftreten. Ebenso bei **drohender Fehlgeburt,** mit großen herabdrängenden Schmerzen und großer Gefäßaufregung. **Gebärmutterblutungen, aktive, mit drohender Fehlgeburt,** oder auch bei passiven Blutungen nach der Geburt oder Fehlgeburt, mit zitternder Schwäche. – **Regel mit schmerzhaften Kontraktionen** (Zusammenziehungen), Kongestion und Reizbarkeit der Gebärmutter bei spärlichem Blutabgang. – Bei sympathischen Krämpfen in Blase und Mastdarm und hysterischen Krämpfen in der Brust und im Kehlkopf. – **Weißfluß,** mit profuser Schleimabsonderung; gelbe Flecken **(Leberflecken)** im Gesicht, besonders auf der Stirn. – **Veitstanz** bei jungen Mädchen mit unregelmäßiger Regel. – Magenkrampf, in Verbindung mit Gebärmutterreizung, Magenschwäche mit Krampfzuständen. – Fallsuchtartige Krämpfe während oder kurz vor Eintritt der Regel. – Lähmung infolge von Rückwärtsknickung und Blutüberfüllung der Gebärmutter nach dem Wochenbett, mit Verlust des Gefühls in den gelähmten Gliedern. – **Rheumatismus,** besonders der kleinen Gelenke, Ellbogen, Handgelenke und der Fingergelenke, sowie der Knie, des Fußgelenks und der Zehen, mit bedeutender Anschwellung, besonders bei Frauen mit Unterleibsleiden. Überspringen des Rheumatismus von den Gliedmaßen auf den Rücken oder Nacken, mit krampfartiger Steifigkeit der Rücken- und Nackenmuskeln, keuchendem Atem, Oppression (Druck auf) der Brust, starkem Fieber, nervöser Aufregung oder Delirium. – Neuralgisch-rheumatische Kopfschmerzen, besonders über dem linken Auge.

Causticum Hahnemanni

Hahnemannscher Ätzstoff

Präparate: Flüssige Potenzen und Verreibungen.

Wird meistens in mittleren Potenzen (D 6 bis D 12) angewendet; auch höhere Potenzen sind gebräuchlich. Äußerlich wird *Causticum* auch unverdünnt angewendet.

Wirkungsdauer: Bis zu 3 Wochen.

Antidote: *Coffea, Colocynthis, Nux vomica, Spiritus nitri dulcis.*

Vergleichsmittel: *Arsenicum, Carbo vegetabilis, Cantharis, Apis, Agaricus, Sulfur, Acidum phosphoricum, Gelsemium, Lycopodium, Rhus, Dulcamara, Calcium carbonicum, Graphites, Nux vomica, Bryonia, Silicea.*

Causticum folgt gut auf *Sulfur, Thus, Gelsemium* und *Sepia.*

Hahnemann nahm an, daß der Ätzstoff des Kalkes in dem Präparat enthalten sei. Nach dem heutigen Standpunkt der Chemie ist diese Annahme mindestens zweifelhaft. Wenn dem *Causticum* die nach den verschiedenen Prüfungen angegebenen Eigenschaften wirklich innewohnen, so bedarf es einer nochmaligen Prüfung und chemischen Untersuchung, um das Wesen von *Causticum* zu ergründen und es als Arzneimittel aufrechtzuerhalten. Wir bringen daher *Causticum,* das in allen Arzneimittellehren ausführlich besprochen wird, nur mit Vorbehalt. – *Phosphorus* ist *Causticum* feindlich.

Paßt besonders für Personen mit dunklen Haaren und straffer Faser. – Wirkt langsam, aber andauernd und ist besonders dann angezeigt, wenn bei sonst passenden Fällen **Brennschmerz** beobachtet wird.

Nervenmittel, das in einigen Beziehungen Ähnlichkeit mit *Graphites* hat. Paßt für Kranke, die furchtsam, nervös und ängstlich sind und voller schreckhafter Phantasien, besonders in der Dämmerung. Auch für skrofulöse Kinder mit Augen- und Ohrenleiden.

Unerträgliche Unruhe im ganzen Körper. – Große Empfindlichkeit gegen Zugluft und Kälte. – Gelbes, mißfarbiges Aussehen. Große Frostigkeit und starke Schweiße. – Gichtisches und rheumatisches Reißen, Brennen und Ziehen, besonders in den Gliedern und Gelenken, **Zähnen und Knochen,** in der Wärme und im Bett gemildert. – Verrenkungsschmerz im Hüftgelenk beim Auftreten. – **Flechsenverkrümmungen (spezifisch) und Krummziehen** oder Lähmung und öfteres Absterben **einzelner Glieder. – Lähmung** nach Schlagfluß, besonders rechtsseitige, mit stammelnder Sprache. Lähmung einzelner Teile oder Nerven, Lähmung der Zunge und Lippen, Herabfallen der Augenlider. Lähmungen infolge von Erkältungen bei großer trockner Winterkälte. – Konvulsionen oder konvulsivische Bewegungen und Zuckungen. Hysterische Krämpfe. – Epilepsie. Veitstanz. Schwindel mit Angst und Schwäche des Kopfes. – Nässende **Flechten. – Freßblasen.** Fingergeschwüre (innerlich und äußerlich anzuwenden). **Krätzeartige Ausschläge.** – Kropfähnliche Drüsengeschwulst. –

Warzen im Gesicht und an der Nase. Geschwollene Nase mit grindigem, borkigem Ausschlag und Geschwulst der Lippen. – Warzen, besonders bei Kindern. – Leberflecke. – Krankhaftes Verlangen nach geräucherten Speisen. Widerwillen gegen Süßes. – **Zahnschmerz** zum Rasendwerden, ziehend, reißend, auch brennend, besonders bei Eindringen kalter Luft; schmerzhafte Lockerheit der Zähne mit geschwollenem Zahnfleisch. Zahnfisteln und Eiterung am Zahnfleisch mit schmerzhafter Empfindlichkeit und Geschwulst. – Taubheit auf beiden Ohren, doch mehr auf dem rechten. Ohren immer trocken, mit wenig dunklem Schmalz. Sausen und Brausen in den Ohren. – Augenleiden verschiedener Art, besonders chronische, Zucken, Jucken, **Brennen,** Drücken, Halbsichtigkeit und Trübsichtigkeit. Skrofulöse Augenentzündungen. Grauer Star (nach *Sulfur).* – **Grippe** mit Heiserkeit und Kitzelhusten, mit Wundheitsschmerz in der Brust. – Hohler, anstrengender Husten, mit unwillkürlichem Harnabgang. **Rauheit im Halse** mit Brennschmerz, die zum Husten reizt, und langwierige Heiserkeit und Katarrh mit Pflockgefühl im Halse. Hartnäckige, andauernde Stimmlosigkeit, besonders bei Rednern und Sängern. **Viel Schleim im Halse,** mit schwierigem Auswurf und unwillkürlichem Niederschlucken des losgehusteten Schleimes. – Verstopfung bei Kindern, besonders wenn dabei Bettnässen und starke Zusammenziehung des Schließmuskels beobachtet wird. Abgang des Stuhles im Stehen. Kolik (besonders Menstrualkolik), Kneifen, Schneiden, auch bei Kindern. – Mastdarmfistel. – Blutungen aus der Harnröhre. Unwillkürlicher Harnabgang, auch beim Husten, Niesen und Gehen. Zu häufiges Harnen in großen Massen, besonders des Nachts. – Versiegen der Milch bei Stillenden infolge von Angst und Nachtwachen. – Zögernder Eintritt der Regel mit zu geringem Blutabgang. – **Weibliche Abneigung gegen Beischlaf** (neben *Baryum).* – Blutiger Samenerguß beim Beischlaf.

Läßt sich mit Vorteil nach irgendeinem Zwischenmittel wiederholen.

Äußerlich angewendet (auf 1/8 Liter Wasser 6 Teelöffel *Causticum* und 3 Eßlöffel Weingeist) zu Umschlägen bei Verbrennungen mit Blasenbildung, sowie (10 Tropfen *Causticum* auf einen Eßlöffel voll Wasser) zu Umschlägen bei **Wildfleisch** an eiternden Wunden und

Geschwüren und gegen Nagelgeschwüre und eingewachsene **Zehennägel.**

Verschlimmerung: Abends, von Kaltwerden, kalter Luft, besonders trockner Kälte, von Zugluft, Bewegung, vor und während der Regel.

Besserung: Durch Bettwärme, kaltes Trinken, bei trübem Wetter.

Anwendung bei den Tieren: Bei den gleichen Krankheiten wie beim Menschen, besonders bei grauem Star, bei Buglähme, gegen Warzen, bei der Staupe und Lähmung des Hinterteils der Hunde.

Ceanothus americanus

Ceanothus americanus L. – Rhamnaceae – Seckelblume

Präparate: Tinktur aus den getrockneten Blättern, Verreibungen und flüssige Potenzen.

Wird in niedrigsten Potenzen (D 1 bis D 2) angewendet.

Vergleichsmittel: *China, Scilla, Grindelia, Carduus marianus, Chelidonium, Berberis, Lycopodium, Natrium sulfuricum.*

Wirkt besonders auf die **Milz** und gilt als eins der besten Milzfunktionsmittel. Starke **Anschwellung der Milz** nach Wechselfieber und *Chinin*-Mißbrauch. Stechende Schmerzen in der linken Seite; kann nicht links liegen. – Zunge schmutzig-gelb. **Leberschwellung,** oft verbunden mit Stoffwechselkrankheiten. Stuhl lehmig. Harn dunkel, Gallenfarbstoff enthaltend oder zuckerhaltig. Kreuz- und Nierenschmerzen mit häufigem Harndrang.

Cedron ++

Simaruba Cedron Planch. – Simarubaceae

Präparate: Tinktur aus den reifen Samen, Verreibungen und flüssige Potenzen.

Wird meistens in niedrigen Potenzen (D 4 bis D 6) angewendet.

Vergleichsmittel: *China, Verbascum, Natrium sulfuricum, Arsenicum, Veratrum, Capsicum, Spigelia, Kalmia, Thuja, Mezereum.*

Wirkt auf das zerebrospinale und sympathische Nervensystem und hauptsächlich bei regelmäßig (mit dem Stundenschlage) wiederkehrenden Neuralgien.

Ciliarneuralgie, regelmäßig eintretende neuralgische Schmerzen im Augapfel, in der Augenhöhle und ihrer Umgebung, kommen jeden Tag gegen 9 Uhr vormittags und halten einige Stunden an, besonders auf der linken Seite. Auge brennt wie Feuer. **Glaukom** mit heftigen Schmerzen, die ihren Sitz in den äußeren Stirnnerven haben. – **Wechselfieber** mit periodischem, auf die Stunde wiederkehrendem Fieber. **Malaria** mit Anschwellung der Milz und Leber, allgemeiner Anämie und wassersüchtigen Anschwellungen. **Hysterische Krämpfe,** die regelmäßig morgens und abends wiederkehren.

Cepa

Allium cepa L. – Liliaceae – Zwiebel

Präparate: Essenz aus den Blattscheiden und der Zwiebel, Verreibungen und flüssige Potenzen.

Wird in niedrigen Potenzen (D 2 bis D 6) angewendet.

Wirkungsdauer: Etwa 8 Tage in chronischen Fällen.

Antidote: *Aconitum, Chamomilla, Nux vomica, Phosphorus, Pulsatilla.* Bei Leibschmerzen nach Zwiebelessen *Chamomilla,* bei anderen Beschwerden *Nux vomica.*

Vergleichsmittel: *Arsenicum, Arum triphyllum, Causticum, Colocynthis, Pulsatilla, Rhus, Cantharis, Thuja, Senega, Phosphorus, Scilla, Aloe.*

Paßt sowohl für **phlegmatische und kalte** als auch für **cholerische und gallige** Temperamente und eignet sich besonders für die hydrogenoide (gewebswäßrige) Konstitution. Steht nach Hering zwischen *Aconitum* und *Ipecacuanha.*

Nachteilige Folgen naßkalter Witterung bei **West- und Nordwestwinden,** ebenso von feuchten, kalten **Seewinden** (ähnlich *Dulcamara* und *Natrium sulfuricum),* besonders wenn Katarrh der Nase und der Brust, Neuralgien des Gesichts, Kollern im Leib, kolikartige Schmerzen in der Nabelgegend, Blähungsbeschwerden durch solches Wetter (Sudelwetter) hervorgerufen werden, sowie gegen die Folgen des Genusses roher, kältender Speisen, wie **Gurken, Melonen, Salat** (neben *Arsenicum* und *Pulsatilla).* Wechsel von Hitze und Kälte. – Glieder- und Gelenkschmerzen. – Beschwerden infolge **durchnäßter Füße** oder des Genusses **schlechten, verdorbenen Trinkwassers.** – Panaritium (Fingergeschwür) mit heftigen Schmerzen. Kahlköpfigkeit und kahle Stellen auf dem Kopf. Zahnschmerzen, besser in der Kälte, schlimmer in der Wärme. – Schnupfen und Katarrh der oberen Luftwege mit Tränen und Lichtempfindlichkeit der Augen. **Scharf brennender Ausfluß aus der Nase** mit mildem Tränenfluß (*Euphrasia* entgegengesetzt milder Ausfluß der Nase, scharfer Tränenfluß). – **Augenentzündungen,** die nach **Kaltwaschen** entstehen. – Ohrenschmerzen, Sausen und Brausen im Ohr. **Schwerhörigkeit,** Tuben- und Mittelohrkatarrh. – Grippe mit Fieber, besonders wenn sie sich auf die Brust werfen will. – Durchfälle nach Mitternacht. – Schmerzen in Amputationsstümpfen.

Die Beschwerden erscheinen oft im **oberen** Teil des Körpers erst **rechts,** dann **links,** im **unteren Teil** aber umgekehrt, sind **schlimmer** abends, **besser** im Freien und erscheinen wieder **stärker** beim Eintritt ins warme Zimmer.

Anwendung bei den Tieren: Bei den gleichen Krankheitszuständen wie beim Menschen.

Cerium oxalicum + +

Ceriumoxalat, oxalsaures Cerium

Präparate: Verreibungen, von D 8 an auch flüssige Potenzen.

Wird meistens in niedrigen Potenzen (D 2 bis D 3) angewendet.

Übelkeit und heftiges **Erbrechen** während der Schwangerschaft, bei Schwindsüchtigen, bei Magengeschwüren und chronischem Magenkatarrh. – **Seekrankheit.** – **Dysmenorrhöe** kräftiger Frauen, die Schmerzen verschwinden beim Eintreten der Blutung.

Chamomilla

Matricaria chamomilla L. – Compositae – Kamille

Präparate: Essenz aus der frischen, zur Blütezeit gesammelten ganzen Pflanze, Verreibungen und flüssige Potenzen.

Wird meistens in niedrigen Potenzen (D 3 bis D 6) angewendet; mittlere und hohe Potenzen sollen jedoch vorzuziehen sein.

Wirkungsdauer: Einige Stunden bis zu höchstens 3 Tagen.

Antidote: *Aconitum, Cocculus, Coffea, Ignatia, Nux vomica, Pulsatilla.* Ist selbst Gegenmittel von *Coffea.* Bei nachteiligen Folgen von Mißbrauch von Kamillentee dienen hauptsächlich *Coffea,* sodann *Aconitum, Ignatia* und *Pulsatilla* als Gegenmittel.

Vergleichsmittel: *Coffea, Ignatia, Belladonna, Podophyllum, Bryonia, Colocynthis, Nux vomica, Veratrum, Aconitum, Drosera, Rumex, Pulsatilla, Rhus, Magnesium phosphoricum.*

Ist ein reines **Nervenmittel,** wirkt aber auch auf die **Verdauungs-** und **Atmungsorgane,** auf **Harn-** und **Geschlechtsorgane** und die **äußere Haut. Krampf-** sowie **Hauptmittel** für **Kinder** sowie für **Frauen** mit nervöser **Überempfindlichkeit** und **Reizbarkeit,** besonders während der Schwangerschaft. Eignet sich vorzüglich für **nervöse** und **biliöse** Konstitutionen und für das **cholerische** Temperament. – Paßt für Kranke, die keinen Schmerz ertragen können, mit Neigung zu Krämpfen, die reizbar sind, gleich wehklagen, ärgerlich, störrisch und unartig werden; paßt dagegen weniger für geduldige und ergebene Patienten, die schweigend leiden und dulden. Paßt bei Schmerzen, die meist in Anfällen auftreten, die nachts und in der Bettwärme am schlimmsten sind, mit Durst, Hitze und Röte nur einer Backe, mit Unruhe, Umherwerfen und Ärgerlichkeit, oft mit Schreien und Heulen. *Chamomilla* ist Vorbeugungsmittel gegen die Folgen von **Erkältung** (besonders durch Zugluft), bei schwitzendem Körper (zurückgetretener Schweiß), namentlich gegen **rheumatische Schmerzen an Kopf, Ohren, Zähnen** oder im **Bauch,** sowie für Folgen von Ärger und **Zorn** (Krämpfe, Ohnmachten usw.).

Überempfindlichkeit der Sinnesorgane, besonders durch Kaffeetrinken und andere Narkotika (betäubende Mittel) hervorgerufen. Große **Aufgeregtheit** und **Überempfindlichkeit des Nervensystems.** Schauder mit innerer Hitze. Brennende Hitze, mit saurem Schweiß. – Fieber mit Delirien. – Ziehende, reißende Schmerzen, mit lähmigem Taubheitsgefühl in den leidenden Teilen, am ärgsten nachts, oft mit stetem Durst. Große Empfindlichkeit gegen frische Luft, besonders gegen Wind. – **Während der Geburt,** wenn die Wehen im Rücken beginnen und sich der inneren Seite der Schenkel entlang abwärts erstrecken und die Gebärende viel Lärm macht und ungeduldig ist. – Verschiedene Leiden der Wöchnerinnen und Neugeborenen. – Konvulsionen und Zuckungen einzelner Teile, besonders bei Kindern (Gichtern) und Wöchnerinnen, **Kindbettfieber.** – Krämpfe in inneren und äußeren Organen, Katalepsie (Starrkrampf), Epilepsie. – Ausbleiben der Milch Stillender nach Ärger. – Rheumatische und katarrhalische Fieber, mit Wechsel von Frost und Hitze. – Heißer Kopfschweiß. Kopfschmerz mit Zerschlagenheitsschmerz. Halbseitiges Reißen und Ziehen im Kopf. Stechender Kopfschmerz. Druck vom Wirbel nach dem Vorderkopf und den Schläfen infolge von Geistesanstrengung. – Blutandrang nach dem Kopf. – Gesichtsrose. – **Heiserkeit nach Erkältung. Trockner Erkältungshusten,** Scharrhusten der Kinder im Winter nach Erkältung, mit Kitzel im Halsgrübchen und verstopfter Nase, bei Ausfluß von heißem, wäßrigem Schleim aus den Nasenlöchern. Scharrhusten der Kinder, besonders in der Zahnperiode und nachts am schlimmsten, sogar im Schlaf (ähnlich *Hyoscyamus).* – Halsentzündung mit dem Gefühl, als stecke etwas im Halse, das durch Räuspern weggeschafft werden müsse; Hitze im Schlunde und Durst. **Keuchhusten** im ersten Stadium. – **Unheilsame, wunde Haut,** besonders bei Kindern. – Zahnschmerz durch Zugluft, nach dem Ohr zu (Ohrenzwang), mit dem Gefühl, als wären die Zähne zu lang und wackelten (ähnlich *Belladonna).* Zahnweh nach Erkältung, nach Essen und Trinken. Zahnweh mit Backengeschwulst. Zahnweh nach übermäßigem Kaffeegenuß. Rheumatisches Zahnweh, einseitig, mit nächtlicher Verschlimmerung, durch Aufstehen und kaltes Wasser gebessert. Zahnfieber der Kinder, mit Unruhe, Schreien, Krämpfen (Gichtern). Eine Backe rot und heiß, die andere blaß und kühl. – **Ohrenzwang** mit **Reißen und Stechen.** Ohrdrüsengeschwulst. – Entzündung der Augen und Lidränder, besonders bei Neugeborenen und Gichtischen. Zucken der Augen und Lider. – **Brustkrampf,** mit Erstikkungsanfällen nach Ärger. Beklemmung der Brust, keuchhustenartige Engbrüstigkeit, wie von Zuschnüren der Kehle. – **Magenkrampf,** mit Drücken wie von einem Stein, durch Kaffeetrinken gelindert, besonders wenn von Ärger entstanden. Galleerbrechen, Erbrechen der Schwangeren. – Gastrische und gallige Zustände (Gelbsucht) infolge von heftigem Ärger, mit unerträglichen Kopfschmerzen und häufigem, bitterem Aufstoßen und Brechwürgen. – Gastrische und biliöse Fieber, besonders mit nächtlichen Verschlimmerungen. **Wäßriger, grünlicher, auch wie gehackte Eier aussehender Durchfall,** wie faule Eier riechend, besonders beim Zahnen der Kinder, mit Unruhe und Krämpfen (neben *Rheum* und *Borax)*; der After wird von den heißen Stühlen wund. – Kolik mit schneidenden Schmerzen, wie von Messern, um den Nabel herum, mit **Kurzatmigkeit** und Blässe. – Krampfkolik, besonders der Kinder (ähnlich *Belladonna)*, das Kind krümmt sich zusammen und zieht die Beine an den Unterleib heran. Schrcien der Kinder ohne sichtbare Ursache, nur im Tragen auf dem Arme nachlassend. Erkrankungen der Säuglinge, die ihren Grund in Gemütsbewegungen der Stillenden haben. – Wehenartige Schmerzen vor oder während der Regel. – Falsche, krampfhafte Wehen mit großer Unruhe. Sehr schmerzhafte Nachwehen. Gebärmutterblutungen mit wehenartigen Schmerzen und Abgang dunklen, übelriechenden Blutes in Klumpen. Drohende Fehlgeburt, besonders nach Ärger. – Nervöse Ischias (Hüftweh), mit Schmerzen im Oberschenkel und Schwachheit des ganzen Beines, schleichender Gang, plötzliche gänzliche Lahmheit, mit wütenden Schmerzen, besonders nachts.

Verschlimmerung: Abends und nachts, von Ärger, Aufstoßen, Essen, Sprechen und durch kalte, windige Luft

Besserung: Durch Aufstehen und Herumgehen, nach Schweiß und bei nüchternem Magen.

Die Tinktur der *Chamomilla* wirkt, **äußerlich** angewendet, ähnlich wie *Calendula* und *Arnica.* Sie hindert, wie *Calendula,* besonders die **Eiterbildung.**

Anwendung bei den Tieren: Bei der **akuten Aufblähung der Rinder** (im Anfang), nachher *Colchicum,* oder bei arger Verstopfung besonders *Plumbum.* – Bei **Wind-** und **Krampfkolik** der Pferde, besonders nach Erkältung und mit häufigem Abgang breiigen Kotes. – Bei **wäßrigem** und **schleimigem Durchfall** mit **Kolik.** – Bei akuter Gelbsucht der Rinder und Schafe nach Erkältungen. – Bei der Staupe der Hunde, mit nervösen Erscheinungen (Zuckungen). – Bei der Druse junger Pferde, mit erschwertem Schlingen. – Bei schwachen oder mangelnden Geburtswehen mit Angst und Unruhe der Tiere. – Bei Milchstockung und Milchmangel der Kühe. – Bei Geschwüren und Wunden mit üppiger Granulation (Fleischwärzchenbildung). – Gegen Knieschwamm, Stollbeule. – *Chamomilla* befördert den Eintritt der Milch.

Chelidonium +

Chelidonium majus L. – Papaveraceae – Schellkraut, Schöllkraut

Präparate: Essenz aus der frischen, vor Beginn der Blüte gesammelten Wurzel, Verreibungen und flüssige Potenzen.

Wird vorzugsweise in niedrigen Potenzen (D 2 bis D 6) angewendet.

Wirkungsdauer: 3 bis 4 Tage.

Antidote: *Camphora.*

Vergleichsmittel: *Bryonia, Mercurius, Acidum nitricum, Phosphorus, Sanguinaria, Carduus marianus, Nux vomica, Podophyllum, Chamomilla, Anacardium, Colocynthis, Sepia, Asa foetida.*

Wirkt besonders auf die **Leber** und **Galle;** außerdem auf die Nieren und die Atmungsorgane. Sein charakteristisches Symptom ist ein stetiger Schmerz unter dem unteren, inneren, rechten Schulterblattwinkel.

Lähmiges Ziehen und Lähmigkeit in einzelnen Körperteilen. – Anfälle von Taubheit und Kältegefühl, wie wenn die befallenen Teile abgestorben wären. – Mangel an Lebenswärme. – Gefühl von Stechen, wie von Nadeln, an verschiedenen Stellen. – Gicht und Rheumatismus der Muskeln und Gelenke mit großer Empfindlichkeit bei Berührung. – Krampfartige Schmerzen. – Müdigkeit und Trägheit des Morgens nach dem Aufwachen. – Lähmige Schwäche in Oberschenkeln und Knien beim Gehen. – Abneigung gegen Bewegung, die mühsam wird. – Gefühl von Unbehaglichkeit, ohne Schmerzen. – Neigung zum Schlaf und Liegen, ohne jedoch schlafen zu können. Spätes Einschlafen, beim Einschlafen Aufschrecken, mit nachfolgenden Kopfschmerzen, häufiges plötzliches Erwachen aus dem Schlafe, mit starkem Schweiß während des Wachseins. – Frostschauer, Frösteln, Gänsehaut und Kältegefühl (Fieber). – Niedergeschlagenheit, Befürchtungen und Unruhe über Gegenwart und Zukunft. – Heftige, dumpfe und zusammenziehende Kopfschmerzen, namentlich in Stirn und Schläfen. – Benebelung der Sinne. – Kältegefühl am

Hinterkopf, vom Nacken her aufsteigend. – Flechtenartige Ausschläge, Flechten im Gesicht. – Alte phagedänische (fressende) Geschwüre. – Magenschmerzen, durch Essen gebessert. – Blähungsbeschwerden nach Milchgenuß. – Kongestionen nach Kehlkopf und Brust. Heftiger Druckschmerz, vorzugsweise der rechten Seite, mit Atembeengung, ohne Husten. (Wird in Amerika als beachtenswertes **Schwindsuchtsmittel** empfohlen, in tiefsten Potenzen.) – Katarrhalische Lungenentzündung, Keuchhusten. Lungenentzündungen, nur der rechten Lunge, bei Kindern. – **Schmerzen am rechten unteren Schulterblattwinkel.** Druck und Schmerz in der Lebergegend. Leberanschwellung. **Leber-** und Milzbeschwerden bei Stauungen im Pfortadersystem. Dick gelb belegte Zunge mit roten Rändern, die die Zahneindrücke zeigen. Bittrer Geschmack mit Verlangen nach Saurem, nach heißen Speisen und Getränken. Erbrechen von Galle und Schleim, auch bei Schwangeren. **Hellgelber** oder **lehmfarbiger Durchfall.** Blähungen. Fieberhafter, katarrhalischer Ikterus (Gelbsucht). – Gallensteine. – Brennende, juckende, blinde Hämorrhoiden. – Nierenbeckenentzündung und Blasenkatarrh. Harn stark sauer, zitronengelb oder braun, mit Gallenfarbstoff, Grieß und Sand führend.

Besserung: In der Ruhe, im warmen Zimmer, durch Essen und Heißtrinken, durch Druck.

Verschlimmerung: Nach Bewegung, bei Witterungswechsel, besonders bei rauhem, kaltem Wetter.

Chimaphila umbellata

Chimaphila umbellata Nutt. – Pirolaceae – Doldenblütiges Wintergrün

Präparate: Essenz aus der frischen, blühenden Pflanze, Verreibungen und flüssige Potenzen.

Wird in niedrigen Potenzen (D 2 bis D 3) angewendet.

Vergleichsmittel: *Cannabis, Cantharis, Pareira brava, Sabat, Uva ursi.*

Wirkt auf die Harnorgane, besonders die Blase. Akuter oder chronischer **Blasenkatarrh** mit spärlichem, trübem, übelriechendem Harn, zuweilen mit zähem oder blutigem Schleim. Harndrang, Beschwerden bei Beginn, Brennen während des Harnens. Prostatahypertrophie, mit Verstopfung.

China

Cinchona succirubra Pavon. – Rubiaceae – Chinarinde

Präparate: Tinktur aus der getrockneten Zweigrinde, Verreibungen und flüssige Potenzen.

Wird vorzugsweise in niedrigen Potenzen (D 1 bis D 6) angewendet.

Wirkungsdauer: Mehrere Stunden bis zu 3 Wochen.

Antidote: *Arnica, Arsenicum, Belladonna, Carbo vegetabilis, Ferrum, Ipecacuanha, Lachesis, Natrium muriaticum, Pulsatilla, Veratrum.* Ist selbst Antidot von *Ferrum.*

Vergleichsmittel: *Acidum phosphoricum, Arsenicum, Pulsatilla, Colocynthis, Cedron, Natrium sulfuricum, Ferrum, Ipecacuanha, Capsicum, Baptisia, Lycopodium, Chamomilla, Coffea, Lachesis, Carbo vegetabilis, Eupatorium perfoliatum.*

Hauptmittel gegen den leider so häufigen, lange fortgesetzen Mißbrauch der *China* oder des *Chinins* in großen allopathischen Gaben, durch den eine eigentliche, tiefwurzelnde, chronische Vergiftung verursacht wird, sind: *Arnica, Arsenicum, Carbo vegetabilis, Ipecacuanha, Natrium muriaticum, Pulsatilla.*

Kann mit Vorteil in den niedrigsten Verdünnungen, als Stärkungsmittel sogar als Urtinktur angewendet werden. Wirkt auf das **ganze Nervensystem,** besonders dessen Zentralorgan, das **Rückenmark,** auf das **Gefäßsystem** sowie auf die **Verdauungsorgane, Harnorga-**

ne, die **Leber, Milz** und **Atmungsorgane.** – Der allgemeine Charakter der *China*-Wirkung (Erstwirkung) ist der der **Schwäche, Lähmung.** Sie paßt daher bei wirklicher Erschöpfung der Lebenskraft des ganzen Körpers oder nur einzelner Organe, gepaart mit übergroßer Empfindlichkeit und Überreiztheit der Nerven, Mangel an Wärme und Neigung zu Blutungen aus allen Öffnungen und besonders für Personen von **eigensinnigem Charakter,** mit magerer, trockner Konstitution, für **Hämorrhoidarier,** bei Neigung zu wassersüchtigen Anschwellungen, Schnupfen, Katarrh, Schleimflüssen und Durchfällen.

Der Grundcharakter der durch *China* heilbaren Krankheiten ist der der **Intermission** (Unterbrechung) oder **Periodizität** (zeitweises Wiederholen) der Erscheinungen; Leiden oder Schmerzen, die sich zu **bestimmten Zeiten** einstellen und dann nachlassen, um wieder regelmäßig zu bestimmter Zeit zu erscheinen (typischer Charakter), und die mehr **nervöser** als organischer Natur sind. Ferner Schmerzen oder Leiden, die durch die leiseste Berührung hervorgerufen oder verschlimmert werden. Ebenso bei großer Neigung zu Schweiß und zu Blähungsbeschwerden.

Mattigkeit, mit Apathie, Ängstlichkeit, Mutlosigkeit, Unzufriedenheit, weil man unglücklich zu sein und sich verfolgt glaubt. Heftigkeit, mit Furchtsamkeit, Empfindlichkeit gegen Geräusche, nächtliche Furcht, besonders vor Tieren. Trägheit der Denkkraft und Projektenhascherei, bei Arbeitsunlust und Schwere in allen Gliedern. **Große Tagesschläfrigkeit** und spätes Einschlafen des Nachts wegen Gedankenzudranges.

Große, allgemeine Schwäche, verursacht besonders durch Säfteverlust, Onanie, geschlechtliche Ausschweifungen, Blutentziehungen oder Blutverluste überhaupt, Stillen der Kinder, Eiterungen, übermäßige Schleimabsonderungen, Schweiße. Folge von Abführ- und Brechmitteln, starken Speichelflüssen (Quecksilbersiechtum), langanhaltenden Durchfällen, nach langen Nachtwachen und Schlafentziehungen, nach schweren Krankheiten, anhaltenden Geistes- und Körperanstrengungen (ähnlich *Acidum phosphoricum* und *Ferrum).* – Impotenz, schwächende Pollutionen. – Abmagerung, besonders der Arme und Beine; Darrsucht der Kinder. – Ermattende Schweiße nachts oder morgens. – **Gliederschmerzen,** durch die leiseste Berührung erhöht, Schweißneigung. – **Wechselfieber** (frisch entstandene – gegen veraltete leistet *China* wenig), im Wechsel mit *Arsenicum,* besonders epidemische, in sumpfigen (Malaria-) Gegenden, mit deutlich geschiedenen Stadien, nämlich **Frost,** dann **Hitze,** dann **Schweiß,** und mit Durstmangel während des Frostes und der Hitze; der **Durst tritt zwischen Frost und Hitze ein** und wird beim Schweiß bedeutender. (Hierbei verdient *Chininum sulfuricum* den Vorzug, das selbst in Substanz bis zu 0,2 g und mehr pro dosi gegeben werden kann, wenn man in Malaria- [Sumpffieber-] Gegenden lebt.) – Hautwassersucht (nach *Arsenicum)* und **Wassersucht** überhaupt, besonders nach Blutentziehungen, oder als Folge von sonstigen Schwächezuständen, besonders bei alten Leuten oder bei Trinkern, infolge von Milz- und Leberleiden. – Gebärmutterblutungen (Mutterblutsturz), besonders aus **Erschlaffung,** als Folge von allgemeiner Schwäche oder infolge von Kamillenmißbrauch. **Blutsturz aus Mund und Nase. – Regelausbleiben bei sehr schwachen** (bleichsüchtigen) **Mädchen. – Lungenblutung** (Blutsturz), Lungenschwindsucht, besonders im letzten Stadium (palliativ). – Hektisches Fieber, besonders bei und nach Abszessen. – Magenkrampf von Schwäche. Magenschmerzen, mit Gefühl von Schwere im Magen und Neigung zu Blähungsauftreibung. – **Gallensteine,** mit heftigem Schmerz im Magen und in den Eingeweiden. – **Leber- und ganz besonders Milz-Leiden** der verschiedensten Art (Geschwulst und Stechen), sofern sie nicht Folge von *China*-Mißbrauch sind. Gelbsucht. – **Augenschwäche** infolge von Säfteverlusten. – Katarrhalische und asthmatische Beschwerden. – **Nervöse oder neuralgische Kopfschmerzen** (auch Migräne und Gesichtsschmerzen), mit kongestivem und typischem (intermittierendem = aussetzendem) Charakter, besonders bei entkräfteten, blutarmen Personen. – Zahnschmerzen, durch die leiseste Berührung vermehrt, durch festes Zusammenbeißen oder Drücken gebessert. – **Bauchauftreibung, Blähungskoliken,** nachts regelmäßig wiederkehrend, besonders sehr **stinkende Winde**. – Verstopfung von Schwäche. – **Durchfälle,** nach dem Essen und nachts eintretend, **mit Schwächegefühl** und Abgang unverdauter Speisen, auch nach Genuß frischen Obstes. Unwillkürlicher Abgang des Kotes und des Harnes aus Schwäche. – Bleichsucht. – **Geschwulst der Füße, wassersüchtige,** auch bei **Bleichsucht.**

Da nur der krankheitsfreie Organismus die fehlenden Kräfte ersetzt, so kann *China* auch nur dann als Stärkungsmittel wirken, wenn die Krankheit, die die Schwäche zurückließ, vollkommen beseitigt ist, oder wenn *China* selbst als Heilmittel homöopathisch angezeigt ist.

Verschlimmerung: Nachts, durch kalte Luft oder Zugluft, von Trinken (von Milch), durch leise Berühung.

Besserung: Durch Wärme, im warmen Zimmer, durch starken Druck. – Schädlich wirkt der gleichzeitige Gebrauch von *Digitalis, Ledum, Selenium.*

Ähnlich wirken die Alkaloide der Chinarinde, das *Chinin* und dessen Salze (*Chininum muriaticum, citricum, tartaricum, lacticum* und besonders *sulfuricum,* als am meisten angewendet), nur daß sie mehr die **Fiebersymptome** der Chinarinde und ihre Wirkung in bezug auf Intermission (Unterbrechung) und Periodizität (Wiederkehr) der Leiden repräsentieren, demnach deren Einwirkung auf das Gefäß- und Nervensystem, dagegen weniger deren **Schwächesymptome** aufweisen. *Chinin* repräsentiert daher eigentlich mehr die fiebervertreibende Kraft, besonders bei Wechselfiebern, aber in sehr verstärktem Grad, und auch nur dann, wenn die Wechselfieber nicht veraltet sind, also nur bei frisch entstandenen Fiebern.

Chinin ist auch mit großem Erfolg gegen Migräne verschiedener Art, periodische Kopfschmerzen, mit Schwere, Sausen, Brausen, Schwindel, Gesichtsverdunklung, Hitze und Kongestionen, angewendet worden. Es ist jedoch bis jetzt nur in den **tiefsten** Potenzen (D 1 oder D 2) erprobt worden; in den höheren Potenzen fällt seine Wirkung mit der Chinarinde im wesentlichen zusammen.

Anwendung bei den Tieren: Bei Schwächezuständen, bei Blutarmut, bei Bleichsucht nichtinfektiöser Art, bei chronischen Darmkatarrhen. Bei ödematösen (wassersüchtigen) Anschwellungen an dem unteren Teile der Brust und des Bauches sowie der unteren Gliedmaßen infolge schwächender Krankheiten, wie Influenza, Druse usw. Bei chronischem Darmkatarrh junger Tiere, mit Abgang unverdauter Futterstoffe, in Begleitung von großer Mattigkeit und Abspannung. – Bei Pfeiferdampf (Kehlkopfpfeifen). Bei Scheidenvorfall der Wiederkäuer vor der Geburt.

Chionanthus virginica

Chionanthus virginica L. – Oleaceae – Schneeflockenblume, Giftesche

Präparate: Essenz aus der frischen Wurzelrinde, Verreibungen und flüssige Potenzen.

Wird in niedrigen Potenzen (D 2 bis D 3) angewendet.

Wirkt hauptsächlich auf die **Leber.** Leberanschwellung bei Malaria. Wundheitsgefühl in der Lebergegend, Schmerz in der Nabelgegend. Gelbsucht. Stuhlverstopfung, tonfarbige Stühle. Gallensteine. Dumpfer Stirnkopfschmerz über der Nasenwurzel. Klopfen in den Schläfen. – Häufiges Harnen. Dunkelgefärbter Harn.

Chlorum +

Chlor

Präparate: Flüssige Potenzen.

Wird in niedrigen Potenzen (D 3 bis D 4) angewendet.

Wirkt besonders auf die Atmungsorgane. **Stimmritzenkrampf,** plötzliche Atemnot infolge Krampf der Stimmbänder. – Schnupfen mit wäßrigem, wundmachendem Ausfluß. – Gedächtnisschwäche, kann keine Namen behalten.

Cicuta virosa ++

Cicuta virosa L. – Umbelliferae – Wasserschierling, Wüterich

Präparate: Essenz aus dem frischen, zur Zeit der beginnenden Blüte gesammelten Wurzelstock mit Wurzeln, Verreibungen und flüssige Potenzen.

Wird meistens in niedrigen Potenzen (D 4 bis D 6) angewendet; auch höhere Potenzen werden empfohlen.

Wirkungsdauer: Mehrere Stunden bis zu 4 Wochen.

Antidote: *Arnica, Camphora, Tabacum.*

Vergleichsmittel: *Strychninum, Oenanthe crocata, Stramonium, Hyoscyamus, Belladonna, Cuprum, Lachesis.*

Wirkt namentlich sehr stark auf das **Nervensystem** (Gehirn- und Rückenmark).

Heftige Kopf-, Rücken- und Gliederschmerzen. Schmerzen wie nach Schlag oder Stoß. – Allgemeine Konvulsionen, Fallsucht, Starrkrämpfe. – Krämpfe beim weiblichen Geschlecht. **Epileptische Anfälle,** besonders bei Kindern, mit Verdrehung der Oberglieder und des Kopfes. Krämpfe von Würmern und puerperale Krämpfe. – Kinnbackenkrampf (Trismus). – Linsengroße eiternde, rote Ausschläge mit honigfarbigen Krusten, brennendem Schmerz an den Händen, dem Kopf und im Gesicht, besonders am Mund. – **Heftige Wurmfieber. – Drehender Schwindel, als bewegten sich alle Gegenstände.** – Öfteres Starrsehen, wie von Gedanken. – Einschlafen im Sitzen, mit Vorbeugen des Kopfes in der Verdauungszeit. – Schwindel beim Aufrichten im Bett mit Gesichtsverdunkelung. – Schwäche der Sehkraft bei erweiterten Pupillen, Lichtscheu, Starrsehen, Doppeltsehen. – Blutfluß aus den Ohren. – Chronische, periodische Kopfschmerzen infolge von einer Kopfverwundung oder Gehirnerschütterung. – Brennender Druck im Magen, mit Unfähigkeit zu schlucken. – Erbrechen beim Versuch, sich aufzurichten. Schlucken. – Bauchweh von Würmern, mit Konvulsionen. – **Chole-**

ra, wenn die Ausleerungen aufhören und Kongestionen nach Gehirn und Brust, Augenverdrehen, Atembeschwerden, soporöser Schlaf eintreten. – Unwillkürlicher Harnabgang, wie von Blasenlähmung.

Anwendung bei den Tieren: Bei epileptischen Anfällen. – Bei Zuckungen und Konvulsionen, namentlich bei der Staupe der Hunde, oder wenn sie Folge von Wurmleiden sind. – Bei Trismus und Tetanus (Maulsperre und Starrkrampf).

Cimicifuga[6] +

Cimicifuga racemosa Ell. – Ranunculaceae – Wanzenkraut, Frauenwurzel

Präparate: Essenz aus dem frischen Wurzelstock mit Wurzeln, Verreibungen und flüssige Potenzen.

Wird in niedrigen und mittleren Potenzen (D 2 bis D 12) angewendet.

Wirkungsdauer: Bei akuten Leiden 6 bis 48 Stunden, bei chronischen 3 Wochen.

Antidote: *Belladonna, Camphora, Digitalis, Colchicum, Glonoinum.*

Vergleichsmittel: *Pulsatilla, Chamomilla, Ferrum phosphoricum, Lachesis, Spigelia, Sepia, Lilium tigrinum, Ignatia, Chelidonium, Zincum valerianicum, Anacardium, Gelsemium, Stramonium, Hyoscyamus, Sabina, Kalium carbonicum.*

Wirkt hauptsächlich auf das Zentralnervensystem, Gehirn und Rückenmark, ferner auf die weiblichen Geschlechtsorgane.

Frösteln, kalter Schweiß, bei langsamem Puls. – Veitstanz, namentlich wenn er beim weiblichen Geschlecht vorkommt, zur Zeit der Regel schlimmer und überhaupt mit Leiden der Geschlechtsorgane

[6] Kommt auch unter dem Namen *Actaea racemosa* vor.

verbunden ist. – Epilepsie. Nervenleiden nach Mißbrauch von Tee, Baldrian und Morphium. – Delirium tremens mit Schlaflosigkeit. – Schlaflosigkeit bei Hysterischen, in typhösen Fiebern und bei Kindern während des Zahnens. – Epidemischer Genickkrampf. – Gemüts- und Geisteskrankheiten und -störungen, besonders wenn sie verbunden sind mit heftigem Blutandrang nach dem Kopf. Melancholie mit Schlaflosigkeit. – Kopfschmerzen mit Gesichtsröte, von innen nach außen gehend und bis in die Augäpfel sich erstreckend, durch Bewegung und Bücken verschlimmert und mit dem Gefühl, als wäre das Gehirn zu groß und als würde der Leidende verrückt werden, besonders bei Gebärmutterleiden. Migräne, Nervenschmerzen, besonders von Gebärmutter- und Eierstockleiden ausgehend. Nervöse und rheumatische Kopfschmerzen mit Regelstörungen, schlimmer durch die geringste Bewegung. – Dunkle Flecke vor den Augen, Doppeltsehen, Schmerzen in den Augen. Ciliarneuralgie. – Herzkrankheiten infolge von Rheumatismus oder Gebärmutterreizung. – Seitenstechen rechts, von Bewegung verschlimmert. – **Menorrhagie** (Gebärmutterblutung), zu profuse oder schwierige Regel, mit Rücken- und Gliederschmerzen, oder mit heftigen Kopf- und Augenschmerzen. – Regelmangel und schwieriger Durchbruch der Regel, besonders bei Mädchen in der Entwicklungszeit (Pubertät), auch mit heftigen Gliederschmerzen. Fallsuchtartige oder hysterische Krämpfe vor oder bei Eintritt der Regel. Veitstanzartige Leiden infolge von Gebärmutterleiden oder Regelunterdrückung. Bei der Entbindung und bei drohender Fehlgeburt, wenn die Schmerzen von einer Seite zur anderen durch den Leib fliegen. Schmerzhafte Wehen mit Ohnmachtsanfällen. Hysterische Krämpfe während der Entbindung; zur Erleichterung der Geburtsarbeit einige Tage vor der Niederkunft täglich dreimal 5 Tropfen der Urtinktur zur Erweiterung des Muttermundes. – Schmerzen in den weiblichen Brüsten, ganz besonders links. – Hysterische Beschwerden in den Wechseljahren. – Akuter **Muskelrheumatismus. Ischias,** besonders linksseitig, mit Schmerzen vom Rücken aus durch das ganze Bein hinunter; die Schmerzen bessern sich beim Sitzen und durch Druck. Oft abwechselnd mit Kolik, Diarrhöe und Harnverhaltung. Steifer Nacken.

Cina

Artemisia cina Berg. – Compositae – Wurmsamen, Zitwersamen

Präparate: Tinktur aus getrockneten, vor dem Aufblühen gesammelten Blütenköpfchen, Verreibungen und flüssige Potenzen.

Wird vorzugsweise in niedrigsten Potenzen (D 1 bis D 3) angewendet. – Dr. Stauffer empfiehlt Hochpotenzen.

Wirkungsdauer: Bei akuten Leiden 3 bis 12 Stunden, bei chronischen Leiden 3 bis 4 Tage.

Antidote: *Bryonia, China, Hyoscyamus, Ipecacuanha.*

Vergleichsmittel: *Chamomilla, Apis, Antimonium crudum, Nux vomica, Ipecacuanha, Cicuta, Hyoscyamus, Belladonna, Cuprum.*

Wirkt besonders auf das **Bauchnervensystem,** sodann auf das **Auge** und die **Atmungs-** und **Verdauungsorgane.** Paßt besonders für skrofulöse, lymphatische (weißblütige, blutwäßrige), gedunsene und welke, schwächliche, dickbauchige, mit Würmern behaftete und zu Krämpfen neigende Personen, namentlich für Kinder.

Hauptmittel bei Wurmfieber und Wurmbeschwerden der Kinder. Bei Vorhandensein von Spulwürmern (Askariden) nicht potenziert, sondern in **Substanz,** als **Wurmsamen** oder besser noch als **Santonintabletten** (und darauf Rizinusöl zum Abführen). Bei Symptomen, die den bei Wurmleiden auftretenden ähnlich sind, treten die Potenzen in ihr Recht. Die Symptome, die auf Vorhandensein von **Spulwürmern**[7] hinweisen, sind hauptsächlich folgende: kneipendes Leibweh und schmerzhaftes Winden um den Nabel. Zuckungen und Krämpfe kleiner Kinder (Konvulsionen, Epilepsie und Eklampsie, Gichter) mit abendlichem Froste, kleinem, härtlichem, frequentem Pulse, wenig Schlaf, Herumwerfen, Aufschreien und Zusammenfahren im Schlaf, großer Verdrießlichkeit, vorübergehenden Anfällen von Delirien (Irrereden), Gliederschwere, bald

[7] Gegen Madenwürmer (Oxyuren) ist *Cina* von unsicherer Wirkung.

blassem, bald rotem, heißem Gesicht und erweiterten Pupillen, oder wenn die Kinder mit halbgeschlossenen Augen schlafen und sich häufig an die Nase fassen, mit dem Finger in der Nase bohren oder sie reiben. Unerträgliches Afterjucken. Dicke Bäuche der Kinder mit Gefräßigkeit, wobei sie hauptsächlich nach Schwarzbrot verlangen. Starker Hunger kurz nach dem Essen. Hartleibigkeit und Stuhlverstopfung. Dunkle Ringe unter den Augen. – **Keuchhusten** der Kinder, mit Wurmsymptomen (Bohren in der Nase usw., auch mit Konvulsionen). Fließschnupfen mit Brennen in der Nase und heftigem Niesen. **Gesichtsblässe mit krankem Aussehen um die Augen.** Gehirnaffektionen und chronisches Erbrechen der Kinder, die an Würmern leiden. – **Bettnässen der Kinder.** Blasser Harn, der nach dem Stehen milchig wird. Häufiger Harndrang. – **Wechselfieber,** besonders der Kinder, mit Erbrechen oder Heißhunger.

Verschlimmerung: Nachts, durch Erschrecken, bei Berührung.

Besserung: Durch Bewegung.

Anwendung bei den Tieren: Gegen Druse der Fohlen, mit zähem Schleim in der Nase und behindertem Atmen. – Gegen **Spulwürmer** und **Wurmkolik** (in Substanz). – Gegen chronischen Husten verweichlichter Schoßhunde. – Gegen die Fallsucht junger Hunde und Schweine.

Cinnabaris

Zinnober

Präparate: Verreibungen, von D 8 an auch flüssige Potenzen.

Wird besonders in niedrigen Potenzen (D 3 bis D 6) angewendet.

Wirkungsdauer: Bis zu 8 Tagen.

Antidote: *Sulfur, China, Acidum nitricum.*

Bei Erkrankungen auf syphilitischer Grundlage und bei Skrofulose. **Nasenkatarrh** mit starkem Druck auf der Nasenwurzel. Besonders Hautjucken mit Ausschlag roter Stippchen und Pusteln. Feigwarzen.

Cinnamomum

Cinnamomum ceylanicum Nees. – Lauraceae – Zimt

Präparate: Tinktur aus der getrockneten inneren Rinde, Verreibungen und flüssige Potenzen.

Empfohlen bei Blutungen verschiedenster Art, besonders nach Entbindungen. Blut hellrot. Nasenbluten. Bluthusten. Blutungen nach körperlicher Anstrengung, infolge eines falschen Trittes. – Zu frühe Regel, übermäßig, 8 bis 14 Tage anhaltend und von Weißfluß gefolgt.

Cistus canadensis

Helianthemum canadense Mich. – Cistaceae – Ciströschen

Präparate: Essenz aus der frischen, blühenden Pflanze, Verreibungen und flüssige Potenzen.

Wird meistens in niedrigen Potenzen (D 2 bis D 3) angewendet.

Wirkungsdauer: Bis zu 8 Tagen.

Antidote: *Belladonna, Camphora, Phosphorus, Rhus.*

Vergleichsmittel: *Belladonna, Calcium carbonicum, Graphites, Hepar, Kalium bichromicum, Phytolacca, Silicea, Staphisagria.* – *Belladonna, Carbo vegetabilis* und *Phosphorus* sind passende Zwischenmittel.

Wirkt besonders auf den Nasen-Rachenraum; in Amerika als schätzbares Mittel bei Skrofulose gebräuchlich.

Reißen und Ziehen in allen Gelenken, besonders in den Knien und Fingern. – Große Empfindlichkeit gegen Zugluft. Einatmen der geringsten kalten Luft verursacht **Halsentzündung. – Drüsengeschwülste** mit Eiterung. Geschwüre und andere Beschwerden bei Skrofulösen. Skrofulöse Kniegeschwülste. – Ausfluß von Feuchtigkeit und übelriechendem Eiter aus den Ohren. – Blasenrose an verschiedenen Körperteilen, besonders aber im Gesicht. – Stetes **Trokkenheitsgefühl** wie von Sand im **Munde, Hals** und **Schlund;** Rachenschleimhaut trocken, sieht wie gefirnißt aus. Schwieriger Auswurf zähen Schleims. Zunge schmerzhaft, wie wund an der Oberfläche. – Geschwollenes, abklaffendes, leicht blutendes Zahnfleisch von ekelhaftem Aussehen. Skorbutisches Zahnfleisch. Entzündete und sehr harte **Brüste,** linksseitig mehr.

Verschlimmerung: Durch Zugluft, Einatmen kalter Luft.

Clematis +

Clematis recta L. – Ranunculaceae – Steife Waldrebe

Präparate: Essenz aus den zu Beginn der Blüte gesammelten Stengeln mit Blättern und Blüten, Verreibungen und flüssige Potenzen.

Wird meistens in niedrigen Potenzen (D 2 bis D 3) angewendet.

Wirkungsdauer: In akuten Fällen 4 bis 12 Stunden, in chronischen bis zu 30 Tagen.

Antidote: *Bryonia, Camphora.*

Vergleichsmittel: *Belladonna, Bryonia, Cantharis, Capsicum, Causticum, Mercurius, Rhus, Hamamelis, Spongia, Thuja.*

Wirkt besonders auf die **Haut,** die **Lymphdrüsen** und die **Geschlechtsorgane.**

Schläfrigkeit am Tage, unerquickender Nachtschlaf. – **Beschwerden von Quecksilbermißbrauch. – Akuter Gelenkrheumatismus,** besonders nach schlecht geheilten Trippern. Gichtknoten an den

Fingergelenken. Freßblasen an den geschwollenen Händen und Fingern, durch kaltes Wasser verschlimmert. – Krätzeartige Pusteln über den ganzen Körper. Langwierige rote, nässende und juckende Flechtenausschläge. Blasenausschlag am Körper. Ausschlag auf dem Haarkopf. – Langwierige Augenentzündungen, besonders bei Skrofulösen. Lichtscheu. – Entzündung der Harnröhre, eitriger Ausfluß; krampfhafte Verengerung der Harnröhre, besonders als Folge von Schleimflüssen und schlecht geheilten Trippern. – **Entzündung, Geschwulst und Verhärtung der Hoden,** auch nach Erkältung. **Geschwulst und Verhärtung** der Leistendrüsen.

Verschlimmerung: Durch Bewegung und behinderte Absonderungen.

Anwendung bei den Tieren: Bei Piephacke und Räude.

Cobaltum metallicum

Kobalt

Präparate: Verreibungen, von D 8 an auch flüssige Potenzen.

Vergleichsmittel: *Zincum, Kalium carbonicum, Acidum phosphoricum, China, Dioscorea, Cimicifuga, Phosphorus.*

Rückenmarkreizung. Rückenschmerz längs der Wirbelsäule, besonders in der Lendengegend, in die Beine ausstrahlend, schlimmer beim Sitzen, besser beim Aufstehen und Gehen. Allgemeine Ermattung und große Schwäche der Beine. Folgen von geschlechtlichen Ausschweifungen.

Cocculus ++

Anamirta Cocculus W. et Arn. – Menispermaceae – Kockelskörner

Präparate: Tinktur aus reifen, getrockneten Früchten, Verreibungen und flüssige Potenzen.

Wird meistens in niedrigen und mittleren Potenzen (D 6 bis D 12) angewendet; höhere Potenzen sollen oft vorzuziehen sein.

Wirkungsdauer: Bis zu 30 Tagen.

Antidote: *Camphora, Ignatia, Jodum, Nux vomica.*

Vergleichsmittel: *Natrium muriaticum, Cimicifuga, Cannabis, Nux vomica, Stannum, Agaricus, Petroleum, Zincum valerianicum, Kalium carbonicum, Staphisagria, Stramonium.*

Wirkt besonders auf das **Gehirn,** sowie auch auf das **Rükkenmarksystem** und auf den **Nervus vagus** (Nerven der Brust und des Unterleibes). Paßt mehr für schlaffe, phlegmatische Personen, besonders für Frauen.

Erschöpfung bis zur Lähmung oder Ohnmacht. Paralyse, die vom Rückenmark ausgeht. Schwäche der Halsmuskeln mit Schwere des Kopfes, die Muskeln scheinen den Kopf nicht tragen zu können. Höchste Schwäche in den Beinen nach schweren Krankheiten, die auf Rückenmarkreizung zurückzuführen ist. – Ängstlichkeit und große Schreckhaftigkeit. – **Seekrankheit. Übelkeit und Erbrechen** beim **Fahren,** vom **Schaukeln,** vom **Trinken,** vom **Tabakrauchen** und andere Beschwerden vom **Rauchen.** Nervöse Magenbeschwerden reizbarer Frauen, ohne eigentliche Verdauungsstörungen (wenn *Nux vomica* nicht hilft). – **Speiseröhrenkrampf** mit Unmöglichkeit zu schlucken. – **Unterleibskrämpfe** und **Konvulsionen (Krämpfe) der Glieder** und des ganzen Körpers, **nervöse und hysterische Erscheinungen beim Eintritt und während der Regel** sowie bei schwangeren Frauen. **Unterdrückte Regel** (nach *Pulsatilla).* – Brustkrämpfe hysterischer Frauen. – Heftiger, drückend klemmender Magenkrampf gleich nach dem Essen, mit Erbrechen (wenn *Nux* *vomica* nicht hilft); Aufrichten verschlimmert. Leberschmerzen. – Menstrualkolik nervöser Frauen mit Blähungskolik. Trommelsucht. Brechübelkeit. Brechreiz und Erbrechen der Schwangeren und außerordentliche Abneigung gegen Essen und Trinken. Gastrische und biliöse (Gallen-)Fieber. Widerwillen gegen alles Saure. – Wechselfieber mit Magenkrämpfen oder Kreuzlähmung. – Epilepsie, mit unwillkürlichem Harnabgang während der Anfälle. – Lähmungen, halbseitige, mit Taubheit der Glieder, oder vom Kreuz ausgehend. Lähmige Unbeweglichkeit der Unterglieder. – **Typhus,** oft **Vorbeugungsmittel, wenn es sofort nach den ersten verdächtigen Symptomen eingegeben wird.** – Schwindel mit Trunkenheits- oder Leerheitsgefühl im Kopf. – Migräne kongestiver Art, in Begleitung von hysterischen oder bleichsüchtigen Symptomen, durch Bewegung hervorgerufen oder verschlimmert. – **Kopfschmerzen** im Hinterkopf und Nacken bei Frauen zur Zeit der Regel, sowie der Schwangeren. – Hitze und Röte des Gesichts. – Drückendes Kopfweh in der Stirn, als sollten die Augen herausgepreßt werden. Gesicht feurigrot. Kopfschmerzen mit Brechübelkeit. – Schlundtrokkenheit.

Cocculus hat guten Erfolg bei den Folgen von langen Nachtwachen (ähnlich *Colchicum).*

Verschlimmerung: In der freien (selbst warmen) Luft, sowie durch **Sprechen,** Essen, Trinken und Tabakrauchen.

Anwendung bei den Tieren: Bei krankhafter, lähmiger Kontraktion der Hinterbeine bei den Schweinen. – Bei Kreuzlähme der Kühe, nach dem Kalben entstanden. – Bei **Veitstanz** und Schwindel der Pferde. – Bei Krampf in den Beinen. – Bei paralytischen Erscheinungen der Fohlenlähme. – Bei nervöser, halbseitiger Lähmung und bei fallsuchtähnlichen Zufällen. – Bei der nervösen Form der Staupe bei den Hunden, namentlich bei heftigen epileptischen Anfällen. Bei Borstenfäule (Blutfleckenkrankheit) der Schweine. – Bei Lämmerlähme. – Bei Samenkoller.

Coccus cacti

Dactylopius coccus Costa – Hemiptera – Kochenille

Präparate: Tinktur aus weiblichen Exemplaren der Kochenillelaus, Verreibungen und flüssige Potenzen.

Wird in tiefsten Potenzen (D 1 bis D 3) angewendet.

Wirkungsdauer: Bei akuten Leiden 24 bis 48 Stunden, bei chronischen einige Tage.

Vergleichsmittel: *Cannabis, Cantharis, Petroselinum, Solidago, Berberis, Lithium, Senega, Kalium bichromicum, Pulsatilla, Nux vomica, Drosera.*

Noch nicht ausgeprüft, doch bis jetzt mit Nutzen angewendet bei verschiedenen Leiden des **Schleimhautsystems,** der **Atmungs-, Geschlechts-** und **Harnorgane.** Ist bis jetzt besonders bei **Keuchhusten** mit Erfolg angewendet worden, wenn andere Mittel im Stiche ließen; ebenso bei Nierenleiden.

Üble Laune, düstere Stimmung, abwechselnd mit Heiterkeit. Unruhiger Schlaf. – Fieberbewegungen mit häufigem Frösteln. – Brennende, stechende Schmerzen in verschiedenen Organen. – Gesichtsschmerzen, von den Eckzähnen ausgehend, drückend, stechend, abends und in der Bettwärme schlimmer, mit Kopfkongestionen, Speichel- und Tränenfluß. – Halsentzündung, Trockenheit des Kehlkopfs. **Keuchhusten** mit hellem, zähem, fadenziehendem Schleim, Brechreiz und Speiseerbrechen nach den Mahlzeiten. – Husten, von beständigem Kitzel in der Luftröhre erregt. Gefühl eines Fadens im Halse. – Bellender Husten. Heftiger Husten bis zum Ersticken. Schleimhusten mit Auswurf gelblichen oder grünlichen Schleimes, salzig schmeckend. – Druck und Krämpfe im Magen. Druck wie von einem Stein im Magen. Blähungsbeschwerden. – Nierenkolik mit Blasenschmerzen. – Chronische Nierenentzündung mit Bauchwassersucht. – **Nierenbeckenkatarrh** mit Harngrieß. Dumpfer Druck in der Nierengegend und Kältegefühl im Rücken. – Nierensteine. – Kitzel in der Harnröhre und nach dem Harnlassen. Häufiges und dringendes Bedürfnis zum Harnlassen, mit Schwierigkeit des Ausflusses im Anfange und reichlichem Harnabgang. Sehr dunkler, trüber, braunroter Harn, mit reichlichem Niederschlag harnsaurer Salze. Starkes Harnlassen bei Tag und Nacht. – Aufregung des Geschlechtstriebes mit Geilheit, wollüstigen Träumen und häufigen Erektionen. – Geschwulst der weiblichen Scheide mit brennenden Schmerzen. Regel zu früh und zu reichlich, mit dickem, schwarzem Blut.

Verschlimmerung: Morgens nach dem Erwachen, durch Wärme, Bewegung und Anstrengung.

Coffea

Coffea arabica – Rubiaceae – Kaffee

Präparate: Tinktur aus ungerösteten Kaffeebohnen, Verreibungen und flüssige Potenzen.

Wird meistens in niedrigen Potenzen (D 3 bis D 6) angewendet; auch Hochpotenzen werden empfohlen.

Wirkungsdauer: In akuten Fällen 2 bis 6 Stunden, in chronischen einige Tage.

Antidote: *Aconitum, Chamomilla, Ignatia, Nux vomica.*

Vergleichsmittel: *Chamomilla, Ignatia, Aconitum, Rumex, Ferrum phosphoricum, Moschus, Zincum valerianicum, Phosphorus, Veratrum, Cimicifuga.*

Kinder- und **Frauenmittel;** Beruhigungsmittel, ähnlich wie *Aconitum.* – Wirkt auf das Zentralnervensystem, besonders auf den Vagus und sehr stark auf das Herz.

Große Aufgeregtheit, Überempfindlichkeit und Überreiztheit der Sinnesorgane und des ganzen Nervensystems (z. B. bei Wöchnerinnen), besonders auch, wenn dergleichen **durch Kamillengenuß oder allzu heftige Freude erzeugt ist.** Nachteile, besonders

Schlaflosigkeit von zu großer Freude, oder auch infolge großer allgemeiner Aufregung während der Wirkung anderer Mittel. – Schlaflosigkeit und Munterkeit infolge von Aufgeregtheit, Tabak- oder Alkoholmißbrauch. – Allzu große Empfindlichkeit bei Schmerzen sowie allzu große Schmerzhaftigkeit der leidenden Teile. – Ermüdung nach langem Marschieren, besonders in heißer Jahreszeit. – Blähungsbeschwerden. – Ängstlichkeit und Weinerlichkeit bei Hysterischen. – Zerschlagenheitskopfschmerz oder **Migräne,** als würde ein Nagel in den Kopf getrieben, mit Herzangst und Überreiztheit; auch von Geistesanstrengung, Gedankenzufluß usw. – Todesfurcht. – Allzu **heftige Geburtswehen;** zu lange Nachwehen. – Menstrualkolik. – Übermäßige Erregtheit der Geschlechtsteile beim weiblichen Geschlecht (leichte Art der Nymphomanie). Diarrhöe, besonders nach Sorgen und Unruhe. – Kurzer, abgebrochener, trockner Husten. – Krämpfe und Durchfälle beim Zahnen der Kinder, besonders nach dem Genuß von Kamillentee. – **Zahnweh mit Unruhe,** Angst oder Weinerlichkeit, oder stechendes, zuckendes Zahnweh.

Verschlimmerung: Beim Gehen in freier Luft, die schneidend wehe tut und angreift und wobei die Augen tränen, man müde wird und die Laune traurig und weinerlich ist, durch Geräusche und Lärm. – Schädliche Gegenwirkung soll im gleichzeitigen Gebrauch von *Cantharis, Cocculus* und *Ignatia* liegen.

Anwendung bei den Tieren: Wie beim Menschen, insbesondere aber bei Magenüberladung (als Kaffeetrank) und bei Verschlag.

Colchicum ++

Colchicum autumnale L. – Liliaceae – Herbstzeitlose

Präparate: Verreibungen aus frischen, im Frühjahr gesammelten Knollen (Zwiebeln), Essenz und flüssige Potenzen.

Wird meistens in niedrigen Potenzen (D 3 bis D 6) angewendet.

Wirkungsdauer: In akuten Fällen 6 bis 12 Stunden, in chronischen bis zu 8 Tagen.

Antidote: *Belladonna, Coffea, Cocculus, Nux vomica, Pulsatilla, Spigelia.* Für große, vergiftende Gaben: Essig, Honig, *Ammonium causticum,* mit Wasser verdünnt.

Vergleichsmittel: *Arnica, Bryonia, Veratrum, Chamomilla, Lycopodium, Sepia, Carbo vegetabilis, Ledum, Colocynthis, Nux vomica, Phytolacca, Rhus.*

Wirkt hauptsächlich auf die **Knochen, Schleimhäute, Harn- und Verdauungsorgane,** ganz besonders aber auf die **Muskeln** und die Brust. – Paßt mehr für chronische als für akute Fälle.

Schwäche aus Mangel an Schlaf, bei Mangel an Appetit und schlechtem Geschmack im Munde (ähnlich wie *Nux vomica).* Typhus. Wäßrige Anschwellungen der Haut, Scharlachröte der Haut. **Hautwassersucht,** Brustwassersucht, Asthma. – **Gichtische** und rheumatische Beschwerden, mit reißenden Schmerzen bei warmem, mit stechenden Schmerzen bei kaltem Wetter. Rheumatische Muskelschmerzen, durch Erkältung entstanden. Steifer, schiefer Hals (Torticollis), besonders mit reißenden Schmerzen. Rheumatische Metastasen, z. B. **Herzentzündung. Rheumatische Fieber,** mit Stechen und großer Schmerzhaftigkeit in den Gelenken, besonders nachts und durch Berührung erhöht. Reißen in Armen, Händen und Fingern, Schenkeln, Füßen und Zehen; Kribbeln in Fingern und Zehen. – Nächtliche Hitze des Körpers, auch mit Durst. Starkes Fieber (Puls bis über 100 Schläge in der Minute). – Druck im Hinterkopf infolge von Geistesanstrengung. – Zähne sehr empfindlich, mit ziehenden Schmerzen, kein Aufbeißen vertragend. Reißen in den Wurzeln der Unterzähne, mit klammartigen Schmerzen im Kiefergelenk. – Schwere, Steifheit und Gefühllosigkeit der Zunge, Zungenlähmung (Zungenschlag). – Leeres Aufstoßen und Erbrechen. Heftiges, durch jede Bewegung erregtes oder verschlimmertes Erbrechen. – Brennen oder Eiskälte im Magen. Drücken und Schmerzen in der Magengegend nach dem Essen. – **Starke Aufgetriebenheit des Bauches** durch Blähungen. **Trommelsucht.** – Beschwerden von Obstgenuß (Blähungen usw.) – **Herbstruhr,** mit heftigem Stuhldrang und weißen, schleimigen Entleerungen. Rheumatische Diarrhöen mit Ziehen und Reißen im Bauche. Diarrhöe, besonders abends und nachts, mit Entleerung großer Massen bräunlichen Schleimes. Blutig-schleimige Stühle infolge von Dickdarmentzündung. – Harnabgang dunkel, spärlich, mit Brennen, Blutharnen, Strangurie, Eiweiß, Zucker. Wassersucht und Harnunterdrückung.

Verschlimmerung: Von abends bis morgens, durch Bewegung, Anstrengung, Kälte, Zugluft und Berührung. Der Geruch von Speisen erregt Ekel.

Besserung: Durch Ruhe und Wärme.

Colchicinum +++, das Alkaloid von *Colchicum,* ist in der Homöopathie weniger gebräuchlich.

Anwendung bei den Tieren: Bei ruhrartigen Durchfällen mit schnellem Kräfteverfall. – Bei **Aufblähung** oder **Trommelsucht** der Rinder, besonders **nach Genuß jungen Grases (neben** *Plumbum).* – Bei **Windkolik.** – Bei Harnbeschwerden. – Bei trocknem Husten. – Bei Hautwassersucht mit Verstopfung. – Bei **chronischem Muskelrheumatismus.**

Collinsonia canadensis

Collinsonia canadensis L. – Labiatae – Grießwurzel

Präparate: Essenz aus dem frischen, im Frühjahr gesammelten Wurzelstock, Verreibungen und flüssige Potenzen.

Wird in niedrigen Potenzen (D 2 bis D 6) angewendet.

Vergleichsmittel: *Aesculus, Aloe, Aluminium, Ratanhia, Acidum hydrofluoricum, Hamamelis, Colchicum, Pulsatilla, Dioscorea, Hydrastis, Nux vomica, Podophyllum, Sulfur.*

Wirkt hauptsächlich auf die Blutzirkulation, besonders im Bauche und Mastdarm; dabei besteht Blutungsneigung aus den Körperhöhlen.

Hämorrhoiden, anhaltend, aber nicht stark blutend, mit Verstopfung oder Durchfall und dem Gefühl, als ob Steinchen im After stecken. – **Verstopfung,** habituelle (dauernde, eingewurzelte), mit Schmerz im Oberbauch. Appetitverlust und Hämorrhoiden, häufig auch Tenesmus. Kot trocken (Stuhlzwang). – **Blutspeien** oder Aushusten dunklen, zähen, geronnenen Blutes, mit Schleim umhüllt, im Zusammenhang mit Afterblutungen und Verstopfung. – **Gebärmutterblutungen** mit Verstopfung und Hämorrhoiden. – **Blasenkatarrh** und chronisch entzündliches Schwerharnen. **Dysmenorrhöe,** mit hartnäckiger Verstopfung, Hämorrhoiden und Aftervorfall. **Weißfluß,** mit Jucken, hartnäckiger Verstopfung, Unordnung und Schmerz des Monatsflusses. Jucken an der weiblichen Scham. Gebärmuttervorfall mit Hämorrhoiden. – **Herzkrankheiten,** als Folge von akutem Rheumatismus, Gelenkrheumatismus. – Funktionelle Paralyse aus Ermüdung oder Gemütsbewegung. – Rheumatismus mit herumziehenden Schmerzen an Armen und Beinen (als Urtinktur).

Alle Leiden, für die *Collinsonia* paßt, scheinen mit Hämorrhoidalleiden zusammenzuhängen und auf kongestiver Untätigkeit des Mastdarms und Blutstauungen zu beruhen.

Colocynthis ++

Citrullus colocynthis (L.) Schrad. – Cucurbitaceae – Koloquinte

Präparate: Tinktur aus geschälten, entkernten Früchten, Verreibungen und flüssige Potenzen.

Wird in niedrigen und mittleren Potenzen (D 3 bis D 12) angewendet; auch hohe Potenzen werden empfohlen (besonders bei Neuralgien).

Wirkungsdauer: In akuten Fällen 6 bis 24 Stunden, in chronischen etwa 8 Tage.

Antidote: *Camphora, Causticum, Chamomilla, Coffea, Staphisagria, Tabacum.* Für große, vergiftende Gaben: Tanninlösung, Milch.

Vergleichsmittel: *Arsenicum, Bryonia, Camphora, Chelidonium, Dioscorea, Gnaphalium, China, Ignatia, Natrium sulfuricum, Colchicum, Rhus, Nux vomica.*

Entfaltet seine meisten Symptome im **Darmkanal** und im **Kopf**, nächstdem auch in den Harnorganen. – Bei verschiedenen äußerst schmerzhaften (neuralgischen oder gichtischen) Leiden sehr hilfreich. Neigung zu **Fettleibigkeit.** Colocynthis entspricht besonders der **trocknen, venöshämorrhoidalischen** Konstitution und dem **cholerisch-melancholischen Temperament.** Es paßt vorzüglich für **reizbare, leicht zornig** auffahrende Personen und ist bei krankhaften Folgen von Ärger noch wirksamer als *Chamomilla.* Verdient besondere Berücksichtigung bei **stark menstruierten Frauen** und solchen, die eine sitzende Lebensart führen.

Folgen und Beschwerden von heftigen Gemütsbewegungen, wie z. B. von Ärger (ähnlich wie *Chamomilla)* und Kränkung und Schlaflosigkeit davon. **Kolik heftigster Art,** Schmerz um den Nabel unerträglich, kneifend, den Leidenden nötigend, sich zusammenzukrümmen, auch mit beständigem Brechreiz und Durchfall. (Kaffee und Tabakrauchen mindern die Bauchschmerzen. Kaffee schwächt dabei die arzneiliche Wirkung von *Colocynthis.)* Klammschmerz und Zusammenschnüren (Krampf) in den Gedärmen, besonders nach Ärger. Erbrechen und Durchfall nach Ärger oder Erkältung. – Leber- und Gallenleiden verschiedener Art (besonders nach Ärger). – Trommelsucht, Blähungsversetzungen. – Bruchkolik, Ovarialkolik. – Kindbettfieber, mit Entzündung des Bauchfells. – **Gallenfieber. Gelbe, gallige** oder **ruhrartige, blutige Durchfälle (Cholerine)** nach dem geringsten Genuß von Speise oder Trank. **Ruhr** im ersten und zweiten Stadium und wenn die Stühle aus Blut, Schleim und Fetzen bestehen. – **Kopfschmerzen, in der Kopfhaut hauptsächlich sitzend. Nervöses Kopfweh,** reißend, ziehend, drückend, durch Bücken und Liegen auf dem Rücken verschlimmert. **Halbseitige Kopfschmerzen,** heftiges Reißen, Brennen und Stechen der einen Gesichtshälfte bis hinter das Ohr, besonders links, mit empfindlichem Schmerz bei jeder Berührung und bei Mangel an Schlaf (Migräne). Periodisch, oft täglich wiederkehrende **Kopfgicht,** ziehend, mit Übelkeit und Erbrechen. (Die Kopfschmerzen von *Colo-*

cynthis rühren meist von Gallenleiden her.) – **Gesichtsschmerz.** – Akute und chronische **Hüftgicht (Ischias)** mit krampfartigem Schmerz und Gefühl, als wäre das Hüftgelenk mit Klammern befestigt, durch Wärme gebessert. – **Muskelverkürzungen,** auch bis zum Zusammenziehen aller Glieder. Freiwilliges Hinken. – Augenentzündung mit heftigem Kopfweh. Beim Bücken ein Gefühl, als ob die Augen herausfallen wollten. – Verminderte oder vermehrte Harnabsonderung, bei dicker, gallertartiger Beschaffenheit des Harns. – **Nach Harn riechender Schweiß** an Kopf, Händen und Beinen, der keine Erleichterung bringt.

Paßt oft vor oder nach *Staphisagria.* Kaffee scheint die Wirkung von *Colocynthis* zu erhöhen.

Verschlimmerung: Nachts, durch Bewegung, periodisch, anfallweise.

Besserung: Durch Ruhe, Wärme, harten Druck, Zusammenkrümmen, Liegen auf der kranken Seite, Tabakrauchen und Kaffeetrinken.

Anwendung bei den Tieren: Bei Darmkatarrh mit heftigen Schmerzen und Durchfällen. – Bei heftigen **Koliken,** besonders wenn Darmentzündung zu befürchten ist. – Bei Blasenkatarrh. – Bei chronischem Gelenkrheumatismus. – Wird auch bei vernachlässigter Hüftlähme empfohlen.

Condurango

Marsdenia cundurango Reichenb. fil. – Asclepiadaceae – Condurangorinde

Präparate: Tinktur aus der getrockneten Rinde, Verreibungen und flüssige Potenzen.

Wird meistens in niedrigen Potenzen (D 2 bis D 3) angewendet.

Vergleichsmittel: *Arsenicum, Antimonium crudum, Graphites, Carbo animalis, Argentum nitricum, Hydrastis, Kalium bichromicum.*

Unvollständig geprüft. Erfolgreich gebraucht gegen verschiedene Geschwüre, auch krebsiger und syphilitischer Natur und Magenbeschwerden.

Appetitlosigkeit und Magenkatarrh der Trinker. – Wucherungshypertrophie auf syphilitischer Grundlage beruhender Geschwüre. – **Rissige Mundwinkel**. – Schwer heilende Geschwüre an verschiedenen Stellen. – Bei Magenkrebs wird der Appetit vorübergehend angeregt.

Condurango hat einen Ruf bei Magen-, Brust- und Lippenkrebs; die Wirkung ist jedoch nicht erwiesen.

Conium ++

Conium maculatum L. – Umbelliferae – Gefleckter Schierling

Präparate: Essenz aus dem frischen, blühenden Kraut, Verreibungen und flüssige Potenzen.

Wird meistens in mittleren Potenzen (D 4 bis D 10) angewendet.

Wirkungsdauer: Kleine Gaben 1 bis 2 Tage, hohe Potenzen bis zu 4 Wochen.

Antidote: *Acidum nitricum, Coffea, Spiritus nitri dulcis.*

Vergleichsmittel: *Zincum, Gelsemium, Phytolacca, Sulfur, Sepia, Lycopodium, Colocyntis, Rhus, Baryum carbonicum, Carbo, Iris versicolor, Oleander, Arsenicum, Hydrastis, Sabal, Aurum, Strychninum phosphoricum.*

Paßt hauptsächlich für **alte Leute** (wie *Ambra, Aurum, Baryum carbonicum, Secale),* **Hypochondrische** und **Hysterische,** infolge übermäßigen Geschlechtsgenusses oder unterdrückten Geschlechtstriebes (bei gezwungenem Zölibat, Ehelosigkeit). – Hauptwirkungsgebiet ist das **Spinal-** und **Nervensystem;** außerdem ist es ein kräftiges **antidyskratisches** (Säfte verbesserndes) Mittel bei skrofulösen, tuberkulösen und krebsartigen Kachexien (schlechter Gesundheitszustand), sowie **Augen- und Drüsenmittel.**

Angegriffenheit vom Gehen im Freien, Unlust zur Arbeit, traurige, ängstliche Stimmung. – Lähmung des Rückgrates. Lähmung infolge von Diphtherie. – Schlaganfall, mit rotem oder blaurotem, gedunsenem Gesicht. – **Schwindel,** der durch Seitwärtsdrehen des Kopfes verschlimmert wird; beim Umdrehen im Bett ein Gefühl, als ob sich das Bett drehe. Schwindel alter Leute. – Jucken am Körper; langwierige **Flechten** und fressende **Geschwüre im Gesicht. – Knoten in der Brustdrüse,** mit stechenden Schmerzen. Geschwulst, Verhärtung und abnorme Wucherungen (Sarkome, Zysten usw.) des Zellgewebes sowie drüsiger Organe, z. B. des Magens, der Hoden, der Gebärmutter, mit heftigen Schmerzen, besonders mit Taubheitsgefühl; namentlich wenn durch Stoß, Druck oder Quetschung entstanden. – Kribbeln, Stinkig- und Jauchigwerden der Geschwüre. Schmerzen, wie nach Stoß oder Schlag, blaue oder gelbgrüne Flecken auf der Haut. **Weiße Kniegeschwulst** (im Wechsel mit *Kalium jodatum).* – Knochenfraß am Brustbeine. – Kopfgichtanfälle. – Stechender Schmerz im Kopfe. – Kopf schwer und voll. Gesichtsschmerz, reißend, stechend, besonders nachts. Ausfallen der Kopfhaare. – **Grauer Star, durch äußere Verletzung entstanden.** Skrofulöse Hornhautentzündung. Lichtscheu und Lidkrampf (wenn *Agaricus* nicht hilft). Schwachsichtigkeit, Doppeltsehen, Rotsehen, Herabfallen der Augenlider. – Langwierige Verstopfung der Nase. Nasenpolypen. Trockner Reizhusten, erregt durch Kehlkopfreiz, wie von einer trocknen Stelle im Kehlkopf ausgehend, schlimmer des abends, nach dem Niederlegen und in der Nacht. Unvermögen, den gelösten Schleim auszuwerfen, muß ihn hinunterschlucken. – Schwerhörigkeit, Klingen, Summen, Sausen und Brausen in den Ohren; **krankhafte Anhäufung von Ohrenschmalz.** – Impotenz mit Mangel an Erektionen. – Geschwulst der Hoden nach Quetschung (wenn *Arnica* nicht ausreicht). – Häufiges leeres Aufstoßen nach dem Genossenen. Saures Aufstoßen. Dauerndes Sodbrennen und Magenschmerz (Reichmannsche Krankheit). – Übelkeit und Erbrechen der Schwangeren und großes Verlangen nach Kaffee, Saurem und Salzigem. – Stuhlverstopfung. – Blutabgang mit dem Stuhl. – Leberleiden. – Strangurie (Harnzwang), Blut und Eiter im Harn. Zeitweiliges Aussetzen beim Harnlassen bei Prostatahypertrophie. – Weißfluß, brennend und wundmachend. – **Äußerlich** als Salbe bei Drüsenverhärtungen und Neubildungen.

Verschlimmerung: Von jeder körperlichen und geistigen Anstrengung, während des Essens, durch Kälte und nachts.

Besserung: Im Dunkeln.

Coniin, das Alkaloid von *Conium*, ist noch nicht genügend geprüft, um es mit Sicherheit anwenden zu können.

Anwendung bei den Tieren: Bei dem Hautwurm der Pferde. – Bei **Scirrhus und Krebs,** besonders des Euters der Hündinnen. Bei Ohrentzündung mit blutigem Ohrenfluß der Hunde. – Bei **Augenfellen und Augenflecken** nach traumatischen Augenentzündungen (auch äußerlich die verdünnte Tinktur). – Bei **Euter-, Hoden- und sonstigen Drüsenverhärtungen. – Bei Verhärtung des Unterhautzellgewebes nach Quetschungen, Druck, Stoß, z. B. Satteldruck,** bei **Knieschwamm, Stelzfuß, Piephacke, Stollbeule, Verbällen** usw. – Bei flechtenartigen Ausschlägen der Hunde. – Bei hartnäckigem, trocknem und schmerzhaftem Husten der Pferde.

Convallaria majalis +

Convallaria majalis L. – Liliaceae – Maiblume, Maiglöckchen

Präparate: Essenz aus der frischen, blühenden Pflanze, Verreibungen und flüssige Potenzen.

Wird in niedrigen Potenzen (D 2 bis D 6) angewendet.

Vergleichsmittel: *Digitalis, Adonis vernalis, Crataegus, Scilla, Aurum, Arnica, Apocynum, Arsenicum, Gelsemium.*

Wirkt besonders auf das Herz. Kompensierte und inkompensierte Herzfehler. Gefühl, als ob das Herz durch die ganze Brust schlüge.

Endokarditis mit höchster Atemnot. Gefühl, als ob das Herz aufhört zu schlagen und dann plötzlich wieder beginnt. **Herzklopfen** bei der geringsten Anstrengung. **Tabakherz,** besonders infolge von Zigaretten. Anschwellung der Knöchelgelenke. – Schmerzhaftigkeit in der Gebärmuttergegend mit Herzklopfen. Stechen und Jucken der weiblichen Scham.

Crataegus

Crataegus oxyacantha L. – Rosaceae – Weißdorn, Mehlbeere

Präparate: Essenz aus frischen, reifen Früchten, Verreibungen und flüssige Potenzen.

Wird vorzugsweise als Urtinktur sowie in niedrigen Potenzen (D 2 bis D 6) angewendet.

Vergleichsmittel: *Cactus, Kalmia, Digitalis, Spigelia, Arnica, Aurum, Apocynum, Arsenicum, Lycopus.*

Nervöse Reizbarkeit, niedergedrückte Stimmung, verzweifelt, Schwäche und Erschöpfung nach der geringsten Anstrengung. – **Herzmuskelschwäche** mit beschleunigtem, schwachem, unregelmäßigem Puls infolge akuter Krankheiten. Brustbeklemmung, Atemnot und heftige **Stiche** in der Herzgegend. Herzklopfen. **Herzklappenfehler.** Herzerweiterung. Fettherz. **Angina pectoris** mit heftigen Stichen, Angst und Krampf. Herzwassersucht. Ödeme der Füße mit großer Schwäche. – Arteriosklerose. – Trockner Husten mit eiweißartigem Auswurf, oft Schmerzen in der Herzgegend. – Verdauungsschwäche, auch nervöse Magenstörungen, mit Verstopfung oder mit Durchfällen bei Herzleiden.

Anwendung bei den Tieren: Bei Herzmuskelschwäche, Herzerweiterung, Fettherz. – Bei wassersüchtigen Anschwellungen der Gliedmaßen.

Crocus

Crocus sativus L. – Iridaceae – Safran

Präparate: Tinktur aus den getrockneten Narben, Verreibungen und flüssige Potenzen.

Wird vorzugsweise in niedrigen Potenzen (D 2 bis D 6) angewendet.

Wirkungsdauer: In akuten Fällen 4 bis 8 Stunden, in chronischen etwa 1 Woche.

Antidote: *Aconitum, Belladonna, Nux vomica*

Vergleichsmittel: *Belladonna, Platinum, Ruta, Sabina, Gelsemium, Ignatia, Aconitum, Nux moschata, Hamamelis.*

Erregung des Blutgefäßsystems und **Einwirkung auf das Gehirn** sind charakteristisch für *Crocus.*

Wirkt vorzüglich auf die **Gebärmutter,** sodann auf das **Auge** und die **Atmungsorgane.** – Frauen- und Kindermittel, bei Krampfneigung und Zirkulationsstörungen; besonders für Frauen mit wechselnder Stimmung, bald ausgelassen heiter, bald hoffnungslos traurig, und bei Neigung zu Blutungen mit schwarzem, zähem, geronnenem Blute.

Erschöpfung und Müdigkeit. Dumpfer Kopfschmerz, Schwindel. Schlaflosigkeit. Hysterie mit Neigung zu Krämpfen. Große Neigung zu Scherz und Lachen. Rascher und unvermittelter Wechsel entgegengesetzter Stimmungen. – **Gebärmutterblutungen** (passive oder venöse) mit **schwarzem, zähem, klumpigem,** auch übelriechendem Blut, auch nach Fehlgeburt. Allzu häufige und allzu reichliche Regel. Allzu starke Lochien (Wochenreinigung). – **Hüpfen,** wie von Lebendigem, im Bauche bei Hysterischen. – Veitstanz bei Regelstörungen. – **Blutungen** aus verschiedenen Organen, z. B. der **Brust** (Bluthusten), der **Nase** und oft nur aus dem Nasenloche, **zähen, schwarzen Blutes** (neben *Ipecacuanha).* – Augenleiden, Bindehautentzündung. Krampfhaftes Zucken und Schweregefühl der Augenlider; Lider trocken, brennend. Augenschwäche, als ob ein Gazeschleier vor den Augen wäre, und daher Blinzeln und Wischen der

Augen, um dieses Gefühl zu beseitigen. – Unregelmäßige Blutungen in den Wechseljahren, mit Kopfschmerzen, Blutwallungen und mitunter Atemnot und trocknem Husten.

Verschlimmerung: Frühmorgens (nüchtern) und im Zimmer.

Besserung: In der frischen, freien Luft.

Anwendung bei den Tieren: Bei **Gebärmutterblutungen,** selbst heftigen, mit dunklem, zähem, klumpigem Blut.

Crotalus Cascavella + +

Klapperschlangengift

Präparate: Verreibungen, von D 8 an auch flüssige Potenzen.

Wird nur in hohen Potenzen (D 8 bis D 15) angewendet.

Vergleichsmittel: *Lachesis, Carbo vegetabilis, Arsenicum, Echinacea, Phosphorus, Secale, Sanguinaria.*

Wirkt auf das Blutleben und das Nervensystem. – Hämorrhagien, Blutentmischung, Lähmungserscheinungen, Psychosen. **Blutungen** aus den verschiedenen Körperöffnungen, **Blutharnen, Metrorrhagie** in den Wechseljahren. – **Nasenbluten** mit dunklem und zähem Blut. Atemnot mit Husten und Bruststichen. Herzklopfen mit Angst und Schwindel, kann nicht auf der linken Seite liegen. – **Gelbsucht** bei Leber- und Nierenleiden. – Typhöse Wechselfieber. – Gelbes Fieber. Skorbut. – Zellgewebs- und Hautentzündungen mit Geschwürbildung bei blutarmen Personen. – Gedächtnisschwäche und Lähmungen nach Schlaganfall. – Septische Fieber mit Herzschwäche.

Croton tiglium ++

Croton tiglium L. – Euphorbiaceae – Purgierkörner

Präparate: Tinktur aus reifen Samen, Verreibungen und flüssige Potenzen. (Die Tinktur ist vorzuziehen, da die Verreibungen nicht lange haltbar sind.)

Wird in niedrigen und mittleren Potenzen (D 3 bis D 12) angewendet.

Vergleichsmittel: *Colchicum, Veratrum, Anacardium, Apis, Rhus.*

Unvollständig geprüft; bisher mit Erfolg angewendet: Bei sehr heftigen, plötzlich, ohne Vorboten eintretenden Durchfällen, besonders wenn sie sich nach dem Essen oder Trinken einstellen. Sommerbeschwerden mit schmerzhaften, wäßrigen Stühlen. Schwappen und Plätschern in den Eingeweiden. – Bei **Diarrhöe** mit gelben oder gelblichgrünen wäßrigen Ausleerungen, die geräuschvoll entweichen, und bei jedem Versuch, zu essen oder zu trinken, eintreten und oft mit Übelkeit und Erbrechen verbunden sind. – Gegen heftig **juckende Ausschläge an den Genitalien** und gegen Milchschorf sehr empfohlen. – Schmerzen von der Brustwarze nach dem Schulterblatt beim Saugen des Kindes.

Cuprum – Cuprum aceticum ++

Metallisches Kupfer – Essigsaures Kupfer, Kupferacetat

Präparate: Von *Cuprum* Verreibungen, von D 8 an auch flüssige Potenzen, von *Cuprum aceticum* flüssige Potenzen und Verreibungen.

(Beide Präparate stehen sich in der Wirkung so nahe, daß man sie als gleichwirkend bezeichnen kann. Das **essigsaure Kupfer** hat vor dem metallischen Kupfer den Vorteil, daß man es seiner Leichtauflöslichkeit wegen in den tiefsten Potenzen flüssig verabreichen kann.)

Von *Cuprum* sind mittlere und hohe, von *Cuprum aceticum* niedrige Potenzen (D 4 bis D 6) vorzuziehen.

Wirkungsdauer: In akuten Fällen nur kurz, in chronischen 20 bis 30 Tage.

Antidote: *Aurum, Belladonna, China, Cocculus, Dulcamara, Hepar sulfuris, Ipecacuanha, Mercurius, Nux vomica, Sulfur.* Gegen große, vergiftende Gaben: Eiweiß, Zuckerlösung, Milch, schleimige Getränke.

Vergleichsmittel: *Sulfur, Zincum, Antimonium tartaricum, Veratrum, Camphora, Carbo vegetabilis, Colocynthis, Belladonna, Calcium carbonicum, Causticum, Cicuta, Ignatia, Plumbum, Drosera, Ipecacuanha, Arsenicum, Pulsatilla.*

Der allgemeine Charakter des Kupfers ist der der **Lähmung des Blut- und Nervenlebens.** Es wirkt besonders auf das **Rückenmark,** die **Bewegungsnerven** und auf den **Nervus vagus.** Es ist eins der wichtigsten und **wirksamsten Mittel** bei allen Arten von **Krämpfen.**

Erschöpfung des Körpers und Geistes, besonders infolge von Geistesanstrengung. Vorbeugungsmittel gegen **Cholera** (neben und mit *Veratrum),* und in der Cholera selbst mit *Veratrum* **Hauptmittel** (in den tiefsten Potenzen), besonders wenn Erbrechen und Durchfall von Konvulsionen der Gliedmaßen oder argem Drücken in der Herzgrube begleitet sind, oder ihnen krankhafte Zusammenschnürung der Brust vorangeht. **Tonische Krämpfe** (Starrkrämpfe) bei der Cholera, wo Durchfall und Erbrechen nicht mehr so häufig sind (neben *Secale),* sowie hörbares Hinabgluckern der Getränke. – **Krampfmittel. Heftige Konvulsionen** mit großer Anstrengung. Konvulsivische Zuckungen nachts im Schlafe. Krämpfe bei Hirnerkrankungen. **Veitstanz. Epilepsie.** Starrkrämpfe mit Rückwärtsbiegen des Kopfes und Harnabgang. **Wadenkrämpfe. Alle für** *Cuprum* **passenden Konvulsionen beginnen an den Fingern und Zehen** und erscheinen besonders nachts. – Trockner, angreifender, krampfartiger Husten mit Atemversetzung, wie Keuchhusten (Stickhusten). **Keuchhusten,** mit Steifheit des Körpers, oder bei dem die Kinder im Gesicht ganz blau werden und der Atem auf Minuten ausbleibt. Erbrechen nach den Anfällen und Schleimrasseln in der Brust außer der Zeit der Hauptanfälle (nach *Cuprum* paßt dann oft *Veratrum).* – **Heftiges Erbrechen,** mit Drücken im Magen und **Krämpfen** im Bauche. Durchfall mit Konvulsionen. – Krankhafte Engbrüstigkeit. Brustkrämpfe. Lungenentzündung, mit Erstickungsanfällen, Kälte der Haut, großer Erschöpfung und Dyspnöe (Atemnot). Engbrüstigkeit mit Schweratmen bis zur Erstickung und Erbrechen zu Ende des Anfalls. – Chronisches Kopfweh, besonders abends und in der Nacht, mit Nachlassen am Morgen. – Gehirnreizung infolge zurückgetretener Hautausschläge mit Delirien und bei Kindern bei schwierigem Zahnen. – Gesichtsverzerrung. – Wirkt auf den Eiterungsprozeß ein, beschleunigt die Reifung tiefer Abszesse.

Cuprum ist auch gegen **Bleichsucht** junger Mädchen und Schwächezustände mit Kongestionen nach den Geschlechtsorganen mit Erfolg angewendet worden, wenn *Ferrum* nicht half oder mißbraucht wurde, und wenn Unterleibsbeschwerden vorhanden waren.

Verschlimmerung: Nachts, bei Hitze, bei Neumond, vor der Regel.

Anwendung bei den Tieren: Gegen veralteten, trocknen und rauhen Husten bei Pferden. Bei Brechdurchfall der Hunde. – Bei nervöser Staupe der Hunde, wenn Lähmungen, Krämpfe, Zuckungen und epileptische Anfälle als Folgeerscheinungen der Staupe vorliegen. – Bei Blutarmut und Bleichsucht, wenn *Ferrum* allein nicht wirkt. – Bei schmerzhafter Lungenentzündung mit großer Atemnot und Erstickungsanfällen. – Bei Schenkelabszessen im Anschluß an Maul- und Klauenseuche. – **Kupfer** in allopathischer Gabe (als Kupferfeilspäne) ist ein altes Volksmittel gegen das **Nichtrindern der Kühe** und zur Erregung des Geschlechtstriebes bei Hündinnen.

Curare + + +

Pfeilgift

Präparate: Verreibungen aus dem eingedickten Saft aus der Rinde verschiedener Strychnosarten. (Flüssige Potenzen nicht haltbar.)

Wird in mittleren Potenzen (D 4 bis D 12) angewendet.

Vergleichsmittel: *Crotalus, Nux vomica, Gelsemium, Ceanothus, Conium, Sepia, Graphites, Oleander.*

Lähmungen der verschiedensten Art und Schwächezustände. – Lähmung infolge Gehirnkongestion. – Gesichts- und Augenmuskellähmung. – Epileptische Krämpfe, besonders wenn sie vor der Regel auftreten. – Drohende Lähmung der Atmung. Atemnot infolge Emphysem. Allgemeine Muskelschwäche. – Skrofulöse Hautausschläge, besonders im Gesicht und hinter den Ohren. – Lebercirrhose mit unstillbarem Galleerbrechen.

Cyclamen +

Cyclamen europaeum L. – Primulaceae – Alpenveilchen

Präparate: Essenz aus den frischen, im Herbst gesammelten Wurzelknollen mit Wurzeln, Verreibungen und flüssige Potenzen.

Wir meistens in niedrigen Potenzen (D 2 bis D 4) angewendet.

Vergleichsmittel: *China, Pulsatilla, Conium, Caulophyllum, Helonias, Colocynthis, Spigelia, Belladonna, Gelsemium, Chamomilla, Antimonium crudum.*

Beeinflußt hauptsächlich den Kopf, die Augen und die weiblichen Geschlechtsteile. Bis jetzt mit Nutzen angewendet gegen unerträgliches Jucken abends im Bett. – Stiche in den Schläfen. Kopfschmerzen, mehr linksseitig, mit Schwindel und Gesichtsverdunkelung. – Flimmern vor den Augen. Farbensehen. – Erweiterte Pupillen. Trübsichtigkeit. – Schnupfen im vorgeschrittenen Stadium, mit dicker, milder Absonderung, bei Verlust von Geschmack und Geruch und mit krampfhaftem Niesen. – Verdauungsbeschwerden, Nachteile von fetten Speisen (ähnlich *Pulsatilla).* – Appetitlosigkeit, schnelle Sättigung mit Ekel und Widerwillen gegen Brot und kalte Speisen. Schluchzendes Aufstoßen, besonders nach Fett- und Kuchengenuß. Vollheit und Drücken in der Herzgrube. – Stockungen im Unterleib und Leberleiden, Leber- und Milzanschwellungen; Leber und Milzgegend schmerzhaft. Blähungskolik nachts und Gluckern im Bauche nach dem Essen. – Dysmenorrhöe, Metrorrhagie **mit betäubendem** Kopfschmerz, Schwindel, Sehstörungen (Doppeltsehen, Flimmern). – Migräne mit Regelstörungen. Blutarmut mit Frost und Durst, Drehschwindel und Regelstörungen. – Herzklopfen mit drückenden

Schmerzen in der Herzgegend. – Spannen und Drücken in den Armen und Händen. Krampfartige Schmerzen in den Schenkeln. – Schlummersucht am Tage; Kopf wie in ein Tuch eingewickelt.

Besserung: Durch Wärme, bei Bewegung (aber nicht im Freien und durch kühle Luft).

Damiana

Turnera aphrodisiaca Ward. – Turneraceae

Präparate: Tinktur aus getrockneten Blättern, Verreibungen und flüssige Potenzen.

Wird in niedrigsten Potenzen (D 1 bis D 3) angewendet.

Das Mittel ist homöopathisch nicht geprüft; unsere Kenntnisse über seine Wirkung beruhen auf den Ergebnissen der Krankenbehandlung. Hiernach hat *Damiana* eine heilende Wirkung auf Erschlaffungszustände der männlichen und weiblichen Geschlechtsorgane. Es wird hauptsächlich, und zwar mit gutem Erfolg, bei vollständiger **Impotenz** und bei **Sterilität** infolge mangelnden Geschlechtstriebs verwendet (10 bis 20 Tropfen D 1 im Verlauf eines Tages, und zwar eine Woche lang hintereinander). – Bei Spermatorrhöe, Erkrankungen der Vorsteherdrüse, nervösen Schwächezuständen, wie Schlaflosigkeit, Neurasthenie, sind bei Anwendung von *Damiana* D 1 gute Erfolge erzielt worden. – Bei Migräne kupiert es mitunter den Anfall.

Anwendung bei den Tieren: Bei Sterilität infolge mangelnden Geschlechtstriebes.

Digitalis + + – Digitalinum + + +

Digitalis purpurea L. – Scrofulariaceae – Roter Fingerhut

Präparate: Essenz aus den vor der Blütezeit gesammelten frischen Blättern, Verreibungen und flüssige Potenzen.

Wird vorzugsweise in niedrigen Potenzen (D 1 bis D 6) angewendet.

Wirkungsdauer: In akuten Fällen 3 bis 24 Stunden, in chronischen bis zu 6 Wochen.

Antidote: *Aconitum, Camphora, Nux vomica, Veratrum.* Gegen akute Vergiftung mit Fingerhut, die bei Behandlung von Herzleiden sehr häufig vorkommt, vegetabilische Säuren, Äther, Essig, Galläpfelaufguß, Tannin, süße Milch. Hernach *Aconitum* oder *Veratrum* in den tiefsten Potenzen.

Vergleichsmittel: *Aconitum, Arsenicum, Belladonna, China, Conium, Kalmia, Mercurius, Nux vomica, Spigelia, Acidum sulfuricum, Lobelia, Apocynum, Convallaria, Scilla, Cactus, Veratrum.*

Wirkt hauptsächlich auf das **Herz** und auf den **Blutkreislauf** und paßt nach homöopathischen Grundsätzen (Similia similibus) am besten für Kranke, die einen zu langsamen, trägen Puls- und Herzschlag haben. Bildet den Gegensatz von *Aconitum,* das für Personen mit beschleunigtem Puls und Herzschlag paßt.

In der **Erst-** oder **primären** Wirkung der *Digitalis,* oder des *Digitalin,* das in bezug auf das Herz fast gleiche Wirkungen mit jener hat, beobachtet man nach **Hale** vermehrte Kraft der Herzkontraktionen (Herzzusammenziehungen), Puls zuerst regelmäßig und etwas beschleunigt, dann unregelmäßig und intermittierend (aussetzend) und endlich langsam, bis zum Stillstand des Herzens. Die **sekundären** Wirkungen sind das Umgekehrte der primären, d. h. der Puls ist weich, langsam, unregelmäßig, intermittierend (aussetzend) und schwach. Nach **Hales** 23jährigen Beobachtungen können sowohl die primären wie die sekundären Wirkungen nach dem homöopathischen Ähnlichkeitsgesetz verwertet werden. Bei Anwendung der *Digitalis* nach Symptomenähnlichkeit der primären Wirkung soll man nicht unter die 6. Dezimalpotenz heruntergehen, bei Anwendung nach Ähnlichkeit der sekundären Wirkung darf man dagegen die tiefsten Potenzen anwenden. Bei *Digitalin* im ersteren Falle am besten die **12. Dezimalpotenz,** im zweiten dagegen bis zur 2. Dezimalpotenz herunter.

Primär angezeigt bei **Herzkrankheiten** ist *Digitalis* (in hohen Potenzen): Wenn das Herz aufgeregt ist und mit vermehrter Kraft schlägt, Kopfkongestion, Klingen in den Ohren, Röte des Gesichts usw. veranlassend, meist Folge von Überanstrengung, Aufregung, Gehirnreizungen usw. Bei Herzhypertrophie (Vergrößerung des Herzmuskels, Herzerweiterung) kann man es in der 6. Dezimalpotenz anwenden.

Sekundär angezeigt (und das ist das **Hauptwirkungsgebiet** der *Digitalis* bzw. des *Digitalin*) ist es bei Hypertrophie (Erweiterung des Herzens), bei Mitralinsuffizienz (ungenügende Tätigkeit der linken Herzklappe), bei Konstriktion (Zusammenziehung) der Aorta (Herzschlagader), bei Irritabilität (Reizbarkeit des Herzens) ohne Erweiterung und bei Kompensations- (Ausgleichungs-) Störungen bei Herzklappenfehlern mit Herzschwäche und endlich hauptsächlich bei Herzwassersucht, wo es in tiefsten Potenzen das Hauptmittel unter allen ist. (Bei allen Herzleiden darf *Digitalis* nur mit der größten Vorsicht und nur, wenn es gut paßt, angewendet werden, sonst verschlimmert es.)

Hale empfiehlt das *Digitalin* auch als Stärkungsmittel im Wechsel mit *Ferrum* bei Blutarmut und Bleichsucht und mit *Strychninum, Phosphorus* bei zerrütteten Konstitutionen.

Außerdem findet *Digitalin* auch noch Anwendung bei Delirium tremens. – Ohnmachtsanfälle infolge Stillstand des Herzens – nervöser Schwindel, Kollaps von Gebärmutterblutung; – große Schwäche und allgemeiner Kräfteverfall, beim Einschlafen hört die Atembewegung auf. – Vergiftung durch Tabak, *Aconitum, Veratrum, Calabar,* Schwämme und andere Gifte, die das Herz schwächen und lähmen.

Digitalis wurde auch angegeben bei Schwindel mit Zittrigkeit, Angst, Weinerlichkeit, Angst vor der Zukunft, Trübsinn, vom Herzen ausgehend, **Herzklopfen,** besonders mit langsamem Pulse. **Engbrüstigkeit.** – Husten mit kleisterähnlichem oder blutigem Auswurf. – Erbrechen bei Hirnleiden, z. B. bei der Meningitis (Hirnhautentzündung). Übelkeit und Erbrechen in der Schwangerschaft und bei drohender Fehlgeburt. – Leberleiden, Leber verhärtet. – **Gelbsucht** bei Herzleiden und mit hellen, tonfarbigen Stühlen und spärlichem dunkelbraunen Harn. – **Blausucht** der Neugeborenen. – **Haut-, Brust- und Bauchwassersucht** mit bläulicher Haut infolge venöser Stauungen. – Erweiterte, wenig empfindliche Pupillen. Augenentzündung, auch katarrhalische; Entzündungen der Meibomschen Drüsen. Augentränen. Zukleben der Augen, die Gegenstände erscheinen rot, grün oder gelb. – Harnverhaltung. Schwieriges Harnen; dunkler, roter, brennender Harn mit zu geringem Abgang. Unablässiger Harndrang. Entzündung des Blasenhalses. – Samenergießungen während des Schlafes mit nachfolgender großer Schwäche (Pollutionen). Heftige Erektionen.

Ferner soll *Digitalis* in höheren Potenzen ein vortreffliches Mittel sein, um bei starkem Herzklopfen beim **Bergsteigen** beruhigend zu wirken. (Gabe 1 bis höchstens 2 Körnchen.)

Anwendung bei den Tieren: Bei dem **Herzklopfen der Pferde,** wenn kein organischer Herzfehler zugrunde liegt. – Bei der Influenza der Pferde, wenn sie mit Herzbeutelentzündung verbunden ist. – Bei chronischem Bronchialkatarrh und Lungenödem. – Bei nervösem Dampfe (Asthma) der Pferde. – Bei subakuter (mäßig rasch verlaufender) Gehirnentzündung der Pferde und im Beginn des Kollers, besonders wenn dieser erethischen (aufgeregten) Charakter hat.– Sodann auch bei Brustentzündung, Leberentzündung, Wurmkolik.

Dioscorea villosa +

Dioscorea villosa L. – Dioscoreaceae – Jamswurzel

Präparate: Essenz aus dem frischen, im September gesammelten Wurzelstock, Verreibungen und flüssige Potenzen.

(Das beste und wirksamste Präparat soll das Gummiharz der Wurzel, das *Dioscorin,* sein.)

Wird in niedrigen Potenzen (D 2 bis D 6) angewendet.

Antidote: *Bryonia, Chamomilla, Colocynthis, Hyoscyamus, Nux vomica.*

Vergleichsmittel: *Aloe, Chamomilla, Colocynthis, Lycopodium, Nux vomica, Rhus, Sulfur, Natrium sulfuricum, Podophyllum.*

Wirkt hauptsächlich auf die **Verdauungsorgane** und das Nervensystem. Wird bei der **biliösen Kolik** als ein fast sicher wirkendes Spezifikum gerühmt. – Hat am meisten Ähnlichkeit mit *Colocynthis.*

Kolik in den verschiedensten Formen. **Die Schmerzen im Unterleib wechseln plötzlich die Stelle und treten woanders auf, z. B. in den Fingern, Zehen** (Hauptindikation für *Dioscorea*). Äußerst heftige reißende und windende Schmerzen in der Unterbauchgegend, mit lanzinierenden (schießend reißenden) Schmerzen nach allen Richtungen hin, bis in die Schultern, Brust, Kreuz und Schenkel hinunter, schlimmer morgens und beim Aufstehen. – **Gallenkolik** mit äußerst heftigen und intermittierenden Schmerzen, besonders um den Nabel herum, selbst bis nach der linken Niere ausstrahlend, mit starkem Stuhldrang. – Stuhl dunkelgelb, gallig, dünn, wäßrig, äußerst reichlich, mit darauffolgendem ohnmachtartigen Schwächegefühl, ohne Erleichterung der Kolik nach dem Stuhl (Ruhr, Dysenterie). – Aufstoßen, Übelkeit, Erbrechen, mit aufgetriebenem Unterleib, gegen Druck sehr empfindlich. – Durchfall morgens früh beim Aufstehen, mit kneipender Kolik. – Erbrechen mit wäßrigem Durchfall mit Magenkrampf, Schmerzen in den Unterleib und die Beine ausstrahlend. (Cholera.) – Cholera infantum (Brechdurchfall der Säuglinge). – Krampfhafte Magen- und Unterleibsleiden überhaupt. – Soll auch in der Genitalsphäre (Geschlechtsorgane) der Männer Bedeutendes leisten und bei Störungen in den Funktionen (Verrichtungen) hilfreich sein. Nervöse Überreiztheit, später Schwäche. Geschlechtliche Aufregung, Schmerzen bei atonischen Pollutionen, Erektionen die ganze Nacht hindurch (D 6 bis D 12). Spermatorrhöe (Samenfluß) mit Impotenz und nachfolgender Schwäche, besonders in den Knien. Stark riechende Schweiße an den Genitalien. – Dysmenorrhöe und Krampfwehen, anfallsweise, in die Beine ausstrahlend.

Verschlimmerung: Vom Sitzen oder Liegen, oder Sichzusammenkrümmen (Kolik).

Besserung: Durch Essen, Druck und Bewegen in der freien Luft.

Dolichos pruriens

Dolichos pruriens L. – Leguminosae – Juckbohne

Präparate: Tinktur aus den Haaren der Fruchthülse, Verreibungen und flüssige Potenzen.

Wird in niedrigen Potenzen (D 2 bis D 3) angewendet.

Vergleichsmittel: *Belladonna, Rhus, Arscenicum, Mezereum, Anacardium, Urtica, Hyoscyamus, Acidum nitricum.*

Seine Hauptwirkung erstreckt sich auf die **Haut** und die **Leber.** Heftiges **Hautjucken** am ganzen Körper, ohne Ausschlag, schlimmer nachts und durch Kratzen. – **Gelbsucht** mit Leberanschwellung, Hautjucken und Verstopfung. – **Altersjucken** (Pruritus senilis). – Halsschmerz und Kitzelhusten, schlimmer beim Schlucken, mit einem Splittergefühl im Halse.

Drosera

Drosera rotundifolia L. – Droseraceae – Sonnentau

Präparate: Essenz aus der frischen, zu Beginn der Blüte gesammelten ganzen Pflanze, Verreibungen und flüssige Potenzen.

Wird meistens in niedrigsten Potenzen (D 1 bis D 3) angewendet; bei Keuchhusten sollen hohe Potenzen wirksamer sein.

Wirkungsdauer: 6 bis 7 Tage.

Antidote: *Camphora, Spongia, Veratrum.*

Vergleichsmittel: *Belladonna, Bryonia, Eupatorium perfoliatum, Magnesium phosphoricum, Rumex, Senega, Coccus cacti, Ipecacuanha, Spongia, Phosphorus.*

Beeinflußt hauptsächlich die **Atmungsorgane.** Als charakteristisches Symptom, das auf *Drosera* hinweist, ist **Brechwürgen** hervorzuheben.

Keuchhusten, besonders in der **zweiten** Periode, mit **pfeifendem Hustenton** und **Brechwürgen,** und wenn das Kind sich bei Bewegung besser befindet als in der Ruhe; der Schweiß ist nicht kühl, sondern mehr warm (im Gegensatz zu *Veratrum*). **Keuchhusten,** mit Erbrechen der Speisen oder von Schleim und mit Blutungen aus Nase und Mund, Angst, Blauwerden des Gesichts, pfeifendem Atem und Erstickungsanfällen, nebst Schmerzen in der Rippengegend. (Nach *Drosera* paßt oft *Veratrum.*) – Kehlkopf- und Luftröhrenkatarrhe sowie auch Schwindsucht mit schneller Abzehrung und allgemeine Leiden der genannten Teile, daher auch **Husten** unter mannigfachen Erscheinungen, z. B. **nachts** und abends mit blutigem Eiterauswurf. – Kribbeln im Kehlkopf mit Hustenreiz und Stichen. Kitzelhusten mit Würgen beim Zubettgehen (spezifisch). – Heiserkeit und tiefe Baßstimme mit rauhem, scharrigem, zu Husten reizendem Trockenheitsgefühl tief im Rachen, gelbem Schleimauswurf und Brustbeklemmung. – Chronische Katarrhe und Heiserkeit als zurückbleibende Folge öfter wiederkehrender Katarrhe, mit Gefahr beginnender Luftröhrenschwindsucht. – Husten mit Heiserkeit nach Masern. Zäher Schleim in der Luftröhre, der sich nicht lösen will. Abendlicher Husten, gleich nach dem Niederlegen. Nächtlicher Husten. **Trockner Krampfhusten Schwindsüchtiger mit Brechwürgen.**

Verschlimmerung (des Hustens): Durch Singen, Lachen, Weinen, Tabakrauchen und Trinken, abends nach dem Niederlegen, besonders nach Mitternacht und gegen Morgen.

Besserung: Durch Bewegung.

Anwendung bei den Tieren: Gegen trocknen, veralteten Husten und gegen pfeifenden, trocknen, stoßweise erfolgenden Husten mit Brechwürgen, besonders bei Hunden. – Gegen die Lungenwurmseuche der Lämmer (auch im Wechsel mit *Dulcamara).*

Dulcamara +

Solanum dulcamara L – Solanaceae – Bittersüß

Präparate: Essenz aus den vor der Blütezeit gesammelten jungen Schößlingen mit Blättern, Verreibungen und flüssige Potenzen. Wird vorzugsweise in niedrigen Potenzen (D 2 bis D 6) angewendet, doch sind auch hohe Potenzen gebräuchlich.

Wirkungsdauer: 20 bis 30 Tage in chronischen Fällen.

Antidote: *Camphora, Coffea, Ipecacuanha, Mercurius.* Gegen große Gaben oder Vergiftung mit Nachtschattenbeeren (auch Kartoffelbeeren oder Keimen) *Kalium carbonicum.*

Vergleichsmittel: *Aconitum, Nux vomica, Belladonna, Baryum carbonicum, Causticum, Rhus, Rhododendron, Silicea, Sulfur, Bryonia, Arsenicum.*

Soll bei Hautleiden (Ausschlägen) besser in niedrigen, bei anderen Leiden, Erkältungen und ihren Folgen, aber besser in höheren Potenzen wirken.

Steht in spezifischer Beziehung zur äußeren **Haut,** zu den **Drüsen-, Harn- und Verdauungsorganen.** *Dulcamara* entspricht der hydrogenoiden (gewebswäßrigen) Konstitution. Paßt also für Leute, die Feuchtigkeit und Nässe nicht vertragen und darunter leiden: demnach für **Beschwerden von nasser Erkältung** mit oder ohne Fieber (ähnlich wie *Cepa*), **besonders Erbrechen,** oder **Durchfall mit Leibschmerzen.** (Sogleich nach einer Erkältung durch Nässe oder bei naßkaltem Wetter eingenommen, verhütet es meist die schädlichen Folgen, ähnlich wie *Aconitum* und *Nux vomica* bei einer Erkältung bei trocknem Wetter.) Wirkt auch als **Prophylacticum** (Vorbeugungsmittel) bei solchen, die feuchtes Wetter nicht vertragen und zu Erkältungen neigen.

Rheumatismus, verschlimmert durch plötzlichen Witterungswechsel, Zucken der Muskeln der Augenlider oder des Mundes, wenn feuchte Witterung eintritt. – Trockner Schnupfen, Halsschmerz mit Nackensteifheit. – Magenkatarrh mit viel Schleimerbrechen. –

Durchfall bei Schwangeren und Wöchnerinnen, sowie Sommerdurchfälle mit Kolik, Stuhl gelblich oder grünlich, schleimig, mit Leibschmerzen, die nach der Ausleerung vergehen, besonders nach Erkältung. – Rückenschmerzen infolge Erkältung. – Skrofulöse Beschwerden, mit Geschwulst und Verhärtung der Drüsen. – Nesselfriesel. Verschiedene Ausschlagskrankheiten, besonders aber nässende und eiternde oder auch kleienartig sich abschuppende **Flechten** bei zugleich geschwollenen Drüsen (besonders wirksam im Wechsel mit *Sulfur*). – Kalte Geschwülste. – Ohrenschmerzen nach jedem Witterungswechsel zur nassen Kälte. – Augenentzündungen, auch bei Neugeborenen. Jede Erkältung schlägt sich auf die Augen. – Stockschnupfen, erzeugt oder verschlimmert durch naßkalte Luft. – Heftiger Durst auf Kaltes. – Übelkeit oder Schleimerbrechen. – Bauch- und Brustwassersucht. – Husten mit schwierigem Auswurf zähen Schleimes und Stechen in den Brustseiten, besonders bei alten Leuten. Heiserkeit und Husten nach Erkältung. Bluthusten. – **Blasenkatarrh,** besonders infolge nasser Erkältungen (neben *Lycopodium*). Blasenkrampf, Blasenlähmung. Harn übelriechend, trüb, satzig, schleimig. – Beginnende Lungenlähmung alter Leute. – Lähmung der Zunge. Rückenmarklähmungen nach Durchnässung. Gliederlähmungen mit Eiskälte der Haut.

Verschlimmerung: Meist abends oder nachts und in der Ruhe, von Kälte und Nässe (naßkalter Witterung oder Erkältung im Nassen), von zurückgetretenen Hautausschlägen.

Besserung: Durch Bewegung in warmer Luft, ausgenommen bei Durchfall, wo jedenfalls Ruhe notwendig ist. – Schädlich wirken hierbei *Belladonna* und *Lachesis.*

Anwendung bei den Tieren: Bei katarrhalischen Leiden der Atmungsorgane, besonders nach Erkältungen in der Nässe. – Bei der Druse junger Pferde. – Beim Schnupfen der Schafe. – Beim Durchfall säugender Tiere, durch nasse Erkältung der Muttertiere veranlaßt, sowie beim Durchfall erwachsener Tiere nach nassen Erkältungen. – Gegen Nesselausschlag. **Schuppenflechten.** – Gegen Teigmaul oder Milchschorf säugender Tiere. – Hautwassersucht nach Erkältung. – Gegen die Lungenwurmseuche der Lämmer (im Wechsel mit *Drosera*). – Akuter Blasenkatarrh, auch infektiöser Art.

Echinacea angustifolia

Echinacea angustifolia D. C. – Compositae

Präparate: Essenz aus der frischen, blühenden Pflanze, Verreibungen und flüssige Potenzen.

Wird als Urtinktur und in tiefsten Potenzen (D 1 bis D 2) angewendet.

Vergleichsmittel: *Baptisia, Arsenicum, Arnica, Calendula, Lachesis, Carbo vegetabilis, Rhus, Mercurius, Hepar sulfuris, Apis, Silicea, Phosphorus.*

Wirkt hervorragend antiseptisch sowie anregend auf die Herztätigkeit und tief eingreifend auf das Drüsensystem. Im allgemeinen, wenn im Verlauf von Krankheiten bösartige Erscheinungen, wie schwere Eiterungen mit Sepsis- und Gangrängefahr auftreten.

Pyamie, Blutvergiftung, Kindbettfieber. Typhöse Fieber. Bösartige Mandelentzündung. Scharlach und Diphtheriefälle. Zahnfleisch geschwollen; fauliger Geschmack. – Furunkel. Karbunkel. Gangrän. Skrofulöse und syphilitische Geschwüre. Üble Folgen der Impfung. – **Ernährungsstörungen** mit Verdacht auf bösartige Leiden. Saures Aufstoßen, Vollheitsgefühl nach dem Essen, übelriechende Blähungen. Magenschmerzen mit nachfolgenden Diarrhöen. – Schmerzen in der Herzgegend und Herzklopfen. Neigung zu Herzschwäche und Kollaps. – Appendicitis.

Äußerlich wird die Tinktur (1 : 10 mit Wasser verdünnt) zu Umschlägen oder als Salbe bei Abszessen, Furunkeln, Gangrän, Insektenstichen, Verbrennungen usw. gebraucht.

Elaps corallinus +++

Elaps corallinus Wied. – Ophidia (Reptilia) – Korallenotter

Präparate: Verreibungen des in den Giftdrüsen enthaltenen Giftes, von D 8 an auch flüssige Potenzen.

Wird meistens in mittleren Potenzen (D 8 bis D 12) angewendet.

Vergleichsmittel: *Lachesis Crotalus, Arsenicum, Baptisia, Carbo animalis, Kreosotum, Digitalis, Kalium carbonicum, Cactus, Lycopodium.*

Im allgemeinen den übrigen Schlangengiften ähnlich; unterscheidet sich von ihnen durch die dunkle Färbung (fast schwarz) der Absonderungen. – Empfindlichkeit gegen Kälte. – **Chronischer Nasenkatarrh** mit stinkendem Geruch und gelbgrauen Schorfen. Ozaena. – Ohrenkatarrh mit schwarzem Schmalz. – Kältegefühl in der Brust nach Getränken. Schmerzhafter Husten mit schwarzem, übelriechendem Auswurf, besonders morgens. Beginnende und vorgeschrittene **Lungenschwindsucht,** besonders rechtsseitig, mit großer Schwäche; hektisches Fieber. – Übler Mundgeruch. Zunge trocken. Viel Durst. – Kältegefühl, wie von Eis, im Magen. – Schwärzlicher, schaumiger Durchfall. – Rechtsseitiger Kopfschmerz von der Stirn nach dem Hinterkopf. – Kalter Schweiß über und über.

Elaterium ++

Ecballium elaterium Rich. – Cucurbitaceae – Springgurke

Präparate: Essenz aus noch nicht ganz reifen Früchten, Verreibungen und flüssige Potenzen.

Wird meistens in niedrigen Potenzen (D 4 bis D 6) angewendet.

Vergleichsmittel: *Bryonia, Croton tiglium, Colchicum, Veratrum, Dulcamara, Aloe, Podophyllum, Gratiola.*

Starkes Abführmittel. Erzeugt auf den Schleimhäuten reichliche wäßrige Absonderungen. Wechselfieberartige Zustände. **Frost mit vielem Gähnen.** – **Durchfall** mit wäßrigen, fortspritzenden, schaumigen, olivgrünen Stühlen. – Heftige Kolik mit Erschöpfung nach dem Stuhlgang. – Bei wassersüchtigen Zuständen (D 2). – **Cholera infantum** (Brechdurchfall der Säuglinge). – **Nesselsucht** über den ganzen Körper nach unterdrückten Fiebern. – Heftige **rheumatische Schmerzen,** nach den Fingerspitzen und Zehen schießend und zurück.

Equisetum hiemale

Equisetum hiemale L. – Equisetaceae
– Winterschachtelhalm

Präparate: Essenz aus der frischen Pflanze, Verreibungen und flüssige Potenzen.

Wird meistens in niedrigen Potenzen (D 2 bis D 4) angewendet.

Vergleichsmittel: *Apis, Cannabis, Cantharis, Ferrum phosphoricum.*

Wirkt hauptsächlich auf die **Harnorgane,** ähnlich wie *Cantharis* auf die Nieren und Blase. Harnbeschwerden mit heftigem Schmerz nach dem Harnen aus verschiedenen Ursachen. **Chronischer Blasenkatarrh** auf gichtischer Grundlage. **Harndrang** mit Schmerzen in der Blase, besonders bei Frauen, deren Harn Blut und Eiweiß enthält. **Brennen** in der **Harnröhre** beim Wasserlassen, heftiger Schmerz danach. **Bettnässen** der Kinder. Unvermögen, den Harn zu halten bei alten Leuten, mit unwillkürlichen Stühlen. – Harngrieß.

Erigeron canadensis

Erigeron canadensis L. – Compositae – Kanadisches Berufkraut

Präparate: Essenz aus der frischen, blühenden Pflanze, Verreibungen und flüssige Potenzen.

Wird in niedrigen Potenzen (D 2 bis D 4) angewendet.

Vergleichsmittel: *Millefolium, Trillium pendulum, Hamamelis, Cinnamomum, Ipecacuanha.*

Blutungen in allen Körperteilen von hellrotem Blut. Nasenbluten, Lungenbluten bei Schwindsucht. Magenbluten. Darmbluten bei Hämorrhoiden und Ruhr. – Blasen- und Nierenblutungen. – **Gebärmutterblutungen** bei Schwangeren bei Gebärmutterschwäche, mit schmerzhaftem Harnen. – Charakteristisch ist, daß Blasen- und Mastdarmreizung meistens gleichzeitig bestehen.

Eucalyptus

Eucalyptus globulus Lab. – Myrtaceae – Australischer Gummibaum, Fieberbaum

Präparate: Tinktur aus getrockneten Blättern, Verreibungen und flüssige Potenzen.

Wird in niedrigen Potenzen (D 2 bis D 3) angewendet.

Vergleichsmittel: *Eupatorium perfoliatum, Arsenicum, Lachesis, Phytolacca, Bryonia, Gelsemium.*

Wirkt erregend auf die Gefäße. Große Gaben veranlassen zuweilen kongestiven Kopfschmerz und ein Verlangen, sich ständig zu bewegen, danach wirkliches Fieber.

Bei Wechselfieber, wenn *Chininum* nicht hilft. Von 432 damit behandelten Wechselfiebern wurden 310 völlig damit geheilt, 202 davon mit einer einzigen Gabe; in 118 Fällen von den 310 Fällen war vorher *Chininum* erfolglos gegeben worden; das Mittel half am besten in **Tertianfiebern,** dann in **Quartan-, endlich in Quotidianfiebern.** Bei alten, gefährlichen **Wechselfiebern.** – **Perniciöse Fieber der Tropen** mit typhösen oder blutigen Durchfällen. – **Influenza** (Grippe) mit rheumatischem Charakter, Husten und Brustschmerzen; auch zum Kupieren der Krankheit (ähnlich wie *Camphora*). – Stechen in den Gliedern, darauf Schmerzen mit Gefühl von Vollheit in den Adern, mit Steifigkeit und Müdigkeit. – Herpesartige Ausschläge; Anschwellung der Drüsen; schlechte, indolente Geschwüre. Schwindel, undeutliches Sehen, Vollheitsgefühl im Kopfe mit Stirnkopfschmerz und Beengung in der Nasenwurzel, als ob heftiges Nasenbluten auftreten sollte. – Empfindlichkeit und Brennen im Magen und Bauche mit großer Hitze im Rektum, darauf Tenesmus, Abgang von Schleim und große Erschöpfung. Heftiger Durchfall mit Blutabgang. – Brennen im Epigastrium und der Nabelgegend. Peinigender Durst. – Erkrankungen der Schleimhäute. – Asthma cardiacum. Aneurysmen, die auf den Vagus und seine Zweige drücken mit Dyspnöe.

Eupatorium perfoliatum

Eupatorium perfoliatum L. – Compositae – Wasserhanf

Präparate: Essenz aus der frischen, zu Beginn der Blüte gesammelten ganzen Pflanze, Verreibungen und flüssige Potenzen.

Wird in niedrigsten Potenzen (D 1 bis D 3) angewendet.

Vergleichsmittel: *Bryonia, Phytolacca, Gelsemium, Rumex, Drosera, Capsicum, Ignatia.*

Eins der zuverlässigsten **Grippemittel.** – Große Schmerzen und Schmerzhaftigkeit im ganzen Körper, wie zerschlagen; Schmerzen in allen Knochen (Hauptindikation für *Eupatorium* bei sonst passenden Fällen). Alle Teile schmerzen bei Berührung.

Wechselfieber (besonders dreitägiges und unregelmäßiges) in Malariagegenden. Durst vor dem Fieberanfall, gewöhnlich morgens auftretend und von Glieder-, Knochen- und Rückenschmerzen begleitet, sowie von gastrischen und biliösen Symptomen. Der Frost beginnt im Rücken. Heftiges Schütteln mit geringer Kälte, galliges Erbrechen während des Anfalls. Der Schweiß ist meist nicht bedeutend, fehlt mitunter ganz, tritt aber auch hier und da reichlich auf. Zwischen den Anfällen lockerer Husten. –

Katarrh mit Heiserkeit und rauher Stimme. Husten schlimmer abends, und Schmerzen in allen Knochen. **Grippe,** mit Heiserkeit, morgens schlimmer, mit Husten und argem Schmerz die Luftröhre entlang und bedeutenden **Schmerzen in allen Knochen.** Nächtlicher lockerer Husten. Heiserer, rauher Husten, mit Kratzen in den Bronchien oder mit Gesichtsröte und tränenden Augen. Husten vor und nach den Masern. – **Bronchitis** (Luftröhrenentzündung), mit rauhem, kratzendem Husten oder mit **Wundheitsgefühl** in der Brust. Atemnot, Kurzatmigkeit. Schmerzhaftigkeit in der Brust beim Tiefatmen oder kratzendes Gefühl. Herzklopfen.

Eupatorium purpureum

Eupatorium purpureum L. – Compositae – Roter Wasserhanf

Präparate: Essenz aus dem frischen, im Herbst gesammelten Wurzelstock, Verreibungen und flüssige Potenzen.

Wird in niedrigsten Potenzen (D 1 bis D 3) angewendet.

Vergleichsmittel: *Cantharis, Equisetum, Berberis, Helonias, Bryonia, Lycopodium.*

Ähnlich wie *Eupatorium perfoliatum,* hat aber hervorragende Wirkung auf die Harn- und Geschlechtsorgane der Frauen. **Wechselfieber.** Frost im Rücken beginnend. Stirnkopfschmerz, kein Durst während des Frostes. Kreuz und Lendenschmerzen. – Häufiger schmerzhafter Harndrang. Blasenreizung. – Harnruhr. – **Bettnässen.**

Nierenschmerzen, dumpf, drückend oder heftig schneidend. Chronische Nierenentzündung. Nierengrieß und -sand. – Dysmenorrhöe mit Harndrang. – Weißfluß. Eierstockentzündung mit Blasenhalsreizung.

Euphorbium ++

Euphorbia resinifera Berg. – Euphorbiaceae

Präparate: Tinktur aus dem erhärteten Milchsaft der Pflanze, Verreibungen und flüssige Potenzen.

Wird meistens in mittleren Potenzen (D 4 bis D 12) angewendet; niedrigere Potenzen rufen oft starke Erstverschlimmerungen hervor.

Wirkungsdauer: Bei akuten Leiden einige Tage, bei chronischen bis zu 5 Wochen.

Antidote: *Camphora, Rhus toxicodendron.* Bei vergiftenden Gaben Zitronensaft.

Vergleichsmittel: *Arsenicum, Cantharis, Rhus, Cepa, Graphites, Nux vomica, Drosera, Eupatorium perfoliatum, Belladonna. Mercurius, Ranunculus bulbosus.*

Wirkt besonders auf die **Schleimhäute,** die **Haut** und die **Knochen.**

Brennschmerzen an allen kranken Teilen, besonders an den Schleimhäuten. – Rheumatische, reißende, drückende oder stechende Gliederschmerzen, schlimmer in der Ruhe, besser bei Bewegung (neben *Rhus).* – Reißen, Steifheits-, Lähmigkeits- und Brennschmerz in Ober- und Untergliedern. Hüftweh, wie verrenkt. Krampfhaftes Ziehen in der Hand beim Schreiben. Große Schwäche der Unterschenkel. Klammgefühl in den Füßen, mit Krummziehen der Zehen. – Lähmige Schwäche in den Gelenken, mit erschwertem Aufstehen vom Sitzen (neben *Rhus).* – Brennschmerz in der Knochenhaut nach *Mercur*-Mißbrauch. – Langwierige Hautausschläge. – Unüberwindliche Tagesschläfrigkeit, Schlaflosigkeit vor Mitternacht mit Herumwerfen im

Bett. Geile Träume mit Pollutionen. – Blutschwäre. Alte reizlose Geschwüre und langwierige Ausschläge. – Gangrän. – **Gesichtsrose, mit erbsengroßen Blasen und gelbem Inhalt** (neben *Rhus).* – Langwierige Augenentzündungen, mit Jucken und Trockenheit der Lider und Winkel. Entzündungen und Geschwulst der Lider, mit nächtlichem Zuschwären. Kurzsichtigkeit und Trübsichtigkeit, wie durch Flor, selbst in der Nähe. Doppeltsehen, alles erscheint zu groß (Er hebt die Beine beim Gehen zu hoch, weil ihm die Gegenstände, die er überschreitet, zu hoch vorkommen.) –

Linksseitige Zahnschmerzen, schlimmer von Kauen und Bewegung. Abbröckeln und Abbrechen der Zähne. – Entzündung der Speiseröhre. – Krampfschmerz oder Brennen im Magen. – Blähungskolik, morgens im Bett. – Breiige, durchfällige Stühle nach vorgängigem Drange, mit Jucken im Mastdarm. – Harndrang, mit tropfenweisem Abgang des Harns unter Stechen in der Eichel. – **Fließschnupfen** mit Niesreiz bei stark geschwollener Nase, aber es kommt nicht zum Niesen. – Rachenentzündung. – Kehlkopfkatarrh und **trockner Husten,** durch Kitzel in der Brust erregt. **Nächtlicher Husten,** besonders wenn Verdacht auf Schwindsucht vorhanden ist (Tinktur). Gefühl von Angewachsensein des linken Lungenflügels, mit Behinderung des Tiefatmens.

Verschlimmerung: Nachts, in der Ruhe, Beim Sitzen und bei Berührung.

Ähnlich wirken *Euphorbia cyparissias* und *Euphorbia peplus.*

Euphrasia

Euphrasia officinalis L. – Scrophulariaceae – Augentrost

Präparate: Essenz aus der frischen, blühenden Pflanze, Verreibungen und flüssige Potenzen.

Wird in niedrigen Potenzen (D 2 bis D 4) angewendet.

Wirkungsdauer: In akuten Fällen einige Stunden, in chronischen bis zu 20 Tagen.

Antidote: *Belladonna, Camphora, Pulsatilla.*

Vergleichsmittel: *Aconitum, Apis, Belladonna, Pulsatilla, Spigelia, Arnica, Ruta, Mercurius.*

Wirkt besonders auf die Schleimhäute, hauptsächlich der Augen und des oberen Teils der Luftwege. Ein altes beliebtes Volksmittel und, wie sein Name besagt, **Augenmittel.**

Entzündungen der Augen und Hornhaut, infolge von Verletzungen (neben *Conium),* und Geschwürigkeit der Lider. Lichtscheu und Schmerz der Augen, besonders bei Sonnen- und Lampenlicht, mit Lidkrämpfen. Augenentzündungen, auch bei **Neugeborenen und Srofulösen.** Entzündung der Hornhaut, Flecke, Bläschen und Geschwürsnarben auf der Hornhaut, auch Verdunkelung. (Hierbei örtlich die verdünnte *Euphrasia-Tinktur,* 20 Tropfen auf eine Tasse lauwarmen Wassers, zu Umschlägen und Waschungen. Ebenso gegen katarrhalische Augenleiden, bei Augenschwäche und Ermüdung sowie bei Augenleiden nach äußeren Verletzungen[8].) Akute Konjunktivitis (Bindehautentzündung) traumatischen Ursprungs (besser als *Arnica*). – **Tränen und Überlaufen der Augen, besonders im Winde oder bei Anstrengung durch Sehen, Lesen, Schreiben** usw. (spezifisch). Starke katarrhalische Schleimabsonderung der Augen und Lider, mit nächtlichem Zuschwären der Augen. – **Starker Fließschnupfen mit mildem Nasenfluß, aber mit beißenden Tränen und Lichtscheu** (*Cepa* umgekehrt). – Verstopfung beim Schnupfen, harte Absonderungen. Mit Augenbeschwerden abwechselndes Leibweh. Querübergehendes Klemmen im Bauche. – Husten nur am Tage, mit schwerlöslichem Schleim.

Anwendung bei den Tieren: Bei ähnlichen Krankheiten wie beim Menschen, insbesondere bei **Augenentzündung,** auch periodischer, bei Bindehautentzündung infolge von Verletzungen, bei Augengeschwürigkeit, Augentränen. – **Schnupfen.**

---

[8] Doch darf man bei Augenverletzungen nur die Augenlider, besonders die oberen (Augendeckel), benetzen (morgens und abends); dabei kann man auch die Schläfen mit der lauwarmen, verdünnten Tiktur waschen. Man darf überhaupt, sei es mit diesem oder einem anderen Mittel, die Augen **nur mir lauwarmem** Wasser benetzen. Kaltes Wasser reizt kranke Augen.

Fagopyrum

Fagopyrum esculentum Moench. – Polygenaceae
– Buchweizen

Präparate: Essenz aus der frischen, zur Zeit der beginnenden Reife gesammelten ganzen Pflanze, Verreibungen und flüssige Potenzen.

Wird in niedrigen Potenzen (D 2 bis D 3) angewendet.

Vergleichsmittel: *Bovista, Dolichos, Urtica, Mezereum, Rhus.*

Wirkt hauptsächlich auf die **Haut.** Niedergeschlagenheit, Reizbarkeit, Unfähigkeit zu geistiger Arbeit. Schmerz und Druck im Kopf, als müßte der Kopf zerspringen, Zerschlagenheitsgefühl. Sichtbares Pulsieren der Schlagadern. Widerlicher Geruch verschiedener Absonderungen. Kongestiver Kopfschmerz – Heftiges **Hautjucken,** schlimmer durch Kratzen. Heiße und geschwollene Haut, schmerzhafte rote Pusteln. **Afterjucken. Schamjucken** mit gelblichem Weißfluß. – Brennen im rechten Eierstock. – Wunde rote Nase, Fließschnupfen, mit nachfolgender Trockenheit und Schorfen. – Steifheit und Zerschlagenheitsgefühl der Muskeln. Gefühl, als ob der Hals den Kopf nicht tragen könnte. – Übelkeit, schlechter Geschmack, besonders morgens. Aufstoßen von heißer, saurer, wäßriger Flüssigkeit. – Stechende Schmerzen in der Lebergegend und Blähungen.

Ferrum carbonicum – Ferrum metallicum – Ferrum muriaticum

Kohlensaures Eisen, Ferrocarbonat – Eisen – Salzsaures Eisen

Präparate: Von *Ferrum aceticum, carbonicum, citricum, jodatum, lacticum, metallicum, phosphoricum, oxydatum, oxydulatum, sulfuricum, tartaricum* **Verreibungen,** von D 8 an auch flüssige Potenzen. – *Ferrum muriaticum* in **Lösung,** flüssigen Potenzen und Verreibungen.

Wird in niedrigen und mittleren Potenzen (D 2 bis D 6) angewendet.

Alle Eisenpräparate und Salze, auch hier nicht genannte, stehen sich in der Wirkung so nahe, daß man sie, besonders in den höheren Potenzen, nahezu als gleichwirkend bezeichnen kann, da bei allen die Wirkung hauptsächlich durch die Basis bedingt wird.

Wirkungsdauer: In akuten Fällen 6 bis 12 Stunden, in chronischen bis zu 6 Wochen.

Antidote: *Arnica, Arsenicum, Belladonna, China, Hepar sulfuris, Ipecacuanha, Mercurius, Pulsatilla, Veratrum.*

Vergleichsmittel: *Arsenicum, Carbo vegetabilis, China, Graphites, Hepar, Ipecacuanha, Manganum, Pulsatilla, Veratrum, Kalium carbonicum, Antimonium crudum.* – **Komplementär:** *Aluminia, China.*

Paßt und wirkt am besten bei jungen Personen beiderlei Geschlechts.

Wirkt in manchen Fällen, besonders bei wahrer Bleichsucht und Blutarmut (Anämie), am besten und sichersten in materiellen Gaben, also in den niedrigsten Potenzen. Bei anderen Krankheiten leisten höhere Potenzen, als Funktionsmittel gegeben, mehr. – Gegen Beschwerden und nachteilige Folgen von Mißbrauch des Eisens in allopathischen Gaben sind besonders *China, Pulsatilla* und *Hepar sulfuris* angezeigt.

Verändert die **Blutmischung** und umfaßt die **Verdauungsorgane.**

Nachteile von *China-, Chininum-,* **Branntwein- und Tee-Mißbrauch.** – Schwächezustände nach Säfteverlust (neben *China* und *Acidum phosphoricum).* Allgemeine große Schwäche und Mattigkeit, Abmagerung. Erdfahles Gesicht, mit blauen Flecken, abgezehrt und mager. – Auszehrung bei blühendem Aussehen. – Blau oder braun umrandete Augen, blasse Lippen, Ängstlichkeit mit Klopfen in der Herzgrube, mit einem Wort: **Bleichsucht** in allen Formen sowie **Blutarmut.** (Bei diesen Krankheiten ist Eisen in tiefen Potenzen anzuwenden und am besten während der Mahlzeiten oder durch

Einverleibung in die Speisen einzunehmen. – Als leichtverdaulichste und daher am schnellsten assimillierbare Eisenpräparate empfehlen die homöopathischen Ärzte *Ferrum albuminatum, Ferrum citricum, Ferrum lacticum, Ferrum lacticum albuminatum,* 3mal täglich eine Messerspitze voll in einer angefeuchteten Oblate oder 1 Tablette unmittelbar vor der Mahlzeit eingenommen.)

Blutwallungen, **Kongestionen und Blutflüsse** mit Aufregung des Gefäßsystems. Schwindel infolge Blutarmut. – Regel zu früh, zu reichlich, zu lange anhaltend, mit stark gerötetem Gesicht, Klingen in den Ohren. – Beständiger milchiger Weißfluß. Wundheitsschmerz in der Scheide beim Beischlafe und mangelndes Wollustgefühl. – Haut- und Bauchwassersucht (auch geschwollene Füße), entweder nach *China*-Mißbrauch oder bei gleichzeitigen Leberleiden. – Nierenleiden, besonders Nierenbeckenkatarrh mit blut- oder eiweißhaltigem Harn, besonders in der Pubertät (Entwicklungsjahren). – Erbrechen des Genossenen oder saures Erbrechen; drückender Magenkrampf. **Heißhunger,** der mit völligem Appetitmangel wechselt. Abneigung gegen Fleisch. – Durchfallstühle, besonders unverdauter Speisen. Sommerdurchfall der Kinder. – Mastdarmvorfall und Oxyuren (Madenwürmer[9]) bei Kindern. – Engbrüstigkeit, zusammenziehender Druck auf der Brust. Herzklopfen. Krampfhusten, **Bluthusten,** besonders nachts. Husten nach dem Essen, mit Erbrechen des Genossenen. – Drückende kongestive Kopfschmerzen, mit Klopfen und Hämmern im Scheitel. – **Reißen und Stechen, besonders nachts,** mit Neigung, die schmerzenden Glieder zu bewegen. **Rheumatische Schmerzen** im **Hüftgelenk,** auch eigentliche Ischias, schlimmer abends, durch Gehen vermindert. – **Stechende,** reißende rheumatische Schmerzen, besonders im **Schultergelenk** und den **Oberarmen,** vorzugsweise im linken Deltamuskel (spezifisch). – Schwäche in den Knien, Steifigkeit, Schwere und ziehende Schmerzen in den Beinen. – Stark riechende Nachtschweiße.

---

[9] Zuweilen wirkt hier *Ferrum pomatum-Tinktur,* 8 Tage lang dreimal täglich 1/2 Teelöffel (1 Teelöffel bei Erwachsenen) und nach einer achttägigen Pause 4 Tage wiederholt, sehr günstig.

Verschlimmerung: Nachts, in der Ruhe, nach dem Essen.

Besserung: Durch mäßige Bewegung (hat aber bald das Bedürfnis, sich niederzulegen).

Anwendung bei den Tieren: Bei **rheumatischen Lähmungen** des Schultergelenks. – Bei alter Buglähme der Pferde *(Ferrum muriaticum).* – Bei mangelnder Freßlust der Rinder. – Bei Lecksucht. – Bei Verzögerung der Nachgeburt. – Bei Harnruhr, Harnsickern.

Ferrum phosphoricum

Eisenoxydphosphat, Phosphorsaures Eisen

Präparate: Verreibungen, von D 8 an auch flüssige Potenzen.

Wird in niedrigen und mittleren Potenzen (D 3 bis D 12) angewendet.

Wirkungsdauer: Einige Stunden bis zu einer Woche.

Vergleichsmittel: *Aconitum, Belladonna, Arnica, Gelsemium, Veratrum viride.*

Eins der Schüßlerschen Funktionsmittel. Entspricht Blutkreislaufstörungen, der Reizung und Erschlaffung der Gewebe, und ist eins der besten **Fiebermittel.**

Im Anfangsstadium von Entzündungen (Brust-, Rippenfell-, Bauchfell-, Herz-, Herzbeutelentzündung). Entzündungen des Mundes, Gaumens, Rachens, der Zunge und der Mandeln. Hirnhautentzündung. Ohrenentzündung. Hodenentzündung. **Entzündete Hämorrhoidalknoten.** Leistendrüsenentzündung. **Knochenhautentzündung.** Nierenentzündung. – **Blutandrang nach dem Kopf** mit Schwindel und Kopfschmerz. – **Blutungen,** bei denen das Blut hellrot ist und zu einer gallertartigen Masse gerinnt, Nasenbluten, Bluterbrechen, Lungenbluten. – **Menstrualkolik** mit schnellem Puls und gerötetem Gesicht. – **Stuhlverstopfung** infolge Darmträgheit. – **Durchfall** mit Abgang unverdauter Speisen. **Sommerdurchfälle** und Herbstruhr. – **Erbrechen von Speisen,** durch Bewegung verschlimmert. – **Gelenkrheumatismus,** von einem Gelenk zum andern ziehend, schlimmer bei Bewegung und nachts. Rheumatismus des Schultergelenks. – **Bettnässen** und Unvermögen, den Harn am Tage zu halten. – **Heiserkeit** und trockner Husten der Sänger. – Keuchhusten. – **Mittelohrentzündung** (D 6 bis D 12; fast spezifisch). – Naevus (Muttermal, Feuermal), monatelang 1–2mal täglich zu gebrauchen.

Anwendung bei den Tieren: Bei Dummkoller der Pferde mit Tobsuchtsanfällen. – Zu Beginn der Maul- und Klauenseuche, wenn Fieber vorhanden ist. – Bei roter Milch der Kühe durch Kongestionszustände oder durch mechanische Einwirkung hervorgerufen. – Bei Lungenwurmkrankheit der Schweine. – Bei Eklampsie der säugenden Hündin (in kurzen Zwischenräumen zu geben).

Fluoris acidum

siehe Acidum hydrofluoricum

Formica rufa

Formica rufa L. – Formicaria (Insecta) – Waldameise

Präparate: Tinktur, Verreibungen und flüssige Potenzen. Wird in niedrigen Potenzen (D 2 bis D 3) angewendet.

Vergleichsmittel: *Rhus, Colchicum, Dulcamara, Bryonia, Pulsatilla, Apis, Lycopodium, Lithium, Terebinthina.*

Allgemeine Schwäche und Mattigkeit, Erschöpfung besonders in den Gliedern. Empfindlichkeit gegen Kälte und Nässe. – **Rheumatische Muskelschmerzen** ohne heftiges Fieber; lähmungsartige Zustände. – Rheumatische Augen – und Ohrenleiden. – Blähungskolik. – Nieren- und Blasenentzündung mit eiweißhaltigem und blutigem

Urin. Krankhafte geschlechtliche Erregung. Pollutionen. – Jucken und Brennen der Haut mit nesselartigem Ausschlag. Schweißneigung, besonders nachts. – Asthmatische Anfälle.

Wäßrige Lösungen der Ameisensäure *(Acidum formicicum)* werden in den verschiedensten Potenzen mit gutem Erfolg als **Injektionen** angewendet, besonders bei: Harnsaurer Diathese, Gicht, Rheumatismus, Ischias, Neuralgien, Hautleiden, Lungenkatarrhen, Asthma, Nierenleiden, Erkrankungen der weiblichen Geschlechtsorgane usw.

Fraxinus americana

Fraxinus americana L. – Oleaceae – Weiße Esche

Präparate: Essenz aus der frischen Rinde, Verreibungen und flüssige Potenzen.

Wird in niedrigen Potenzen (D 2 bis D 3) angewendet.

Vergleichsmittel: *Sepia, Lilium tigrinum, Helonias, Cimicifuga, Platinum.*

Wirkt besonders auf die Gebärmutter. Ein ausgezeichnetes kräftigendes Mittel für die Gebärmutter in Fällen von **Erschlaffung der Gebärmutterbänder, Lageveränderungen** und Fibromen der **Gebärmutter** („homöopathisches Pessar". Burnett).

Fucus vesiculosus

Fucus vesicolosus L. – Phaeophyceae – Blasentang

Präparate: Tinktur aus dem getrockneten Blasentang, Verreibungen und flüssige Potenzen.

Wird vorzugsweise als Urtinktur angewendet.

Infolge seines Jodgehaltes ein stark wirkendes Gewebemittel. Hat sich bewährt gegen **Fettleibigkeit** (Urtinktur), auch gegen weichen Kropf und Skrofulose mit Drüsen- und Mandelschwellung.

Galega

Galega officinalis L. – Leguminosae – Geißraute

Präparate: Essenz aus dem frischen, blühenden Kraut (auch Samen), Verreibungen und flüssige Potenzen.

Wird in niedrigsten Potenzen (D 1 bis D 2) angewendet.

Das Mittel ist zwar homöopathisch noch wenig geprüft, doch ist es in der Volksmedizin zur Förderung der Milchabsonderung bei Mensch und Tier gebräuchlich. Auf Grund klinischer Beobachtungen ist *Galega* ein völlig ungiftiges, wertvolles Hilfsmittel für die Behandlung Zuckerkranker. Bei leichtem **Diabetes,** besonders Altersdiabetes, kann man bei Verwendung von *Galega* die strengen Diätvorschriften mildern und Insulin sparen. Bei schweren Fällen ist bemerkenswert der günstige Einfluß auf die Acidose. – **Milchmangel Stillender.** – Diabetes mellitus.

Gelsemium[10] + +

Gelsemium sempervirens L. – Loganiaceae – Wilder Jasmin

Präparate: Essenz aus dem frischen Wurzelstock, Verreibungen und flüssige Potenzen.

Wird in niedrigen und mittleren Potenzen (D 3 bis D 12) angewendet; auch höhere Potenzen sind gebräuchlich.

---

[10] Früher und noch jetzt in mehreren Werken *Gelseminum* geschrieben.

Antidote: *Aconitum, Agaricus, Belladonna, Camphora, Chamomilla, Cocculus, Cimicifuga, Conium, Digitalis, Hyoscyamus, Pulsatilla, Rhus, Stramonium,* Säuren

Vergleichsmittel: *Aconitum, Belladonna, Baptisia, Phytolacca, Eupatorium perfoliatum, Veratrum, Bryonia, Ferrum phosphoricum, Cimicifuga, Rhus, Dulcamara, Nux vomica, Lycopodium, Ignatia, Zincum.*

Wirkt vorzüglich auf das ganze Nervensystem. Vollständige Erschlaffung und Erschöpfung des ganzen Muskelsystems mit teilweiser oder völliger Lähmung der motorischen Nerven, später auch der Empfindungsnerven.

Verwandt in der Wirkung mit *Aconitum, Baptisia* und *Belladonna,* daher **Fiebermittel.** Es kann als **narkotisches Polychrest** auch noch mit *Nux vomica, Oleander* und *Stramonium* verwandt bezeichnet werden. Wirkt, wie *Nux vomica,* auf den großen **Unterleibsnerv** (Sympathicus) und, wie *Belladonna,* auf den Kopf. – Konkurriert nebstdem noch mit *Veratrum viride* als **Fieber- und Beruhigungsmittel. Bei einfachen Fiebern** ist es wie *Aconitum* wirksam, hat aber größeren Einfluß auf die Nerven.

Außerordentliche Reizbarkeit des Geistes und Körpers, nervöse Aufregung. **Fieberfrost** mit kalten Gliedern. Verschleppte ein- oder dreitägige Wechselfieber. Besonders bei Kindern mit Schlafsucht und im Anfang des Wechselfiebers. Fleckfieber. Gallenfieber. Hektisches Fieber. Gelbes Fieber. Fieber bei reizbaren Personen und Kindern, bei vorwaltend nervösen und krampfhaften Symptomen. – Typhus, besonders im Anfang. – Beeinflußt sehr stark die Blutzirkulationen in den Gefäßen des Gehirns, daher heftige Gehirnkongestionen. Benebelung des Gehirns, wie dumm oder betrunken. Delirium, Delirium tremens, Schlaflosigkeit der Trinker. Manie (Tobsucht). – Heftige **Gehirnkongestionen, Schlaflosigkeit und Aufregung** zahnender Kinder (in tiefen Potenzen), bei **Studierenden,** bei **heftigen Gemütsaufregungen, bei Hysterischen. – Hitze im Kopf und Gesicht, mit heftigen dumpfen Kopfschmerzen,** vom Nacken ausgehend, zuweilen durch reichlichen Harnabgang gebessert, auch **halbseitig,** mit **Gesichtstrübung, Schwäche,** oder mit

Schwere, Unbesinnlichkeit, bedeutender Schläfrigkeit oder Schwindel. – Beschleunigte Herztätigkeit mit vollem, häufigem Puls, oder verlangsamte und schwache Herztätigkeit mit kleinem fadenförmigen Puls; unregelmäßige Herzbewegung mit aussetzendem Puls, **Gefühl, als wolle das Herz stillstehen,** der Kranke fährt deshalb mit Schreck beim Einschlafen auf. – Blutandrang nach dem Kopf, mit Klopfen der Kopfschlagadern. – Genickkrampf. **Gesichtsschmerzen** rein nervöser Art, anfallweise erscheinend, bis in die Augenhöhlen sich erstreckend und mit starken Zuckungen der Muskeln der affizierten Gesichtshälfte (in Hochpotenz), **Sehschwäche** oder Doppeltsehen, vermehrt durch Bewegung. – Neigung zum Schielen, unsicheres Sehen, Trübsichtigkeit. Sehr erweiterte Pupillen. **Geschwächte Sehkraft** durch **Überanstrengung.** Schwarzer Star infolge von Schlagfluß in der Netzhaut (spezifisch). Liderzuckung und Lähmung. – Katarrhe bei feucht-warmem Wetter. – **Schnupfen, mit Wassertröpfeln aus der Nase** (spezifisch). Grippe – **Ohrensausen. – Heiserkeit, Husten. Gefühl von Hals- und Brustwundheit.** Stimmritzenkrampf. Stimmlosigkeit, regelmäßig zur Zeit der Regel wiederkehrend. – Neuralgische kongestive Dysmenorrhöe mit Gefühl von Herabdrängen. – Regelmangel (Amenorrhöe). Weißfluß. – **Hysterie in allen Formen** (wird von amerikanischen Ärzten als ein **Hauptmittel** sehr empfohlen). Erbrechen, besonders von Galle bei Eintritt der Regel. – Magenkrampf. Bauchschmerzen, Bauchfellentzündung. – Durchfall, auch chronischer. Durchfall infolge von Aufregung oder Schreck, Ruhr. – Blasenkrampf. Unfreiwilliger Harnabgang infolge von Lähmung des Schließmuskels. – **Rigidität** (Härte) des Muttermundes bei der **Geburt** (in Tiefpotenzen beinahe spezifisch); Krämpfe bei der Geburt. **Atonie der Gebärmutter.** – Nächtliche Pollutionen, sehr schwächende, besonders infolge von **Masturbation,** mit Spinalirritation (Rückenmarkreizung). Trippersamenfluß. – Rheumatische Fieber (neben *Bryonia),* Gliederlähmungen und allgemeine Lähmungsschwäche. Rheumatismus des rechten Armes, mit nächtlicher Verschlimmerung. – Brustfell- und Lungenentzündung. – **Scharlach,** besonders in den asthenischen Formen, Masern, Röteln, besonders im Anfang. – **Typhoidfieber,** die es oft kupiert (hemmt). – Hauptmittel bei Lähmungen nach Diphtherie.

Verschlimmerung: Durch Bewegung, in Bettwärme, bei Sommerhitze und feuchtwarmem Wetter.

Besserung: Durch Entleerung reichlicher Mengen hellen Harns.

Anwendung bei den Tieren: Bei Staupe der Hunde, wenn Fieber und Benommenheit vorherrschen. – Hauptmittel (auch subkutan) bei Rigidität des Muttermundes bei Geburten.

Ginseng

Aralia quinquefolia Decne. et Planch. – Araliaceae

Präparate: Tinktur aus der getrockneten Wurzel, Verreibungen und flüssige Potenzen.

Wird in niedrigsten Potenzen (D 1 bis D 3) angewendet.

Vergleichsmittel: *Aralia racemosa, Gelsemium, Phytolacca, Lycopodium, Acidum phosphoricum, Nux vomica, Cimicifuga, Sulfur.*

Wirkt hauptsächlich auf den unteren Teil der Wirbelsäule. Lähmige Schwäche. Schmerzen im Hüft- und Kniegelenk. – **Hüftweh, Ischias.** – Steifigkeit, Zittern und Zerschlagenheitsgefühl in der Kreuzgegend und den Lenden. – Chronische gichtische und rheumatische Beschwerden. – Nervöse Erschöpfung, besonders bei alten Leuten und nach geschlechtlichen Ausschweifungen. – **Impotenz.** – Sodbrennen, saures Aufstoßen, krampfhaftes Zusammenziehen im Magen. Darmkolik, besonders rechtsseitig. – Stechen in der Lebergegend. Blähungen, gallige Durchfälle. – Harndrang mit Brennen und Jucken in der Harnröhre. Harn reich an Uraten.

Glonoinum +++

Nitroglycerin

Präparate: Weingeistige Lösung und flüssige Potenzen.

Wird meistens in mittleren Potenzen (D 4 bis D 12) angewendet.

Wirkungsdauer: Bis zu 24 Stunden.

Antidote: *Aconitum, Belladonna, Camphora, Coffea, Nux vomica.* Weingenuß ist schädlich.

Vergleichsmittel: *Belladonna, Aconitum, Baptisia, Gelsemium, Apis, Rhus, Lachesis, Arsenicum, Phosphorus.*

Wirkt hauptsächlich auf die Blutzirkulation. Paßt daher für Vollblütige, zu Kongestionen nach Kopf, Lunge, Herz und Rückenmark neigende Personen (aber mehr für **scheinbar** vollblütige, als für wirklich plethorische, besonders für solche, die zu schnellen Schwankungen des Blutdrucks neigen), sowie für Frauen in den Wechseljahren und nach Gemütsbewegungen, mechanischen Erschütterungen und ungewohnten Bewegungen, z. B. Schaukeln, Fahren, Reiten und den daraus entstandenen Beschwerden, besonders des **Kopfes.**

Für **Kopfschmerzen** der verschiedensten Art, besonders für solche in der Sommerhitze oder infolge Haarabschneidens und plötzlicher **Erkältung** nach **großer Erhitzung.** Bei **Sonnenstich** und seinen **Folgen** (sozusagen spezifisch). – Klopfen in Stirn, Schläfen, Scheitel; verschlimmert bei jeder Bewegung und jedem Tritt. Vollheitsgefühl im Kopf mit Schwarzwerden vor den Augen. Stiche in Stirn und Schläfen. Zerschlagenheits- und Wundheitsschmerz im Gehirn. Hirnentzündung. – Heftiger **Blutandrang zum Kopf** und zum Herzen oder nach dem **Rückenmark,** bei Frauen besonders vor dem Eintritt und zu Beginn der Regel, bei zu geringer Regel, während der Schwangerschaft, bei oder nach der Entbindung, in den Wechseljahren bei ausbleibender Regel. Konvulsionen während der Entbindung. – Schwindelanfälle mit Sinnestäuschungen oder mit plötzlichem bewußtlosen Hinsinken, Ohnmacht, Schwanken und Schwappen im Kopf. – Verlust des Ortssinnes. Unbesinnlichkeit. – Sausen in den Ohren. Drückende

Schmerzen über den Augen. – Die Schmerzen steigen von unten nach oben. – Pulsierende Zahnschmerzen mit Kopfschmerz. Wühlender Schmerz in kariösen Zähnen, nach den Schläfen und dem Ohr ausstrahlend; Zahnfleisch geschwollen und schmerzhaft. – Übelkeit, Magen- und Verdauungsbeschwerden mit Kopfschmerzen, vom Gehirn ausgehend. Wäßriger Stuhlgang. – Atembeengung und **heftiges Herzklopfen,** Blutandrang nach der Brust, mit Neigung zum Tiefatmen, Angstgefühl. – Aderverkalkung, drohender Schlaganfall. – Rückenschmerzen, mit Hitze und Schauder. Genickkrampf. – Bei allen Schmerzen ist der Puls beschleunigt, voll, hart, auch aussetzend.

Verschlimmerung: Durch Zurückbeugen des Kopfes, Bücken, Treppensteigen, von Weintrinken, durch Sonnenhitze und Wärme.

Besserung: Durch Gehen in freier Luft und Entblößung des Kopfes (bei Kopfleiden).

Anwendung bei den Tieren: Bei kongestivem Schwindel, beim **Sonnenstich** und gegen das **Herzklopfen** der Pferde.

Gnaphalium polycephalum

Gnaphalium polycephalum Michx. – Compositae

Präparate: Essenz aus der frischen, blühenden Pflanze, Verreibungen und flüssige Potenzen.

Wird in niedrigen Potenzen (D 2 bis D 3) angewendet.

Vergleichsmittel: *Cantharis, Sabina, Ledum, Colocynthis, Phytolacca, Rhus, Magnesium phosphoricum.*

Wirkt auf die Gesichtsnerven und die Nerven der unteren Gliedmaßen sowie die Schleimhäute des Verdauungskanals.

Ischias, Schmerzen von der Hüfte bis zu den Zehen, mit Taubheitsgefühl und Eingeschlafensein; Taubheitsgefühl wechselt mit Schmerzen. Wadenkrämpfe. Hexenschuß mit Taubheitsgefühl und Schweregefühl im Becken. – **Rheumatismus** in den Knien und Fußgelenken. Gichtanfälle in der großen Zehe. Sommerdiarrhöe der Kinder. – **Dysmenorrhöe.** – Prostatahypertrophie. Spannen und Vollheitsgefühl in der Blase mit Harndrang. – Geschlechtstrieb vermehrt, häufige Erektionen. Impotenz.

Gossypium herbaceum

Gossypium herbaceum L. – Malvaceae – Baumwollstaude

Präparate: Essenz aus der frischen inneren Wurzelrinde, Verreibungen und flüssige Potenzen.

Wird in niedrigen Potenzen (D 2 bis D 3) angewendet.

Vergleichsmittel: *Pulsatilla, Graphites, Chamomilla, Secale, Platinum, Sabina, Cimicifuga.*

Wirkt hauptsächlich auf die **Gebärmutter. Regelstörungen.** Amenorrhöe infolge von Blutarmut, mit Dyspepsie und Schwächegefühl. – Dysmenorrhöe. – Menorrhagie und drohende Fehlgeburt. – **Zurückbleiben der Nachgeburt** infolge Erschlaffung der Gebärmutter. – **Schwangerschaftsbeschwerden** mit Übelkeit und Erbrechen. – Schmerzen in den Eierstöcken.

Graphites

Graphit, Reißblei

Präparate: Verreibungen, von D 8 an auch flüssige Potenzen.

Wird meistens in niedrigen und mittleren Potenzen (D 3 bis D 12) angewendet; seine eigentlichen Heilwirkungen sollen sich jedoch erst in den höheren Potenzen entfalten.

Wirkungsdauer: Bis zu 30 Tagen in chronischen Fällen.

Antidote: *Arsenicum, Nux vomica,* Wein.

Vergleichsmittel: *Sulfur, Baryum, Antimonium crudum, Calcium carbonicum, Carbo vegetabilis, Petroleum, Asa foetida, Chelidonium, Sepia, Platinum, Paeonia, Silicea, Pulsatilla, Hepar sulfuris, Calcium fluoratum, Lycopodium, Acidum nitricum, Ferrum.*

– **Komplementär:** *Arsenicum, Ferrum.*

Paßt sehr oft nach *Lycopodium* und steht in der Wirkung zwischen diesem und *Silicea.* – Paßt mehr für chronische als für akute Leiden, besonders des **weiblichen Geschlechts,** und wirkt hauptsächlich auf das **Lymph- und Drüsensystem,** sowie ganz besonders auch auf die **Haut.** Es kann als der *Sulfur* des **weiblichen Geschlechts** bezeichnet werden. Es ist bei **sonst passenden** Fällen besonders dann angezeigt, wenn, namentlich bei Ausschlägen usw., auch **Brennschmerz** beobachtet wird. Auch hat es unverkennbare Beziehungen zu den Funktionen des **Darmkanals** und der **Gebärmutter,** und zwar wirkt es meist **Stuhlgang befördernd.** Ist auch ein zuverlässiges **Emmenagogum** (Monatsfluß befördernd). Wirkt am besten bei Konstitutionen, die zu Wohlbeleibtheit mit schwammigem Fleisch neigen.

Große Neigung zu Gram, bis zur Verzweiflung, besonders beim weiblichen Geschlecht. Traurigkeit, Besorgnis und Ängstlichkeit. Arbeitsunlust. Unbeschreibliche Angst, als stände Unglück bevor. Trunkenheitsgefühl, früh beim Aufstehen (neben *Pulsatilla*). Eingeschlafenheit einzelner Körperteile. Mangel an Lebenswärme und stete Frostigkeit. – **Klammschmerzen und Strammen, wie von Muskelverkürzung** in den Gliedern. Lähmungen der Finger, mit Kälte und Abgestorbenheit, bis zum Oberarm sich erstreckend. Halbseitige Gesichtslähmung mit Verzerrung des Mundes (neben *Belladonna* und *Causticum).* Ziehen und Reißen in den Gliedern und Gelenken. – Scheu vor freier Luft, **sehr leichte Erkältlichkeit.** – Nachtschweiße. Unheilsamkeit der Haut. Langwierige Trockenheit der Haut. – **Nässende und trockne Flechten.** Borken- und Knötchenausschläge, aus denen eine dicke honigartige Flüssigkeit sickert, besonders im Gesicht, hinter den Ohren, auf dem Kopf. Fissuren (Risse, Spalten), Schrunden in den Handflächen, an den Fingerspitzen und Fußsohlen. – **Harte Geschwülste, Gichtknoten, Drüsengeschwülste. Balggeschwülste.** Skrofulose. – Fingergeschwüre (wenn *Hepar* und *Silicea* nicht helfen). – **Juckende und nässende Kopfausschläge. Haarausfall.** – Skrofulöse Hornhautgeschwüre mit vorwiegender Lichtscheu. Augenentzündung mit Brennschmerz, Röte und Lichtscheu. Tränen der Augen und eitrige Absonderungen. Grind in den Augenwimpern. – Erysipelas (Rose). – Schwerhörigkeit mit Ohrenbrausen oder mit herpetischem (flechtenartigem) Ausschlag im Gehörgang, oder von Katarrh der Eustachischen Röhre, oder verbunden mit habitueller (oft auftretender) Halsentzündung oder Zahnweh, oder endlich als Folge ausbleibender Hämorrhoidalblutung oder zurückgetretener Ausschläge, meist von Verstopfung begleitet. Trockenheit des inneren Ohres; Summen, Klingen, Rollen, Donnern, Zwitschern, Knallen, Singen in den Ohren, besonders beim Schlucken oder Kauen. – Trockenheit, Schorfigkeit, oder übler Geruch aus der Nase. Verstopfung der Nase. Schleimausfluß aus der Nase. Geruchsinn überempfindlich. Blumenduft ist zuwider. – Zahnschmerzen, ziehend, stechend oder brennend, nachts im Bett. Geschwulst des Zahnfleisches. – Abneigung gegen Beischlaf, Kälte und Frostigkeit. **Schwieriger Durchbruch der Regel bei Mädchen, und wenn die Regel zu spät, zu gering und zu blaß erscheint,** wobei **Ausschläge** und **unreine Haut** vorhanden (sonst *Pulsatilla).* Wäßriger Weißfluß oder Schmerzen vor oder nach der Regel. **Ausbleiben der Regel, mit Kongestionen,** Beklemmung beim Liegen und Angst (wenn *Pulsatilla* nicht hilft). Vergrößerung der Eierstöcke. Lageveränderung der Gebärmutter mit Herabdrängen und wäßrigem Weißfluß. Leiden in den Wechseljahren, besonders Verstopfung. – Heftige Erektionen, starke geschlechtliche Erregung oder Abneigung und Impotenz bei Männern. – Nächtlicher Harndrang und Nachtharnen. – Langwieriger, breiiger Durchfall (wenn *Pulsatilla* nicht hilft). **Langwierige, hartnäckige Verstopfung,** tagelang kein Stuhldrang. Stuhl hart, knollig, stinkend, mit Schleimfetzen. Verstopfung der Frauen bei Gebärmutterverlagerung. – Afterfissuren, Mastdarmvorfall, mit Bluten und Schmerzen. **Hämorrhoiden,** besonders kongestive, brennend, stechend, juckend. – Blähungen und Blähungsversetzungen, faulig und ranzig riechend. Große Verdauungsschwäche. Fleisch verursacht Beschwerden. Nervöse Magenschwäche, träge Verdauung, mit Auftreibung des Magens (ähnlich *Carbo vegetabilis*). Magenkrampf infolge gestörter Gallenabsonderung, besonders bei Hämorrhoidariern und bei sitzender Lebensart (ähnlich *Sulfur*). – Engbrüstigkeit und nächtliche Erstickungsanfälle. Unreine, belegte, heisere oder rauhe Stimme. – Schmerzhaftigkeit der Brustwarzen. – Rauhe, aufgesprungene Hände. – Wundheit zwischen den Beinen. – Finger und Zehennägel verdickt und verkrümmt. Einwachsen der Zehennägel. – Stinkender Fußschweiß. – *Graphites* bringt Narben von Wunden zum Verschwinden.

Besserung: Bei Bewegung im Freien.

Anwendung bei den Tieren: Bei chronischer Druse der Pferde, mit eitrigem Nasenausfluß. – Bei Drüsengeschwüren mit schwammiger, wuchernder Granulation. – **Bei nässenden und fetten Flechten,** bei Haarausfall, kahlen Hautstellen mit Jucken, bei dem sog. Mähnen- und Schweifgrind (Rattenschwanz). – Bei Balggeschwulst, Egelsucht, Flachhuf. – Bei Wundheit der Striche am Euter der Kuh.

Gratiola +

Gratiola officinalis L. – Scrophulariaceae
– Gottesgnadenkraut

Präparate: Essenz aus dem frischen, vor der Blüte gesammelten Kraut, Verreibungen und flüssige Potenzen.

Wird in niedrigen Potenzen (D 2 bis D 3) angewendet.

Antidote: *Belladonna, Nux vomica.*

Vergleichsmittel: *Apocynum, Nux vomica, Ipecacuanha, Dulcamara, Bryonia, Podophyllum, Veratrum, Hyoscyamus, Platinum.*

Wirkt hauptsächlich auf den Verdauungskanal. Völlegefühl und Drücken in der Magengrube. Brechwürgen und Erbrechen von Schleim und Galle. – Gelblichgrüne wäßrige, fortschießende Stühle (Hydrantenstühle), mit hefigen Leibschmerzen und **Kältegefühl im Unterleib.** Sommerdurchfall der Kinder nach Wassertrinken. – Schmerzen in der Nierengegend. Schmerzhaftes Ziehen vom Samenstrang nach dem **Unterleib.** – Heftiges Jucken der Schamteile. Zu früher Eintritt und längere Dauer der Regel.

Grindelia robusta

Grindelia robusta Nutt. – Compositae

Präparate: Tinktur aus dem getrockneten, zur Zeit der Blüte gesammelten Kraut, Verreibungen und flüssige Potenzen.

Wird in niedrigen Potenzen (D 2 bis D 3) angewendet; auch mittlere Potenzen werden empfohlen.

Vergleichsmittel: *Ceanothus, Scilla, Cina, Arsenicum.*

Wirkt auf die Atmungsorgane und auf die Milz. Anhäufung von schaumigem, zähem, schwer auszuwerfendem Schleim, muß aufsitzen, um atmen zu können. – Schneidende Schmerzen in der Milzgegend. Rosenrote bis bläuliche, juckende Hautausschläge. – **Asthma** mit schwerlöslichem Auswurf. Plötzliches Erwachen und Erstickungsgefühl bald nach dem Einschlafen. – Keuchhusten. – Milzanschwellung.

Guajacum +

Guajacum officinale L. – Zygophyllaceae – Guajakharz

Präparate: Tinktur aus dem Harz, Verreibungen und flüssige Potenzen.

Wird meistens in niedrigen Potenzen (D 1 bis D 3) angewendet.

Wirkungsdauer: Höchstens 3 Wochen.

Vergleichsmittel: *Mercurius, Mezereum, Phytolacca, Ledum, Thuja, Kalium jodatum, Silicea, Graphites, Bryonia.*

Wirkt besonders auf die **fibrösen** und **serösen Häute,** die **Sehnen** und **Muskelscheiden,** die **Harnorgane** und die **Haut.**

Rheumatische, gichtische, stechend reißende, hauptsächlich syphilitische Gelenkschmerzen, mit Krümmung, Eingeschlafenheit der

Glieder und Hitze darin. Chronischer Rheumatismus, wenn die Gelenke durch Harnsäureablagerung verunstaltet sind. – Zerschlagenheit und Schwäche der Oberarme und Oberschenkel, mit Scheu vor Bewegung und Berührung. – Wachstumsschmerzen der Kinder. – Viel Gähnen und Bedürfnis, die Glieder zu strecken. – Des Morgens beim Erwachen hat man das Gefühl, noch nicht genug geschlafen zu haben. – Gedächtnisschwäche, besonders für Namen. – Viel Schweiß, Frösteln, beschleunigter Puls (Fieber). – Reißen und Stechen in einer Kopfseite bis in die Schläfe und Wangen. Kopfgichtanfälle, besonders links. Gefühl, als wäre der Kopf geschwollen und mit Blut überfüllt. – Augen wie geschwollen und hervorgedrängt. Lider wie zu kurz. – Mandelentzündung. Trockenheit der Mundschleimhaut. Brennen und Kratzen im Hals, muß trinken, um das Schlucken zu erleichtern. – Ekel vor allem, besonders vor Milch. – Öftere Stuhlverstopfung und bröckliger Stuhl. – Steter Harndrang mit reichlichem Abgang übelriechenden Harns. – Tuberkulose mit Schmerzen in der linken Lungenspitze. – Bösartiger Husten, mit Bruststichen und übelriechendem eitrigen Auswurf. Falscher Seitenstich, mit Tuberkulose verbunden. – **Brust-** und **Rippenfellentzündung** (besser als *Bryonia*). – Ist auch bei Halsentzündung und Diphtherie empfohlen worden (Hughes).

Verschlimmerung: Beim Sitzen, bei Berührung, nach dem Aufstehen, vor dem Niederlegen.

Gutti + +

(Gummi gutti), Garciania Hanburyi Hooker fil. – Guttiferae – Gummigutt

Präparate: Tinktur aus dem getrockneten Gummiharz, Verreibungen und flüssige Potenzen.

Wird hauptsächlich in mittleren Potenzen (D 4 bis D 6) angewendet.

Wirkungsdauer: Einige Tage bis zu einigen Wochen.

Antidote: *Kalium carbonicum, Coffea.*

Vergleichsmittel: *Croton tiglium, Colocynthis, Aloe, Gratiola, Podophyllum, Veratrum.*

Wirkt hauptsächlich auf den Verdauungskanal. **Darmkatarrh** mit heftiger Kolik, dünnen, wäßrigen und gelbschleimigen Stühlen, dem Schneiden um den Nabel vorausgeht und die nach heftigem Stuhldrang mit einemmal herausgepreßt werden. – Brechdurchfall mit Ohnmachtsanwandlungen und Magenkrampf.

Haematoxylon campechianum

Haematoxylon campechianum L. – Leguminosae – Blauholz

Präparate: Tinktur aus dem getrockneten Holz des Stammes und der Äste, Verreibungen und flüssige Potenzen.

Wird meistens in mittleren Potenzen (D 4 bis D 6) angewendet.

Wirkungsdauer: Einige Tage.

Antidot: *Camphora.*

Vergleichsmittel: *Ginseng, Sulfur, Colchicum, Silicea, Ignatia, Sepia, Lycopodium.*

Zusammenziehende, drückende, stechende Schmerzen in verschiedenen Körperteilen. Angina pectoris mit einem Gefühl, als ob ein Balken quer über der Brust läge. – Blähungskoliken und Durchfälle der Gichtiker. – **Menstrualkolik,** mit Schwächegefühl und Herabdrängen im Unterleib. – Folgen von unterdrückten Fußschweißen (ähnlich wie *Silicea* und *Sulfur).*

Hamamelis

Hamamelis virginiana L. – Hamamelidaceae – Virginischer Zauberstrauch

Präparate: Essenz aus der frischen Rinde der Zweige und Wurzeln, Verreibungen und flüssige Potenzen.

Wird in niedrigen Potenzen (D 2 bis D 3) angewendet.

Wirkungsdauer: Noch unbekannt, jedoch wahrscheinlich nur kurz.

Vergleichsmittel: *Arnica, Calendula, Hypericum, Ledum, Pulsatilla, Secale, Aesculus, Acidum hydrofluoricum, Calcium fluoratum, Clematis, Lachesis, Crotalus, Silicea.*

Amerikanisches Mittel, bis jetzt innerlich nur in niedrigen Potenzen (D 2 bis D 3) erprobt. Steht nach **Hering** in der Wirkung zwischen *Aconitum* und *Arnica.* Seine blutstillende Eigenschaft scheint weniger auf einer direkten Einwirkung auf das Blut selbst zu beruhen, als vielmehr auf seiner Wirkung auf die **Blutgefäße,** deren Erschlaffung, als Ursache der Blutung, es bekämpft. Ist weniger reizend als *Arnica,* daher bei empfindlichen Personen dieser vorzuziehen. Wirkt besonders auf das **Venensystem,** daher angezeigt bei venösen Kongestionen und bei meist erschöpfenden **venösen Blutungen** (Blut dunkel) aus verschiedenen Teilen des Körpers, besonders wenn hämmernder Kopfschmerz in den Schläfen vorhanden ist. Bei asthenischen (aus Schwäche) oder anämischen (passiven) Blutungen innerlich in 1. bis 3. Dezimalpotenz. Bei solchen Zuständen ist es ein unschätzbares, **spezifisches** und beinahe **unfehlbares Mittel**[11]**.** – Ferner, wie *Arnica,* anzuwenden bei äußerlichen Verletzungen durch Fall, Stoß, Quetschung (bei diesen fast noch wirksamer als *Arnica*); bei offenen Wunden, Brandwunden, Verstauchun-

---

[11] Bei aktiven, arteriellen Blutungen dagegen soll *Hamamelis* weniger sicher sein.

gen und ihren Folgen, bei Insektenstichen und Frostbeulen, bei wunden, blutenden Brustwarzen und bösen Brüsten, bei starken Blutungen und nach Zahnoperationen (zugleich innerlich; besonders bei heftigen Schmerzen und auch bei nachträglichen Blutungen). – Bei Blasen an Händen und Füßen infolge von Anstrengung der Teile (arbeiten und marschieren). – Bei Venenentzündungen (Phlebitis) sowie bei **Krampfadern** (Varices) und **Krampfaderbrüchen** (Varicocelen) der Frauen während der Schwangerschaft (innerlich und äußerlich), besonders wenn Wehgefühl vorhanden ist. Bei blutenden Hämorrhoiden. – Bei Blutfleckenkrankheit. Bei **Mastdarmblutungen** und **Mutterblutungen,** besonders passiven, bei Menstrualkolik und blutflußartiger, allzu starker Regel. – Bei Blutharnen, bei Eierstockskrankheiten, Hodenschmerzen, Regelstörungen und Anomalien, z. B. Nasen- oder Magenblutungen statt der Regel, mit Verstopfung, heftigen Schmerzen in Hüften und Schenkeln, Kopfschmerzen mit Stupor (Erstarrung) und Sopor (Schlafsucht). – Bei **Nasenbluten,** besonders venösem (passivem) und chronischem Nasenbluten (auch örtlich das Extrakt auf Tampons – fast **spezifisch!).** Bei **Bluterbrechen** und **Bluthusten.** – Bei Krampfadergeschwüren und Venenentzündungen (zugleich äußerlich und innerlich). – Bei traumatischen Augenentzündungen (von Verletzungen herrührend). Bei Blutaustritt ins Auge und in den Lidern, ohne Schmerz. – Bei Typhus mit blutiger Krisis (beinahe spezifisch) und bei roter und schwarzer Ruhr (Melaena). – Bei sehr schmerzhaftem **Gelenkrheumatismus** und bei ödematösen (wäßrigen) Anschwellungen der Glieder (äußerlich zu Umschlägen).

Äußerlich wird die Tinktur mit 20 Teilen Wasser verdünnt angewendet.

Hamamelis-Extrakt, ein wasserhelles Destillat aus den frischen, im Herbst gesammelten blühenden Zweigen, von angenehmem aromatischen Geruch und Geschmack. Es wird nicht potenziert. Wird sowohl äußerlich als auch innerlich gegen vorgenannte Erkrankungen empfohlen. Es ist der Tinktur, besonders bei Blutungen, vorzuziehen. Zu Einreibungen unverdünnt, zu Umschlägen mit lauem Wasser verdünnt (halb und halb). Auch als Salbe bei Hämorrhoiden und Krampfadergeschwüren und in Stuhlzäpfchen bei Hämorrhoiden und hartnäckiger Stuhlverstopfung.

Anwendung bei den Tieren: Bei Blutbrechen, Bluthusten. – Bei Krampfadern und Krampfaderbrüchen. – Bei Wunden. – Äußerlich bei schmerzhaften Gelenkleiden.

Hekla-Lava

Präparate: Verreibungen, von D 8 an auch flüssige Potenzen.

Wirkt auf die Knochen, besonders auf die Kieferknochen.

Knochenerkrankungen, Knochenauswüchse, Knochensarkom, Kieferanschwellungen, Zahnfleischabszesse und schwieriges Zahnen.

Anwendung bei den Tieren: Bei Knochenauftreibungen aller Art, wie Schale, Spat. – Versuche bei Aktinomykose werden empfohlen.

Helianthus annuus

Helianthus annuus L. – Compositae – Sonnenblume

Präparate: Tinktur aus den reifen Samen, Verreibungen und flüssige Potenzen.

Wird in niedrigen Potenzen (D 2 bis D 4) angewendet.

Wirkungsdauer: Noch unbekannt.

Bei Hämorrhoiden mit dunklen Stühlen. Verstopfung der Nase. – Bei Milzanschwellung.

Hauptsächlich äußerlich (ein Teil Tinktur mit 10 bis 20 Teilen lauwarmen Wassers verdünnt) zu Umschlägen mit Erfolg angewendet bei **Quetschungen** und **blutenden** Wunden (wie *Arnica* und *Calendula).*

Helleborus ++

Helleborus niger L. – Ranunculaceae – Schwarze Nieswurz, Christrose

Präparate: Tinktur aus dem getrockneten Wurzelstock mit Wurzeln, Verreibungen und flüssige Potenzen.

Wird meistens in niedrigen und mittleren Potenzen (D 1 bis D 6) angewendet; auch höhere Potenzen werden empfohlen.

Wirkungsdauer: In akuten Fällen einige Stunden, in chronischen 3–4 Wochen.

Antidote: *Camphora, China.* Gegen große Gaben: Essig, Oxymel.

Vergleichsmittel: *Arsenicum, Belladonna, Bryonia, China, Veratrum, Hyoscyamus, Glonoinum, Zincum, Terebinthina, Colchicum, Sepia, Bryonia, Lachesis.* – Paßt besonders nach *Arsenicum, Belladonna, Bryonia, China.*

Wirkt hauptsächlich auf das **Gehirn,** das **Sensorium,** die **Psyche, die serösen Häute,** sowie auf die Gefäßtätigkeit, vorzüglich des **Herzens.**

Gemütsverstimmung, Hypochondrie. Gleichgültigkeit gegen Freud und Leid; Heimweh, hartnäckiges Stillschweigen, Gedankenlosigkeit. Verminderte Herrschaft des Geistes über den Körper. Schlummer mit halboffenen Augen und aufwärts gerichteten Pupillen. Plötzliche Erschlaffung aller Muskeln. Konvulsivische Bewegungen der Muskeln, besonders im Schlafe. Epilepsieähnliche Krämpfe. – **Hautwassersucht, besonders nach** unterdrückten Ausschlägen (**Scharlach,** Masern, Purpurfriesel usw.), wenn der Harn sehr dunkel aussieht oder mit schwarzen Flocken vermengt ist. – **Hirnhautentzündung,** schrilles Aufschreien, bohrt den Kopf in die Kissen, Kaubewegungen. – Tuberkulöse **Gehirnwassersucht,** und wenn Ausschwitzung eingetreten ist. – Untätigkeit der Verdauung. Ekel vor fetten Speisen oder grünem Gemüse. Diarrhöe wie helles Wasser oder wie gallertartiger Schleim bei akuter Gehirnwassersucht oder während des Zahnens. – Bauchwassersucht. – **Nierenentzündung,** besonders nach Scharlach. Geringe Harnabsonderung, häufiger Harndrang; dunkler Harn, zuweilen blutig, eiweißhaltig oder mit kaffeesatzähnlichem Satz. Schwäche der Blasenmuskulatur. – **Scharlachwassersucht.** – Neigung zum Starrsehen. Lichtscheu ohne Augenentzündung. – Stille Melancholie und Schwermut bei Mädchen in der Entwicklungszeit, vor erschienener Regel oder nach Ausbleiben der Regel. – Zungengeschwulst, Erstarrung der Zunge (Gehirnsymptom), Speichelfluß, Blasen und Schwämmchen (Aphthen) im Munde und auf der Zunge (Krämpfe, Gichter) der Kinder, besonders vor dem Eintritt des Zahnens. – Eklampsie mit Eiweißharnen der Schwangeren und Wöchnerinnen. – **Reißendes Stechen** oder **stechendes Bohren, besonders in den Gelenken und Knochenbedeckungen.**

Verschlimmerung: Durch kühle Luft, Körperanstrengung, Essen und Trinken.

Besserung: Im Freien.

Anwendung bei den Tieren: Bei Nervenfieber. – Bei schwerem Hirnreiz bei Infektionskrankheiten. – Bei der Egelsucht. – Bei der Ruhrseuche der Rinder und der Darmseuche der Lämmer und Jährlinge. – Bei **wassersüchtigen Anschwellungen, Hautwassersucht,** wie auch bei **Bauchwassersucht.** – Bei der Staupe der Hunde. – Bei Schwindel und Dummkoller der Pferde.

Helonias dioica +

Chamaelirium carolinianum Willd. – Liliaceae

Präparate: Essenz aus dem frischen Wurzelstock, Verreibungen und flüssige Potenzen.

Wird hauptsächlich in niedrigen Potenzen (D 2 bis D 3) angewendet; auch mittlere Potenzen können angezeigt sein.

Vergleichsmittel: *Lilium tigrinum, Fraxinus, Cimicifuga, Kalium carbonicum, Sepia, Stannum, Silicea, Acidum phosphoricum.*

Wirkt auf das Nervensystem, die Verdauungsorgane, die Harn- und Geschlechtsorgane. Blutarmut der Frauen mit großer allgemeiner Schwäche, Abgespanntheit, Niedergeschlagenheit, Hang zur Einsamkeit und Melancholie. – Bleichsucht in den Entwicklungsjahren. – Ermüdungsschmerz in der Kreuzgegend, besonders nach der Entbindung. – Gebärmutterverlagerungen, besonders Vorfall. Gebärmutter wird gefühlt, wie wund. – Menorrhagie infolge Blutarmut und Bleichsucht. Amenorrhöe infolge allgemeiner Blutleere, besonders in der Entwicklungszeit. – Hartnäckiger, übelriechender Weißfluß, durch jede Anstrengung vermehrt. – Kreuzschwäche mit Brennen in der Nierengegend. – Bei Albuminurie und **Zuckerkrankheit.** Bei Nieren- und Blasenleiden mit schmerzhaftem Harnabgang.

Hepar sulfuris

(Hepar sulfuris calcareum) – Kalkschwefelleber

Präparate: Verreibungen, von D 8 an auch flüssige Potenzen.

Wird in niedrigen und mittleren Potenzen (D 3 bis D 12) angewendet.

Wirkungsdauer: In niedrigen Potenzen einige Tage; in höheren Potenzen und bei chronischen Leiden bis zu 6 Wochen.

Antidote: *Belladonna, Chamomilla, Mercurius, Pulsatilla.* – Gegen vergiftende Gaben: Brechmittel, Kochsalz, fette Öle, Essig, vegetabilische Säuren.

Vergleichsmittel: *Belladonna, Lachesis, Mercurius, Spongia, Jodum, Bromum, Aconitum, Silicea, Sulfur, Chamomilla, Graphites, Pulsatilla, Carbo vegetabilis, Natrium sulfuricum, Calcium carbonicum, Sepia, Lycopodium.*

Aus *Sulfur* und *Calcium carbonicum* zusammengesetzt, vereinigt es als natürliches Doppelmittel die Wirkungen beider in sich, aber in geringerem Grade, als diese Mittel jedes für sich sie besitzen. Es wirkt auf die Haut, wie *Sulfur,* und auf die Drüsen, wie *Calcium carboni-*

cum. Paßt vorzüglich für **skrofulöse, lymphatische** und zu **Ausschlägen** neigende Personen, besonders für **Blondhaarige** mit trägem Charakter und weicher, welker Muskulatur; ferner für alle Störungen im lymphatischen System und gegen chronische Drüsenleiden.

Nächtliche Angstanfälle, Selbstmordgedanken, Traurigkeit, Niedergeschlagenheit, üble Laune, Gedächtnisschwäche, morgendliche Visionen, heftige Zornausbrüche weisen auf *Hepar sulfuris* als Heilmittel, wenn es sonst paßt.

Nervenmittel. Überempfindlichkeit gegen Schmerzen, Berührung und kalte Luft. Hastigkeit im Sprechen. Neuralgien nach Erkältung bei rauhen, trocknen Winden, besonders rechtsseitig.

Hauptmittel und Antidot gegen **Merkurialsiechtum,** Folgen von Merkurvergiftung (z. B. Kahlköpfigkeit) und von **Jodmißbrauch** (auch von *Jodkalium*) und sonstigen Metallvergiftungen (neben *Carbo vegetabilis, Mezereum, Acidum nitricum*). **Geschwüre** und **Eiterungen;** fördert das Reifen und Aufgehen der Geschwüre (D 2 bis D 4), oder wenn es nicht schon zu spät ist, die Resorption (Wiederaufsaugung) des Eiters (D 6 bis D 12). Verhütet auch oft die Eiterung bei tiefgehenden Verletzungen, z. B. bei eingedrungenen Splittern. – Süchtigkeit der Haut, jede auch unbedeutende Verletzung eitert. **Furunkel,** Furunkulose (mit *Arnica* im Wechsel) und Phlegmone. – **Finger-** oder **Nagelgeschwüre (Panaritien);** verhütet oft chirurgischen Eingriff. – **Skrofulöse Leiden. – Alte Drüsenverhärtungen,** besonders der Drüsen des Unterkiefers, Nackens, der Achseln und der Zunge, welche es oft zur Zerteilung oder, wo das nicht gelingt, zur Eiterung bringt. – **Rose mit Geschwulst und Blasen** (neben *Apis, Cantharis* und *Rhus*). **Gesichtsrose** mit Schwindel beim Aufsitzen, Ohrensausen und Hartleibigkeit (verhütet auch die Neigung zu Rückfällen). – Gesichtsschmerzen, wenn die Knochen gegen Druck sehr empfindlich sind. – Abendlicher, ziehender Schmerz in den Zähnen. Lockerwerden der Zähne. Geschwulst des Zahnfleisches mit Speichelfluß. Zahngeschwüre. – Stechen in den Augen, Tränen und Zuschwären der Augen, Lichtscheu. **Flecke und Geschwüre der Hornhaut;** rosenartige Augenentzündung. Skrofulöse, katarrhalische und exanthematische Augenentzündungen, auch bei Beteiligung der Meibomschen Drüsen, mit reichlicher Sekretion.

Gerstenkorn. – Stirnhautgeschwüre skrofulöser Personen. – **Schlaflosigkeit wegen Gedankenzudranges.** – Tag und Nacht Schweiß. – **Gelbliche Gesichtsfarbe, mit blauen Ringen um die Augen. Hitze im Gesicht und hochrotes Gesicht** (neben *Belladonna*). Bohrendes Kopfweh und Geschwürsschmerz in der Stirn gleich über den Augen, jeden Vormittag wiederkehrend. Migräne. – Kahlköpfigkeit und Haarausfall nach hitzigen Krankheiten, z. B. Typhus, Grippe. Nässender, feuchter Kopfgrind. – Ohrenentzündung. Stinkender Eiterausfluß aus den Ohren. Ausschlag an und hinter den Ohren. – Blütenausschlag (Akne) im Gesicht. Geschwürige Mundwinkel. – Ozaena (Stinknase). Geruchstäuschungen wegen Überreiztheit der Geruchsnerven. – **Langwierige, hartnäckige Heiserkeit. – Kehlkopf- und Luftröhrenverschleimung** und -katarrh (neben *Drosera*). Anschwellung und Entzündung der Mandeln mit Neigung zu Eiterung. – **Krupp,** mehr trockner Husten mit Pfeifen und Rasseln, der Kranke greift stets nach dem Kehlkopf. Husten, als ob Schleim heraufkommen wollte (nach *Aconitum* oder *Spongia*[12]). – Brust- und Brustfellentzündung, nach Erguß plastischer Lymphe. – Schmerz im Halse, wie von innerer Geschwulst oder wie von einem Pflocke darin, besonders beim Schlucken, oder Stechen im Halse, wie von einer Gräte. – Gefühl, als bewege sich heißes Wasser in der Brust. – **Chronisches Asthma** wird in trockner, kalter Luft schlimmer und in feuchter besser (*Natrium sulfuricum, Dulcamara* umgekehrt). – **Große Verdauungsschwäche** und häufig wiederkehrende leichte Magenverderbnis; Verlangen nach sauren Speisen. Drücken im Magen schon nach wenigem Essen, auch mit Anschwellung der Magengegend. Magenverschleimung. – Zusammenziehender Schmerz und Krämpfe im Bauche. Stechen in der linken Bauchseite. – Sauer riechende grüne, auch lehmfarbige, blutschleimige oder weißliche Durchfälle, besonders im Herbst und bei Kindern. Herbstruhr mit Stuhlzwang. Schwieriger Stuhlgang, wie von Untätigkeit der Gedärme. – Brightsche Krankheit nach Scharlach, wenn der Harn eiweißhaltig wird und Wassersucht eintritt. Infolge von Atonie der Blase kann Harn nicht völlig entleert werden. Langsames,

---

[12] *Hepar* ist auch bei Diphtherie empfohlen worden, besonders da, wo das Exsudat oder die Pseudomembran den Kehlkopf einnimmt.

tropfenweises Urinieren, der Harn tropft fast senkrecht herab, muß eine Weile pressen, ehe er ihn lassen kann. Eitriger Ausfluß aus der Harnröhre, mit Splitterschmerz. Nächtliches Bettnässen. – Zu späte und schwache Regel. Weißfluß und Schrunden in der Scham. – Nervöse Reizbarkeit, Krämpfe, Ohnmachten von zurückgetretenen Haut- und Drüsenleiden. – Aufgebrochene Frostbeulen an den Füßen und Fingern. – **Unheilsame, süchtige Haut und schwer zu heilende Hautschäden,** die leicht geschwürig werden. Aufgesprungene Haut und Schrunden an Händen und Füßen. – Geschwulst um die inneren Fußknöchel. Gichtisch entzündliche Anschwellung der Gelenke. **Knieentzündung** von mechanischen Ursachen, mit Geschwulst (mit *Belladonna* im Wechsel – äußerlich heiße Umschläge). – Wundheit und Nässen zwischen Hodensack und Schenkel. – Marasmus der Kinder mit grünen, schleimigen, unverdauten oder weißen und sauren Stühlen.

Verschlimmerung: Abends, vor Mitternacht, von kaltem Essen und Trinken, von kalter Luft (Nord- oder Ostwind), von äußerem Druck, durch kalte Umschläge.

Besserung: Bei feuchter Wärme und warmem Einhüllen. – Wirkt besonders heilsam nach *Belladonna* oder im Wechsel damit.

Anwendung bei den Tieren: Bei der Bräune der Schweine mit Erstickungsgefahr. – Bei **Abszessen** aller Art. – Bei **Drüsengeschwülsten,** die in Eiterung übergehen. – Bei **ulzerierendem (geschwürigem, eiterndem) Rotlauf.** – Bei Augenentzündungen mit reichlicher eitriger Schleimabsonderung. – Bei geschwürig gewordenen oder in üble Eiterung übergehenden Wunden. – Bei Heiserkeit der Singvögel und der Hunde. – Bei der Staupe der Hunde mit Schleimfluß der Augen und Nase. – Bei Gallen und Genickbeule. – Bei Knochenauftreibungen nach Druse. – Bei der Tuberkulose (D 6 bis D 8).

Hydrastis ++

Hydrastis canadensis L. – Ranunculaceae – Kanadische Gelbwurz

Präparate: Essenz aus dem getrockneten Wurzelstock mit Wurzeln, Verreibungen und flüssige Potenzen.

Wird vorzugsweise in niedrigen Potenzen (D 1 bis D 4) angewendet.

Vergleichsmittel: *Arnica, Hamamelis, China, Ferrum, Abrotanum, Sepia, Lachesis, Ignatia, Pulsatilla, Cinnabaris, Nux vomica, Arsenicum, Phytolacca, Helonias, Chelidonium, Sulfur, Graphites, Aurum*

Wirkt auf die **Haut,** die **Schleimhäute** (mehr als *Pulsatilla*) und **krebsartig** entartete **Drüsen.** Kräftiges antidyskratisches (Säfte verbesserndes) Mittel ersten Ranges zur Verbesserung und Reinigung des Blutes. Verbessert krankhafte Sekretionen (Absonderungen) und hebt die gesunkene Lebenskraft. – Paßt für alte Leute und mehr für chronische als akute Leiden.

Nässende Hautausschläge, Rose, Lupus (Gesichtswolf). Geschwüre mit übelriechenden Absonderungen, Jucken und Brennen. (Auch äußerlich die verdünnte Tinktur zu lauwarmen Überschlägen.) – Langwierige Augenentzündung. Katarrhalische Schleimhautaffektionen mit starker Absonderung. Verkleben der Lider bei Bindehaut-Hornhautentzündung mit Verdunkelung (ähnlich *Arsenicum, Euphrasia, Hepar, Pulsatilla)* – Skorbutische sowie auch merkurielle Mundentzündung, mit großer Schwäche, Abmagerung. – Katarrh, besonders chronischer, mit Schnupfen, Schleimhusten, Wundheitsschmerz beim Schlucken; rauher, kratzender Husten. – Schnupfen mit beständiger Schleimabsonderung, heftigem Brennen und Wundheitsgefühl, auch Gefühl von einem Haar in den Nasenlöchern. Stockschnupfen mit Stirnkopfschmerz. – Nasengeschwüre (neben *Jodum).* Bei Ozaena (Stinknase) auch als Einspritzung (verdünnt und lauwarm). – Ohrenfluß (Otorrhöe) mit Verstopfung des inneren Gehörganges (auch als lauwarme Einspritzung). – Bösartiger Scharlach (auch als Gurgelmittel). Bösartige Halsentzündung im Verlauf des

Scharlachs, oder mit chronischer, syphilitischer, schmerzhafter Geschwürsbildung (ähnlich *Mercurius jodatus*). – **Akuter und chronischer Magenkatarrh** mit dumpfem Schmerz im Magen und ohnmachtähnlichem Schwächegefühl. Darmkatarrh, Stuhl knollig, hart, mit Schleim überzogen. Chronische Magenschwäche (atonische Dyspepsie) mit Kopfschmerzen, dumpfem Schmerz und Leerheitsgefühl in der Herzgrube, Säurebildung; dumpfe Kolik mit Leerheitsgefühl und Hitze in den Därmen (ähnlich *Nux vomica, Pulsatilla, Sulfur*). – Schmerzen in der Lebergegend, nach der Schulter ausstrahlend, mit Gelbsucht, Herzklopfen und Magendarmkatarrh. – Chronische **Stuhlverstopfung** aus Atonie (Schwäche), besonders bei alten Leuten und nach Mißbrauch von Abführmitteln, mit Kopfweh (wenn nötig, die Urtinktur). – Hämorrhoiden, mit Kolik, Ohnmachtsanfällen, Hitzegefühl im Leib, langandauerndem Schmerz im After nach Ausleerungen (neben *Nux vomica*). Mastdarmfistel. – Chronische Harnröhren- und Blasenentzündung. Tripper. – Weißfluß, mit Jucken in der Scheide. – **Krebs** und krebsartige Entartungen, Anschwellungen, Knoten in verschiedenen Organen und Körperteilen, Gebärmutter, der weiblichen Brust (gleichzeitig lauwarme Umschläge mit verdünnter Tinktur). – Brennschmerz bei Hautleiden (auch äußerlich die unverdünnte Tinktur). – Jucken an der weiblichen Scham. Gebärmuttervorfall mit Geschwürbildung am Gebärmutterhals und Katarrh (chronischer). – Abmagerung bei gutem Appetit. Allgemeiner Kräfteverfall. – Ausgezeichnet bei den Pocken (innerlich zweistündlich 1 Tropfen Tinktur, und 1 Teelöffel Tinktur auf ein Glas laues Wasser zu Umschlägen; die Narbenbildung soll dadurch verhütet werden).

Äußerlich wird die Tinktur, verdünnt oder unverdünnt, vielfach angewendet, besonders zu lauwarmen Einspritzungen bei langwierigen Leiden der **weiblichen Geschlechtsteile** (Weißfluß, Gebärmutterkrebs) (2 Tropfen auf einen Eßlöffel Wasser), sowie auch zu Umschlägen bei **Lupus** und bösartigen **Geschwüren.** – Ebenso gegen **alte** Wunden, seien diese durch schlagende, schneidende oder stechende Instrumente hervorgerufen. – Äußerlich stets lauwarm anzuwenden.

Hydrocyani acidum

siehe Acidum hydrocyanicum

Hydrocotyle asiatica

Hydrocotyle asiatica L. – Umbelliferae – Wassernabel

Präparate: Tinktur aus der getrockneten Pflanze, Verreibungen und flüssige Potenzen.

Wird in niedrigen Potenzen (D 1 bis D 3) angewendet.

Vergleichsmittel: *Acidum hydrofluoricum, Rhus, Dolichos, Mezereum, Anacardium, Kreosotum, Arsenicum, Antimonium crudum, Sulfur, Hydrastis, Caladium seguinum.*

Wirkt hauptsächlich auf die Haut und die weiblichen Geschlechtsteile. **Chronische Hautleiden.** Rötung der Haut mit heftigem Jucken. Ausschlag, kleine Pusteln und Bläschen. – Mißbildung der Nägel. – Entzündungen der weiblichen Geschlechtsorgane bei gesunkenem Kräftezustand.

Hyoscyamus ++

Hyoscyamus niger L. – Solanaceae – Bilsenkraut

Präparate: Essenz aus der frischen, blühenden Pflanze, Verreibungen und flüssige Potenzen.

Wird in niedrigen und mittleren Potenzen (D 1 bis D 12) angewendet.

Wirkungsdauer: 3 bis 12 Stunden in akuten, 8 bis 14 Tage in chronischen Fällen.

Antidote: *Belladonna, Camphora, China,* Essig, Pflanzensäuren. Bei **Vergiftungen mit Bilsenkraut** große Gaben Zitronensaft oder Essig.

Vergleichsmittel: *Belladonna, Stramonium, Rhus, Apis, Cuprum, Baptisia, Veratrum, Ignatia, Platinum, Acidum phosphoricum, Zincum, Agaricus, Lachesis, Calcium carbonicum.*

Wirkt vorzugsweise (und zwar beruhigend, d. h. in der Nachwirkung) auf das **Ganglienнervensystem** sowie auf das **Gehirn- und Spinalsystem, die Augen-, die Atmungs- und Verdauungsorgane.** Paßt besonders für Frauen und Kinder. Für alte Leute und Kinder passen die mittleren und hohen Potenzen besser. Es ist weniger entzündungswidrig als *Belladonna* und paßt daher besser für asthenische (aus Schwäche) Fälle als für sthenische (mit erhöhter Tätigkeit), denen *Belladonna* besser entspricht. Das Gesicht ist bleich und eingefallen (bei *Belladonna* rot).

Gänzliche Bewußtlosigkeit und Lähmung oder hochgradige Erregung bis zur Ekstase. – Neigung, über alles zu lachen, akute Manie. Augen funkelnd, stier oder verdreht. Große Furchtsamkeit und Angst, mit Menschenscheu, Melancholie, Spottsucht, Neidsucht, Stumpfsinn, mit Klagen und Schreien, Besinnungslosigkeit mit Delirien, epileptische Anfälle; Wutausbrüche, Verlust der Sprache, Schaum vor dem Munde; Zanken, Schimpfen, unsinniges Lachen; Wahn, besessen zu sein; Furcht, vergiftet oder verraten zu werden, fixe Ideen. Folgen von unglücklicher Liebe mit Eifersucht. – Krampfbeschwerden, auch hei Wöchnerinnen, Hysterischen und Kindern, die an Würmern leiden. – Sehnenzucken (Sehnenhüpfen), konvulsivische Bewegungen. Delirien mehr stiller Art, Delirium tremens (Säuferwahnsinn), Kinderdelirien. – Trockne, spröde Haut. Entzündung und Röte der ganzen Körperhaut, braune Flecke am ganzen Körper, große Blutschwäre, hartnäckige Hautwassersucht – **Epileptische Anfälle,** besonders durch Schreck ausgelöst oder mit tief schnarchendem Schlafe endigend. Veitstanz, besonders infolge einer langen und schwächenden Krankheit. – Gehirnentzündung und andere Gehirnleiden, bei denen *Belladonna* nicht weiter hilft, z. B. Schwindel, drückender, betäubender oder reißender Kopfschmerz. Gesichtskrämpfe. – Große Schlafsucht, Ängstlichkeit, Aufschrecken aus dem Schlaf oder auch Schlaflosigkeit. – Nervöse und typhöse Fieber. **Flockenlesen beim Nervenfieber.** Puerperalfieber (Kindbettfieber) mit asthenischem Charakter. – Krampfhafte Verschließung der Augenlider. Augenentzündung, Krampf des Augapfels. Weitsichtigkeit. **Sehr erweiterte Pupillen.** Doppeltsehen und Nachtblindheit (neben *Belladonna*). – Zahnschmerz mit Heißüberlaufen oder fliegender Hitze nach dem Kopfe. Zahnschmerz mit pulsierenden, reißenden Schmerzen, bis in die Stirn, besonders nach Erkältung oder in kalter Luft. – **Trockner Krampf-** oder **Reiz-** oder **nervöser Husten, besonders des Nachts** und bei Kindern, der sich beim Niederlegen verschlimmert und beim Aufsitzen bessert. – Bei Lungenentzündung mit typhösen Erscheinungen. – **Unvermögen zum Schlucken, wegen Krampfes** oder **Anschwellung im Halse.** Rachen- und Schlundentzündung (neben *Belladonna*). – **Scheu vor Getränken, Hundswut** (neben *Belladonna* und *Stramonium*). – Heftiger Schmerz im Magen mit Erbrechen und Aufstoßen. Unwillkürliche wäßrige oder schleimige Stühle. – Unwillkürlicher Harnabgang oder Harnverhaltung. Blasenlähmung. – Erhöhter Geschlechtstrieb bis zur Geilheit (Nymphomanie), oder auch Impotenz – Menorrhagie.

Verschlimmerung: Nach Mitternacht, in der Ruhe, im Liegen, durch Essen und Trinken, von kalter Luft und Erkältung, im Schlafe.

Besserung: Von Vorwärtsbeugen und Bücken.

Anwendung bei den Tieren: Bei **Hundswut,** bei anhaltenden Konvulsionen der Glieder, Lippen und Halsmuskeln. – Bei akuter Gehirnhautentzündung und bei Gehirnreizungen. – Bei Koller, wenn sich dabei die Pferde in die Halfterketten legen. – Bei Zuckungen und Verdrehungen der Glieder bei Hunden. – Bei **Husten, der periodisch auftritt, besonders nächtlich,** schmerzhaft und krampfhaft. – Gegen Harnzwang und Harnverhaltung mit Kolik. – Gegen **epileptische Anfälle,** Krämpfe und Staupe. – Bei Nervenfieber.

Hypericum

Hypericum perforatum L. – Hypericaceae – Johanniskraut

Präparate: Essenz aus der frischen, zur Zeit der Blüte gesammelten Pflanze, Verreibungen und flüssige Potenzen.

Wird in niedrigen und mittleren Potenzen (D 2 bis D 12) angewendet.

Wirkungsdauer: Bis zu 3 Wochen.

Vergleichsmittel: *Arnica, Hamamelis, Calendula, Ruta, Ledum, Staphisagria, Belladonna, Arsenicum, Pulsatilla, Zincum.*

Dieses Mittel ist ein uraltes, namentlich russisches Volksmittel gegen **Wunden, Quetschungen, Brandschäden, Fingergeschwüre** usw., aber noch wenig geprüft. Bis jetzt ist es mit Vorteil meist äußerlich angewendet worden (jedoch auch mit gleichzeitiger innerlicher Anwendung) gegen **Wunden,** hauptsächlich durch **Stich,** aber auch durch **Schnitt, Quetschung** oder Zerreißung (wie *Arnica)* entstanden, wenn dabei die Schmerzen sehr heftig sind und sehr lange anhalten, und besonders wenn sie von der Wunde aus, einem heftigen Zahnweh ähnlich, dem **Gliede nach, aufwärts sich erstrecken.**

Besonders dann angezeigt und anderen Mitteln vorzuziehen, wenn bei Verwundungen, Quetschungen usw. heftige Schmerzen infolge von **Verletzungen der Nervenenden (Fingerspitzen,** besonders Quetschungen usw.), **Nervenzentren** (Rückenmark, Rückenmarkerschütterung [nach *Arnica*], Gehirn), arge Verletzungen der Nerven überhaupt vorhanden sind, woraus allerhand Nervenzufälle und Reizungen, Trismus (Kinnbackenkrampf) oder Tetanus (Starrkrampf) entstehen[13]. – Konvulsionen infolge von Schlag auf den Kopf. – Außerdem hilft es auch, wenn Kinder und Frauen nach jeder unbedeutenden Verletzung von Krämpfen befallen werden. Es wird als Tinktur (1 Teil auf 10 Teile lauwarmen Wassers oder 10

[13] Nach amerikanischen Berichten soll *Hypericum* der *Arnica* als ebenso heilsames Wundheilmittel vollkommen an die Seite gestellt werden können und die „Arnica der Nerven" sein.

Tropfen auf einen Teelöffel) wie die *Arnica* angewendet. Innerlich zugleich ein Tropfen Tinktur auf einen Eßlöffel voll Wasser.

Bei Blasenkrampf und Entzündungen der Gebärmutterschleimhaut. Bei Hämorrhoiden. – Krampfhafte Asthmaanfälle mit kurzem trocknen Husten und starker Beklemmung bei Witterungswechsel.

Anwendung bei den Tieren: Bei bösartigen Widerristschäden und Fisteln der Pferde, wenn alle anderen Mittel nicht helfen, innerlich und äußerlich. Bei Muskelschwund. – Gegen Verletzungen, Quetschungen, besonders bei Nervenverletzungen.

Iberis amara

Iberis amara L. – Cruciferae – Schleifenblume

Präparate: Tinktur aus reifen Samen, Verreibungen und flüssige Potenzen.

Wird meistens in niedrigen Potenzen (D 2 bis D 3) angewendet.

Vergleichsmittel: *Crataegus, Digitalis, Kalmia, Cactus, Spigelia, Aconitum.*

Wirkt vorzugsweise auf das Herz. Kopfkongestionen mit Ohrenbrausen und Schwindel. Reizbar, niedergeschlagen, traurig und schreckhaft. Entzündung des Herzbeutels, des Herzmuskels; nervöse Störungen der Herztätigkeit. Herzklopfen bei der geringsten Anstrengung, Stiche in der Herzgegend. Schmerz im linken Arm. Atembeklemmung, Erstickungsgefühl, schlimmer nachts. Angina pectoris.

Ignatia ++

Strychnos Ignatii Berg. (Ignatia amara L.) – Loganiaceae – Ignazbohne

Präparate: Tinktur aus getrockneten Samen, Verreibungen und flüssige Potenzen.

Wird in allen Potenzen angewendet.

Wirkungsdauer In akuten Fällen nur sehr kurz, bedarf daher häufiger Wiederholung; in chronischen Fällen bis zu einer Woche.

Antidote: *Arnica, Camphora, Chamomilla, Cocculus, Coffea, Nux vomica, Pulsatilla, Zincum.*

Vergleichsmittel: *Acidum phosphoricum, Cocculus, Chamomilla, Coffea, Hyoscyamus. Lachesis, Nux vomica, Platinum, Stramonium, Valeriana, Nux moschata, Sepia, Aurum, Ambra, Gelsemium, Zincum.*

Wirkt hauptsächlich auf das **Rückenmark und das Gangliennervensystem,** auf das es eine erregende Wirkung ausübt, daher **Nervenmittel.** – Besonders geeignet für sanguinische, nervöse, reizbare, hysterische, zu Krämpfen neigende, ängstliche, schreckhafte, bekümmerte Personen mit Scheu vor freier Luft, sowie für zarte, vollsaftige, weiblich gebaute Individuen mit blonden Haaren, von wandelbarem Temperamente und nachgiebigem und sanftem Gemüte, besonders für hysterische Frauen mit großer Veränderlichkeit der Gemütsstimmung (Launen). Überhaupt für das weibliche Geschlecht geeignet, wie *Nux vomica* für Männer.

Hauptmittel gegen die Folgen von stillem **Gram, Kummer, Kränkung, verbissenem Ärger,** unglücklicher Liebe. – **Neuralgien,** Schmerzen, besonders krampfhafter Natur. – Schmerzen an verschiedenen Stellen, nur bei Berührung heftig. Scharfes oder spitzes, auch hartes Drücken in Gliedern und anderen Teilen. Auseinanderpressende Schmerzen. – Traurige Gemütsstimmung, Gefühl von Ödigkeit oder Schwäche in Herzgrube und Magen, Hang zur Einsamkeit. Melancholie und Wahnvorstellungen als Folge von

Schreck, Angst, Furcht, Kränkung, mit Verzweiflung am Seelenheil, Gefühl, von Gott verlassen zu sein usw. Wechselnde Stimmung, voller Widersprüche. **Lach- und Weinkrämpfe** in einem Atem. – Konvulsivische Zuckungen. **Hysterische Krämpfe,** auch chronische, als Folge von Gemütserregungen; hysterische Krämpfe mit erschwertem Schlucken, Gefühl eines Knollens (Pflockgefühl) im Halse mit einer stechenden Empfindung, durch Schlucken gebessert, schluchzendem Aufstoßen, tränenden Augen und Zusammenschnürung der Brust. – Anfälle von unstillbarem, krampfhaftem **Gähnen.** – Fallsucht, ohne Verlust der Besinnung, besonders bei jungen Personen, oder als Folge von Gemütserregung, Schreck usw. (auch im Wechsel mit *Cuprum*). – **Veitstanz.** – Krämpfe der Kinder beim Zahnen, mit Zucken in den Mundwinkeln, fast wie Lächeln, und Zucken der Arme. – Krämpfe bei geschlechtlich unbefriedigten Personen. – Krämpfe mit blaurotem Gesicht und Rückwärtsbiegen des Kopfes. Schlundkrämpfe. – Hysterische Schwäche und Ohnmachten. Gelbsucht, mit Zusammenschnüren des Bauches. – Magenkrampf, leeres Aufstoßen durch Essen gebessert. Nervöse Verdauungsschwäche, gastrische Beschwerden, besonders infolge von Ärger und Gram. Bittrer oder sauer schmeckender Schleim im Munde und starker Speichelfluß. Nachteile von Kaffeegenuß. Appetitmangel. Widerwille gegen Tabak. Erbrechen der genossenen Speisen; Unverdauliches oder schwerverdauliche Speisen werden leichter behalten als leichte Kost. – Gebärmutterkrämpfe mit schneidendem Stechen oder zusammenklemmendem Pressen. Krämpfe während der Entbindung. Periodische Unterleibskrämpfe. – Gebärmutterblutungen nach Kamillenmißbrauch. Dysmenorrhöe. Regel zu früh und zu stark, Blut schwarz und geronnen (nach *Nux vomica*). – Unruhiger Schlaf, mit Sprechen, Singen, Lachen. **Schlaflosigkeit,** besonders infolge von Gram, Kummer usw., mit Weinen, besonders nach Mitternacht. – **Röte und brennende Hitze nur einer Backe** (wie *Chamomilla*). – Fieber mit Frostigkeit, selbst Schüttelfrost (nervöser Frost), wenn Durst während des Frostes vorhanden, und wenn Ofenwärme den Frost lindert. – Periodische Kopfschmerzen mit Übelkeit und Erbrechen, **halbseitiges Kopfweh, wie von einem eingedrückten Nagel (Migräne),** besonders abends oder nach dem Essen, mit Frostigkeit oder Hitze, oder mit Übelkeit oder Erbrechen (Bücken erhöht, Liegen bessert die Beschwerden).

Nervöse Kopfschmerzen besonders der Frauen; reißendes, bohrendes Stechen in der Stirn, verschlimmert durch Kaffeetrinken. – Hydrocephalus (hitzige Gehirnhöhlenwassersucht) bei Kindern nach Aufhören des Durchfalls beim Zahnen. – Augenentzündung mit Drücken wie von Sand. **Nervöse Lichtscheu** und Tränen der Augen. – **Leichtes Beißen in die Zunge beim Kauen oder Reden.** – Zahnschmerzen heftigster Art, die blitzschnell einen gesunden Zahn ergreifen (Neuralgie) und durch Ruhe und Wärme gebessert werden. Zahnschmerzen, durch Kaffee verschlimmert. – Afterjucken, Hämorrhoiden mit schwierigem Stuhl. Proktalgie (Afterweh). – **Mastdarmvorfall,** Verstopfung mit Neigung zu Mastdarmvorfall bei Kindern (spezifisch). Schmerzlose Durchfälle bei sehr schreckhaften Kindern, besonders nachts. – Schmerz, Geschwulst und Härte der Milz (nach *Chininum*). – Tägliches Wechselfieber, mit Durst nur während der Kälte, bei Hitze Schweiß ohne Durst. – Trockner krampfhafter Kitzelhusten abends beim Niederlegen, mit nächtlichen Angstanfällen. – Schnupfen bei nervösen Personen mit hysterischer Aufgeregtheit und dumpfem Stirnkopfweh.

Kann, wenn richtig gewählt, ohne Zwischenmittel wiederholt werden. Um sichere Wirkung zu erzielen, muß die Gabe häufig wiederholt werden. Die erste Gabe allein wirkt selten.

Besserung: Entweder in der Rückenlage oder durch Liegen auf dem schmerzhaften Teil oder auch auf dem schmerzlosen, stets aber durch Veränderung der Lage.

Verschlimmerung: Durch Tabakrauchen, Kaffee, Branntwein, nach dem Mittagessen, abends im Bett und früh nach dem Erwachen, sowie durch Geräusch und Gemütsbewegungen.

Anwendung bei den Tieren: Gegen verschiedene gastrische Zustände mit gestörter Gallenabsonderung und vermehrter Schleimbildung. – Bei Neigung zu Mastdarmvorfall. – Gegen Wurmleiden (Wurmkolik), besonders von Madenwürmern. – Gegen Buglähme der Pferde und Rinder. – Gegen Krämpfe und Epilepsie der Hunde. – Bei Augenlidergeschwulst.

Indigo

Indigofera tinctoria L. und andere Indigofera-Arten – Leguminosae – Indigo

Präparate: Verreibungen aus dem aus den Blättern gewonnenen Farbstoff, von D 8 an auch flüssige Potenzen.

Wirkungsdauer: Einige Tage bis zu 2 Wochen.

Ausgesprochene Wirkung auf das Nervensystem. Rheumatische und gichtische Beschwerden der Nerven und Gelenke mit großer Erschöpfung der Kräfte nach mäßigem Fieber. – Ischias mit bohrendem Schmerz im Knie, besser durch Gehen. Blutandrang nach Hirn und Lungen mit Herzklopfen. Nierenkolik mit starkem Harndrang bei Tag und Nacht. Blasenkatarrh mit Hautausschlägen.

Ipecacuanha ++

Uragoga Ipecacuanha (Willd.) Baillon – Rubiaceae- Brechwurzel

Präparate: Tinktur aus der getrockneten Wurzel, Verreibungen und flüssige Potenzen.

Wird hauptsächlich in niedrigen Potenzen (D 2 bis D 4) angewendet; auch mittlere und hohe Potenzen werden empfohlen.

Wirkungsdauer: Höchstens 4 bis 5 Tage, meist aber nur 12 bis 24 Stunden.

Antidote: *Animonium tartaricum, Arnica, Arsenicum, China, Cuprum, Nux vomica.* Gegen große (vergiftende) Gaben: *Galläpfelsäure und Galläpfeltinktur, Tannin.*

Vergleichsmittel: *Veratrum, Loblia, Arsenicum, Colocynthis, Antimonium tartaricum, Lycopodium, Belladonna, Drosera, Cuprum, Iris, Ammoniun carbonicum, Pusatilla, Crocus, China.* – Komplementär ist *Cuprum.*

Niedrige Potenzen sind meistens passender als die hohen; muß oft wiederholt werden, selbst 1/4 stündlich. – Beeinflußt besonders **Magen** und **Darmkanal, Ganglien-** (Unterleibs-) **Nervensystem, Schleimhaut der Atmungsorgane** und auch **Blutgefäßsystem.** Paßt besonders bei Krampfzuständen im Unterleib, mit abnormer Absonderung, selbst mit beginnender Zersetzung, bei Neigung zu Krämpfen, zu Übelkeit, zu Durchfall und Erbrechen bei empfindlichem Magen, und eignet sich vorzüglich für **nervöse, schwächliche, jugendliche Personen** mit schwächlichem Körperbau, blonden Haaren, zarter Haut und reizbarem Temperament; somit am besten für **Frauen** und **Kinder, Hysterische** und **Hypochonder,** die allerlei Wünsche haben, ohne zu wissen welche, und reizbar und mürrisch sind, geeignet.

Eins der Hauptmittel gegen *China*-**Siechtum** und chronische Folgen von *China*- oder *Chinin*-Mißbrauch, sowie von *Opium*-**Mißbrauch**[14] und **Arsenikvergiftung.**

– Große Schwäche und **Anfälle plötzlicher Schwäche mit Ekel vor allen Genüssen und mit Übelkeit.** Starkes **Erbrechen** von Galle, Schleim, Speisen, Wasser, auch mit Durchfall (neben *Pulsatilla*). Zunge rein oder wenig belegt. Gefühl, als hinge der Magen schlaff herunter. Erbrechen der Schwangeren. Überladener und verdorbener Magen nach Genuß von Kuchen, Schweinefleisch, Obst, Zuckerwerk, Eis usw. (wie *Antimonium crudum*). Ekel und Widerwillen gegen alle Speisen. Gastrische Fieber, gastrische Beschwerden nach Genuß von fetten Speisen (wie *Pulsatilla,* die mehr in Betracht kommt, wenn die Speisen im Magen sind, während *Ipecacuanha* paßt, wenn sie heraus sind und die Übelkeit trotzdem fortbesteht). – Drückendes Kopfweh in der Stirn und blasses Gesicht mit blaurandigen Augen (auch rheumatischen Ursprungs). Migräne mit heftigster Übelkeit. – Magenkatarrh durch unverdauliche Speisen oder Magenerkältung durch Eis und Eiswasser, mit Erbrechen, brennenden Schmerzen im Magen, Durchfall, Unruhe (wie bei *Arsenicum,* das auf *Ipecacuanha* folgen kann). – Krämpfe und kneifende Kolik

[14] Wird von Amerika aus als das **sicherste** Gegenmittel gegen Opiumgenuß und Morphiummißbrauch empfohlen (10 Tropfen der Tinktur in 1 Glas Wasser, stündlich ein kleiner Schluck).

bei Kindern nach Überessen. Magenkatarrh, mit oder ohne Husten, fieberhaft, mit gänzlicher Appetitlosigkeit. Ekel, auch Brechwürgen (neben *Antimonium tartaricum*). – Verschleimung des Magens, des Darmkanals, der Brust und des Kehlkopfes. Schleimröcheln und Schleimerbrechen bei Kindern. – Durchfälle mit Stuhlzwang, Katarrh der Darmschleimhaut, auch ruhrartige, zahnender Kinder, mit Unruhe, Umherwerfen und Schreien, auch mit Stuhlzwang. **Durchfall im Sommer mit Erbrechen** (**Brechdurchfall, Cholerine**), auch der **Kinder,** schleimig, blutig, ruhrartig (im häufigen Wechsel mit *Veratrum*). Rote Ruhr mit Stuhlzwang (im Wechsel mit *Mercurius corrosivus*). – Schmerzen um den Nabel, besonders bei Frauen und Kindern. – **Blutungen aus den verschiedensten Organen,** zuweilen aus allen Öffnungen des Körpers, Nasenbluten, Blutspeien, Bluthusten, Blut hell und schaumig, mit Atemnot, Bluterbrechen, Mastdarmblutungen, Blutharnen, besonders mit hellem Blute. **Gebärmutterblutungen** (venöse oder passive) heftigster Art nach der Geburt, Blut sehr flüssig und spritzend. – Millarsches Asthma. Krampfhafte Engbrüstigkeit (Brustkrämpfe) und Kurzatmigkeit (Asthma), mit keuchendem Atem, besonders nachts. Konvulsivischer **Keuchhusten,** besonders nachts, trocken, krampfhaft, erschütternd, mit Steifwerden des Körpers, blauem Gesicht und Erstickungsgefahr. Husten mit starkem Schleimrasseln, Stirnschweiß, Würgen und Erbrechen. – Nasenkatarrh, Verstopfung der Nase, Verlust des Geruchs, oft Nasenbluten, mit Bronchialkatarrh. – **Wechselfieber,** besonders als erstes Mittel, wenn früher schon *China* oder *Chininum* in starken Gaben angewandt wurden, bei wenigem Froste, starker Hitze mit Kopfschmerz, gastrischen Symptomen (Übelkeit und Erbrechen) und Brustbeklemmung; Fieber mit geringem Froste, aber starker Hitze, mit Durst und nachfolgendem Schweiß; ein- und dreitägige Fieber. – Katarrhalische und rheumatische Fieber, mit erschwertem Auswurf und trockner Haut. – Kapillarbronchitis der Kinder bei warmfeuchter Witterung, große Schleimanhäufung auf der Brust. Zehrfieber der Kinder, mit abendlicher Verschlimmerung und Abmagerung. – Epilepsie und Krämpfe bei Kindern (besonders mit Brechreiz) und Hysterischen. – Augenentzündungen, mit starkem Tränen der Augen, Lichtscheu und Verschwärung der Hornhaut. – Beschwerden vom Tabakrauchen. – *Aconitum* und *Ipecacuanha* sollen nicht im Wechsel gegeben werden.

Besserung: Im Freien.

Anwendung bei den Tieren: Bei der gastrischen Form der Staupe, mit Brechneigung und Durchfall. – Bei Blutbrechen, krampfhaftem Erbrechen und Krampfhusten der Hunde. – Bei **Blutharnen und Blutmelken (spezifisch).** – Gegen Krämpfe und Zuckungen der Glieder, besonders bei jungen Tieren. – Bei Durchfall, besonders chronischem, junger Tiere. – Bei Kolik mit Durchfall ohne Bauchauftreibung. – Bei Ruhr. – Bei Verdauungsschwäche. – Bei chronischen Schleimhauterkrankungen der oberen Luftwege. – Bei Wurmleiden.

Iris versicolor

Iris versicolor L. – Iridaceae – Schwertlilie

Präparate: Essenz aus dem frischen Wurzelstock, Verreibungen und flüssige Potenzen.

Wird meistens in niedrigen Potenzen (D 2 bis D 4) angewendet.

Antidote: *Arscenicum, Colchicum, Ipecacuanha, Mercurius, Pulsatilla.*

Vergleichsmittel: *Antimonium tartaricum, Colchicum, Ipecacuanha, Mercurius, Podophyllum, Stannum, Gelsemium, Veratrum, Cyclamen, Robinia, Ignatia.*

Mundentzündung mit und ohne Geschwürbildung, Brennen im Mund, Rachen und in der Speiseröhre. – Magenkrampf, mit Leberschmerz und Übelkeit, saures Erbrechen. – Leibschmerzen zur Frühjahrs- und Herbstzeit, mit schleimiger und galliger Kotentleerung. Kolik und **Sommerdurchfall der Kinder** (Cholerine). – Bauchspeicheldrüsenleiden. – **Brechruhr,** besonders nächtliche, und namentlich im Herbst, mit heftigem Schmerz in der Nabelgegend, galligem Erbrechen und galligen Stühlen. – Cholera nostras und Cholera morbus, mit heftigen Schmerzen. Darmkatarrh mit grünen, schmerzhaften, periodischen Stühlen, Brennen nach dem

Stuhlgang, Aftervorfall. – Nervenschmerzen in Kopf, Schläfen und Augen, besonders links. **Migräne,** mit Übelkeit und Schleimerbrechen (spezifisch). Periodisch, besonders an Ruhetagen (sonntags), auftretende Migräne nach geistiger Anstrengung. Stirnkopfschmerz, halbseitig, meist links, besonders vom Magen oder der Leber ausgehend, weniger, wenn er nervös und kongestiv ist, schlimmer in der Ruhe, besser bei fortgesetzter Bewegung. Kopfweh von Übermüdung des Gehirns.

Jaborandi

Pilocarpus Jaborandi Holmes und Pilocarpus pennatifolius Lemaire – Rutaceae – Jaborandiblätter

Präparate: Tinktur aus getrockneten Blättern, Verreibungen und flüssige Potenzen.

Wird meistens in niedrigen Potenzen (D 2 bis D 4) angewendet.

Vergleichsmittel: *Belladonna, Lycopus virginicus.*

Wirkt auf die Hautausdünstung und auf die Drüsen. Abnorme Schweißbildung, Nachtschweiße der Phthisiker. – Speichelfluß der Schwangeren. – Ohrspeicheldrüsenentzündung. – Sehstörungen verschiedener Art. – Akkommodationskrampf beim Lesen. Wolken und weiße Flecke vor den Augen.

Jatropha curcas +

Jatropha curcas L. – Euphoribaceae

Präparate: Tinktur aus reifen Samen, Verreibungen und flüssige Potenzen.

Wird in niedrigen Potenzen (D 3 bis D 4) angewendet.

Wirkungsdauer: Einige Stunden.

Antidote: *Croton, Camphora.*

Vergleichsmittel: *Veratrum, Camphora, Arsenicum, Apocynum, Aloe, Croton tiglium, Elaterium, Podophyllum.*

Allgemeines Sinken der Kräfte. Große Angst. Kälte der Gliedmaßen, mit blauen Finger- und Zehennägeln. – Kalte klebrige Schweiße. – Erbrechen von wäßrigem, klebrigem, eiweißartigem Schleim, auch mit wäßrigem Durchfall. – Chronisches Erbrechen. – **Asiatische Cholera mit heftigem Erbrechen massenhaft herausstürzender wäßriger oder eiweißartiger Flüssigkeit mit krampfhaftem, brennendem oder zusammenschnürendem Magenschmerz, fortwährendem Erguß von Wasser durch den Stuhl, auch schmerzlos; heftige Wadenkrämpfe, allgemeine Kälte des Körpers.** – Diarrhöe wie Reiswasser, Stühle schmerzlos, dünn, wäßrig, mit lautem Rumpeln in einem Strahl hervorstürzend, schlimmer des Morgens. – Soll noch da helfen, wo *Cuprum* und *Veratrum* angezeigt sind, aber nicht genügen.

Jodum + +

Jod

Präparate: Flüssige Potenzen.

Wird hauptsächlich in niedrigen Potenzen (D 2 bis D 4) angewendet; auch höhere Potenzen sind gebräuchlich.

Wirkungsdauer: Einige Stunden bis zu 4 Wochen.

Antidote: *Antimonium, Arsenicum, Camphora, China, Coffea, Hepar sulfuris, Mercurius, Phosphorus, Sulfur, Spongia.*

Vergleichsmittel: *Sulfur, Petroleum, Spongia, Lycopodium, Pulsatilla, Nux vomica, Bromum, Arsenicum, Phosphorus, Bryonia, Kreosotum, Calcium carbonicum, Silicea, Baryum, Stannum, Sepia.*

Gegen die **chronische** Jodvergiftung, Folge auch äußerlichen Mißbrauchs dieses Mittels sowie von Jodkalium, die äußerst hartnäckig ist (Jodkachexie, Abmagerung, Abzehrung, fahles gelbes Gesicht), dienen *Hepar sulfuris* oder *Belladonna* und *Phosphorus,* abwechselnd in niedriger Verdünnung, als Gegenmittel; außerdem fleißiger Genuß frischer Luft und kuhwarmer Milch sowie Schwefelbäder. Gegen **akute** Jodvergiftung: **Stärkekleister,** Zuckerwasser, Milch. – *Jodum* ist Gegen- und Heilmittel bei chronischer Arsen- und Merkurvergiftung.

Wirkt besonders auf das **Drüsensystem,** auf die Schleimhäute, namentlich der Nase, der **Brust und des Halses,** und sodann auf das **Knochensystem.** Ein dem *Bromum* und der *Spongia* nahe verwandtes Mittel, das in der Wirkung zwischen *Arsenicum* und *Mercurius* die Mitte hält und besonders im ersten Stadium der Tuberkulose zu beachten ist.

Paßt für **phlegmatische Temperamente,** für **schwammige,** zu **Skrofulose** und **Flechten** neigende Personen mit träger Reaktion und Neigung zu starken, erschöpfenden Absonderungen sowie zu typhösen und brandigen Prozessen. Bei **Hysterischen** mit unruhigem Temperament, bei **Bleichsüchtigen,** bei **Schwindsuchtskandidaten.** Bei Neigung und Anlage zu beständigen Katarrhen sowie bei Sängern und Rednern kommt es ebenfalls in Betracht.

Heißhunger, aber trotzdem Atrophie und Abmagerung. Trockne, dürre Haut; gelbe, rauhe, dürre, trockne Gesichtshaut. Große Schwäche. Zehrfieber. Fettsucht bei Abwesenheit von Krebsleiden. Schwinden der Brüste bei den Frauen. **Geschwulst und Verhärtung der Schild-, Mandel-, Ohrspeichel- und Leistendrüsen** (besonders aber der **Halsdrüsen = Kropf,** wenn *Spongia* nicht half). – Skrofulöse und rachitische Beschwerden. – Kopfweh bei floriden (blühenden) Schwindsüchtigen, besonders Frauen; jedes Geräusch, selbst eigenes Reden, hallt im Körper wieder, wie wenn er ein Resonanzboden wäre. – Syphilitische Kopfschmerzen. **Beschwerden von** *Mercur*-**Mißbrauch, z. B. Mundgeschwüre und Speichelfluß.** – Veraltete Gicht mit heftigen nächtlichen Schmerzen in mehreren Gelenken, ohne Anschwellung. Reißen in den Gliedern. Gelenkrheumatismus mehr chronischer Natur mit Gelenkwassersucht. **Weiße Kniegeschwulst, auch entzündliche,** skrofulöse mit Schmerzen und Eiterung. Kniegelenkwassersucht. – Eierstockwassersucht. –

Wassersucht nach Wechselfieber, mit Milzbeschwerden verbunden. – Anschwellung und Vergrößerung der Gebärmutter, der Eierstöcke, Hoden und Brüste. – **Entzündung des Kehlkopfes und der Luftröhre. Langwierige Heiserkeit,** mit Schmerzhaftigkeit des Kehlkopfes. **Luftröhren- und Lungentuberkulose** (im ersten Stadium). – Fieberlose katarrhalische Beschwerden der Schleimhaut der Nase, des Ohres, Kehlkopfes, der Luftröhre, Scheide und Harnröhre. – Ohrensausen und Schwerhörigkeit infolge häufiger Schnupfenanfälle oder katarrhalischer Entzündungen des Halses, mit Verschleimung der Eustachischen Röhre. – Schleim in den Bronchien, der sich nicht lösen will, besonders bei Kindern, Keuchhusten, mit Kitzeln in der Brust und Abmagerung. – Schweratmigkeit, Engbrüstigkeit, besonders beim Treppensteigen. – Herzklopfen und organische Herzleiden. Herzvergrößerung. Aortitis. **Aderverkalkung.** Puls klein und hart, sehr beschleunigt. – **Häutige Bräune** (Krupp), keuchendes, sägendes Atmen, trockner bellender Husten, besonders bei Kindern mit dunklen Augen und Haaren, das Kind greift beim Husten nach dem Hals (nach *Aconitum,* im Wechsel mit *Hepar sulfuris,* wenn *Spongia* nicht genügte). – Starke Schleimabsonderung aus dem Kehlkopf nach Grippe, mit rauher Stimme. Kribbeln und Brennen im Halse. Stimmritzenkrampf. – Alter chronischer, **fressender Weißfluß,** besonders bei Skrofulösen. Harte Geschwulst der Milz. – Unterleibsschwindsucht. – Veraltete Hautkrankheiten verschiedener Art. – Regel zu früh, zu stark und zu lange anhaltend, Blutungen bei jedem Stuhlgang eintretend. – Eiweißharnen (Albuminurie). – Ozaena (neben *Hydrastis*).

Anwendung bei den Tieren: Bei Nasenkatarrh (Schnupfen). – Bei Kropf, Gehirnhyperämie. – Bei Leberentzündung und Gelbsucht. – Bei Entzündungen der Scheide und der Gebärmutter. – Bei furunkelähnlichen Hautausschlägen – Gegen Aktinomykose (spezifisch). – Bei kleinen Haustieren wird besser das mildere *Kalium jodatum* angewendet.

Juglans cinerea

Juglans cinerea L. – Juglandaceae – Graue Walnuß

Präparate: Essenz aus der inneren frischen Rinde der Äste, des Stammes und der Wurzeln, Verreibungen und flüssige Potenzen.

Wird in niedrigen Potenzen (D 2 bis D 4) angewendet.

Vergleichsmittel: *Bryonia, Chelidonium, Nux vomica, Podophyllum, Carduus marianus, Iris, Sulfur.*

Wirkt auf die **Leber,** Haut und Muskeln. Heftiger Hinterkopfschmerz mit Leberstörungen charakteristisch. Gelbsucht mit galligen Durchfällen und Hinterkopfschmerzen. – Chronische rheumatische Schmerzen in der Brust, dem Rücken, der Achselhöhle und in dem rechten Schulterblatt. Hautjucken bei Erhitzung. Pusteln, besonders an den unteren Gliedmaßen Hautröte.

Justicia adhatoda

Adhatoda vasica Nees. – Acanthaceae

Präparate: Essenz aus frischen Blättern, Verreibungen

Wird meistens in mittleren Potenzen (D 4 bis D 6) angewendet.

Vergleichsmittel: *Ipecacuanha, Euphorbium, Cyclamen, Arsenicum, Bryonia, Antimonium tartaricum, Belladonna, Cuprum, Sticta.*

Wirkt besonders auf die Atmungsorgane. Trockner Husten von der Brustbeingegend ausgehend. Hustenanfälle mit Würgen. Erstickungsanfälle mit Erbrechen. Husten mit vielem Niesen. Asthmatische Anfälle, die sich im warmen Zimmer verschlimmern. Trockenheit im Mund und Hals mit Schmerzen beim Leerschlucken. –Fließschnupfen mt Tränenfluß und beständigem Niesen. – Übelkeit und Erbrechen, Blähungen, Verstopfung.

Kalium arsenicosum + + +

Kaliumarsenit

Präparate: Verreibungen und flüssige Potenzen.

Wird vorzugsweise in mittleren Potenzen (D 4 bis D 6) angewendet.

Wirkt auf die **Haut** und das **Herz.** Unerträgliches Jucken, schlimmer beim Entkleiden. Kleienartige Abschuppung der Haut. Psoriasis. – Blumenkohlartige Wucherungen am Muttermund. – Gichtknoten. – Herzschwäche mit Ödem der Füße. – Chronische Nierenentzündung und Schrumpfniere mit Herzerweiterung.

Kalium bichromicum + +

Kaliumdichromat, Doppeltchromsaures Kali

Präparate: Flüssige Potenzen und Verreibungen. Wird meistens in mittleren Potenzen (D 4 bis D 6) angewendet; auch höhere sind gebräuchlich.

Antidote: *Camphora, Coffea, Mercurius, Spiritus nitri dulcis.*

Vergleichsmittel: *Bromum, Hepar sulfuris, Jodum, Kalium jodatum, Mercurius, Spongia, Thuja, Aurum, Hydrastis, Argentum nitricum, Acidum nitricum.*

Wirkt auf die Schleimhäute der Luftwege, des Verdauungskanals, auf die Knochen und auf das Bindegewebe. Eignet sich besonders für fette Personen, namentlich für fette, pausbäckige blonde Kinder. Paßt bei **Entzündung der Schleimhäute,** mit Neigung zu plastischer Ausschwitzung und falschen Membranen. Die Absonderungen sind zähe, strähnig, fadenziehend, gelbgrün.

Ziehende Schmerzen in verschiedenen Körperteilen, schnell von einem Körperteil auf den anderen überspringende Schmerzen. Heftige rheumatische Schmerzen in den Knien, ohne Geschwulst. Ischias der linken Seite. Chronischer Rheumatismus, auch mit Fieber, besonders im Frühling und Sommer nach kalten Nächten, Knochenschmerzen. Die rheumatischen Beschwerden wechseln meistens mit gastrischen Beschwerden, die Knochenschmerzen mit Halsbeschwerden und Gesichtsschmerzen. – **Schwindel zum Fallen.** – Syphilitische Auswüchse, sekundäre syphilitische Ausschläge, über Backen und Lippen sich verbreitend. Syphilitische Kopfschmerzen. Sekundäre syphilitische Geschwüre im Hals und Rachen. – Katarrhalische, auch syphilitische Augenentzündung, mit Eiterung. Hornhautgeschwüre. – **Nasenverstopfung** oder chronischer Schnupfen (Nasenkatarrh) sowie Fließschnupfen mit Geruchsverlust. Geschwollene Nase, mit starkem wäßrigen oder schleimigen Ausfluß und Kopfschmerzen. Verschwärungen, Vereiterungen und Zerstörung der Nasenscheidewand, der inneren Nase überhaupt, auch syphilitische. Syphilitischer Krustenausschlag um die Nase. **Nasenpolypen.** Klebrige, gelbgrüne elastische Pflöcke in der hinteren Nase. **Ozaena** (Stinknase). Gänzlicher Verlust des Geruchssinnes. **Nebenhöhlenkatarrhe** mit Kopfschmerzen, besonders nach unterdrückter Absonderung. – Masern, mit Entleerung grünlicher, übelriechender Pflöcke aus der Nase. – Entzündung des Mittelohrs mit Angegriffenheit und Verschwärung des Trommelfells und der Schleimhaut des Mittelohrs; dabei scharf stechende Ohrenschmerzen. – **Keuchhusten** mit zähem, fadenziehendem Schleim. Frühhusten mit zähem Auswurf. Langwieriger Schleimhusten. Heiserkeit mit Rauheit und Wundheitsgefühl im Kehlkopf und Hals. Hitzegefühl im Hals, mit Hustenreiz. Kitzeln im Kehlkopf, mit Husten, meist mit reichlichem Auswurf dicken Schleims oder auch von Blut. Morgendlicher Husten mit mühsamem Schleimauswurf. Bronchitis mit Ergriffenheit der Drüsen. Asthma mit mühsamem Schleimauswurf. Hartnäckiger Husten mit Rasseln auf der Brust und weißlichem oder bläulichem, süßlichem Schleimauswurf. – **Diphtherie,** besonders wenn sie kruppös wird. Echter membranöser Krupp. Schlingbeschwerden. Nasendiphtherie. Tuberkulöse Halsentzündung (neben *Arsenicum*). – Süßer metallischer Geschmack. Mundfäule. – Niereneiterung. – Ruhr, mit roter, rissiger Zunge. – Zäher, strähniger gelber Weißfluß. – Eitrige Absonderung aus der Harnröhre. – Verdauungsbeschwerden und Leberleiden bei Biertrinkern. Dyspepsie (Verdauungsschwäche), mit reichlichem Nasenausfluß oder mit Kopfschmerzen.

Verschlimmerung: Bei trockner Kälte, nachts und gegen Morgen, durch Bier- und Fleischgenuß.

Besserung: Von Warmwerden, in frischer warmer Luft, doch auch von Kälte und nach Aufstoßen.

Anwendung bei den Tieren: Bei ähnlichen Krankheiten wie beim Menschen, insbesondere bei der Nephritis (Nierenentzündung) der Pferde.

Kalium bromatum

Bromkalium, Kaliumbromid

Präparate: Verreibungen und flüssige Potenzen.

Wird vorzugsweise in niedrigen Potenzen (D 3 bis D 4) angewendet.

Vergleichsmittel: *Zincum, Valeriana, Coffea, Cimicifuga, Cina, Belladonna, Acidum phosphoricum, Hyoscyamus, Cuprum, Chamomilla.*

Wirkt auf das **Nervensystem** und die Haut. Scheint mehr von palliativem Nutzen zu sein. Hirnreizung. Erregungszustände. Lähmungserscheinungen. Schlaflosigkeit. Aufschrecken aus dem Schlafe und schrilles Aufschreien. Gedächtnisschwäche, Melancholie. Multiple Sklerose. Bettnässen. Nervöses Asthma. – Sexuelle Schwäche. Impotenz. Folgen von Onanie und Ausschweifungen.

Kalium carbonicum

Kaliumkarbonat, Kohlensaures Kali, Pottasche

Präparate: Flüssige Potenzen und Verreibungen.

Wird meistens in niedrigen Potenzen (D 3 bis D 6) angewendet; auch Hochpotenzen (in seltenen Gaben) werden empfohlen.

Wirkungsdauer: Bis zu 6 Wochen.

Antidote: *Camphora, Coffea, Spiritus nitri dulcis.* Bei **Vergiftungen** mit *Kalium carbonicum* (Pottasche, Lauge) verdünnte Pflanzensäuren in großen Gaben.

Vergleichsmittel: *Acidum phosphoricum, Phosphorus, Carbo vegetabilis, Acidum nitricum, Lycopodium, Natrium muriaticum, Sepia, Bryonia, Graphites, Antimonium crudum, Calcium carbonicum, Pulsatilla.* – **Komplementär** ist *Carbo vegetabilis* und *Phosphorus.*

Wirkt hauptsächlich auf das **Blut,** das **Herz** und die **Schleimhäute.** Scheint in vielen Fällen in höheren Potenzen am wirksamsten zu sein, in anderen dagegen in den tiefsten Potenzen. – Eignet sich vorzugsweise für nervös reizbare Personen, namentlich Frauen, die leicht erschrecken, sowie für apathische, körperlich erschöpfte. Ein Mittel, das in der homöopathischen Praxis allzusehr übersehen und vernachlässigt wird. Sein Leitsymptom sind stechende Schmerzen. *Bryonia* hat auch stechende Schmerzen, sie treten jedoch bei jeder Bewegung ein und nur ausnahmsweise in der Ruhe, während die von *Kalium carbonicum* unabhängig von Bewegung sich einstellen. Ferner haben die Schmerzen von *Bryonia* ihren Sitz am häufigsten in den serösen Häuten, während die von *Kalium carbonicum* überall und fast in jedem Gewebe angetroffen werden.

Schwächezustände, besonders nach Säfteverlust oder nach Abortus oder Niederkunft. – Zittrigkeit oder Neigung zu Ohnmacht. **Große Erkältlichkeit,** besonders des **Kopfes** nach erhitzenden Bewegungen. Leichtes Einschlafen der Glieder beim Daraufliegen. – Stechen in den **Gelenken, Sehnen und Muskeln.** Ziehende Schmerzen in den Gliedern, Genicksteifheit, heftige Kreuzschmerzen und Steifheit, auch bei Schwangeren. Rückenmarksleiden, Schmerzen, Spinalirritation, infolge von Blutarmut, Fehlgeburt, Säfteverlust usw. Rheumatismus mit stechendem Rückenschmerz. – **Hüftgelenkentzündung,** besonders mit Verlängerung des betreffenden Beines. – Zittern der Hände beim Schreiben. – Leicht blutende Geschwüre. – Wassersüchtige Zustände. **Haut- und Bauchwassersucht,** ödematöse Anschwellungen (Wasseransammlung unter der Haut), besonders bei alten Leuten. – **Viel Blutwallungen** und starkes Pulsieren im ganzen Körper. Herzschwäche mit schwachem, unregelmäßigem und intermittierendem Puls (Hauptanzeige für *Ka-*

lium carbonicum). – **Trockenheit der Haut und Mangel an Ausdünstung und Unfähigkeit zu schwitzen;** oder große Neigung zu Schweiß bei Kraftanstrengung im Gehen. **Nachtschweiße. Ängstliche, schwärmerische Träume. Tagesschläfrigkeit** und Schlafsucht, bei nächtlicher Schlaflosigkeit. – Kopfschmerz beim Fahren. Drückender Kopfschmerz in den Schläfen oder im Hinterhaupte. Kopfschmerz mit Übelkeit beim Erwachen. – **Schwindel.** Blutdrang zum Kopfe. – Gesichtsrose, mit großen Säcken unter den Augen. Gesicht gelb oder blaß. – Geschwulst der Augen und Lider; **viel Augentränen und nächtliches Zuschwären der Augen.** Sackartige Geschwulst zwischen den Brauen und Lidern. Schwarze Punkte, Flecke und Gewebe vor den Augen. – Entzündung und Geschwulst der Ohrdrüsen, Wundheit und Eitern hinter den Ohren. Kälte der Ohren. Schwerhörigkeit, mit Singen, Klingen, Sausen, Brausen in den Ohren. – Geschwulst der Nase. Wunde, schorfige, geschwürige Nasenlöcher. Verstopfte Nasenlöcher. Stockschnupfen. – Schorf auf der Oberlippe. – Stechendes oder klopfendes Zahnweh, mit Bakkengeschwulst, oder nur beim Essen, oder jeden Morgen. Lockerheit der Zähne. – Dyspepsie und Verdauungsstörung, besonders nach großen Säfteverlusten und mit Leeregefühl vor dem Essen im Magen. – Großes Verlangen nach Süßigkeiten (*Argentum nitricum*). Bittrer, saurer, fauliger Geschmack. Übelkeit und Brechreiz beim Essen. Schmerzen im Rücken beim Essen. Blähungsversetzungen, viel Windeabgang. – Hartleibigkeit wegen Untätigkeit des Darms. – Viel Drang zum Harnen und geringer Abgang dunklen Harns, der mit Harnsalzen (Uraten) überladen ist. Schwäche des Blasenschließmuskels. Ausspritzen des Harns beim Husten oder Niesen, besonders bei Frauen. – Geschwulst der Hoden. – Mangelnder Geschlechtstrieb; übermäßige Pollutionen. – Weißfluß, schleimig und gelblich. – Schwieriger Durchbruch der ersten Regel (spezifisch). Übermäßige Regel mit hellrotem Blut. Herabdrängen nach dem Uterus während der Regel. Puerperalfieber mit scharfen stechenden Schmerzen im Bauch mit Auftreibung. – Geschwollene und oft stark blutende Hämorrhoiden. – Heiserkeit mit Gefühl eines Pflockes im Halse. Heiserkeit mit viel Schleim im Halse und auf der Brust. Krampfhusten mit Würgen und Brechen, besonders morgens. Verschleppter Katarrh mit Brust- und Magenverschleimung. Husten mit reichlichem Schleim- oder Eiterauswurf. Veralteter Keuchhusten. –

Bronchitis, stechende Schmerzen, besonders in den Brustwänden, durch jede Bewegung verschlimmert. **Lungentuberkulose.** – Öfteres starkes Herzklopfen und Engbrüstigkeit, besonders bei Schnellgehen. Herzentzündung mit scharfen stechenden Schmerzen. Engbrüstigkeit, heftig stechender Schmerz, durch Atmen vermehrt, besonders links, bei starkem Herzklopfen und trocknem, unterdrücktem Husten (nach *Aconitum*). Heftiges Herzklopfen mit aussetzendem Puls, besonders bei vollblütigen Frauen mit starker Regel. Organische Herzleiden und Klappenfehler. Kurzatmigkeit. – Schweiß oder Kälte der Füße. Stinkender Fußschweiß. – Nach Schmerzen sogleich Frost.

Verschlimmerung: Durch Liegen auf der kranken Seite, bei Linkslage, durch Aufenthalt im Freien, durch heißes Wetter und um 2 bis 3 Uhr morgens. – Bestes Folgemittel ist *Acidum nitricum.* – Wenn *Kalium carbonicum* bei sehr empfindlichen Körpern zuviel Erregung macht, dient Riechen an *Spiritus nitri ducis.*

Anwendung bei den Tieren: Noch wenig angewendet, jedoch der Wirkung bei den Menschen ähnlich und bis jetzt gegen Lecksucht der Füllen und bei der Staupe der Hunde, bei Finnen und bei der Lungenseuche mit Erfolg angewendet. – Auch gegen Dämpfigkeit empfohlen.

Kalium chloratum

(Kalium muriaticum), Kaliumchlorid, Chlorkalium, Salzsaures Kalium[15]

Präparate: Verreibungen und flüssige Potenzen.

Wird in niedrigen und mittleren Potenzen (D 3 bis D 12) angewendet.

[15] Nicht zu verwechseln mit *Kalium chloricum* (Kaliumchlorat, chlorsaures Kalium), das homöopathisch selten gebraucht wird.

Vergleichsmittel: *Sulfur, Bryonia, Zycopodium, Kalium jodatum, Pulsatilla, Carbo vegetabilis, Mercurius, Hydrastis, Arnica, Calcium phosphoricum.*

Eins der Schüßlerschen Funktionsmittel. Wirkt hauptsächlich auf die serösen Häute und auf die Haut.

Rippenfellentzündung, wenn Schweißausbruch erfolgt ist und bei serös-fibrinösem Exsudat. – Trockner und akuter **Schnupfen** mit weißem, undurchsichtigem Schleim. – Entzündung und Verstopfung der Eustachischen Röhre. – **Bronchialkatarrh,** mit weißem, weißgrauem schwerlöslichen Auswurf. **Mandelentzündung** mit weißgrauen Flecken auf den Mandeln. – **Rheumatismus** mit angeschwollenen Gelenken. – Schleimbeutelentzündung (Bursitis). – **Weißfluß** bei weißem milden Ausfluß, der nicht reizt und graue Flecke in der Wäsche hinterläßt. – Hautleiden, Akne, Ekzeme, Warzen.

Anwendung bei den Tieren: Bei bösartigem Katarrhalfieber, kruppöser Luftröhrenentzündung. Dämpfigkeit.

Kalium hypermanganicum

Kaliumpermanganat, Übermangansaures Kali

Präparate: Flüssige Potenzen.

Wird in niedrigen Potenzen (D 3 bis D 4) angewendet.

Vergleichsmittel: *Kalium carbonicum, Pulsatilla, Cyclamen, Viburnum, Xanthoxylon, Phytolacca, Baptisia, Ailanthus.*

Antidot bei Phosphor- und Morphiumvergiftung.

Entzündliche Zustände der Nase, des Halses und Kehlkopfes mit blutigen Absonderungen. Diphtherie mit Blutzersetzung. – Innerliche und äußere Anschwellung des Halses. Anschwellung des Zäpfchens. Ozaena. – Drohende Fehlgeburt und Neigung dazu. Bei Dysmenorrhöe Bleichsüchtiger und Blutarmer (monatelang regelmäßig 1 bis 2mal täglich eine Gabe).

Kalium jodatum +

(Kalium hydrojodicum), Jodkalium, Kaliumjodid

Präparate: Verreibungen und flüssige Potenzen.

Wird vorzugsweise in niedrigen Potenzen (D 2 bis D 4) angewendet.

Wirkungsdauer: Etwa 8 Tage.

Antidote: *Arsenicum, Ammonium muriaticum, China, Hepar sulfuris, Mercurius, Rhus, Sulfur, Valeriana.* Große Gaben wie bei *Jod.*

Vergleichsmittel: *Sulfur, Petroleum, Lycopodium, Spongia, Aurum, Clematis, Pulsatilla, Acidum nitricum, Nux vomica, Hepar sulfuris, Belladonna, Bromum, Arsenicum, Bryonia, Phosphorus, Kalium bichromicum, Silicea, Kreosotum, Sepia, Stannum.*

Hat als natürliches Doppelmittel viel Ähnlichkeit mit *Jodum* und in der Wirkung große Verwandtschaft mit *Mercurius.*

Syphilitische Knochenauftreibungen und Knochenschmerzen. – **Feigwarzen** in den mannigfachsten Formen. Sekundäre und tertiäre Syphilis und chronische *Mercur*-Vergiftungen. – Chronische Entzündung der Hirn- und Rückenmarkshaut. Knoten auf der Kopfhaut, syphilitischen oder merkuriellen Ursprungs, mit heftigen Kopfschmerzen. – **Bauchwassersucht** infolge von **Leberleiden.** – Öfterer, reichlicher Harnabgang. Häufiges Gähnen. – Frösteln und Kältegefühl mit Durst. – Dünner, wäßriger, scharfer, die Haut anfressender Weißfluß. – Augenleiden merkuriellen oder syphilitischen Ursprungs. – Hartnäckiger **Nasenkatarrh** (soll beinahe spezifisch sein). Schnupfen nach Merkurmißbrauch, mit scharfen wäßrigen oder dicken gelben, übelriechenden Absonderungen. – Lästiger **Husten,** mit graufarbigem, salzigem oder süßlichem Auswurf. Luftröhren- und Kehlkopfentzündung. Chronische **Heiserkeit** mit Röte der Schleimhaut. Hepatisation der Lungen, selbst wenn das

Gehirn mit ergriffen ist. Ödem der Lungen. – Pfeifen und Röcheln auf der Brust. – Lungentuberkulose mit Frühhusten, Durchfall und Nachtschweiß (spezifisch). – Herzschmerzen, scharf, stechend, fliegend. Herzklopfen bei jeder Bewegung. Blutwallungen. – Zerschlagenheitsschmerz im Rücken und als ob das Krenz zusammengeschraubt würde. – **Gicht.** Ablagerungen. Kontrakturen und Verwachsungen der Gelenke. – **Arteriosklerose** in den frühen Stadien bei erhöhtem arteriellen Druck. – **Weiße Kniegeschwulst** (abwechselnd mit *Conium*). – Ischias, besonders merkuriellen oder syphilitischen Ursprungs. Gummöse Geschwülste des Nervengewebes (spezifisch). Verschiedene Arten von Geschwüren am Kopf, den Rücken entlang, an den Augen, den Unterschenkeln usw. – Milchfluß bei fetten Frauen, wenn *Pulsatilla* versagte. – Die meisten Beschwerden erscheinen in der Ruhe und vergehen nach Bewegung.

Soll in 1. Dezimalpotenz viel sicherer als *Belladonna, Nux vomica* und *Pulsatilla* die Milch bei Wöchnerinnen und Stillenden vertreiben.

Kalium nitricum

(Nitrum), Kaliumnitrat, Salpetersaures Kali, Salpeter

Präparate: Verreibungen und flüssige Potenzen.

Wird in niedrigen Potenzen (D 2 bis D 3) angewendet.

Wirkungsdauer: Bis zu 4 Wochen in chronischen Fällen.

Antidote: *Digitalis* (?), *Spiritus nitri dulcis.*

Vergleichsmittel: *Nartrium nitricum, Phosphorus, Ipecacuanha, Rhododendron, Nux vomica, Zincum, Lachesis, Graphites, Lycopodium, Cantharis, Petroleum, Silicea, Cactus, Arnica, Scilla, Apis, Apocynum.*

Paßt ebenso wie *Natrium nitricum* für die **hydrogenoide** (gewebswäßrige) Körperkonstitution. Wirkt hauptsächlich auf das **arterielle Blutgefäßsystem,** daher spezifisches **Blutmittel.**

Unlust zu geistiger und körperlicher Tätigkeit. – Schläfrigkeit, Mattigkeit und Abgeschlagenheit, unruhiger, durch lebhaftes Träumen gestörter Schlaf. – Unwillkürliches Zittern der einen Körperhälfte. – Starke schwächende Schweiße. Wäßrigkeit des Blutes. – **Langsamkeit des Pulses, bis unter 70 in der Minute** (ähnlich *Digitalis*). – Appetitlosigkeit ohne Durst. Magenkrampf. – Darmentzündung mit eiskalten Händen. – Durchfall ohne Leibweh. Abgang des Stuhles in einzelnen, viele Anstrengung kostenden Absätzen; anhaltendes Drängen zum Stuhl. – Blähungsversetzung. – Husten im Freien und beim Treppensteigen. – Bluthusten, Husten mit eitrigem Auswurf nach vernachlässigten Lungenentzündungen. – **Nasenbluten.** Entzündliche Rötung und Anschwellung der Nasenspitze; Pustel- und Geschwürbildung in der Nase. – Entzündliche Zustände der Schleimhäute der Nieren, Blase und Harnröhre sowie der Gebärmutter und Scheide, mit Neigung zu Blutungen. – Engbrüstigkeit, mit Neigung, hoch zu liegen. Brustentzündung und Stechen in der Brust beim Tiefatmen. – Erbsengroße, juckende Knoten am Körper, selbst im Gesicht, nur an Händen und Füßen nicht. – Nächtlicher, klopfender Zahnschmerz, durch Kaltes verschlimmert.

Die meisten Beschwerden erscheinen nachmittags und abends, während die am Tage entstandenen abends verschwinden. – *Camphora* erhöht alle Beschwerden.

Anwendung bei den Tieren: Wie beim Menschen, insbesondere aber bei der Brustwassersucht. – Bei Dampf, bei Lungensucht und bei Nierenentzündung.

Kalium phosphoricum

Kaliumphosphat, Phosphorsaures Kali

Präparate: Verreibungen und flüssige Potenzen. Wird in niedrigen Potenzen (D 3 bis D 6) angewendet.

Vergleichsmittel: *Acidum phosphoricum, Phosphorus, Lycopodium, Arnica, Kalium carbonicum, Anacardium, China, Gelsemium, Silicea, Baptisia, Acidum picrinicum, Colchicum.*

Eins der Schüßlerschen Funktionsmittel. Wirkt hauptsächlich auf das Nervensystem.

Allgemeine Nervenschwäche, Nervosität (Neurasthenie), niedergedrückte Gemütsstimmung. Gedächtnisschwäche. Ängstlichkeit. Platzangst. Schlaflosigkeit. Melancholie. Hysterie und Hypochondrie. – Lähmungserscheinungen. – Drückende Kopfschmerzen, besonders im Hinterkopf, infolge geistiger Überanstrengung. – Stimmritzen-, Kinnbacken- und Schreibkrampf. – Wadenkrampf. – **Bleichsucht** mit niedergedrückter Gemütsstimmung. – Chronische Mittelohrentzündung mit übelriechendem Ausfluß. – Stinknase (Ozaena). – Skorbut. – Nervöses Herzklopfen. – Verdauungsschwäche, nervöse Störungen mit Schwächegefühl im Magen. Hungergefühl kurz nach den Mahlzeiten. Drückende, krampfhafte und zusammenschnürende Magenschmerzen, durch Essen und Trinken verschlimmert. **Rundes Magengeschwür,** beständige Schmerzen an einer kleinen Stelle des Magens; sehr durstig; nagendes Gefühl im Magen, das durch Wassertrinken gebessert wird. Magenerweiterung. Magenschmerz nach Schreck oder Aufregung. – Blähungen mit Herzbeschwerden oder Schmerzen in der linken Seite. – Wäßrige schmerzlose, aashaft riechende Durchfälle. – **Typhus,** mit gelb belegter Zunge. – Blasenschwäche und erhöhte Reizbarkeit der Blase. Brightsche Nierenkrankheit. Blutungen und weiße Entartungsherde der Netzhaut bei chronischer Nephritis (Retinitis albuminurica). Bettnässen. – **Weißfluß,** scharfer wundmachender gelblicher Ausfluß. – Pollutionen infolge Nervenschwäche. Impotenz. Große Schwäche nach dem Beischlaf.

Anwendung bei den Tieren: Dämpfigkeit, Darmentzündung mit dem Übergang in Brand, unwillkürlicher Harnabgang, Fallsucht, Herzklopfen, Fohlenlähme. Strahlenfäule.

Kalium sulfuricom

Kaliumsulfat, Schwefelsaures Kali

Präparate: Verreibungen und flüssige Potenzen.

Wird meistens in niedrigen Potenzen (D 3 bis D 6) angewendet, doch sind auch höhere Potenzen gebräuchlich.

Vergleichsmittel: *Pulsatilla, Hydrastis, Rhus, Urtica, Hepar sulfuris, Cyclamen, Aurum.*

Eins der Schüßlerschen Funktionsmittel.

Gelbschleimige Absonderungen, übermäßige Abschuppung der Oberhaut, harte, trockne Haut. – **Husten** mit starkem Schleimrasseln auf der Brust, schlimmer im warmen Zimmer, besser in kühler freier Luft. – **Augenentzündung** mit reichlicher Eiterabsonderung. Augenentzündung Neugeborener mit Krusten auf den Augenlidern. – **Rheumatismus** mit wandernden Schmerzen (*Pulsatilla*), in der Wärme verschlimmert. – **Weißfluß,** Ausfluß gelb, schleimig oder wäßrig. – **Masern** und **Scharlach,** mit unterdrücktem Ausschlag und im Abschuppungsstadium. – Hautjucken, besonders nachts. Knötchenausschlag. Grindige Ausschläge auf dem Kopfe mit gelben Krusten. – Variköse Unterschenkelgeschwüre mit gelblicher, zuweilen übelriechender Absonderung.

Verschlimmerung: Im warmen Zimmer, durch Wärme, abends.

Besserung: Im Freien, in frischer kühler Luft.

Anwendung bei den Tieren: Bei Bronchialkatarrh mit Ansammlung von zähem Schleim. Bei Rose, die von einer Stelle zur anderen zieht. Bei Weißfluß der Kühe mit dünnem, gelbem Ausfluß. Bei Maulgrind, zur Beförderung der Abschuppung. Bei Ferkelausschlag.

Kalmia

Kalmia latifolia L. – Ericaceae – Berglorbeer

Präparate: Essenz aus frischen Blättern, Verreibungen und flüssige Potenzen.
Wird meistens in niedrigen Potenzen (D 1 bis D 4) angewendet.

Wirkungsdauer: Noch nicht genau bekannt, wahrscheinlich 4 bis 6 Tage.

Antidote: *Cactus grandiflorus* und *Spigelia* (?).

Vergleichsmittel: *Aconitum, Spigelia, Veratrum viride, Cactus, Colchicum, Apocynum, Digitalis, Arsenicum, Naja tripudians, Chamomilla, Gelsemium.*

Eins der besten **Herzmittel** und gutes Antirheumaticum. Hat nur wenige, aber konstant auftretende Symptome, die hauptsächlich das Herz und seine Funktionen betreffen (konkurriert als Herzmittel mit *Cactus grandiflorus* und teilweise auch mit *Spigelia*). – **Schwindel** bei leisester Bewegung, mit Sehstörungen. – Gicht und Rheumatismus, die von den Gelenken auf das Herz überspringen, besonders nach allopathischer Behandlung. Wandernde, von oben nach unten gehende (*Ledium* umgekehrt) brennende, reißende, ziehende Schmerzen. **Herzkrankheiten, die von rheumatischen oder gichtischen Leiden abhängen,** aus diesen sich entwickelt haben oder mit diesen abwechseln (spezifisch). **Herzhypertrophie** (Herzerweiterung). Verdickung der Herzklappen; **Puls und Herzschlag allzu beschleunigt** (im Gegensatz zu *Digitalis*), auch **zitternd, schwach, klein und aussetzend.** Zitternde Herzbewegung. Stechende, reißende **Herzschmerzen, in den linken Arm ziehend,** auch zum linken Schulterblatt und nach dem Bauch ausstrahlend. Ameisenlaufen, Kribbeln und Taubheitsgefühl im linken Arm. – Gesichtsschmerz auf der rechten Seite, besser durch Kälte. Lähmung des oberen Augenlides, besonders rheumatischen Ursprungs, mit Gefühl von Steifheit in den Augenlidern und Augenmuskeln. – Rheumatische Schmerzen in Oberarmen und Unterschenkeln, gehen von oben nach unten, oder springen von einem Gelenk auf das andere über (neben *Pulsatilla*), besonders in kalten Gegenden. – Intermittierende, remittierende (aussetzende, wiederkehrende), gastrische und nervöse Fieber.

Verschlimmerung: Bei Bewegung, im Freien, beim Bücken, durch Hitze, früh und abends.

Besserung: Nach dem Essen.

Kreosotum ++

Kreosot

Präparate: Verreibungen und flüssige Potenzen. Wird meistens in niedrigen Potenzen (D 3 bis D 6) angewendet.

Wirkungsdauer: Etwa 4 bis 5 Tage.

Antidote: *Nux vomica, Aconitum, Arsenicum* (?), *Sepia* (?), *Jodum* (?), *Chamomilla* (?). Gegen große Gaben: Ammoniak, ölige und schleimige Mittel (Mandelmilch).

Vergleichsmittel: *Arsenicum, Hydrastis, Secale, Mercurius, Lycopodium, Kalium bichromicum, Phosphorus, Podophyllum, Sulfur, Acidum nitricum, Sepia, Sabina, Carbo vegetabilis, Thuja.*

Ähnlich, ja fast gleich in der Wirkung ist *Acidum carbolicum* (Karbolsäure, Phenol), aber noch ungenügend physiologisch am Gesunden geprüft.

Bewirkt eine **Umänderung der Blutmischung** und wirkt der fauligen Zersetzung der festen und flüssigen Bestandteile des Organismus entgegen. Gegen Erbrechen, Ruhr und faulige Zersetzungen in niedrigen, gegen Zahnschmerzen, Schmerzen überhaupt in mittleren und hohen Potenzen empfohlen.

Rheumatische und gichtische Leiden, gichtische Anschwellungen der Hand- und Fußgelenke, Ischias, Coxalgie (Hüftgicht). Nächtliche Schmerzen und Stechen in den Gelenken. Heftige Schmerzen im

Kreuz und den Lendenwirbeln. **Schmerzen der Glieder, wie zerschlagen** oder wie nach weitem Laufen. – In der Ruhe Unruhe im ganzen Körper. Skrofulöse Leiden, Knochenfraß und Knochengeschwülste. – Anthrax (Brandbeule), Geschwüre mit reichlicher Absonderung von übelriechendem Blut oder Jauche. – Verbrennungen, besonders eiternde Brandschäden, auch äußerlich in verdünntem Zustand (1 Teil reines Kreosot und 100 Teile Wasser). – **Zahnschmerzen, die besonders von den Augenzähnen oder von hohlen, kariösen Zähnen überhaupt in gerader Linie nach den Augen und Schläfen,** oder auch in derselben Richtung abwärts nach der Unterkinnlade, oder auch nach der linken Gesichtsseite ziehen. Schmerzen sind brennend. (Kann in diesen Fällen auch äußerlich, 1 Tropfen auf ein Bäuschchen Watte geträufelt und in den hohlen Zahn gesteckt, angewendet werden; vertreibt oft für lange Zeit die Zahnschmerzen.) Schwieriger Zahndurchbruch bei kleinen Kindern, zu früher Verfall der Milchzähne; Zähne werden schwarz und kariös. – Auszehrung, mit häufigem Erbrechen. – Übelriechender Scheidenfluß wegen zurückgebliebener Nachgeburt. **Stinkender Weißfluß,** scharf und wundmachend, oder mit großer Schwäche. Krebsige und andere Ulzerationen des Gebärmutterhalses mit jauchig-blutigen Absonderungen. Leichter Gebärmuttervorfall. – Regel zu früh, mit starkem Abgang dunklen Blutes. Intermittierende Regelblutung mit Herausdrängen in den Genitalien. Stinkendes Blut der Regeln. Übelriechende Lochien (Wochenreinigung). Gebärmutterblutungen. Allzu starke Regel mit Schwerhörigkeit, Summen und Sausen im Kopf. – Geschwulst oder Verhärtung am Mutterhalse. – **Blutspucken, Blutungen** aus kleinen Gefäßen (**äußerlich** die mit Weingeist verdünnte Tinktur, wodurch das Eiweiß koaguliert [gerinnt]). Bluterkrankheit (spezifisch). – Übermäßiges Urinieren mit unwiderstehlichem Drang, besonders nachts. Harn blaß, reichlich, trüb, stinkend. Zuckerharnruhr. Bettnässen. – Leberentzündung, mit Erbrechen. – Ruhr. – Magenerweiterung. Verhärtungen am Magenmunde, Magenschwäche; Speisen können nicht verdaut werden und werden schließlich erbrochen. – Erbrechen der Schwangeren. – Heftiges Erbrechen bei hartnäckigen Magengeschwüren oder Krebs. – Entzündung der Augenlider mit Tränen der Augen, heiß, scharf, beißend, wie Salzwasser. Trübsichtigkeit, wie durch Flor. – Kratzen und Rauheit im Halse. Ermüdender Husten mit Brustschmerzen, blutig-eitrigem Auswurf, besonders bei alten Leuten. – Heftiges Hautjucken, nach Kratzen in Brennempfindung übergehend, juckende und brennende Ausschläge in den Gelenkbeugen, wollüstiges Jucken in der Scheide und entzündliche Reizung der äußeren Schamteile. – Nässende Ohrflechten. – Stockschnupfen und öfteres Niesen. – Diphtherie, bösartige Form mit abscheulichem Geruch aus dem Munde. – Seekrankheit. – Abzehrung kleiner Kinder mit Durchfall.

Anwendung bei den Tieren: Bei Anthrax (Brandbeule), wenn *Arsenicum* nicht ausreicht. – Beim **Milzbrand,** besonders des **Rindviehes,** und infolge verdorbener Futterstoffe. – Bei der Rinderpest (?). – Bei Influenza der Pferde, mit faulig-nervösem (typhösem) Charakter. – Bei chronischem Bronchialkatarrh, mit schleimig-eitrigem Auswurf und hektischem Fieber. – Bei der Honig-Harnruhr der Rinder und Schafe infolge verdorbenen Futters. – Gegen alten Weißfluß der Stuten und Kühe. – Bei übelriechendem, verfaultem Abgang der zurückgebliebenen Nachgeburt bei Kühen. – Bei Geschwüren mit reichlicher jauchiger Absonderung. – **Gegen Verbrennungen** (äußerlich, wie oben angegeben). – Gegen Blutungen aus kleinen Gefäßen (äußerlich, wie oben angegeben). – Wird auch gegen Rotz empfohlen, sowie äußerlich gegen Räude der Hunde und Katzen. – (Statt Kreosot kann in diesen äußerlichen Fällen auch eine 2 %ige **Karbolsäurelösung** genommen werden.)

Lachesis +++

Lachesis muta L. – Viperidae (Reptilia) – Lachesis – Schlangengift

Präparate: Verreibungen, von D 8 an auch flüssige Potenzen.

Wird vorzugsweise in höheren Potenzen (D 8 bis D 15) angewendet.

Wirkungsdauer: Nur sehr kurz (nach **Dr. Herings** Prüfungen), muß also häufig wiederholt werden.

Antidote: *Arsenicum, Acidum phosphoricum, Belladonna, Carbo vegetabilis, Chininum, Capsicum, Hepar sulfuris, Mercurius.* – Säuren, Wein stören die Heilwirkung.

Komplementär zu *Lycopodium.*

Vergleichsmittel: *Arsenicum, Carbo vegetabilis, Carbo animalis, Acidum nitricum, Sanguinaria, Cimicifuga, Spigelia, Glonoinum, Apis, Pulsatilla, Baptisia, Sepia, Lilium tigrinum, Cactus, Aurum.*

Ist eins der tiefwirkendsten Mittel mit großem Wirkungskreis (Polychrest). Wirkt auf das **Rückenmark,** das **Herz,** das **Blut,** die **Atmungs-** und **Harnorgane.** – Alle Schlangengifte (demnach auch *Lachesis*) **zersetzen das Blut,** eignen sich also für Blutzersetzungen. – Besonders bei Fallsüchtigen mit Vorteil anzuwenden. – Paßt für **phlegmatische, schwammige Konstitutionen** mit dunklen Augen und Neigung zu Trägheit sowie für **magere, erschöpfte Personen** mit melancholischem Temperament und kränklichem Aussehen. **Ist besonders in den Wechseljahren der Frauen und nach Aufhören der Regel bei verschiedenen zu dieser Zeit auftretenden Beschwerden hilfreich** und, weil spezifisch, oft unentbehrlich (vgl. *Sepia*).

Paßt namentlich für Personen, die eine eigentümliche Empfindlichkeit der Hautbedeckungen haben; leise Berührung leiden sie nicht, wohl aber festes Anfassen, Reiben und starkes Drücken. Beeinflußt besonders die linke Körperhälfte. Nach Schlaf befindet man sich unwohler als vor dem Schlaf.

Melancholie, Neigung zu Gram, Mißtrauen, Argwohn, Verzweiflung an der Genesung. Angstanfällen mit Bedürfnis nach freier, frischer Luft, Schwarzseherei und Lebensüberdruß. Religiöse Geisteszerrüttung mit dem Wahne, verdammt zu sein. Unvermögen, scharf und deutlich zu denken. Eingenommenheit des Kopfes. Unlust zu aller geistigen und körperlichen Arbeit. Konfuses Gedächtnis, vergißt Tag und Stunde. Geschwätzige Aufregung, mit Exaltation und Tränenerguß, Neidsucht und Reizbarkeit.

Große Magerkeit. – Große Tagesschläfrigkeit und Schlafsucht, Frostigkeit und Kälte oder Hitze mit Blutwallung. **Mattigkeit mit erschwertem Gehen. Scheu vor Bewegung. Trägheit und Nei-**

gung zum Liegen. Folgen von Gram und unglücklicher Liebe (neben *Ignatia* und *Acidum phosphoricum*). – Starker Geschlechtstrieb und wollüstige Gedanken. – **Bösartige** brennende, bläuliche, jauchige **Geschwüre, Brand in Wunden. Krebsgeschwüre, Brandblattern. Bösartige Karbunkel und Furunkel** (Brandbeulen und Blutschwäre). – **Tiefliegende Eiterungen** (oft im Wechsel mit *Mercurius* und *Hepar sulfuris*) – Bringt, wie *Hepar,* Abszesse bald zur Eiterung. **Stich- und Bißwunden** giftiger Tiere, Schlangen, Skorpione, Bienen, Wespen usw., mit Anschwellungen des Gliedes oder Körpers (neben *Apis* und *Arsenicum*). – Krätze mit blauschwarzen Blasen. Flechten. – Beschwerden, die in jedem Frühjahr wiederkehren. – *Mercur*-Mißbrauch, veraltete Syphilis. – Säuferbeschwerden. – Akute und chronische Gliederschmerzen, die sich nachts verschlimmern, mit Schweiß ohne Erleichterung (neben *Mercurius*). – Eingenommenheit des Kopfes. Blutandrang zum Kopf. Starke Anfälle von Migräne mit Erbrechen, viel Durst, Krämpfen und großer Angst verbunden. Allgemeine, sehr lästige, jeden Nachmittag wiederkehrende Kopfschmerzen. Kopfschmerzen mit Druck auf dem Scheitel bei Hitzeanfällen der Frauen in den Wechseljahren. Kopfschmerzen mit Brechreiz und Übelkeit. – Lähmungen, besonders linksseitige, nach Schlaganfall. – Epileptische Krämpfe, mit lautem Schreien, Niederfallen ohne Bewußtsein, aufwärtsgekehrten Augen, geballten Händen, Zucken der Arme und Schenkel und Schaum vor dem Munde (neben *Belladonna, Calcium, Causticum, Cicuta*). Kinnbackenkrampf, Kinderkrämpfe. – **Gelbsucht. Blausucht.** – Rose, besonders im Gesicht. – Scharlachfieber, mit geschwollenen Halsdrüsen, schwarzen Lippen und schwarzer Zunge. – Alte, eingewurzelte Wechselfieber (erst Frost, dann Hitze mit Entblößungsscheu, dann Schweiß), besonders nach *China*-Mißbrauch. – Typhus, mit betäubtem Liegen auf dem Rücken und Erwachen nur durch Rütteln und lautes Anrufen; Antworten mit schwerer Zunge, zusammengefallenem Gesicht und herabhängendem Unterkiefer, dabei Puls klein, schwach und unregelmäßig, oder klein und schnell bei heißer Haut. Frostigkeit und Kälte, oder Hitze mit Blutwallung. – Brennen in den Handtellern und Fußsohlen. – Große Neigung zu Schweiß. – **Gefühle eines Knollens im Halse; Schlundkrampf.** Entzündung der Mandeln, mit Neigung zu Eiterung (nach *Belladonna*). Diphtherie. Große Empfindlichkeit des Kehlkopfes gegen Berührung. Syphilitisch-merkurielle Geschwüre im Halse. – Heiserkeit (neben *Chamomilla*). Husten von Kitzel im Kehlkopf. Stechen in der linken Brust, verschlimmert durch Einatmen und Husten. **Atembeschwerden und Erstickungsanfälle.** Husten der Herzkranken. – Langwieriges Herzklopfen, auch mit sehr großer Angst, und sonstige Herzbeschwerden. – Schmerz der Augen vom Lesen, besonders bei künstlichem Licht (neben *Belladonna*). – Trockenheit der Ohren. – Abbröckeln und Zerbröckeln der Zähne. Zahnfleisch geschwollen, schwammig, leicht blutend, purpurrot oder bläulich (neben *Thuja*). – Mundtrockenheit oder Speichelfluß, auch nach *Mercur*-Mißbrauch. – Brennen auf der Zunge. Zunge trocken, erdbeerfarbig oder zähschleimig belegt, wie wund. – Häufiges Nasenbluten. – Neigung zu Schnupfen, arger Fließschnupfen. – Hauptmittel bei Schwachsichtigkeit infolge von Herzkrankheiten mit Schwindel. – Stuhlverstopfung oder Hartleibigkeit, vergeblicher, quälender Drang zum Stuhl, mit Schmerzen, wenn man zu Stuhl geht, so daß man davon abstehen muß. Hämorrhoidalbeschwerden, überhaupt für die Leiden der hypochondrischen Hämorrhoidarier hilfreich und passend. – Erbrechen des Genossenen oder von Galle, oder mit Durchfall, auch bei Schwangeren. – Gefühl von etwas Lebendigem im Bauche (neben *Crocus* und *Thuja*). Geschwulst und Verhärtung im Bauche (neben *Lycopodium* und *Thuja*). Blinddarmentzündung.

Verschlimmerung: Bei feuchtem Wetter, in der Ruhe, durch Nässe und Wetterwechsel, bei ausbleibenden Absonderungen (besonders der Regel), nach dem Schlaf.

Besserung: In frischer Luft, durch Bewegung, mit Ausnahme der rheumatischen Schmerzen. – Säuren stören die Heilwirkung, ebenso Wein- und Biergenuß, besonders aber Gemütsbewegungen. – Schädlich wirkt *Dulcamara* und *Acidum nitricum.*

Anwendung bei den Tieren: Bei bösartiger Maul- und Klauenseuche der Rinder. – Bei dem wasserschwülstigen, mit Fieber begleiteten Rotlauf der Pferde. – Bei tiefliegenden brandigen, geschwürigen Wunden, wie Hufgeschwüren, Widerristfisteln, Geschwürigkeit des Gehörganges, Furunkeln, Abszessen. – Bei Gebärmutterentzündung mit septischem Fieber. – Bei Stichverletzungen. – Bei Brandbeule (?). – Bei Kronenfisteln, Fistel vom Vernageln, Schlagfluß, Unterleibsentzündung. – Bei Einschuß der Pferde. – Bei Druse und Morbus maculosus.

Lactuca +

Lactuca virosa L. – Compositae – Giftlattich

Präparate: Essenz aus der frischen, zur Blütezeit gesammelten Pflanze, Verreibungen und flüssige Potenzen.

Wird in niedrigen Potenzen (D 2 bis D 3) angewendet.

Wirkungsdauer: Einige Stunden bis zu ein paar Tagen.

Antidote: Pflanzensäuren.

Wirkt vorzugsweise auf das Gehirn, die Atmungs- und die Kreislauforgane.

Gedankenverwirrung, Schwindelanfälle, Vollheitsgefühl im Kopf, Kopfschmerz, verminderte Herztätigkeit mit geringem Sinken der Körperwärme. Kurzatmigkeit, Engbrüstigkeit, Krampfasthma, auch bei organischen Herzleiden. Stete Nötigung zum Krummsitzen, als wäre der Brustkorb zu eng. Brustwassersucht und Erstickungsanfälle. Kehlkopf- und Luftröhrenkatarrh mit Heiserkeit, Gefühl von Trockenheit, Rauheit und Kratzen, zum Räuspern und Husten reizend. Trockner Husten bei Hysterischen. Kitzelhusten mit Beklemmung der mittleren und rechten Seite der Brust.

Lamium album

Lamium album L. – Labiatae – Weiße Taubnessel, Bienensaug

Präparate: Essenz aus frischen Blättern und Blüten, Verreibungen und flüssige Potenzen.

Wird in niedrigen Potenzen (D 2 bis D 3) angewendet.

Wirkungsdauer: Einige Stunden bis zu 2 Wochen.

Antidote: *Pulsatilla, Sabina* (?).

Wirkt besonders auf die Harnorgane und die weiblichen Geschlechtsorgane. Zu frühe und spärliche Regel. **Weißfluß.** Blasenkatarrh mit Harndrang. Blasenkrampf, mit großer Mattigkeit und Schwäche.

Lathyrus sativus

Lathyrus sativus L. – Leguminosae – Platterbse, Kichererbse

Präparate: Tinktur aus reifen Samen, Verreibungen und flüssige Potenzen.

Wird in niedrigen Potenzen (D 2 bis D 3) angewendet.

Wirkt ganz besonders auf das Rückenmark. Spastische Spinalparalyse. Multiple Sklerose. Lähmungen und Schwäche der unteren Gliedmaßen. Steifigkeit der Beine, wackelnder, unsicherer Gang. Häufiger, heftiger Harndrang. Blasenreizung und -lähmung.

Laurocerasus ++

Prunus laurocerasus L. – Rosaceae – Kirschlorbeer

Präparate: Essenz aus frischen, im August gesammelten Blättern, Verreibungen und flüssige Potenzen.

Wird meistens in niedrigen Potenzen (D 1 bis D 4) angewendet.

Antidote: *Camphora, Coffea, Ipecacuanha.*

Wirkungsdauer: Einige Stunden bis zu einer Woche.

Vergleichsmittel: *Ambra, Valeriana, Cuprum, Capsicum, Zincum, Drosera, Kalium carbonicum, Arsenicum, Lachesis, Phosphorus.*

Wirkt auf den Vagus und das Atmungszentrum.

Langanhaltende Ohnmachtsanfälle. Sinken der Lebenskräfte, Mangel an Reaktionskraft. Trockner quälender Husten mit blutgestreiftem Auswurf. **Mangelnde Reaktion** bei erschöpften Nerven, bei Brust- und Herzleiden. **Erstickungsanfälle,** vom Herzen ausgehend, und **Scheintod der Neugeborenen** mit bläulicher Hautverfärbung. Herzbräune. Epilepsie mit Schaum vor dem Mund. Veitstanz mit krampfhaftem Schlucken. Blasenlähmung. Keuchhusten im letzten Stadium mit Kitzel ohne Schleimauswurf. – Lungenschwindsucht, Frost und Fieber abwechselnd, Schweiße, Atemnot, Beklemmung.

Ledum

Ledum palustre L. – Ericaceae – Porst, Sumpfporst, wilder Rosmarin, Mottenkraut

Präparate: Tinktur aus getrockneten jungen Sprossen, Verreibungen und flüssige Potenzen.

Wird hauptsächlich in niedrigen Potenzen (D 2 bis D 4) angewendet.

Wirkungsdauer: Bis zu 4 Wochen bei chronischen Leiden.

Antidote: *Camphora.*

Vergleichsmittel: *Nux vomica, Kalmia, Acidum benzoicum, Caulophyllum, Hypericum, Rhododendron, Apis, Colchicum, Antimonium crudum.*

Wirkt besonders auf die **Schleimhäute der Atmungsorgane,** auf die **Harnorgane,** die **Verdauungsorgane,** auf die **faserigen** (fibrösen) **Organe,** die **Gelenke** und die **äußere Haut.** – Paßt meist nur für chronische Übel, bei denen vorzüglich Kälte und Mangel an tierischer Wärme vorwalten.

Rheumatische und **gichtische** Beschwerden, heftige Schmerzen, Stechen und Reißen in den Gliedern, besonders in den kleineren

Gelenken, und abends in der Bettwärme (der Kranke deckt sich gern auf). Der *Ledum*-Rheumatismus beginnt in den Füßen und geht aufwärts (*Kalmia* umgekehrt). **Gicht** mit harten Knoten an den Gelenken, auch der Hand- und Fingergelenke. Schmerzhaftes Rücken- und Lendenweh, mit Steifigkeit nach Sitzen. Heftiger Klammschmerz über den Hüften, besonders abends, mit Atemversetzung. Drückendes Reißen in den Armen. Durch Bewegung erhöhter Druckschmerz im Achsel- und Ellbogengelenk. – Kniegeschwulst, mit Spannen und Stechen. Hartnäckige entzündliche oder ödematöse (wäßrige) Anschwellung der Füße, besonders der großen Zehe, und der Unterschenkel. – Trunkene Schlafsucht am Tage und Schlaflosigkeit des Nachts. Betäubender Schwindel, wie Trunkenheit. – Trockne, sehr juckende Flechten und langwierige Hautausschläge, aus Knötchen und Blütchen bestehend. – Heiße, gespannte, harte oder auch ödematöse (wäßrige) Anschwellungen. – **Blutschwäre und Fingergeschwüre** (Umlauf), besonders wenn sie infolge einer Verletzung an der betreffenden Stelle auftreten. – Entzündung der Augenbindehaut mit starker Rötung und eitriger Absonderung. – Folgen von **Insektenstichen.** Stichwunden und ihre Folgen. – Betäubender, heftig klopfender Kopfschmerz in der Stirn, dem Scheitel und in den Kopfknochen. – Taubheitsgefühl nach Erkältung des Kopfes. Schwerhörigkeit, mit Sausen und Brausen in den Ohren. – **Ausschlag** im Gesicht, rote Knoten an der Stirn, mit Stechen bei Berührung, wie bei Branntweintrinkern. – Gesichtsflechten. – Keuchhusten, Bluthusten, Lungenblutung der Trinker und Rheumatischen, das Blut ist hellrot und schaumig. – Engbrüstigkeit, wie von Zusammenschnürung der Brust. – Magenkatarrh der Trinker. – Häufiger und vermehrter Harnabgang. Blutige Pollutionen. – Regel zu stark und alle 14 Tage wiederkehrend.

Verschlimmerung der Gicht- und Gliederschmerzen: In der Bettwärme, nachts, bei Bedeckung, in der Ruhe, durch Weingenuß.

Äußerlich wird die Tinktur von *Ledum* mit Nutzen, besonders gegen gichtische Leiden des Hüftgelenkes, mit Geschwulst, stechenden und drückend reißenden Schmerzen, durch Bewegung und Wärme verschlimmert, nachts am heftigsten, angewendet. Ebenso bei Gichtknoten mit Gelenksteifheit. Man mischt 1 Teelöffel der Tinktur mit einer Tasse lauwarmen Wassers und reibt die betreffenden Stellen mehrmals täglich damit ein. Gleichzeitig *Ledum* D 3 – D 7 innerlich. Auch für **Wunden,** besonders Schnitt- und Stichwunden, ist die *Ledum*-Tinktur äußerst hilfreich und *Arnica* an Wert gleich (und vorzuziehen, wenn diese im Stich läßt) ; sie ist äußerlich und innerlich anzuwenden (12 Tropfen auf $^1/_4$ l lauwarmen Wassers). Ebenso ist die Tinktur, ähnlich wie die *Apis*-Tinktur, aber unverdünnt, äußerst hilfreich gegen giftige und arg schmerzende Insektenstiche, wie die der Hornissen, Bienen, Wespen, Bremsen, Schnaken, Moskitos, Skorpione; **sofort nach dem Stich** angewendet, leistet sie mehr als Salmiakgeist und *Apis*-Tinktur, weshalb man im Sommer die *Ledum*-Tinktur stets in der Tasche mit sich führen sollte. Ist auch bei vernachlässigten Insektenstichen, bei Beulen, auch wenn sie mißfarbig und äußerst schmerzhaft sind, auch mit Anschwellung und Schmerzhaftigkeit des ganzen Gliedes, das beste Mittel zur Heilung (unverdünnt, häufig eingerieben; dabei *Ledum* D 3 – D 6 innerlich). Ebensosehr wirksam und hilfreich gegen **Bisse** von Pferden, Ratten, Katzen (auch vom Kratzen), besonders wenn dabei heftiges Gefühl von Kälte empfunden wird (dann aber **verdünnt,** wie oben angegeben). – Auch Frostbeulen, die von allgemeiner Kälte des Körpers begleitet sind und ein bläuliches Aussehen haben, werden durch *Ledum*-Tinktur geheilt.

Anwendung bei den Tieren: Bei kraftlosem, keuchendem Husten mit Atembeengung. – Bei Augengeschwürigkeit, Augentränen. Bei knotenartigen Geschwülsten auf der Nase, – Bei der Harnruhr der Pferde. – Bei veralteter Buglähme. – Bei Folgen von Verrenkung. – Bei der Hüftlähme junger Tiere. – Bei Kugellähmung. – Bei Steifigkeit der Schenkel, mit Knacken in den Gelenken. – Bei Galle, Knieschwamm, Blutspat. Äußerliche Anwendung in allen ähnlichen oder gleichen Fällen (Stichwunden usw.) wie beim Menschen.

Leptandra

Leptandra virginica Nutt. – Scrophulariaceae – Virginischer Ehrenpreis

Präparate: Essenz aus frischen, zweijährigen Wurzeln, Verreibungen und flüssige Potenzen.

Wird in niedrigen Potenzen (D 2 bis D 3) angewendet.

Vergleichsmittel: *Yucca filamentosa, Lachesis, Apocynum, Colocynthis, Podophyllum, Veratrum viride, Iris, Aloe, Colchicum.*

Lebermittel. Große Mattigkeit, Müdigkeit, Schwäche und Erschöpfung. Niedergeschlagenheit mit Schwindel und Schläfrigkeit. Gallenfieber mit großer Schwäche. Appetitlosigkeit. Verstopfung oder **Durchfall mit profusen, breiigen, schwarzen, teerartigen, sehr stinkenden Stühlen,** gewöhnlich nachmittags und abends (Magen- und Darmblutungen), dunklem Harn, bitterem, galligem Geschmack und Erbrechen von Galle. Schmerzen in der Lebergegend, im Querdarm um den Nabel (ähnlich *Colocynthis* und *Podophyllum*). Stirnkopfschmerz. Zunge gelb bis schwarz belegt. – **Gelbsucht.** – Akute **Leberentzündung** mit Delirien. **Chronische Leberentzündung: Kongestion, Vergrößerung, Abszeß** und andere **Leiden der Leber.** Stauungen im Pfortadersystem (spezifisch). – Hämorrhoiden, häufig blutende Knoten, mit Verstopfung und heftigen Schmerzen.

Lilium tigrinum

Lilium tigrinum L. – Liliaceae – Große Türkenbundlilie, Tigerlilie

Präparate: Essenz aus der frischen, blühenden Pflanze, Verreibungen und flüssige Potenzen.

Wird meistens in niedrigen Potenzen (D 2 bis D 4) angewendet.

Vergleichsmittel: *Sepia, Pulsatilla, Fraxinus americana, Platinum, Stannum, Cimicifuga, Erigeron canadensis, Lycopodium, Belladonna, Capsicum, Podophyllum, Dioscorea.*

Ein ausgesprochenes **Frauenmittel.** Fast alle Beschwerden gehen vom Unterleib aus: Hinfälligkeit, Schwäche, Müdigkeit, Zerschlagenheit, Frostigkeit oder Hitze. **Gebärmutterverlagerungen.** Gefühl von Herabdrängen und Zerren in der Gebärmuttergegend, als ob alles herausgedrängt werden sollte; die Kranke preßt die Hand gegen die Scham. Wundheitsgefühl in der Beckengegend. **Weißfluß** mit wäßrigem oder gelblichbraunem, wundmachendem Ausfluß. – Harndrang mit häufigem Harnen, fast alle 10 Minuten. – Morgendurchfall mit Mastdarm- und Blasenreizung. – Heftige Herzsymptome bei Gebärmutterleiden: Herzflattern, Schmerzen, als ob das Herz in einem Schraubstock gepreßt würde. Vollheitsgefühl in der Brust mit aufgetriebenem Bauch. Nymphomanie mit nervösem Herzklopfen. – Reizbar, heftig, hastig, weinerlich. Furcht vor unheilbaren Leiden, glaubt verrückt zu werden, verzweifelt am Seelenheil. Schwindel und Schwarzwerden vor den Augen. Stirnkopfschmerz, zum Nacken gehend.

Verschlimmerung: Im warmen Zimmer, nachts, periodisch.

Besserung: In frischer Luft, trotz allgemeiner Frostigkeit.

Lithium carbonicum

Lithiumkarbonat, Kohlensaures Lithion

Präparate: Verreibungen, von D 2 an auch flüssige Potenzen.

Wird in niedrigen Potenzen (D 1 bis D 3), am besten als Verreibung angewendet.

Vergleichsmittel: *Lycopodium, Ledum, Caulophyllum, Colchicum, Berberis, Rhus, Cantharis, Sarsaparilla, Ruta, Aurum, Silicea.*

Zerschlagenheitsgefühl in allen Knochen, Gelenken und Muskeln, Mattigkeit und Kräftemangel; Schwächegefühl, besonders in den

Knien und im Kreuze; Lähmigkeit und Steifigkeit aller Glieder. **Chronischer Rheumatismus** und **Gicht,** schmerzhafte Anschwellungen der Gelenke, gewöhnlich der Knie-, Fuß- und Handgelenke, mit Steifheit und Zerschlagenheitsgefühl. Herzschmerzen, die sich nach dem Harnlassen bessern. Stechende, zuckende Schmerzen in der Herzgegend. Herzklopfen. – Reizung des Blasenhalses. Harn trüb und flockig, schleimiges Sediment. **Nierenbeckenkatarrh mit harnsaurer Grießbildung.** – Magenschmerz, mit Schmerz in der linken Schläfe und Augenhöhle, besser durch Essen. – Katarrhe mit Empfindlichkeit gegen eingeatmete kalte Luft. Trockenheit der Nase im Zimmer, Ausfluß von Schleim im Freien. Trockner, erschöpfender Husten mit Kitzel im Kehlkopf. – Schwachsichtigkeit, Augenbindehaut schmerzhaft und trocken, teilweise Lähmung der Netzhaut, die rechte Hälfte der Gegenstände verschwindet.

Lobelia inflata ++

Lobelia inflata L. – Campanulaceae, Lobelioideae – Lobelie

Präparate: Essenz aus der frischen, blühenden Pflanze, Verreibungen und flüssige Potenzen.

Wird in niedrigen Potenzen (D 2 bis D 4) angewendet.

Wirkungsdauer: Einige Stunden bis zu mehreren Tagen.

Antidote: *Camphora, Ipecacuanha, Stramonium* (?).

Vergleichsmittel: *Tabacum, Dioscorea, Jodum, Nux vomica, Cimicifuga, Antimonium tartaricum, Ipecacuanha, Iris, Arsenicum, Veratrum.*

Ein ausgesprochenes Nervenmittel, das hauptsächlich auf den **pneumogastrischen** Nerv (Lungenmagennerv) und die **Atmungsorgane** wirkt. – Leiden der Schleimhaut des Kehlkopfes, der Luftröhre und der Bronchien. – Entzündliche Katarrhe. – Engbrüstigkeit. Nervöser Husten. **Krampfasthma** mit Schwächegefühl im Epigastrium, das nach der Brust hinaufsteigt. Übelkeit, starker Speichelfluß und Gefühl von einem Klumpen im Magen. Krampfhusten, Keuchhusten mit Kurzatmigkeit. – Chronische Katarrhe mit gastrischen und dyspeptischen (von Magenschwäche) Störungen. – Sodbrennen mit viel Speichelfluß. Magenkrampf. Übelkeit, mit Schwindel und kaltem Schweiß, Brechwürgen und Erbrechen, schlimmer des Nachts und nach Schlaf, gebessert durch ein wenig Essen oder Trinken. Erbrechen nach heftigen Gemütsbewegungen. Dyspepsie mit Schwächegefühl und Beklemmung in der Brust und im Epigastrium. – Gefühl, als müsse das Herz stillstehen. – Soll bei sonst passenden Fällen besonders dann angezeigt sein, wenn der Harn sehr sedimentös (absetzend) ist.

Lycopodium

Lycopodium clavatum L. – Lycopodiaceae – Bärlapp

Präparate: Tinktur aus den Sporen, flüssige Potenzen und Verreibungen.

Wird in mittleren Potenzen (D 3 bis D 6) angewendet; auch höhere und Hochpotenzen sind sehr gebräuchlich.

Wirkunksdauer: Bis zu 6 Wochen in chronischen Fällen.

Antidote: *Camphora, Causticum, Coffea, Chamomilla, Graphites, Pulsatilla.*

Vergleichssmittel: *Calcium carbonicum, Sulfur, Pulsatilla, Carbo vegetabilis, Bryonia, Nux vomica, Berberis, Sepia, Silicea, Lithium, China, Sarsaparilla, Graphites, Chamomilla, Kalium carbonicum, Antimonium crudum, Hepar sulfuris, Ignatia.*

Hat am meisten Ähnlichkeit einerseits mit *Calcium carbonicum, Sulfur, Pulsatilla* und *Carbo vegetabilis,* andererseits mit *Bryonia* und *Nux vomica.* – **Komplementär** zu *Lachesis.*

Entfaltet seine eigentlichen Heilkräfte erst in den höheren Potenzen (D 10 bis D 30) und wirkt besonders auf die **Harn- und Geschlechtsorgane,** die **Verdauungsorgane,** die **Atmungsorgane,** die

faserigen Gebilde, die **Augen** und auf die **äußere Haut.** – Paßt besonders für chronische Leiden, sowie namentlich für Leiden von Personen (besonders der Frauen) mit **sanftem Charakter** und mit **lymphatischer Konstitution,** mager und muskelschwach, aber geistig entwickelt, zu **Schwermut** neigend, dabei jedoch **sehr reizbar** und mit **Neigung zu Schnupfen, schleimigen Katarrhen** und sonstigen Schleimflüssen, sowie für **Kinder** und das **höhere Alter.** Im allgemeinen angezeigt bei Disposition zu Leber- und Lungenleiden, mit blasser, **gelblicher** oder **graugelber Gesichtsfarbe,** mit blaurandigen Augen, trockner Haut und **gelblichen Flecken** auf der Haut. – Erweist sich ganz vorzüglich zur Belebung der Kräfte nach hitzigen und nervösen Krankheiten.

Große Reizbarkeit und Überempfindlichkeit, mit viel Weinen. Weicher, nachgiebiger oder auch höchst eigensinniger Charakter. Gemüt gedrückt, mit Mutlosigkeit. Abendliche Ängstlichkeit. Menschenscheu und doch Furcht vor Alleinsein. Erschwerte Geistestätigkeit, mit Gedankenschwerfälligkeit. Angstgefühl und Beengung mit Epigastrium (Oberbauchgegend). Gefühl, als höre das Blut auf zu zirkulieren.

Große **Empfindlichkeit gegen freie Luft, Erkältungsneigung.** Mangel an Lebenswärme. – Müdigkeit am Morgen nach dem Erwachen, möchte lieber liegenbleiben. Mattigkeit und zittrige Kraftlosigkeit in den Gliedern, besonders beim Treppensteigen. – **Nachteile von Ärger.** – Auffallende Abmagerung, besonders bei Kindern. – Gicht mit Knotenbildung. Skrofulöse, gichtische und rachitische Beschwerden. – Verkrümmung, Erweichung und Eiterung der Knochen. Nächtliche, entzündliche Knochenschmerzen nach *Mercur*-Mißbrauch. – Steifigkeit in den Gliedern und Gelenken, auch mit Taubheit und Gefühllosigkeit. Der eine Fuß kalt, der andere warm. Lähmungen. – Nässende und eiternde **Flechten.** – Wundheit der Haut bei Kindern. – Milchschorf, Borkenausschläge. – Chronische **Krampfadern**, auch bei Schwangeren. – Geschwüre, die beim Verbinden leicht bluten. Fistulöse Geschwüre mit harten, rotglänzenden, umgelegten Rändern. Alte **Unterschenkelgeschwüre,** mit nächtlichem Reißen, Jucken und Brennen. – Drüsenanschwellungen. Wassersüchtige Zustände besonders in der unteren Körperhälfte. – Druck und drückende rheumatische Schmerzen im Kopf. Stark eiternde

Kopfausschläge. – **Gänzliche Verstopfung der Nase,** die keine Luft durchläßt, mit drückenden Kopfschmerzen (Stockschnupfen). **Schnupfen,** wenn fließend, mit gelbgrünem und wundmachendem Ausfluß. – Trübsichtigkeit; fliegende, schwarze Flecken oder Feuerfunken vor den Augen. – Gehörüberreizbarkeit, Schwerhörigkeit, mit Sausen und Brausen in den Ohren. Schwären der Ohren, Ohrenfluß. – Juckender Ausschlag im Gesicht. – Husten der Greise. Beständiger Kitzelhusten des Nachts. – **Lungenemphysem** und Erweiterung der Luftröhre. **Lungentuberkulose,** mit Husten Tag und Nacht und blutigem oder schleimigem Auswurf, eitrig gelb, grünlich oder weiß; hektisches Fieber, Nachtschweiße, umschriebene Wangenröte, Verschlimmerung von 4 – 8 Uhr abends und um Mitternacht (Hauptanzeige für *Lycopodium*). Husten, erschütternder, mit seltenem grauen Auswurf, salzig schmeckend (neben *Sepia*). Schleimrasseln auf der Brust, mit Stechen darin. – **Leberflecke** auf der Brust. **Leberleiden** und langwierige **Leberentzündungen.** – Spannen um die Hypochondrien, wie von einem Band oder Reifen. – Grünliches, bitteres Erbrechen. Widerwillen gegen Fleisch, Neigung zu Süßem. Bitterer Mundgeschmack. Magendrücken und Schmerz in der Herzgrube bei äußerem Druck. Chronische Magen- und Verdauungsschwäche. Unverdaulichkeit von frischem Brot, Pasteten, Kuchen und Buttergebäck (vgl. *Carbo vegetabilis und Pulsatilla*). Satt und voll nach wenig Bissen, trotz Appetit. – Schmerzhafte **Blähungsbeschwerden,** besonders solche, die nach oben drücken und durch Aufstoßen erleichtert werden und mit Verstopfung verbunden sind. – Bauchwassersucht. – Untätigkeit der Eingeweide. Flatulenz (Blähsucht). **Langwierige Hartleibigkeit und Stuhlverstopfung.** – Nierengrieß und Kolik. Blutharnen. **Dunkler Harn mit vielem und grießigem, rotem Bodensatz und Übermaß von Harnsäure** (Hauptanzeige für *Lycopodium*). Harnzwang. – Bettnässen der Kinder. – Alte Geschwulst der Hoden. – Zu schnelle Samenergießung beim Beischlafe. – Impotenz. – Schwächende Pollutionen. – Regel zu früh, zu spät und zu lange anhaltend. – Weißfluß, wie Fleischwasser oder milchig, wundmachend. – Stets kalte oder kaltschweißige Füße.

Hauptanzeige für dieses Mittel, **besonders bei Lungenleiden,** im Kindes- und Jünglingsalter, ist (nach Wilson) die **blasebalgähnliche**

Bewegung der Nasenflügel, die oft beobachtet wird. *Lycopodium* soll bei Anwesenheit dieses Symptoms **stets** angezeigt sein. Besonders nach vorhergegebenem *Calcium* anwendbar. – Auch soll man die Behandlung einer chronischen Krankheit lieber nicht mit *Lycopodium* anfangen. Ebenso soll es im täglichen Wechsel mit *Sulfur* sehr hilfreich sein gegen die **Bleikolik.**

Verschlimmerung: Von 4 bis 8 Uhr abends und um Mitternacht, nach Sattessen, von kaltem Essen oder Trinken, durch Druck der Kleider, von starken Gerüchen und beim Urinieren.

Besserung: In freier Luft, durch Abkühlung und Entblößung, nach Aufstehen vom Sitzen und von mäßiger Bewegung, von warmem Essen und Trinken, sowie nach 8 Uhr abends und des Morgens, bis auf die Schwäche.

Anwendung bei den Tieren: Bei schmerzhaftem, blutigem Harnabgang mit Verstopfung. – Bei chronisch-katarrhalischer Erkrankung der Harnorgane. – Bei Unverdaulichkeit, Kolik der Pferde, veranlaßt durch Anhäufung unverdauter Futterstoffe im Blind- und Grimmdarm. – Bei Dummkoller, mit Drängen nach links. – Bei chronischen Leberentzündungen. – Bei der Franzosenkrankheit (Tuberkulose der Lungen und des Brustfells) der Rinder. – Bei chronischen Lungenvereiterungen. – Bei der Skrofelsucht junger Tiere. – Bei der Hautwassersucht nach Druse. – Bei flechtenartigen Ausschlägen, hartnäckigen Geschwüren, Gallen. Bei pustulösem Schlempeausschlag der Rinder, mit gastrischen Beschwerden und Kolik. – Beim Nichtrindern der Kühe und wenn die Stuten den Hengst nicht zulassen wollen.

Lycopus virginicus

Lycopus virginicus Mich. – Labiatae – Wolfsfuß

Präparate: Essenz aus der frischen, blühenden Pflanze, Verreibungen und flüssige Potenzen.

Wird in niedrigen Potenzen (D 1 bis D 3) angewendet.

Vergleichsmittel: *Digitalis, Cactus, Kalmia, Adonis, Crataegus, Spigelia, Cimicifuga, Collinsonia, Aurum, Phosphorus.*

Wirkt auf das **Herz.** Ein Beruhigungsmittel und Herzkräftigungsmittel, das unbedenklich längere Zeit gegeben werden kann. Bei Herzschwäche und anderen Krankheiten mit stürmischer Herztätigkeit, wie Basedowsche Krankheit, angezeigt. Herzklopfen und stechende Schmerzen in der Herzgrube, besonders bei rechter Seitenlage und bei Bewegung. Zusammenschnürungsgefühl in der Herzgegend. Puls unregelmäßig, wechselnd weich, schwach, unfühlbar.

Magnesium carbonicum

Basisches Magnesiumkarbonat, Kohlensaure Magnesia

Präparate: Verreibungen, von D 8 an auch flüssige Potenzen.

Wird meistens in niedrigen Potenzen (D 2 bis D 4) angewendet; auch höhere Potenzen, die nachhaltiger wirken sollen, sind gebräuchlich.

Wirkungsdauer: Bis zu 4 Wochen bei chronischen Leiden.

Antidote: *Camphora, Arsenicum, Chamomilla, Pulsatilla, Mercurius, Nux vomica.*

Vergleichsmittel: *Chamomilla, Phosphorus, Coffea, Aethusa, Colocynthis, Calcium carbonicum, Rheum, Pulsatilla, Lycopodium, Graphites, Veratrum, Ignatia, Acidum phosphoricum, Sulfur, Natrium phosphoricum, Carbo vegetabilis.* – **Komplementär** zu *Chamomilla.*

Bei Mißbrauch der Magnesia als allopathisches Mittel dienen: *Nux vomica,* wenn die Verstopfung, die sie heben sollte, fortdauert oder sich verschlimmert; *Rheum,* wenn Durchfall mit sauren schleimigen Stühlen und Stuhlzwang eintritt; *Colocynthis* bei kneifenden Schmerzen; *Chamomilla,* wenn Neuralgie eintritt.

Wirkt besonders auf die **Leber,** die **Schleimhaut des Magen-Darmkanals** und die **Gebärmutter.**

Überempfindlichkeit des Nervensystems, besonders bei Frauen und Kindern. – Rheumatische Zerschlagenheitsschmerzen und Schmerzen der Glieder bei Bewegung, wie ausgerenkt, besonders der Arme, lähmige Schwäche zum Umsinken, Ohnmachtsanfälle. – Genicksteifigkeit. – Heftiges Jucken, wie von laufenden Insekten, besonders der Kopfhaut. Große Trockenheit der Haut. – Leistenbrüche. – Blutschwäre am Unterschenkel. – Hysterische Beschwerden. – Nächtliches Reißen, Wühlen und Bohren im Jochbein, unerträglich in der Ruhe und von einem Ort zum andern treibend. – Gesichtsschmerz. – Röte und Anschwellung des Gesichts, als trockne Eiweiß darauf; spannendes Gefühl. – **Augenentzündung** mit Trübsichtigkeit, Stechen und Brennen. Nächtliches Zuschwären der Augen. **Verdunkelung der Hornhaut** und der Linse, grauer Star. **Brennen der Augen, Lichtscheu.** – Schwerhörigkeit. – Stockschnupfen. – Nächtliches, zum Aufstehen und Umhergehen nötigendes, in der Ruhe unerträgliches Zahnweh, meist brennend oder reißend, ziehend und zuckend, mit Zucken in den Fingern und Füßen, auch bei Schwangeren. Pochen und Stechen in den Zähnen nach dem Essen (Kälte vermehrt die Zahnschmerzen). Beschwerden bei Durchbruch der Weisheitszähne. – **Starker Appetit auf Gemüse, Abneigung gegen Fleisch.** Saurer Geschmack. Starker Durst auf Wasser, besonders abends und nachts. Drückender, zusammenziehender Magenkrampf. Härte, Aufgetriebenheit und Stechen in der Lebergegend. Krampfschmerz im Unterleib. Magenkrampf mit saurem Aufstoßen. – Stuhlverstopfung und harte Stühle. – Grünliche oder sauerriechende Durchfälle, besonders der Kinder, auch mit Maden- und Spulwürmerabgang. – Unaufhaltsamkeit des Harns. – Verzögerte oder vorzeitige Regel, mit dunklem, zähem oder klumpigem Blut. Dysmenorrhöe. – Scharfer wäßriger Weißfluß mit Unterleibskrämpfen.

Verschlimmerung: Nachts, in der Ruhe, durch Milchgenuß vor der Regel.

Besserung: Bei Bewegung, durch Wärme.

Magnesium muriaticum

(Magnesium chloratum), Magnesiumchlorid, Salzsaure Magnesia

Präparate: Verreibungen und flüssige Potenzen.

Wird meistens in niedrigen Potenzen (D 2 bis D 4) angewendet; höhere Potenzen sollen oft wirksamer sein.

Wirkungsdauer: Bis zu 14 Tagen.

Antidote: *Arsenicum, Camphora, Chamomilla, Mercurius, Nux vomica.*

Vergleichsmittel: *Capsicum, Iris, Hydrastis, Antimonium crudum, Plumbum, Silicea, Nux vomica, Bryonia, Carduus marianus, Chelidonium, Podophyllum, Yucca filamentosa, Cimicifuga, Sepia, Pulsatilla, Calcium carbonicum.* – **Komplementär** zu *Chamomilla.*

Wirkt hauptsächlich auf die **Leber** und den Darmkanal. Paßt namentlich für Beschwerden des weiblichen Geschlechts, besonders für Hysterische, mit Leberschwellung und Pfortaderstauung.

Lähmiges Ziehen und Reißen in den Gliedern. Einschlafen der Arme, früh im Bett. Rheumatische Beschwerden. – Schwäche, wie aus dem Magen. – Skrofulose bei Kindern (ähnlich *Silicea*). Ausschlag im Gesicht. Bleiche Gesichtsfarbe. – Tägliche Kopfschmerzen, durch Einhüllen des Kopfes gemildert. Blutandrang nach dem Gehirn. – Pulsieren in den Ohren. – Wundschmerzende Nasenlöcher; Röte und Anschwellung der Nase, auch Schorfigkeit mit Brennen. – Nächtlicher, durch Kitzel im Halse erzeugter Krampfhusten. – Öftere Übelkeit. – Verlangen nach Süßigkeiten. – Herzklopfen, verschlimmert in der Ruhe, besser bei Bewegung. – Stechender, spannender und drückender Leberschmerz, besonders beim Liegen auf der rechten Seite. **Langwierige Leberentzündungen.** Leber vergrößert, hart. **Gelbsucht.** Gallensteine. Anschwellung der Füße und Beine; nachts Brennen der Fußsohlen. – Katarrhalische Affektionen im Magen und Darmkanal. **Große Aufgetriebenheit** und **schmerzhafte Härte des Bauches. Langwierige Stuhlverstopfung,** träger, schwieriger Stuhlgang, harte, bröcklige Stühle, wie Schafkot. – Neigung zu Durchfall. – Blutabgang aus dem After. – Chronischer Magen- und Darmkatarrh. – Schwarzes, klumpiges Blut bei der Regel. – Hysterische **Unterleibskrämpfe,** auch mit **Weißfluß.** Verhärtungen am Gebärmutterhalse. – Steter Fußschweiß.

Verschlimmerung: In der Ruhe, nachts, bei und nach dem Essen.

Besserung: Bei Bewegung und im Freien.

Anwendung bei den Tieren: Insbesondere bei Leberentzündung, Mastdarmvorfall, Verstopfung und Würmern.

Magnesium phosphoricum

Magnesiumphosphat, Phosphorsaure Magnesia

Präparate: Verreibungen, von D 8 an auch flüssige Potenzen.

Wird in niedrigen und mittleren Potenzen (D 3 bis D 12) angewendet.

Vergleichsmittel: *Belladonna, Atropinum sulfuricum, Cuprum, Colocynthis, Chamomilla, Caulophyllum, Cimicifuga, Dioscorea Veratrum, Gelsemium, Sepia, Kalium carbonicum, Zincum.*

Eins der Schüßlerschen Funktionsmittel, das bei den mannigfaltigsten Schmerzen, besonders krampfartigen, angezeigt ist. Entspricht schießenden krampfartigen Schmerzen längs dem Verlauf der Nerven und Krämpfen in verschiedenen Körperteilen. Schmerzen durch Druck und Wärme gebessert. **Gesichtsneuralgien,** krankhaftes Zucken der Augenlider. – **Magenkrampf. Darmkolik,** die zum Zusammenkrümmen nötigt, mit Luftaufstoßen. **Kolik kleiner Kinder** mit Blähungen und Anziehen der Beine ohne Durchfall. – **Menstrualkolik.** Neuralgische Dysmenorrhöe, besser bei eintretender Blutung. – Gallensteinkolik. – Nierensteinkolik. – Chronischer Gelenkrheumatismus. – **Keuchhusten,** schlimmer nachts und beim Liegen. – **Veitstanz** mit Verdrehung der Glieder. – **Ischias,** lebhafte schießende, bohrende Schmerzen, zuweilen die Stelle wechselnd, durch Wärme und Druck gebessert, durch leichte Berührung verschlimmert. Schreib- und Klavierspielkrampf. Wadenkrampf. – Hautjucken und Altersjucken.

Verschlimmerung: Durch leise Berührung, Kälte, nachts, im Bett.

Besserung: Durch feuchte Wärme, heiße Umschläge, Bewegung, Druck, Zusammenkrümmen, langsames Herumgehen.

Anwendung bei den Tieren: Windkolik und Krampfkolik der Pferde, Trommelsucht der Rinder. Fallsucht der Pferde. Kolik und Fallsucht der Schweine.

Magnesium sulfuricum

Bittersalz, Magnesiumsulfat, Schwefelsaure Magnesia

Präparate: Verreibungen und flüssige Potenzen.

Wird in niedrigen Potenzen (D 3 bis D 6) angewendet.

Wirkt hauptsächlich auf die weiblichen Geschlechtsorgane, die Haut und die Harnorgane. – Melancholische Gemütsstimmung. Große Mattigkeit, besonders in den Beinen. Zittern am ganzen Körper. Zerschlagenheitsgefühl. Schläfrigkeit abends, spätes Einschlafen, unruhige Träume. – Kleine Pusteln am ganzen Körper mit heftigem Jucken. – Heller grünlicher Harn bei Diabetes. – Dicker reichlicher Weißfluß mit Kreuzschmerzen und Ziehen in den Oberschenkeln. – Häufiges leeres Aufstoßen mit Geschmack nach faulen Eiern und Wasserzusammenlaufen im Munde.

Mancinella +

Hippomane Mancinella L. – Euphorbiaceae

Präparate: Essenz aus frischen Blättern, Rinde und Früchten, Verreibungen und flüssige Potenzen.

Wird in niedrigen Potenzen (D 2 bis D 3) angewendet.

Wirkt besonders auf die Haut und das Zentralnervensystem. Röte und Anschwellung der Haut, Blasenbildung wie von Verbrühung. – Depressionszustände in den Entwicklungsjahren und in den Wechseljahren. Furcht, verrückt zu werden. – Entzündung der Augenbindehaut, mit heftigem Brennen und Jucken, viel Tränen, Sehstörungen.

Manganum aceticum

Manganacetat, Essigsaures Mangan

Präparate: Verreibungen und flüssige Potenzen.

Wird meistens in niedrigen Potenzen (D 3 bis D 6) angewendet.

Wirkungsdauer: Bis zu 4 Wochen bei chronischen Leiden.

Antidote: *Coffea, Mercurius.*

Vergleichsmittel: *Paris quadrifolia, Gelsemium, Natrium sulfuricum, Lycopodium, Baryum, Mercurius, Pulsatilla, Causticum, Jodum.*

Wirkt besonders auf **Knochen** und **Knochenhäute,** auf die Schleimhäute, besonders des **Halses** und **Kehlkopfes,** und die **Sinnesorgane.**

Verdrießliche Gemütsstimmung. Gedächtnisschwäche, zerstreut. Häufiges Gähnen mit quakendem Getön in den Ohren. – **Gelenkgicht mit wühlenden, zuckenden, spannenden, unerträglichen Schmerzen, besonders in der Knochenhaut,** am schlimmsten nachts, oft halbseitig und über Kreuz. Rheumatismus, besonders wenn die Fersen ergriffen sind und die schmerzenden Stellen als dunkle oder bläuliche Flecke erscheinen. Paraplegie (Lähmung), besonders der unteren Gliedmaßen, und Lähmung der Bewegungsnerven. – Entzündung der Knochen, mit nächtlichen, unerträglich wühlenden Schmerzen. – Stirnkopfschmerz, mit Schwere und Hitze des Kopfes. – Trockenheit der Augen, auch mit Hitze; Zukleben der Augen über Nacht. Kurzsichtigkeit, Trübsichtigkeit. – **Schwerhörigkeit, wie von Verstopfung des Ohrs,** beim Schneuzen mit Knallen aufgehend. Schwerhörigkeit infolge Verstopfung der Eustachischen Röhre. Drücken, Reißen, Kitzeln in den Ohren. – Heftige Zahnschmerzen, die plötzlich auf andere Körperteile überspringen. – Langwierige, chronisch gewordene Halsentzündung, **Luftröhren- und Kehlkopfleiden mit Husten, Rauheit im Halse mit rauher Stimme,** besonders bei Lungenentzündung oder Lungentuberkulose (spezifisch). **Kehlkopf- und Luftröhrenschwindsucht.** Langwierige, nach Schnupfen oder Katarrh zurückbleibende Heiserkeit. Schleimauswurf in Klümpchen, gelblich oder grün, besonders früh, fast ohne Husten. – Appetitmangel, Sodbrennen, Speichelfluß. Magenschmerzen nach dem Essen, besonders bei blutarmen Frauen. – Blähungen und schneidende Blähungskolik bei Verstopfung. Stuhl hellgelb, breiig oder zäh.

Verschlimmerung: Meistens nachts, beim Bücken und Sprechen. – Die im Zimmer entstandenen Beschwerden **bessern** sich im Freien und umgekehrt. Viele Schmerzen bessern, ändern oder verschlimmern sich mit der Witterung.

Marum verum

Teucrium marum L. – Labiatae – Katzenkraut

Präparate: Essenz aus der frischen, kurz vor dem Aufblühen gesammelten Pflanze, Verreibungen und flüssige Potenzen.

Wird in niedrigsten Potenzen (D 1 bis D 3) angewendet.

Wirkungsdauer: Bis zu einer Woche.

Antidote: *Valeriana, Camphora, Ignatia.*

Vergleichsmittel: *Phosphorus, Valeriana, Coffea, Ignatia, Thuja, Kalium bichromicum, Calcium carbonicum.*

Wirkt besonders auf die Nase und den Rachen. Nasenpolypen. Chronischer Schnupfen. Ozaena mit großen Pfropfen im hinteren Nasenraum. Nasenrachenkatarrh mit vielem Niesen.

Bei Polypen auch als Schnupfpulver oder als *Marum-Glyzerin* äußerlich angewendet.

Melilotus officinalis

Melilotus officinalis (L.) Desrousseaux und Melilotus altissimus Thulilier – Leguminosae – Steinklee

Präparate: Essenz aus frischen Blättern und Blüten, Verreibungen und flüssige Potenzen.

Wird in niedrigen Potenzen (D 2 bis D 3) angewendet; auch höhere Potenzen werden empfohlen.

Vergleichsmittel: *Belladona, Glonoinum, Coffea, Kalium jodatum, Rhus, Hyoscyamus, Erigeron canadensis, Stramonium, Menyanthes.*

Wirkt bei Blutandrang zum Kopf und Blutungen. Heftiger, hämmernder Kopfschmerz, Kopf zum Zerspringen, gebessert durch Nasenbluten oder durch die Menstruation. Blutandrang nach den Lungen mit Blutspucken. – Bei heftigen Kopfschmerzen erleichtert oft schon das wiederholte Riechen an der Essenz.

Menyanthes

Menyanthes trifoliata L. – Gentianaceae – Bitterklee

Präparate: Essenz aus der frischen, zu Beginn der Blütezeit gesammelten Pflanze, Verreibungen und flüssige Potenzen.

Wird in niedrigen Potenzen (D 2 bis D 3) angewendet.

Wirkungsdauer: Einige Stunden.

Antidote: *Camphora, Valeriana* (?).

Vergleichsmittel: *Paris quadrifolia, Melilotus, Glonoinum, Belladonna, Dioscorea, Arsenicum, Sanguinaria.*

Wirkt hauptsächlich auf das Nervensystem. Bei chronischen und subakuten, langsam verlaufenden Krankheitszuständen, bei denen das Nervensystem vorwaltend ergriffen ist. Hypochondrie mit Körperschwäche und Neuralgien in verschiedenen Körperteilen. Krampf der Augenmuskeln. Kopfschmerzen mit Benommenheit, Schweregefühl und allgemeiner Schwäche, dem Gefühl eines Gewichtes auf dem Scheitel und meistens mit Sehstörungen. Schmerzen beginnen im Nacken und gehen über den Kopf hinweg. Kälte der Finger- und Zehenspitzen, der Nase, der Ohren und des Bauches.

Mercurius vivus ++

(Hydrargyrum), Quecksilber

Mercurius solubilis Hahnemanni +++

(Hydrargyrum oxydulatum nigrum Hahnemanni), Hahnemanns Quecksilberoxydul

Mercurius praecipitatus ruber +++

(Hydrargyrum oxydatum), Rotes Quecksilberoxyd

Kann in allen Potenzstufen mit Vorteil, je nach der Art der Krankheit, angewendet werden.

Nach den Erfahrungen in der Praxis haben in homöopathischer Beziehung diese Quecksilberpräparate den gleichen Wirkungskreis. Das früher offizielle *Decoctum Hydrargyri* (Quecksilberabkochung), das ehemals als **Wurmmittel** bei Kindern gebraucht wurde, erweist sich in manchen Fällen von **Gehirnleiden** besonders bei Kindern, als höchst wirksam.

Präparate: Verreibungen, von D 8 an auch flüssige Potenzen.

Wird vorzugsweise in mittleren Potenzen (D 4 bis D 12) angewendet; auch höhere Potenzen werden empfohlen.

Wirkungsdauer: In akuten Fällen 4 bis 12 Stunden, in chronischen 4 bis 8 Wochen.

Antidote: (Gegen homöopathische Gaben) *Belladonna, Camphora, Carbo vegetabilis, China, Dulcamara, Hepar sulfuris, Jodum, Kalium jodatum, Kreosotum, Lachesis, Mezereum, Acidum nitricum.* Gegen **akute Vergiftungen** mit *Mercurius,* namentlich mit *Sublimat:* 1. Eiweiß in Wasser umgerührt als Getränk; 2. Zuckerwasser; 3. Milch; 4. Stärkekleister; 5. *Jodum* und *Kalium jodatum.* Am besten sind Eiweiß und Zuckerwasser. Nachher *Hepar sulfuris* in niedriger Potenz.

Vergleichsmittel: *Aurum, Arsenicum, Acidum nitricum, Hepar sulfuris, Sulfur, Phosphorus, Argentum nitricum, Kalium bichromicum,*

Lachesis, Thuja, Carbo vegetabilis, Nux vomica, Belladonna, Silicea, Lycopodium.

Gegen **chronische Merkurvergiftung** (nach allopathischer Behandlung) passen am besten vorerst *Acidum nitricum* (besonders bei Mundfäule, skorbutischen Blutungen, Rachengeschwüren und Gliederschmerzen), sodann *China* bei Schwächezuständen und starken Schweißen, *Belladonna* bei Drüsenentzündungen und Kopfkongestionen, *Aurum muriaticum* bei Nasengeschwulst, *Hepar sulfuris* bei Hautausschlägen.

Mit diesem tief eingreifenden und symptomenreichen Mittel darf man nicht zu freigebig sein, besonders wenn Kranke dieses Mittel früher schon allopathisch, also reichlich, bekommen haben. Man muß daher in diesem Fall **vor** der homöopathischen Anwendung von *Mercurius* eins der vorstehend genannten Gegenmittel geben. Bei chronischen Krankheiten ist *Mercurius solubilis Hahnemanni,* der weniger giftig wirkt als die anderen Quecksilberpräparate, vorzuziehen.

Während des Gebrauchs von *Mercurius* soll man die äußerliche Anwendung des **kalten Wassers,** als der Wirkung nachteilig, unterlassen.

Wirkt spezifisch besonders auf die **Leber und zersetzend** auf das Blut, sowie überhaupt durchdringend und tief auf **alle Organe der Vegetation** und der Ernährung. *Mercurius* ist eins der am tiefsten **eingreifenden, mächtigsten** und **umfassendsten** Heilmittel des homöopathischen Arzneischatzes, durch dessen rationelle und wohlüberdachte Anwendung die lebensgefährlichsten, schwierigsten und zerstörendsten Krankheiten geheilt werden können.

Paßt, mit Ausnahme des höheren Greisenalters, für **alle Lebensalter, für jedes Geschlecht, jedes Temperament und jede Konstitution** und eignet sich vorzüglich bei **vollsaftigen** und **vollblütigen** Personen mit schlechten Säften, mit Neigung zu Erkältungen und zu schwächenden Schweißen, zu Wassersucht, zu chronischen Ausschlägen, zu Verschwärungen und Eiterungen aller Art, zu Skorbut und Säftezersetzung.

Paßt oft, wenn angezeigt, nach *Belladonna,* mit der es einige Ähnlichkeit aufweist.

Unruhe, Angst, Aufregung mit Befürchtungen, besonders nachts oder abends, wie wenn man ein Unrecht begangen hätte. Ermattung, Gleichgültigkeit. Widerwillen gegen jede Arbeit und Lebensüberdruß. Reizbarkeit und Zornmütigkeit mit Überempfindlichkeit, Zanksucht, Mißtrauen, Argwohn, düstere Schweigsamkeit und Wortkargheit. Viel Seufzen, Zerstreutheit, Unaufmerksamkeit, Denkfaulheit, Gedächtnisschwäche und Verwirrung im Reden, Manie (Tobsucht) und Verstandesverwirrung.

Rheumatische oder gichtische Schmerzen in den Gelenken und Gliedern, besonders Hüftweh, unerträglich in der Bettwärme, hauptsächlich nachts mit Schweißen, die nicht erleichtern. **(Reichliche Nachtschweiße sind eine Hauptindikation** für *Mercurius.*) Beschwerden von Erkältung in kalter Nachtluft. – Üble Folgen von *China*-Mißbrauch, Blei und Schwefel. – **Hauptmittel gegen Syphilis, Schankergeschwüre, syphilitische Bubonen, Eicheltripper,** überhaupt gegen alle Folgen von **syphilitischer** Ansteckung (neben *Acidum nitricum*), auch gegen böse Folgen von **Pockenimpfung** (neben *Thuja, Silicea* und *Sulfur*). Bei Syphilis meist nur in den niedrigsten Verreibungen wirksam, sonst aber auch in höheren Potenzen. – **Grünlicher Tripperausfluß,** besonders nachts, mit schmerzhaften Erektionen. – Leistendrüsengeschwülste (Bubo). – **Nächtliche Knochenschmerzen,** auch Verkrümmung und Brüchigkeit der Knochen, wenn sie nicht selbst Folge von *Mercur*-Mißbrauch sind. – Drüsenentzündungen. – Flechten, besonders syphilitische. – Umsichfressende (kariöse), schwammige, blutige oder leicht blutende Geschwüre. Eiterungen aller Art. Speichelfluß, wenn er nicht selbst Folge von Quecksilbermitteln ist. – Harte Anschwellung oder Eiterung der weiblichen Brust. – **Abszesse** verschiedener Art, auch **Fingergeschwüre** (befördert die Eiterbildung und stillt die Schmerzen, ähnlich *Hepar* und *Silicea*). – **Pocken** (schwarze Blattern). – Gesichtsausschlag. Milchschorf oder Ansprung. Kopfgrind. – Zittern an allen Gliedern, besonders aber an den Händen. – **Entzündliche Fieber mit außerordentlich beschleunigtem Pulse und ungeheuren Schweißen,** die sauer riechen oder stinken und keine Erleichterung bringen. – Kopf schwer, eingenommen, dösig, was im Freien vergeht. Kopfschmerzen, als wenn das Gehirn mit einem Bande zusammengeschnürt wäre oder als wenn es unter der Hirnschale zu schwer und eng wäre, mit Drängen und Pressen nach außen. Drückender Stirnkopfschmerz, gelindert durch Drücken mit der Hand. **Katarrhalisches oder Schnupfenkopfweh verschiedener Art.** Rheumatischer Kopfschmerz, mit Reißen im Gesicht, besonders der einen Hälfte, mit schwächendem Schweiß. Syphilitische Kopfschmerzen. – Gesichtsschmerzen, besonders von Blutandrang (im Wechsel mit *Belladonna*). Kopfkongestionen und überhaupt Gehirnerkrankungen, besonders der Kinder, wenn *Belladonna* ungenügend ist (in solchen Fällen **das** *Decortum Hydrargyri*). – **Ohrenzwang, Entzündung des Gehörganges** mit Abszeßbildung, eitrigem oder blutigem Ausfluß aus den Ohren. **Schwerhörigkeit,** die zuweilen durch Schnauben oder Schlingen oder mit Sausen und Brausen eintritt. **Ohrdrüsenentzündung oder Bauernwetzel** (neben *Belladonna*). **Taubheit,** besonders nach Pocken und unterdrückter Syphilis. – Skrofulöse Augenentzündung und Augenleiden (Entzündung und Trübung der Hornhaut). – Glänzende Anschwellung der Nase, besonders der Spitze. Bluten der Nase, wobei das Blut gleich gerinnt und in Zapfen hängenbleibt. Ozaena (Stinknase) und skrofulöse Nasenentzündung mit Eiterausfluß. – **Fließschnupfen, heftiger, wundfressender, wäßriger, mit vielem Niesen.** Auch viel Niesen ohne Schnupfen. – **Zahnschmerzen, besonders in den Wurzeln der Zähne, auch bis in die Ohren hineinstechend, schlimmer durch Kalt- oder Warmtrinken und durch Einatmen kalter Luft; auch mit Speichelfluß oder Backengeschwulst.** Zahngeschwüre. **Lockerheit und Ausfallen der Zähne,** geschwollenes, klaffendes Zahnfleisch. – Skorbut in allen Formen und skorbutischer Zustand des Zahnfleisches. – Mundfäule und Geschwüre, Schwämmchen und Aphthen im Munde. – Entzündung oder Anschwellung der Zunge, dick weiß belegt. Katarrhalische Zustände aller Art, besonders wenn sie mit großer Frostigkeit und Scheu vor freier Luft verbunden sind; auch **Grippe,** besonders wenn starker, nicht erleichternder Schweiß vorhanden ist. Kehlkopfkatarrhe. **Heiserkeit** (*Mercurius solubilis* im Wechsel mit *Hepar*). Luftröhrenentzündung und Brustentzündung (Bronchitis). – Trockner, erschütternder Husten, als sollten Brust und Kopf zerspringen. Krampfhusten. Bluthusten im Liegen. **Halsentzündung mit Anschwellung der Mandeln,** Schlingbeschwerden, **Röte und Schwellung des Zäpfchens** (im Wechsel mit *Belladonna*). **Hals- und**

Unterkieferdrüsenentzündung, Anschwellung oder Verhärtung (im Wechsel mit *Belladonna*). – Abszesse und Geschwüre am Gaumen. – Höchster Ekel und Abscheu vor Fleisch. Magenverderbnis. Appetitlosigkeit, dick und besonders dunkel belegte Zunge. Heftiges Erbrechen bitteren Schleims. – Viel Durst auf kalte Getränke, besonders auf Wasser. – Leberentzündung, Leber hart und geschwollen. – **Gelbsucht.** – Darm- und Bauchfellentzündung. – Grüne oder grünschleimige, blutige, blutstreifige oder blutschleimige Durchfälle, mit Leibschneiden oder heftigem Drange, der auch nach dem Stuhlgange nicht aufhört, auch bei Kindern, mit Wundheit am After. **Weiße** sowie **blutige Ruhr** mit heftigem Pressen und Drängen. Sauer riechende oder den After wundmachende Stühle. Schwarze Stühle, mit Beklemmung in der Herzgrube. Bauchwassersucht, mit Anschwellung der Leber und Ödem (Wasseransammlung) der Beine. – Vorfall des Mastdarms, Blut ausspritzend. – **Arges Brennen und Schneiden beim Harnen,** feuriger Harn mit Satz. Harn mit flockigen, weißen Fasern und Wolken, als wäre Eiter und Schleim im Harn, oder stinkend. Blutfluß aus der Harnröhre. – **Harte Geschwulst, Vorfall und Entzündung der Scheide.** – Eiterartiger, fressender Weißfluß, in der Nacht am schlimmsten, mit Brennen und Anschwellung der Scheide und Schamlippen. – Starker, sehr übelriechender Fußschweiß.

Verschlimmerung: Abends und nachts, in Bettwärme erhöht bis zum Unerträglichen, bei Witterungswechsel, durch Erkältung bei naßkaltem Wetter.

Besserung: In den Morgenstunden, in der Ruhe, besonders beim Liegen.

Anwendung bei den Tieren: Gegen Knochenbrüchigkeit der Rinder. – Gegen Knochenauftreibungen. – Gegen Maul- und Klauenseuche. – Gegen Gaumengeschwulst der Pferde. – Gegen Geschwüre mit dünnem, übelriechendem Eiter. – Gegen vernachlässigte Hufentzündung, wenn Eiterung droht. Gegen Sehnenklapp und Piephacke. – Bei Augenentzündungen, rheumatischen und periodischen. – Gegen Druse der Fohlen, bei starker Geschwulst der Kieferdrüsen. – Bei Entzündung und teilweiser Verhärtung drüsiger Organe, z. B. des Euters, der Hoden. – Bei entzündlichen Anschwellungen der Gelenke ohne äußere Ursache. – Gegen akute und chronische Leberentzündung, mit Gelbsucht. **Gegen Gelbsucht und Egelkrankheit** der Schafe. – Gegen das sog. Rückenblut (Milzbrand) der Rinder. – Gegen ruhrartige und chronische Durchfälle. – Bei Mastdarmvorfall. – Bei stinkendem Ohrenfluß der Hunde. – Gegen Staupe der Hunde, wenn die Rachenhöhle entzündet ist. – Bei verschiedenen Ausschlägen, Flechten. Mauke, Raspe.

Mercurius sublimatus corrosivus +++

(Hydrargyrum bichloratum), Quecksilberchlorid, Sublimat

Präparate: Flüssige Potenzen und Verreibungen. Wird in mittleren Potenzen (D 4 bis D 12) angewendet.

Wirkungsdauer: 30 Tage in chronischen Fällen.

Antidote: Wie *Mercurius vivus* und *solubitis.* Gegen große Gaben siehe *Mercurius vivus.*

Wirkt wie die anderen Quecksilbersalze, nur rascher und energischer, namentlich bei höchst akuten und entzündlichen **Hals-, Drüsen-** und **Unterleibsleiden.** Bauchfellentzündung. **Rote Ruhr.** Herbstruhr, blutig-schleimige, kotlose Darmausleerungen, ohne Unterschied der Tageszeit, begleitet von heftigem Stuhlzwange und unerträglichen Schmerzen in den Därmen, als sollten sie herausgepreßt werden. **Diphtherie,** besonders wenn *Mercurius cyanatus* erfolglos bleibt. Bei der Entzündung der Zahnwurzelhaut ebenfalls wirksamer als andere Quecksilbersalze.

Bei der großen Giftigkeit des Sublimats sollte es nicht in niedrigeren Verdünnungen als D 4 und nur mit großer Vorsicht angewendet werden. Mittlere und hohe Potenzen sind im allgemeinen vorzuziehen.

Anwendung bei den Tieren: Bei der Maul- und Klauenseuche, wenn die Maulseuche vorherrscht. – Bei Durchfall. – Bei Ruhr (Dysenterie). – Bei der Ruhrseuche der Rinder. Bei der Schafruhr. – In der Rinderpest (?). – Bei Scheidenkatarrh der Kühe und Beschälausschlag der Pferde. – Im übrigen bei ähnlichen Krankheiten wie beim Menschen.

Außer den bereits angeführten Quecksilberpräparaten werden noch folgende zwei häufiger angewendet:

Mercurius cyanatus +++ (Hydrargyrum cyanatum), Quecksilbercyanid.

Präparate: Flüssige Potenzen und Verreibungen.

Mercurius bijodatus +++ (Hydrargyrum bijodatum rubrum), Quecksilberjodid.

Präparate: Verreibungen, von D 4 an auch flüssige Potenzen.

Von beiden ist die Pathogenesis noch wenig bekannt, sie werden aber, besonders ersteres (das als spezifisch gilt), mit großem Erfolg gegen **Diphtherie** angewendet, dürfen aber ihrer heftigen giftigen, ätzenden Eigenschaften wegen, wie *Mercurius corrosivus,* im allgemeinen nicht unter der 6. Dezimalpotenz verabreicht werden; besser und eher noch wirksamer sind höhere Potenzen.

Die anderen Quecksilberpräparate und Salze, wie:

Mercurius sulfuricus +++ (Hydrargyrum sulfuricum basicum), Basisches Quecksilbersulfat;

Mercurius dulcis ++ = Calomel (Mercurius chloratus, Hydrargyrum chloratum)

Cinnabaris, Zinnober, rotes Quecksilbersulfid;

Mercurius jodatus flavus +++ (Hydrargyrum jodatum flavum)

Aethiops antimonialis ++ = Mercurius antimoniatus (Hydrargyrum stibiato-sulfuratum), Spießglanzmohr (Schwefelantimon und schwarzes Schwefelquecksilber), und

Aethiops mineralis ++ = Mercurius sulfuratus niger (Hydrargyrum sulfuratum nigrum), Quecksilbermohr (schwarzes Schwefelquecksilber, fein verteiltes Quecksilber und Schwefel) – unterscheiden sich nicht wesentlich von den beschriebenen Merkurmitteln, sind auch noch wenig geprüft und können nur in den Händen eines erfahrenen Arztes von praktischem Werte sein.

Mercurius cyanatus soll auch bei der **bösartigen Bräune** der Schweine mit Erfolg angewendet worden sein.

Mezereum +

Daphne mezereum L. – Thymelaeaceae – Seidelbast, Kellerhals

Präparate: Essenz aus der frischen, vor der Blütezeit gesammelten Zweigrinde, Verreibungen und flüssige Potenzen.

Wird vorzugsweise in niedrigen Potenzen (D 2 bis D 4) angewendet. – Am besten morgens einzunehmen.

Wirkungsdauer: In akuten Fällen 8 bis 12 Stunden, in chronischen 30 Tage.

Antidote: *Camphora, Mercurius,* Essig.

Vergleichsmittel: *Acidum hydrofluoricum, Acidum nitricum, Cinnabaris, Mercurius, Thuja, Arsenicum, Ranunculus bulbosus, Euphorbium, Rhus, Hydrastis, Asa foetida, Aurum, Phytolacca, Lachesis, Helleborus, Spigelia, Cantharis.*

Entspricht dem **kongestiv-erethischen** (aufgeregt mit Blutandrang) Charakter. – Wirkt auf die **Knochen** und besonders auf die **Knochenhäute,** auf **die Schleimhaut der Luftwege, den Magen und Darm, die Geschlechtsorgane und die Haut.** – Steht in der Wirkung *Mercurius* sowie auch *Cantharis* nahe.

Langwierige Beschwerden und Folgen von *Mercur*-Mißbrauch, sowie von Mißbrauch von Salpetersäure. Krankheiten der Knochen und Schleimhäute (Knochengeschwülste, Knochenfraß), Schmerz der Schädelknochen und der langen Knochen. – Halbseitige, von Frost und Kälte begleitete Schmerzen mit heftigem Durst. – Rheumatische Beschwerden, Reißen, Spannen, Brennen, mit Schwere der

Glieder. – Große Empfindlichkeit gegen kalte Luft. – Tiefe Geschwüre, Drüsenanschwellungen. – **Stechen, Bohren oder Nagen in angefressenen oder hohlen Zähnen;** ziehende, bohrende, nagende und brennende heftige Zahnschmerzen überhaupt, die sich über die ganze Gesichtshälfte erstrecken. Stumpfheits-, Lockerheits- und Verlängerungsgefühl der Zähne. – Augenentzündung (syphilitische), wo viel *Mercurius* gegeben worden. – Blutiger, wundfressender Ausfluß aus der Nase. – Im Schlunde und in der Speiseröhre Brennen, wie von Pfeffer. – **Schleimiger, hartnäckiger, wundfressender Weißfluß.** – Harnverhaltung, Schleimfluß aus der Harnröhre. Schmerzen in der Blase und Harnröhre, Blutharnen. Eicheltripper. – Hautleiden, besonders der behaarten Kopfhaut; Jucken, Brennen, Stechen an kleinen Stellen, roter Frieselausschlag, Flechten (soll bewährt sein), Knötchen, rote Pusteln. **Hautjucken,** besonders nächtliches, bei alten Leuten. Herpes, Herpes zoster (Gürtelrose). Milchschorf. – Trockne Grinde oder nässender, juckender Ausschlag auf dem Haarkopf, auch hinter den Ohren. Sekundär syphilitischer Kopfausschlag. Brennende oder betäubende und drückende Kopfschmerzen, besonders auch im Schädelknochen, schlimmer des Nachts, Kopfhaut schmerzend. – Klemmende oder betäubend drükkende Gesichtsschmerzen, besonders auf dem Backenknochen (auch halbseitige). – Ohrendrüsengeschwülste. Neuralgia ciliaris, Neuralgie des Wangenbeins, beides besonders nach *Mercur*-Mißbrauch. – Tägliches, übermäßiges Erbrechen grünen, bitteren Schleimes, oder blutiges, schokoladefarbiges Erbrechen. Brennende Schmerzen im Magen, Magentzündung. – Durchfall mit argen Bauchschmerzen. Zusammenschnüren des Afters nach jedem Stuhlgang. – Stechen, Brennen und Trockenheit im Mund, besonders bei Syphilitischen. – Trockner Husten, auch Keuchhusten, der sich abends und nachts verschlimmert. – Dreitägige Wechselfieber mit Kopfschmerzen und Gesichtsblässe und harter Anschwellung der Milz, nach dem Froste Schlaf mit Schweiß.

Verschlimmerung: Nachts, in Bettwärme, durch Berührung und Bewegung, bei naßkaltem Wetter.

Anwendung bei den Tieren: Bei Knochenauftreibungen. Bei Knochen- und Zahnkaries. – Bei Speckräude, überhaupt der Räude bei Hunden und Katzen. – Bei Knötchenausschlag. – Bei Eicheltripper der Hunde.

Millefolium

Achillea millefolium L. – Compositae – Schafgarbe

Präparate: Essenz aus dem frischen, blühenden Kraut, Verreibungen und flüssige Potenzen.

Wird in niedrigen Potenzen (D 2 bis D 4) angewendet.

Wirkungsdauer: In akuten Fällen 3 bis 12 Stunden, in chronischen 2 bis 3 Tage.

Vergleichsmittel: *Arnica, Hamamelis, Ipecacuanha, Aesculus, Sabina, Silicea, Phosphorus, Chamomilla.*

Die Hauptwirkung erstreckt sich auf das **arterielle Gefäßsystem.** Neigung zu Blutungen. – Paßt besonders für Leiden des weiblichen Geschlechts und des höheren Alters.

Schleimflüsse aus Schwächezustand der Gefäße. – Konvulsivische Bewegungen aller Glieder. – Blutandrang zum Kopf, mit heftigen, sprengenden Kopfschmerzen. Trübsichtigkeit. – Nasenbluten. – Geschwüre. – **Schmerzhafte Hämorrhoiden, Hämorrhoidal- und Lungenblutungen.** – Bluterbrechen. – Blutharnen (neben *Cantharis, Cannabis, Ipecacuanha, Mercurius, Pulsatilla*). – Unregelmäßige, zu starke oder zu schwäche Regel. **Gebärmutterblutungen, helles, flüssiges Blut,** auch nach Anstrengung. – Lungenschwindsucht mit Bluthusten und Lungenblutungen (nach *Aconitum* und *Arnica*). Husten mit schaumigem Auswurf. – Ist, innerlich angewendet, bei Verletzungen jeder Art durch Stoß, Fall, Quetschung, Verheben usw. *Arnica* und *Rhus* in der Wirkung an die Seite zu stellen.

Anwendung bei den Tieren: Bei ähnlichen Krankheiten wie beim Menschen, insbesondere aber bei der Räude der Schafe.

Moschus

Moschus moschiferus L. – Cervidae – Bisam

Präparate: Tinktur, Verreibungen und flüssige Potenzen aus dem Inhalt besonderer Drüsen des männlichen Tieres.

Wird in niedrigen Potenzen (D 2 bis D 3) angewendet.

Wirkungsdauer: Bis zu 24 Stunden.

Antidote: *Camphora, Coffea.*

Vergleichsmittel: *Ambra, Asa foetida, Valeriana, Nux moschata, Ingatia, Coffea, Agaricus, Nux vomica, Platinum, Cimicifuga, Gelsemium.*

Wirkt besonders auf das **Gehirn** und das **Blutgefäßsystem.** Bis jetzt stets mit Nutzen angewendet bei **nervösen Zufällen, hysterischen** und **hypochondrischen Beschwerden.**

Großes Klagen, ohne zu wissen weshalb; Todesfurcht, mit Blässe des Gesichts und großer Schwäche. Krampfhaftes Werfen der Hände oder Füße, mit nachfolgenden Schmerzen. – **Ohnmachten und konvulsivische Anfälle hysterischer Natur, auch der heftigsten Art, bei beiden Geschlechtern.** – **Stimmritzenkrampf,** besonders bei Kindern. Starrsucht. Konvulsionen mit Brustkrämpfen. **Zusammenschnüren der Luftröhre, wie von Schwefeldampf, Globus hystericus, Beengung der Brust, Ängstlichkeit und Herzklopfen.** – Bei **nervösem Herzklopfen** wird Moschus ebenfalls als eins der hilfreichsten und sichersten Mittel sehr empfohlen. – Aufs äußerste erhöhte Blutbewegung bei zwar schnellem, doch nicht vollem Pulse. – Lach- und Weinkrämpfe. – Schlaflosigkeit die ganze Nacht hindurch, von nervöser Überreizung. Schlummersucht. Große Tagesschläfrigkeit, selbst bei Gehen im Freien. – Nervöse Kopfschmerzen, besonders drückender Kopfschmerz, wie von einer Last auf dem Kopfe, mit dem Gefühl von Kälte, wie von nassen Umschlägen. Reißen in der rechten Kopfhälfte, als würde der Kopf durchschnitten. Blutandrang zum Kopfe. – Nasenbluten. – Knallen in den Ohren, worauf einige Tropfen Blut ausfließen. – Krampfhaftes Asthma mit plötzlichen Anfällen von Atemnot. – **Typhus, wo die Lebenskraft im Erlöschen begriffen** ist (ähnlich *Camphora, Carbo vegetabilis, Acidum hydrocyanicum* und *Phosphorus*). – Lungenlähmung mit lautem Schleimrasseln und wenn der Kranke unruhig ist. – Regel zu früh, zu stark. Dysmenorrhöe, besser werdend bei Eintritt der Blutung. Nymphomanie.

Besserung: Im Freien.

Naja tripudians +++

Naja tripudians Merr. – Ophidia (Reptilia) – Brillenschlange

Präparate: Verreibungen aus dem Inhalt der Giftdrüsen, von D 8 an auch flüssige Potenzen.

Wird meistens in höheren Potenzen (D 8 bis D 12) angewendet.

Wirkungsdauer: Bei akuten Leiden 2 bis 3 Stunden, bei chronischen bis zu 24 Stunden.

Vergleichsmittel: *Lachesis, Crotalus, Echinacea, Arsenicum, Cactus, Aurum, Spigelia.*

Wirkt auf das Nervensystem, das **Herz,** das Blut und die Eierstöcke. Hauptsächlich angewendet bei Herzkrankheiten, wie Herzklappenfehlern, Herzschwäche, Herzerweiterung, bei Angina pectoris, bei bösartiger Diphtherie, die auf Kehlkopf, Nase und Augen übergreift, bei Eierstockentzündung und Neuralgie mit Herzklopfen.

Verschlimmerung: Früh, durch geringste Bewegung.

Naphthalinum

Naphthalin

Präparate: Verreibungen und flüssige Potenzen.

Wird in niedrigen Potenzen (D 3 bis D 6) angewendet.

Vergleichsmittel: *Mercurius, Terebinthina, Acidum nitricum, Phosphorus, Causticum, Sulfur, Conium.*

Wirkt auf die Luftwege und Harnorgane. Asthma infolge Lungenemphysem. Keuchhusten im Krampfstadium mit langdauernden Anfällen und großer Atemnot. – Bei Nierenentzündung und Tripper wegen seiner aseptischen Wirkung auf den Harn. – Auch bei Katarakta (grauer Star), Linsentrübung, Netzhautleiden und chronischer Lidentzündung empfohlen.

Natrium boracicum

siehe Borax

Natrium carbonicum

Natriumkarbonat, Kohlensaures Natron, Soda

Präparate: Verreibungen und flüssige Potenzen.

Wird in niedrigen Potenzen (D 3 bis D 4) angewendet.

Wirkungsdauer: Bis zu 30 Tagen.

Antidot: *Camphora, Carbo vegetabilis, Spiritus nitri dulcis.*

Vergleichsmittel: *Arnica, Arsenicum, Carbo vegetabilis, Ignatia, Kalium carbonicum, Lycopodium, Mercurius, Natrium muriaticum, Nux vomica, Plumbum, Pulsatilla, Rhus, Sepia, Silicea, Spigelia, Sulfur.*

Überempfindlichkeit gegen Geräusche, besonders Musik, sowie vor und bei Gewittern, im Sommer bei Hitze und Sonnenschein. Hypochondrisch, niedergeschlagen und reizbar, besonders nach den Mahlzeiten, vermindert beim Übergang der Speisen vom Magen in den Darm. Neigung zu Erkältungen, Kopfschmerz und Hautausschlägen. **Kopfschmerz** bei Sonnenhitze und Gewitterschwüle; chronische Wirkungen von Sonnenstich. – Dyspepsie, saures Aufstoßen, stinkende Blähungen, Schwäche- und Hungergefühl gegen 11 Uhr vormittags; Gemüse und stärkemehlhaltige Speisen werden schlecht vertragen. Milch wird von Kindern schlecht vertragen. – Trockner Husten, Kitzel in der Kehle, verschlimmert durch Eintritt aus kalter Luft in ein warmes Zimmer. Grünlicher, eitriger Auswurf mit ranzigem Geschmack. Kältegefühl zwischen den Schulterblättern bei Katarrhen. – Akuter Schnupfen mit heftigem Niesen und massenhaftem Ausfluß dünnen Schleimes, durch den geringsten Luftzug oder Erkältung verschlimmert. – Wundheit der Füße und Fußsohlen. Unheilsame Haut. Schweißneigung an Handtellern und Fußsohlen. Nässende, eiternde, juckende Ekzeme.

Besserung: Bei Bewegung, nach Beendigung der Magenverdauung. **Verschlimmerung:** Durch geistige Anstrengung, durch Sonne, Hitze, vor und bei Gewittern, im Sitzen.

Anwendung bei den Tieren: Bei Hunden gegen Erbrechen infolge akuter Magenentzündung. – Bei Durchfall und Darmkatarrh, besonders bei Eingeweidewürmern.

Natrium muriaticum

(Natrium chloratum), Chlornatrium, Natriumchlorid, Kochsalz

Präparate: Verreibungen und flüssige Potenzen.

Wird in niedrigen Potenzen (D 3 bis D 6) angewendet; auch höhere Potenzen und Hochpotenzen werden empfohlen.

Wirkungsdauer: Bei chronischen Leiden bis zu 30 Tagen.

Antidote: *Arsenicum, Apis, Camphora, Acidum nitricum, Carbo vegetabilis, Spiritus nitri dulcis.*

Vergleichsmittel: *Antimonium crudum, Aluminium, Sepia, Kalium carbonicum, Lycopodium, Pulsatilla, Arsenicum, Bryonia, Sulfur, China, Apis, Eupatorium perfoliatum, Nux vomica.*

Wirkt hauptsächlich auf die **Schleimhäute** und die **Haut;** entspricht der skorbutischen Entartung des Blutes und der Gewebe und sagt daher am meisten **skrofulösen, gichtischen** und **skorbutischen** Naturen zu. Wirkt zuerst auf Magen und Darm, von wo aus seine Einwirkung auf andere Organe ausgeht. Mattigkeit und Schwäche sind ein besonderes Kennzeichen zur erfolgreichen Anwendung dieses Mittels; ebenso hartnäckige Stuhlverstopfung und Gefühl von Kälte an einzelnen Körperstellen.

Traurigkeit und weinerliche Stimmung, Frost verschlimmert. Scheu vor Gesellschaft und Gleichgültigkeit gegen die eigene Familie. **Große Trägheit und Schwerfälligkeit mit Scheu vor Bewegung.** Mattigkeit. **Große Tagesschläfrigkeit und nächtliche Schlaflosigkeit. Frostigkeit und Kälte der Hände und Füße.** Leichte Erkältlichkeit. Rheumatische Leiden. Große Schwäche infolge von Säfteverlust. Folgen von Ärger. – Unregelmäßiger, öfters aussetzender Puls. Langwierige Stockungen im Pfortadersystem. – Allzu leichter starker Schweiß bei Bewegung und Gehen. – Nervosität und Angst, besonders bei Gewittern. – Nervöse Fieber mit Schwäche – Zungentrockenheit und Durst. – **Wechselfieber,** besonders nach *China*-Mißbrauch, ein- oder dreitägig, mit Knochenschmerzen, Rückenweh, gelber, erdfahler Gesichtsfarbe, Kopfschmerzen, großer Schwäche, Geschwürigkeit der Mundwinkel, Appetitlosigkeit, bitterem Geschmack, Drücken in der Herzgrube, mit schmerzhafter Empfindlichkeit gegen Berührung. Eintritt des Fiebers meist gegen Morgen oder vormittags, mit Durst schon im Frost. – Schwerfälligkeit der Glieder. Unsicherheit beim Gehen, Füße knicken leicht um. – Zittern der Hände beim Schreiben (neben *Lachesis*). – Kopfschmerz, wie zum Zerspringen. Kopfgichtanfälle mit Übelkeit, Drücken, Pressen, Stechen im Kopf, besonders über den Augen. Kopfschmerzen, die Augen zudrückend. – Entzündung und scharfes Tränen der Augen und Zittern der Lider. Zusammenlaufen der Buchstaben beim Lesen. Schwarze Punkte und

Lichtstreifen vor den Augen, oder Sehen wie durch Federn oder einen Schleier. Doppeltsehen. – Schwerhörigkeit mit Klingen, Singen, Sausen, Läuten in den Ohren und Eiterfluß. Anschwellung des Zahnfleisches, leicht blutend. Skorbut. Zähne sehr empfindlich, Schmerzen von Kauen und Einziehen von Luft, sowie durch Anstoßen mit der Zunge. Zähne werden locker, stumpf, es schmerzt, als stecke etwas darin, was heraus sollte. Ziehen und Stechen bis ins Auge, auch im Wangenbein. Drücken und Pressen in allen Zähnen. – Leberentzündung bei Gelbheit des Gesichtes. – **Magenschwäche, Magenschmerz, Magenkrampf.** Verdauungsstörung. Wein wird oft nicht vertragen. Appetitlosigkeit oder Abneigung gegen Schwarzbrot, Kaffee, Fleisch, Tabakrauchen (das Schweiß und Zittern hervorruft); Verlangen nach Salz und Pikantem. Sodbrennen, saures Aufstoßen, Wasseraufschwulken und Brechwürgen des Morgens. Erbrechen der Speisen, besonders bei Schwangeren. – Tägliches Schneiden und Kneipen im Bauche, zusammenziehend und krampfhaft, nachmittags bis abends. Bauch hart, besonders nach dem Essen, mit vielen stinkenden Blähungen. – **Langwierige hartnäckige Stuhlverstopfung,** meist mit Magenleiden verbunden, schwer zu entleerender Stuhl, den After beinahe zerreißend, hart und trocken, wie Schafkot zerbröckelnd; abwechselnd Verstopfung und breiiger oder wäßriger Stuhl mit heftigem Drängen. Verstopfung mit lästigem Schweiß bei der Stuhlentleerung und bei jeder Bewegung (hilft oft in den verzweifeltsten Fällen, besonders bei Untätigkeit des Darmkanals und völligem Mangel an Stuhldrang und oft am sichersten in der 3. Dezimalverreibung). – Mastdarmvorfall, mit Brennen im After und Hämorrhoidalknoten. – Öfterer starker Harndrang Tag und Nacht, oft alle Stunden, mit reichlichem Abgange. Unwillkürlicher Harnabgang, besonders im Gehen, auch beim Husten und Niesen. – **Pollutionen und übermäßiger männlicher Geschlechtstrieb.** – Regel zu früh und zu stark, oder zu spät und zu gering. Zu lange Regel. Unterdrückte Regel. Zögernder Durchbruch der ersten Regel. – Scharfer Weißfluß, bei gelber Gesichtsfarbe. – Jucken an der weiblichen Scham. – Stockschnupfen. Fließschnupfen mit scharfem wäßrigen Ausfluß, oder Stockschnupfen mit Geruchs- und Geschmacksverlust und mit häufigem Niesen. – Nasengeschwulst. Geschwülste mit Blut- und Eiterausbruch, infolge Genusses von besonders scharf gesalzenem Schweinefleisch (höhere Potenzen). – Husten von Kitzel im Halse oder in der Herzgrube. Husten mit blutigem Schleimauswurf, oder mit Kopfschmerz, als sollte die Stirn zerspringen. Stechen in der Brust beim Tiefatmen und Husten. – Halsschmerzen und Pflockgefühl im Schlunde. – Brustbeklemmung, Engbrüstigkeit. – Herzklopfen bei der geringsten Bewegung. Unregelmäßig aussetzender Herzschlag und Puls, besonders beim Liegen auf der linken Seite. – Unterdrückter Fußschweiß. – Nesselausschlag. – **Gegenmittel** gegen die Folgen von **Ätzungen mit Höllenstein.** – Kann nach einem Zwischenmittel mit Vorteil wiederholt werden, wenn es dann noch homöopathisch angezeigt ist.

Verschlimmerung: Am Vormittag, in der Nacht, durch Bewegung. Beim Liegen auf der linken Seite (Herzklopfen). Durch Reden, Lesen, Schreiben (bei Schwäche).

Besserung: Bei nüchternem Magen, beim Liegen auf der rechten Seite oder auf dem Rücken.

Anwendung bei den Tieren: Wie beim Menschen, insbesondere bei periodischer Augenentzündung und Augentrübung. – Bei Faulfieber. – Bei haarlosen Stellen. – Bei zäher Milch. – Bei Rachenentzündung und bei Verstopfung.

Natrium nitricum

Natriumnitrat, Salpetersaures Natrium, Natronsalpeter

Präparate: Verreibungen und flüssige Potenzen.

Wird in niedrigen Potenzen (D 3 bis D 6) angewendet.

Wirkungsdauer: Bis zu 24 Stunden.

Vergleichsmittel: *Natrium sulfuricum, Thuja, Natrium muriaticum, Kalium nitricum, Arsenicum, Lachesis, Mercurius.*

Vorzugsweise gebraucht bei entzündlichen Fiebern mit Ausschwitzungen, Blutandrang mit Neigung zu Blutungen, Kehlkopf- und Luftröhrenkatarrh, Lungenentzündung, Lungenblutungen, Nasenbluten und Gebärmutterblutungen. – Größte Mattigkeit, Schlafsucht; Einschlafen abends erschwert. Zerschlagenheitsschmerz der Muskeln, ziehende Gelenkschmerzen. Blutzersetzung, schlecht heilende Wunden. Stechen und Druckgefühl in der Herzgegend (Herzbeengung). – Bei immer wiederkehrendem Nasenbluten Blutarmer bewährt.

Natrium phosphoricum

Natriumphosphat, Phosphorsaures Natron

Präparate: Verreibungen und flüssige Potenzen.

Wird in niedrigen Potenzen (D 3 bis D 6) angewendet.

Vergleichsmittel: *Robinia, Capsicum, Chelidonium, Lycopodium, Magnesium carbonicum, Rheum, Dioscorea, Colchicum.*

Eins der Schüßlerschen Funktionsmittel.

Wirkt auf die Verdauungsorgane. Lindert hauptsächlich die Beschwerden, die durch einen Überschuß von Säure bedingt sind. **Verdauungsschwäche.** Saurer Geschmack, saures Aufstoßen, Sodbrennen, Erbrechen saurer Flüssigkeit mit Magenschmerzen und Blähungen. Zunge dick gelb belegt. – **Durchfall,** sauer riechende grünliche Stühle, wundmachend. Eingeweidewürmer bei saurem Darminhalt, mit Schielen, Zupfen an der Nase und Zucken der Gesichtsmuskeln. – Gelenkrheumatismus, Gicht (soll die Harnsäureausscheidung fördern). – Skrofolöse Augenentzündung. Anschwellung der Lymphdrüsen.

Natrium sulfuricum

Natriumsulfat, Schwefelsaures Natron, Glaubersalz

Präparate: Verreibungen und flüssige Potenzen.

Wird meistens in niedrigen Potenzen (D 3 bis D 6) angewendet.

Wirkungsdauer: Bei akuten Leiden 2 bis 3 Stunden, bei chronischen bis zu 24 Stunden.

Vergleichsmittel: *Sulfur, Aloe, Podophyllum, Dioscorea, Dulcamara, Calcium phosphoricum, Bryonia, Nux vomica, Thuja, Magnesium muriaticum.*

Eins der Schüßlerschen Funktionsmittel.

Wirkt besonders auf die **Leber** und **Galle.** Entspricht der hydrogenoiden Konstitution Grauvogls.

Gehirnerschütterung, besonders mit geistigen Störungen. **Asthma** mit viel Rauschen auf der Brust, asthmatischer Nachthusten, eiweißartiger oder profuser, grünlicher, eitriger, klebriger Auswurf. Jede Erkältung führt Asthmaanfälle herbei. Nasenkatarrh mit dickem, grünlichgelbem Ausfluß, zuweilen mit scharfen und übelriechenden Absonderungen, Ausräuspern salzigen Schleimes. – Bitterer Geschmack, bitteres Aufstoßen; Zunge schmutzig-braun. **Diarrhöe,** dunkle gallige oder grünliche Stühle, spritzend, mit viel Blähungen, morgens aus dem Bett treibend und, sobald der Kranke in Bewegung kommt, mit Verstopfung wechselnd. – **Gelbsucht** und **Gallensteinkolik** mit Erbrechen von Galle und bitterem Schleim. – Bleikolik. – Chronische Nierenentzündung mit Harnverhaltung; häufiges Harnen während der Nacht, Harn mit rotem Bodensatz. – Weißfluß mit grüngelbem Ausfluß, wundmachend. Übermäßige Schweiße fetter Personen.

Natrium sulfuricum kann häufig noch in Frage kommen, wenn die nach *Natrium muriaticum* eingetretene Besserung stillsteht.

Anwendung bei den Tieren: Beim Durchfall, bei Gelbsucht und Erbrechen der Hunde. – Bei chronischer Nierenentzündung mit häufiger Harnverhaltung. – Bei Weißfluß mit grüngelbem Ausfluß. – Im Wechsel mit *Natrium phosphoricum* als Entfettungsmittel für Hunde.

Nerium Oleander

siehe Oleander

Nitri acidum

siehe Acidum nitricum

Nitrum

siehe Kalium nitricum

Niccolum

Nickel

Präparate: Verreibungen, von D 8 an auch flüssige Potenzen.

Wird in niedrigen und mittleren Potenzen (D 3 bis D 12) angewendet.

Wirkungsdauer: Bis zu 2 Wochen.

Vergleichsmittel: *Cyclamen, Iris, Zincum, Bromum, Paris quadrifolia, Hepar sulfuris.*

Wirkt auf das Nervensystem. Periodisch wiederkehrende Kopfschmerzen nervöser Natur bei angestrengter geistiger Tätigkeit. Verschlimmerung morgens beim Erwachen. – Heiserkeit mit Kitzelgefühl, kurzem, trocknem Nachthusten; dabei Schmerzen in der Brust. – Zittern und Schwitzen der Beine bei Regelstörungen. Regel zu früh, unregelmäßig und stark, mit Leib- und Kreuzschmerzen und hochgradiger Schwäche. Wäßriger Weißfluß.

Nux moschata

Myristica fragrans Houtt. – Myristicaceae – Muskatnuß

Präparate: Tinktur aus getrockneten Samen, Verreibungen und flüssige Potenzen.

Wird in niedrigen Potenzen (D 2 bis D 3) angewendet.

Wirkungsdauer: Einige Stunden bis zu 8 Tagen, je nach dem Fall.

Antidote: *Camphora, Nux vomica.*

Vergleichsmittel: *Ambra, Asa foetida, Camphora, Moschus, Valeriana, Ignatia, Platinum, Pulsatilla, Kalium carbonicum, Cocculus, Acidum phosphoricum, Nux vomica, Dulcamara, Cepa.*

Wirkt besonders auf das **Gangliennervensystem,** sodann auch auf das **Gehirn.** – Besonders geeignet für **Frauen und Kinder** mit sehr veränderlicher Gemütsstimmung (wie *Ignatia*). – Paßt für Personen mit kühler, trockner, wenig zu Schweiß neigender Haut, die aber doch gegen kühle oder feuchtkalte Luft empfindlich sind. – Dient ganz besonders gegen Beschwerden von Einwirkung **nasser Kälte** (ähnlich *Cepa, Dulcamara*) und wenn die Beschwerden mit großer Schläfrigkeit oder Neigung zu Ohnmacht verbunden sind.

Körperliche und geistige Erschlaffung. Hysterische Anfälle und Beschwerden verschiedener Art, z. B. häufiger Wechsel in den Gemütsbewegungen. Schläfrigkeit, auch nach Geistesanstrengung. Nervöse Beschwerden und Leiden der Kinder und Frauen. – Kinderkrämpfe. – Wechselfieber mit Schläfrigkeit, weißer Zunge, Röcheln, blutigem Auswurf und nur geringem Durst. – Kopfweh von Magenverderbnis, besonders nach dem Frühstück (neben *Pulsatilla*). Kopfweh mit Schwindel. Eingenommenheit des Kopfes, Duseligkeit, Mattigkeit, Zerschlagenheit. – Große Trockenheit des Mundes, der Lippen, der Zunge, des Schlundes, ohne Durst. – Zahnweh bei naßkalter Luft, Gefühl von Stumpfheit an den Zähnen. Stechen und Reißen in den Zähnen, auch bei Schwangeren. Wärme bessert die Zahnschmerzen. – Magendrücken nach dem Essen, mit Völle, Aufgetriebenheit und Kurzatmigkeit. Übelkeit und Ekel, auch beim Fahren. **Verdauungs-**

und Magenschwäche, besonders bei alten Leuten und nach Geistesanstrengung. – Leberschwellung. – Aufgetriebener, gespannter Bauch, Blähungsbeschwerden. – Erbrechen der Schwangeren und sonstige Schwangerschaftsbeschwerden. – Durchfall nach Genuß warmer Milch, von Schwäche, nach Erkältung, wie gehackte Eier, mit Schläfrigkeit (bei Kindern). – Darmblutungen. Gebärmutterblutungen mit argem Herunterdrängen. – Trockner Husten, bei Erhitzung oder Warmwerden im Bett. Husten der Schwangeren. Trockner Husten mit Atemversetzung nach Erkältung im Wasser. – Brustbeklemmung, aus der Herzgrube kommend. Herzklopfen mit Ohnmachtsanfällen.

Heiserkeit und Katarrh von Erkältung oder durch Gehen gegen den Wind entstehend. Rheumatismus im linken Deltamuskel.

Verschlimmerung: Von Kälte und Nässe, besonders naßkalter Witterung von kaltem Essen, von geistigen Getränken, von Fahren, von Waschen, von Wetteränderung und stürmischer Witterung.

Besserung: Im warmen Zimmer in warmer Luft, durch warme Kleidung.

Nux vomica ++

Strychnos nux vomica L. – Loganiaceae – Brechnuß, Krähenauge

Präparate: Tinktur aus den reifen, getrockneten Samen, Verreibungen und flüssige Potenzen.

Wird in niedrigen und mittleren Potenzen (D 3 bis D 12) angewendet; auch höhere Potenzen werden empfohlen.

Wirkungsdauer: In akuten Fällen 6 bis 24 Stunden, bei chronischen Leiden 8 bis 14 Tage.

Antidote: *Aconitum, Camphora, Chamomilla, Cocculus, Coffea, Ignatia, Ipecacuanha, Mercurius, Stramonium.* Gegen große Gaben:

Kaffee, Wein, Tanninlösung. Gegen eigentliche Vergiftung besonders durch Strychnin: Galläpfelaufguß.

Vergleichsmittel: *Ignatia, Chamomilla, Bryonia, Colocynthis, Staphisagria, Cocculus, Mercurius, Magnesium muriaticum, Aurum, Natrium muriaticum, Lycopodium, Aesculus, Sepia, Sulfur, Ipecacuanha, Ledum, Phosphorus.*

Hauptwirkungssphäre dieses großen Polychrests der Homöopathie ist das **Spinalnervensystem (Rückenmark und Gehirn),** sodann das **Glangliennervensystem,** die **Schleimhäute,** die **Verdauungs-** und **Atmungsorgane.** Paßt ganz besonders für das mittlere Lebensalter (20 – 50 Jahre), für schlanke, hagere Personen mit cholerischem Temperament und dunklem Haar; für kräftige, trockne Konstitutionen mit starkem Muskelbau, blutreich, nervös, reizbar, sowie für Schlemmer und Hämorrhoidarier; für Personen, die eine sitzende Lebensart führen, dabei gut leben; mehr für **Männer,** als für Frauen (für diese siehe *Pulsatilla*), unter letzteren mehr für solche mit dunklem Teint, männlichem, energischem Charakter, feurigem Temperament und vorzeitiger, starker Regel. – Hat einige Ähnlichkeit mit *Cocculus* und *Ignatia.* (Wenn *Nux vomica* nach längerem Gebrauch nicht mehr wirken will, so hilft hier und da noch *Cocculus,* das es in gewissen Beziehungen ersetzen kann, oder auch hier und da *Ignatia.*)

Abmagerung und Abzehrung. Zerschlagenheitsschmerzen, besonders in den Gliedern und Gelenken, namentlich früh im Bett. Trägheit und Scheu vor Bewegung, Neigung zum Liegen und Sitzen. Große Ermattung nach Gehen im Freien. Große Müdigkeit. Unüberwindliche Schläfrigkeit nach Tisch. Frostigkeit mit Scheu vor freier Luft. **Hypochondrische Verstimmung** und Traurigkeit über seinen Gesundheitszustand; Neigung, jedermann über seinen Gesundheitszustand zu unterrichten, und Befürchtung bald zu sterben. Angstanfälle, Furchtsamkeit und Aufgeregtheit mit Selbstmordgedanken, besonders abends im Bett oder nachts. Schreien, Weinen und Klagen mit Schreckhaftigkeit. Weinerlichkeit. Ängstlichkeit und Mißtrauen mit Unentschlossenheit. Streitsüchtige Laune. Unlust zu jeder körperlichen oder geistigen Arbeit. Bewußtlosigkeit und Delirien, Visionen und Einbildung. **Große Angegriffenheit und Überreiztheit des ganzen Nervensystems, Überempfindlichkeit der Sinnes-**

werkzeuge, Hang zum Liegen. Große Abneigung, berührt zu werden, was Verschlimmerung erzeugt und Krämpfe verursachen kann.

Krampfmittel. Krämpfe in den Gliedmaßen. **Starrkrampf, Wundstarrkrampf,** Schreibkrampf. Epileptische Ohnmachtsanfälle früh und nach dem Mittagessen. – Lähmungen mit Kälte der Teile. – Verschiedene Beschwerden von übermäßigem Kaffee-, **Wein- und Branntweingenuß.** – Beschwerden nach **geistiger Anstrengung, Sprechen, Stubensitzen, Tabakrauchen, Nachtwachen, Ärger, Onanie und Erkältung.** – Wird mit Erfolg angewendet bei folgenden Fiebern: Gastrische, biliöse, nervöse, katarrhalische Fieber; Zehrfieber, Wechselfieber und Kindbettfieber. – **Magenkrampf** mit Auftreibung, Raffen, Drücken und Klemmen, als wenn die Kleider zu fest anlägen, mit saurem Aufstoßen und saurem Erbrechen, auch Aufsteigen von Wasser in den Mund, sowie nach Kaffee- oder Kamillenmißbrauch. – **Appetitlosigkeit mit Vollheit und Aufgetriebenheit des Leibes.** Verdauungsschwäche und Unverdaulichkeit nach Genuß schwerer Speisen, die wie Blei im Magen liegen. **Magenentzündung, Brennen am Magenmund, Koterbrechen,** Galleerbrechen (neben *Pulsatilla*). Bluterbrechen, dunkel, stückig. – Schwindel, der aus dem Magen kommt. Übelkeit mit Schwindel und Wangenröte und ekligem, fauligem Geschmack, besonders morgens. Übelkeit vom Fahren, besonders vom Eisenbahnfahren, mit Angeriffenheit der Nerven, Brechreiz, Blässe des Gesichts und Kopfschmerzen. Appetitlosigkeit mit Vollheit und **Aufgetriebenheit der Magengrube und Schmerzhaftigkeit bei geringem äußeren Druck.** Appetitlosigkeit mit gleichzeitigem Heiß- oder Wolfshunger. – Öfteres Erbrechen mit vorhandenem Durste. Bitteres Erbrechen. – Zunge trocken, Durst und vorherrschend bitterer Geschmack; Sodbrennen; Magen wie zerschlagen. – Säuferwahnsinn (Delirium tremens), besonders im Beginn und in der Rekonvaleszenz. **Zittern der Säufer. – Katzenjammer. – Brüche,** eingeklemmte (fast spezifisch zum Einheilen derselben, neben *Aurum*). Entzündete Brüche (im Wechsel mit *Aconitum* und *Belladonna*). – **Hartnäckige Verstopfung** krampfhafter Natur. Verstopfung nach Diarrhoe, mit Schwere im Unterleib und zuweilen mit krampfhaften Schmerzen. Öfterer vergeblicher Stuhldrang. – **Hämorrhoidalbeschwerden,** schmerzhafte Knoten, Blutabgang durch den Stuhl. – Dysenterie, der Schmerz hört mit den Ausleerungen auf. – Akute und chronische Leberleiden, wie Leberentzündung (auch nach *China*-Mißbrauch), Leberverhärtung und Lebervergrößerung der Trinker. – Gelbsucht durch Ärger, *Chinin*-Mißbrauch, oder üppiges Leben entstanden. Gallensteine und Gallensteinkolik. – **Regel** zu früh und zu stark, dunkel und stückig. Blutandrang nach der Gebärmutter. Drängen nach unten. Gebärmuttervorfälle nach Verheben. – Weißfluß, gelblich färbend, mit Stuhlverstopfung. – Harnverhaltung, besonders nach jungem Bier. Harndrang und vergebliches Harndrängen, tropfenweiser Harnabgang, Brennen in der Harnröhre. Blutharnen bei Hämorrhoidariern. – Samenergießungen, auch Folgen von Onanie (im Wechsel mit *China* und *Acidum phosphoricum*). – **Impotenz.** – Blutandrang nach der Brust. – Asthma, von gastrischer Störung hervorgerufen. **Engbrüstigkeit. Herzklopfen.** – Husten, trockner, mit Zerschlagenheitsschmerz im Oberbauche, der Kopf zum Zerspringen, durch Lesen, Nachdenken und Bewegung verschlimmert. Husten von Kitzel in der Brust und Luftröhre. Nachthusten. – Blutspucken infolge von Gelagen oder von unterdrücktem Hämorrhoidalfluß. – Kopfschmerz über der Stirn und im Genick. **Blutandrang zum Kopfe,** mit Schweregefühl, Schwindel und Verstopfung. **Kopfschmerz**, besonders von Kaffeetrinken (bei Kaffeeschwestern), sowie bei Stubengelehrten, Baccusbrüdern. Kopfweh nach Schwelgereien, mit Verdauungsstörung und Schwere. **Migräne** krampfhafter Art, besonders morgens oder nach Gemütsbewegung auftretend, mit Brechübelkeit, schwerem Kopf, auch Schwindel. Schmerzen der äußeren Kopfhaut. Eingenommenheit des Kopfes. Schwanken und Schwindel beim Gehen, mit Neigung nach links zu fallen. – Gehirnschlag und besonders Neigung dazu (bei Schlagfluß im Wechsel mit *Aconitum* oder *Belladonna*). – **Stockschnupfen und Katarrh,** durch trocknes kaltes Wetter oder durch Sitzen an kalten Orten, auf kalten Steinen verursacht. – Augenentzündungen. Blutunterlaufungen, Lidkrampf, Lichtscheu. – Ziehende und reißende Zahnschmerzen sowohl in gesunden wie in kranken (hohlen) Zähnen. Stechendes Zahnweh von Erkältung oder Kaffeemißbrauch. – **Wechselfieber** mit Magenbeschwerden (nach *Ipecacuanha*). Wechselfieber, besonders nachmittags, vorherrschender Frost oder Wechsel von Hitze und Frost und großer Durst. Ferner, wenn beim Wechselfieber Bläue des Körpers, sowie **Kreuzschmerz, Rückenschmerzen, Rückensteifigkeit, Hexenschuß und Stuhlverstopfung** vorherrschen. – Reißende Schmerzen in der Wirbelsäule, oder wie zerschlagen (siehe *Cocculus* und *Ignatia*). Spinalirritation, **Kreuzschmerzen, Rückensteifigkeit, Hexenschuß.** Steifer Hals. – Gichtische Entzündungen und Geschwulst am Knie. – Unruhiger Schlaf, Hin- und Herwälzen. Erwachen jeden Morgen um 3 oder 4 Uhr.

Unmittelbar nach einer trocknen Erkältung, im Wechsel mit *Aconitum* schnell hintereinander eingenommen, hebt es in den meisten Fällen alle sonst unvermeidlichen Folgen (ähnlich wie *Dulcamara* bei nassen Erkältungen). – *Aconitum* paßt überhaupt sehr oft im Wechsel mit *Nux vomica.*

Nux vomica ist stets dann angezeigt, wenn bei sonst passenden Fällen Gereiztheit der Nerven und Muskeln vorhanden ist und sich Krämpfe einstellen. Sie ist ferner eins der besten **Gegenmittel** gegen fast alle **narkotischen** (betäubenden) Mittel und ist überhaupt sehr nützlich gegen die Folgen übermäßigen **allopathischen Medizinierens** (starke Abführmittel usw.). – Auch als Zwischenmittel bei vielen chronischen Krankheiten sehr hilfreich und nützlich.

Besser **abends** als morgens einzunehmen und beim Wechsel zwischen tiefen und hohen Potenzen oft am hilfsreichsten. – Zu vermeiden sind unbedingt als schädlich: alle **Säuren,** *Zincum,* und – wie Hahnemann behauptete – Kaffeetrank, was aber in neuerer Zeit nach vielfältigen, übereinstimmenden Erfahrungen und Beobachtungen durchaus unbegründet ist. Tatsache ist, daß starke Kaffeetrinker *Nux vomica* mit dem besten Erfolg gebrauchen.

Ähnlich, aber viel energischer und wirksamer, besonders bei **Rücken- und Rückenmarkleiden,** wirkt das Alkaloid der *Nux vomica, Strychninum + + +,* das aber noch unzureichend geprüft ist und daher wenig angewendet wird. Es darf aber seiner überaus großen Giftigkeit und heftigen Wirkung wegen nur in den **höheren** Potenzen angewendet werden.

Verschlimmerung: Frühmorgens, nach dem Essen, von Kaffee, Tabak, geistigen Getränken, von sitzender Lebensweise, geistiger Anstrengung, von Bewegung und leiser Berührung.

Besserung: In der Ruhe.

Anwendung bei den Tieren: Bei **Starrkrampf,** besonders rheumatischem Starrkrampf. Gegen Krämpfe der Neugeborenen sowie gegen nervöse Lähmungen junger Tiere. – Gegen Kreuzlähme der Kühe vor und nach dem Kalben. – Gegen rheumatische Lähmungen. – Bei chronischem **Darmkatarrh.** – Bei Typhus (Nervenfieber) der Pferde. – Bei der Staupe der Hunde, besonders bei der gastrischen Form mit Verstopfung und bei der nervösen Form mit Krämpfen und Lähmungen.

Oenanthe crocata +

Oenanthe crocata L. – Umbelliferae – Rebendolde

Präparate: Essenz aus dem frischen, zur Blütezeit gesammelten Wurzelstock mit Wurzeln, Verreibungen und flüssige Potenzen.

Wird meistens in niedrigen Potenzen (D 2 bis D 4) angewendet.

Vergleichsmittel: *Belladonna, Cicuta virosa, Hyoscyamus, Cuprum, Zincum, Plumbum, Acidum hydrocyanicum.*

Wirkt auf das Gehirn und die Haut. Epilepsie ohne Aura. Der Kranke bricht mit einem Schrei bewußtlos zusammen. Zucken der Gesichtsmuskeln, bleiches Gesicht, kalte Hände und Füße. – Juckender Hautausschlag, rosenrote, dann dunkelrote Flecke, die sich später schuppen.

Oleander +

Nerium oleander L. – Apocynaceae – Oleander

Präparate: Essenz aus frischen, vor Beginn der Blüte gesammelten Blättern, Verreibungen und flüssige Potenzen.

Wird in niedrigen und mittleren Potenzen (D 2 bis D 10) angewendet.

Wirkungsdauer: Einige Stunden bis zu 4 Wochen bei chronischen Leiden.

Antidote: *Camphora, Cocculus, Nux vomica, Anacardium.*

Vergleichsmittel: *Nux vomica, Cocculus, Zincum, Anacardium, Gratiola, Aloe, Apocynum, Apis, Sulfur.*

Wirkt besonders auf das Nervensystem, die Haut und das Herz.

Große Empfindlichkeit der Haut des ganzen Körpers, die rauh und schmerzhaft ist, auch bei bloßer Reibung der Kleider, die Wundheit hervorruft, besonders im Nacken, zwischen den Hoden und den Schenkeln. Nagendes Jucken beim Auskleiden über der ganzen Haut mit Ausschlag. – Schmerzlose Lähmung der Beine und Füße, meist nach vorangegangenem Schwindel. – Traurigkeit und Mangel an Selbstvertrauen. – **Lähmige Gliedersteifheit.** Große Schwäche und Hinfälligkeit, die fast nicht zu gehen gestattet. Mattigkeit und Zittern der Knie im Stehen und der Hände beim Schreiben. – **Stumpfheit des Geistes, Zerstreutheit,** Schwere des Kopfes. – Flechten. Viele Schuppen auf dem Kopf, auch heftiges Jucken, wie von Läusen; nässender Kopfausschlag. – **Nässende, stinkende Stellen hinter den Ohren,** mit rauhen, flechtenartigen Flecken. – Schwarzwerden vor den Augen beim Seitwärtssehen. – Reißendes Ziehen in den Zähnen im Bett, besser beim Aufstehen. – Lähmung der Zunge. – Pulsieren in der Herzgrube, als würde jeder Herzschlag durch die ganze Brust gefühlt. – Leerheit und Mattigkeit in der Magengrube, selbst nach dem Essen, besser durch Alkoholgenuß. – Häufiges, reichliches Harnen, besonders auch nach Kaffeetrinken. – Beklemmung der Brust im Liegen, als wäre sie zu eng, mit tiefen Atemzügen, Stechen in der Brust, hauptsächlich beim Tiefatmen. – Diarrhöe mit unverdauten Speisen, Blähungen (wenn *China* und *Ferrum* erfolglos bleiben). **Unwillkürliche Stühle** beim Abgang von Blähungen bei Kindern.

Anwendung bei den Tieren: Wie beim Menschen, besonders bei Durchfall und Kreuzlähme. – Bei nässenden Ekzemen, wenn andere Mittel versagen.

Paeonia officinalis

Paeonia officinalis Retz. – Ranunculaceae – Pfingstrose

Präparate: Essenz aus der frischen, im Frühjahr gesammelten Wurzel, Verreibungen und flüssige Potenzen.

Wird in niedrigen Potenzen (D 1 bis D 3) angewendet.

Vergleichsmittel: *Acidum nitricum, Graphites, Hamamelis, Mercurius, Berberis, Sulfur, Silicea.*

Die Mastdarm- und Aftersymptome sind die wichtigsten.

Schneiden in der Nabelgegend mit Magendrücken. Kollern im Darm und plötzlicher breiiger Durchfall. Brennen und Nässen im After. Heftige Schmerzen bei und nach jedem Stuhlgang. Hämorrhoiden mit stark feuchtenden, schmerzhaften Afterfissuren.

Äußerlich: *Paeornia-Salbe* bei nässendem After, bei Afterfissuren und Hämorrhoiden.

Pareira brava

Chondodendron tomentosum Ruiz et Pav.
– Menispermaceae – Grießwurz

Präparate: Tinktur aus der getrockneten Wurzel, Verreibungen und flüssige Potenzen.

Wird in niedrigen Potenzen (D 2 bis D 3) angewendet.

Vergleichsmittel: *Cantharis, Chimaphila, Camphora, Apis, Petroselinum, Berberis, Equisetum, Dulcamara, Sabal, Uva ursi.*

Wirkt hauptsächlich auf die Harnorgane und die Vorsteherdrüse. Chronischer **Blasenkatarrh** mit fortwährendem Drang und schmerzhaftem Harnträufeln dicken schleimigen Harns. – Blasensteinleiden, während des Durchgangs der Steine und bei der nachfolgenden Entzündung. – Nierenkolik. – Bei Prostatahypertrophie.

Paris quadrifolia +

Paris quadrifolia L. – Liliaceae – Einbeere

Präparate: Essenz aus der frischen, zur Zeit der Fruchtreife gesammelten Pflanze, Verreibungen und flüssige Potenzen.

Wird in niedrigen Potenzen (D 2 bis D 3) angewendet.

Wirkungsdauer: Bis zu 3 Tagen.

Antidote: *Coffea, Camphora* (?).

Vergleichsmittel: *Ammonium bromatum, Phosphorus, Hepar sulfuris, Phytolacca, Thuja, Spigelia, Cimicifuga, Gelsemium, Silicea.*

Wirkt auf Hirn und Rückenmark. Blutandrang nach dem Gehirn. Hinterkopfschmerz. Gefühl, als sei der Kopf zu groß, mit Seh- und Gehörstörungen. Gefühl, als würden die Augen an Schnüren in den Kopf gezogen. Neuralgien. – Nervenstörungen der Verdauungsorgane mit Stuhlverstopfung oder Durchfall. – Bei schmerzloser, bei jeder Anstrengung der Stimme leicht wiederkehrender **Heiserkeit** bewährt.

Passiflora incarnata

Passiflora incarnata L. – Passifloraceae – Passionsblume

Präparate: Essenz aus dem frischen Kraut, Verreibungen und flüssige Potenzen.

Wird meistens als Urtinktur in Gaben zu 10 Tropfen angewendet; auch niedrigste Potenzen (D 1 bis D 2) sind gebräuchlich.

Vergleichsmittel: *Coffea, Avena sativa, Zincum valerianicum, Ambra, Chamomilla, Magnesium phosphoricum, Crataegus, Acidum phosphoricum, Xanthoxylon.*

Wirkt nach klinischen Erfahrungen auf das Nervensystem. Neuralgien innerer Organe und der Glieder. Bei Ischias und Steißbeinschmerz (wirkt schmerzstillend). – **Nervöse Schlaflosigkeit** (nach mehrtägigem Gebrauch setzt man einige Tage aus und steigert die Gabe allmählich bis zu 30 Tropfen). – Bei **Morphiumsucht** bis zu 40 Tropfen. – Delirium tremens. – Bei chronischem Alkoholismus 10 Tropfen jeden Morgen. – Bei langsam vorschreitender Geburt, wenn die Gebärende nervös und aufgeregt wird. – Tetanus Neugeborener. – Cholera infantum mit Ruhelosigkeit, Aufregung und Krämpfen. – Nervöse Dysmenorrhöe.

Petroleum

Bergöl, Steinöl, Erdöl

Präparate: Flüssige Potenzen.

Wird in niedrigen Potenzen (D 3 bis D 6) angewendet; auch höhere Potenzen, als Zwischengaben, sind angezeigt.

Wirkungsdauer: Bis zu 4 Wochen bei chronischen Leiden.

Antidote: *Aconitum, Nux vomica.*

Vergleichsmittel: *Ignatia, Lycopodium, Aciduim nitricum, Silicea, Sulfur, Phosphorus, Graphites, Kreosotum, Anacardium, Baptisia, Hepar sulfuris, Agaricus, Causticum, Rhus, Carbo vegetabilis.*

Wirkt besonders auf das vegetative Nervensystem, die **Haut, die Schleimhäute des Darmkanals** und der **Luftwege** sowie auf die **Harnorgane.** Steht zwischen *Sulfur* und *Phosphorus* einerseits und zwischen *Graphites* und *Carbo vegetabilis* anderseits.

Paßt für Leute von schlaffem, phlegmatischem Temperament mit blaßgrauer Gesichtsfarbe, blonden Haaren, blaßblauen, glanzlosen Augen.

Knacken und Knarren der Gelenke. Leichtes Einschlafen der Arme und Beine. Schmerzen im Rücken und Kreuz. Rheumatismus, wenn die Knie steif sind, mit scharfen, stechenden Schmerzen. Chronischer Rheumatismus. Verrenkungen der Gelenke, besonders bei älteren rheumatischen Kranken. – Scheu vor freier Luft und leichtes Erkälten. – Nach jeder Anstrengung große Schwäche, Mattigkeit und Frösteln durch den ganzen Körper. Benommenheit nach Geistesanstrengung. – **Niedergeschlagenheit und Traurigkeit, Schreckhaftigkeit und große Unentschlossenheit.** – Nachteile von Ärger. – **Braune und gelbe Flecken auf der Haut.** Juckende Flechten, besonders am Mittelfleisch. Feuchtende, wunde Hautstellen. Salzflüsse an den Armen und Händen. – Aufgesprungene, rissige Haut an den Händen. **Frostbeulen (neben** *Acidum nitricum* **und** auch **äußerlich** als *Petroleum-Spiritus* anzuwenden). Rhagaden an den Fingerspitzen, leicht blutend, schmerzhaft, im Winter schlimmer, öfters wiederkehrend. – *Stinkender Schweiß* in den Achselhöhlen, am Kopf, an den Händen und Füßen sowie an den Geschlechtsteilen, mit Empfindlichkeit der Haut und Neigung, aufzuspringen und geschwürig zu werden. – Anschwellung, auch Kälte der Füße. Hartnäckige Zehengeschwüre, aus Freßblasen entstanden. – Anschwellung und Verhärtung der Drüsen, Geschwulst der Unterkieferdrüsen. – Ausschlag und weiche Geschwülste oder Grinde auf dem Kopfe, die bei Berührung schmerzen. – Tränenfisteln (im Wechsel mit *Silicea*). Augenentzündung. Weitsichtigkeit, Doppeltsehen, Flor oder schwarze Flecke vor den Augen, das Lesen hindernd. – **Rheumatische Schwerhörigkeit** und **Taubheit,** oder auch von **Lähmung der Gehörnerven** (in tiefen Potenzen und besonders nach *Acidum nitricum*). Schwerhörigkeit bei alten Leuten. Singen, Klingen, Brausen in den Ohren. – Anschwellung der Nase. Stinknase, Nase wund und eitrigen Schleim entleerend; Trockenheitsgefühl der Schleimhäute. – Übler Mundgeruch, weiß belegte Zunge. – **Beschwerden und Übelkeit vom Fahren** und **Seekrankheit** (soll bei dieser [in 3. Dezimalpotenz] eins der bewährten Mittel sein). – Übelkeit und Erbrechen, besonders der Schwangeren. – Schwindel beim Bücken oder Aufwärtsblicken, oder beim Tiefliegen im Bett, oder selbst im Stehen. – Eingenommenheit des Kopfes; Schwere im Kopf; drückendes Stechen und Klopfen. – Kältegefühl am Herzen und im Bauch. – Harte Stuhlausleerungen, knollige, öftere Stühle täglich. – Diarrhöe meistens morgens früh, mit Übelkeit und Schmerz in den Eingeweiden; vor und nach dem Stuhl große

Schwäche im Mastdarm; hellgelbe wäßrige Ausleerungen. – Mangelnder Appetit, oder **Heißhunger mit schneller Sättigung.** Vollheit mit Druck in der Herzgrube, Magenschwäche (Dyspepsie), aus allgemeiner Schwäche, mit Neigung zu Durchfall oder Erbrechen mit Schmerz im Magen, Sodbrennen und Kältegefühl im Unterleib. – Typhusfieber mit leichtem Delirium; der Kranke denkt, eine andere Person liege auf oder auch neben ihm, oder er oder eins seiner Glieder sei doppelt. – Jucken und Nässen des Hodensack und Flechten zwischen demselben und dem Oberschenkel (neben *Graphites*). – Trockner Husten, Heiserkeit. – Die meisten Beschwerden erscheinen des Morgens, und viele verschlimmern sich oder entstehen bei Gewittern.

Anwendung bei den Tieren: Beim Harnsickern infolge lähmungsartiger Schwäche des Blasenhalses. – Bei Gelenklähme, Kreuzlähme, Kugellähmung und Raspe. – Bei der Egelkrankheit der Schafe. – Bei Abmagerung der Tiere infolge von Eingeweidewürmern. – Bei chronischen Durchfällen der Rinder. – Gegen ödematöse Anschwellungen bei der Füllenlähme. – Bei Schwammgewächsen, wie Knieschwamm, Stollbeule und ähnlichen Übeln. – Bei Wurmbeschwerden.

Petroselinum

Petroselinum sativum Hoffm. – Umbelliferae – Petersilie

Präparate: Essenz aus der frischen, zu Beginn der Blüte gesammelten Pflanze, Verreibungen und flüssige Potenzen.

Wird in niedrigen Potenzen (D 2 bis D 4) angewendet.

Wirkungsdauer: Nur sehr kurz.

Vergleichsmittel: *Equisetum, Pareira, Cantharis, Acidum benzoicum, Lycopodium, Dulcamara, Sarsaparilla, Berberis, Mercurius, Chelidonium.*

Wirkt hauptsächlich auf die männlichen Harn- und Geschlechtsorgane. Leiden der Harn- und Geschlechtsorgane; Schleimflüsse, akute und chronische Tripper mit großer Harnstrenge. **Plötzlicher Harndrang** (Hauptanzeige für *Petroselinum*). Harn scharf und brennend. Blasenhalskatarrh. – **Wassersucht** und ödematöse Anschwellungen der Harn- und Geschlechtsorgane.

Phellandrium

(Phellandrium aquaticum), Oenanthe aquatica (phellandrium) Lam. – Umbelliferae – Wasserfenchel

Präparate: Tinktur aus reifen Samen, Verreibungen und flüssige Potenzen.

Wird meistens in der 6. Dezimalpotenz angewendet.

Vergleichsmittel: *Menyanthes, Veratrum, Pulsatilla, Phytolacca, Sanguinaria, Capsicum, Carbo vegetabilis.*

Ein altbekanntes, bei **Kopf-** und **Brustleiden** gerühmtes und empfohlenes Volksmittel. Als **Schwindsuchtsmittel** wird der Wasserfenchel bereits in alten Kräuterbüchern empfohlen; er wurde auch schon allopathisch gegen Lungeneiterung verwertet.

Kopfschmerzen, als ob auf dem Scheitel ein schweres Gewicht läge, mit Brennschmerzen in den Schläfen und über den Augen. Bronchialkatarrhe, besonders **Schwindsucht,** selbst im fortgeschrittenen Stadium, mit Husten, eitrigem, auch blutigem Auswurf, hektischem Fieber, Appetitlosigkeit, Erbrechen, Diarrhöe, Nachtschweißen, Schwäche, Abmagerung, Beklemmung beim Gehen.

Phellandrium soll sich überhaupt als allgemeines **Hustenmittel** mehrfach bewährt haben und auch bei **Schmerzen** in den **Brüsten** stillender Frauen hilfreich sein, besonders wenn sie den Milchgängen entlang, zwischen den Saugakten, auftreten.

Anwendung bei den Tieren: Bronchitis der Hunde. – Schmerzhafte Eutererkrankungen.

Phosphorus +++

Gelber Phosphor

Präparate: Flüssige Potenzen. (Urtinktur = D 3.)

Wirkt in mittleren und höheren Potenzen (D 6 bis D 12) nachhaltiger und besser als in niedrigen, die nur mit großer Vorsicht anwendbar sind. – Kann besser als irgendein anderes Mittel (*Sepia* ausgenommen) namentlich bei chronischen Krankheiten mehrere Male, aber stets nach anderen Zwischenmitteln wiederholt werden.

Wirkungsdauer: In akuten Fällen 2 bis 24 Stunden, in chronischen bis zu 30 Tagen.

Antidote: *Camphora, Coffea, Nux vomica, Terebinthina, Ferrum, Arnica, Sulfur, Chelidonium.* Gegen große vergiftende Gaben: Terpentinöl, *Magnesia usta* mit Wasser, starker Kaffee, Brechen erregendes lauwarmes Wasser, Wein.

Vergleichsmittel: *Agaricus, Aluminium, Arsenicum, Ammonium carbonicum, Calcium carbonicum, Calcium phosphoricum, Carbo vegetabilis, Mercurius, Nux vomica, Lycopodium, Plumbum, Sepia, Silicea, Sulfur.*

Der Phosphor ist ein mächtiges und tief eingreifendes Mittel, sowohl bei akuten wie auch bei chronischen Krankheiten. Seine Wirkung erstreckt sich auf alle Organe: auf **Gehirn** und **Rückenmark** und alle davon ausgehenden **Sinnes-, Empfindungs- und Bewegungsnerven,** sowie auch auf das **Gangliennervensystem** (System des Unterleibs-Nervenknotengeflechts) in seiner ganzen Ausbreitung, auf das **arterielle** und **kapillare** (Haar-) Gefäßsystem, auf die sämtlichen **Hautgebilde** die **Drüsen,** besonders aber auf **Lunge** und **Knochen.** Seine Anwendung bei reizbaren und geschwächten Personen erfordert aber Vorsicht. Er paßt besonders für Personen von phthisischem Habitus (schwindsüchtigem Körperzustand) oder von schwächlicher Konstitution, mager, schlank, reizbar und lymphatisch, mit blonden Haaren und hellen Augen, zu Schwindsucht neigend, oder für durch lange Krankheiten und schwächende Einflüsse erschöpfte Personen (aber erst nach Vorgebrauch eines anderen Mittels, z. B. *China, ferrum, Nux vomica*), sowie bei chronischer Weichleibigkeit und dünnem Stuhlgang.

Blutzersetzung, Schwäche und Marasmus, wie solche häufig infolge oder im Verlauf einer Lungen- oder Brustfellentzündung, des Nervenfiebers oder akuter Hautausschläge vorkommen, erfordern *Phosphorus* als Heilmittel. Am unentbehrlichsten ist der Phosphor bei allen akuten Zuständen, bei denen das Hirn- und Rükkenmarknervensystem von völliger Erschöpfung und Lähmung bedroht erscheint. Solche Zustände werden oft durch Anwendung des Phosphors bald geheilt (ähnlich *Camphora, Carbo vegetabilis, Acidum hydrocyanicum* und *Moschus*). Auch ist er beim Nervenschlag und dessen Folgen, besonders bei älteren Personen, sozusagen unersetzlich. Gehört neben *Calcium carbonicum* zu den wirksamsten Mitteln, um Säfte- und Substanzverluste des Organismus zu heilen.

Schreckhaftigkeit und Unruhe, besonders in der Einsamkeit und abends oder bei einem Gewitter. Neigung zu Furcht und Schreck, Befürchtungen wegen der Zukunft, Traurigkeit oder Hypochondrie. Großer Zorn mit Heftigkeit und Außersichsein. Widerwillen gegen Arbeit. Hellseherei mit Somnambulismus (Schlafwandeln). Gleichgültigkeit gegen alles. Schwerfälligkeit des Geistes und Körpers. Viele Träume, auch fürchterliche. Schweres Einschlafen. Schwindel mit Schwarzwerden vor den Augen, auch beim Aufstehen vom Sitzen. – **Absterben des Kieferknochens** mit nachfolgenden Fistelgängen und Ulzerationen (Verschwärungen). **Knochenleiden** mit nächtlichen Schmerzen. **Exostosen** (Knochenauswüchse). **Rachitis.** Reißen in den **Gesichts-** und **Kieferknochen** (im Wechsel mit *Silicea*). Weiße Kniegeschwulst. Fistulöse Geschwüre an den Gelenken. – **Schwäche und Nachteile von Säfteverlust,** besonders Übermaß im Geschlechtsgenuß. Allgemeine Nervenschwäche und Abmagerung. Ohnmachten aus Schwäche, Altersschwäche. Beschwerden von Ärger oder von Erkältung. Beschwerden von Nachdenken, z. B. Kopfweh, Atembeschwerden oder Gefühl von Bangigkeit in der Herzgrube. Zerschlagenheit der Glieder. Frostigkeit abends. Empfindlichkeit gegen kühle Witterung. Schmerzen bei Witterungsänderung und Gewittern. Blutwallungen und Pulsieren im ganzen Körper. – Langjährige rheumatische und gichtische Beschwerden. – **Rückenmarklähmung.** – Nervenschlag bei alten Leuten. – Zittern und Brennen der Hände. Taubheit und Gefühllosigkeit der Finger. – Lähmung der Arme und Füße. – Schmerzen beim Gehen, wie geschwürig unter den Sohlen. – Abszesse (Eitergeschwüre), Geschwülste und Fisteln in drüsigen Organen, besonders in der weiblichen Brust nach der Entbindung. – Blutflecken, Blutschwäre, **Blutschwamm.** – Kleienartige, trockne Flechten. Leberfleckähnliche Flechten an Hals, Brust, Rücken und Innenseite der Arme. – Blutabgang aus verschiedenen Organen (neben *Ipecacuanha*) und bei Schwangeren. – Fettige Entartung in allen Organen des Körpers. – **Lungenentzündung** mit drohender Hepatisation und rötlichem, rostfarbnem Auswurf, wobei blasses, spitziges Gesicht, kalte Schweiße, kleiner, beschleunigter und härtlicher Puls sich einstellen. – **Luftröhrenentzündung** (mit *Scilla*), **Schleim- und Lungenschwindsucht** (Phthisis tuberculosa, Knotige Schwindsucht) und **Lungeneiterung** mit Stichen in den Brustseiten (nach *Aconitum, Bryonia*). – Brennen im Schlunde. Trockenheit im Halse mit Schleimräuspern. – **Chronische langwierige Heiserkeit und Stimmlosigkeit,** große Schmerzhaftigkeit des Kehlkopfes; Husten von Kitzel im Halse. Diphtherie im letzten Stadium. **Schweratmigkeit, Beklemmung und Angst auf der Brust.** – Viel Herzklopfen. Krankheiten des rechten Herzens. Fettige Entartung des Herzens. – Kopfschmerz mit vermehrter Empfindlichkeit gegen Blumengerüche, Gerüche überhaupt. Hirnerweichung (besonders nach *Nux vomica*). – **Blutandrang nach dem Kopfe** mit Pulsieren, schlimmer durch Musik. Schuppen auf dem Kopfe. Gesichtsschmerz, Schwindel, beides besonders bei Nervösen. – Nase rot und geschwollen. – Stockschnupfen mit Trockenheit der Nase. **Nasenpolypen,** leicht blutend. Nekrose (Knochenfraß) des Nasenbeins. – Zahnweh, reißend, stechend, besonders im Freien, nach der geringsten Erkältung. Zahnweh von kariösen Zähnen sowie in Verbindung mit Nekrose. Zahnfleischgeschwüre und Schwinden des Zahnfleisches. – **Kurzsichtigkeit, Lichtscheu,** leichtes Tränen der Augen im Freien. – Schwerhörigkeit, besonders für die Menschensprache. Starkes Sausen vor den Ohren. – Ausschlag im Gesicht. Aufgedunsenheit und Geschwulst desselben. Krankhaftes, blasses Gesicht; tiefliegende, hohle, blaurandige Augen, auch hippokratisches Gesicht. – Veilchengeruch des Harns (neben *Terebinthina*), der auch schleimig, blutig und vermehrt sein kann. Bald trüb werdender Harn mit ziegelrotem Satz. Brightsche Nierenkrankheit. Blasenschwäche. – Bösartige Gelbsucht, veranlaßt durch Atrophie der **Leber.** Gelbsucht bei Typhus. – Magen- und Verdauungsschwäche. Weißschleimige Zunge und Trockenheit derselben. Heißhunger; viel Durst. Schmerzhaftigkeit des Magens bei Berührung. Völlegefühl und Drücken nach dem Essen. Entzündung des Magens. Verengerung des Magenmundes, die genossenen Speisen kommen wieder herauf (spezifisch). Magenblutungen nach Trinken kalten Wassers. Magengeschwüre. – Bauchschmerzen, Brennen, Kollern im Bauche. Unaufhörliche Neigung zu Durchfall in der Cholerazeit oder der Schwindsüchtigen. Chronischer Durchfall, meist schmerzlos und nur langsam schwächend. Blähungen tief im Unterleib, durch Liegen verschlimmert. Verengerung des Mastdarms. Ausfluß von Blut und Eiter aus dem Darm mit Stuhlzwang. – **Große, gelbe Flecken auf Brust und Bauch. – Unwiderstehlicher Trieb zum Beischlaf, mit Erektionen und Pollutionen** oder auch Impotenz. – Regel zu früh und mit Beschwerden, wie Zahnweh, Bauchweh, Rückenschmerzen und Erbrechen. Starker, beißender, auch blasenziehender Weißfluß nach der Regel. – Allgemeine Bleichsucht. – **Hauptmittel bei erfrorenen Gliedern.**

Verschlimmerung: Früh und abends im Bett, nach dem Mittagessen, beim Alleinsein, von kalter Luft, von Witterungswechsel und Gewitterluft.

Besserung: Von kalt Essen oder Trinken und im Dunkeln.

Anwendung bei den Tieren: Bei **akutem Bronchialkatarrh.** Bei akutem Lungenödem. Bei Lungen- und Brustfellentzündung. Bei der chronischen, nicht ansteckenden **Lungenseuche** (chronische Pneumonie) der Rinder. Bei **Lungenemphysem** (Luftgeschwulst) nach Bronchialkatarrhen. – Bei der Rinderpest. – Bei Blutharnen. – Beim gelben Galt der Rinder. Bei Blutmelken (wenn *Ipecacuanha* nicht hilft). Bei **Milchfehlern,** wie z. B. bitterer, saurer, leicht scheidender, blauer oder wäßriger Milch. – Bei Maul- und Klauenseuche, wenn zugleich Ausschlag am Euter vorkommt. – Bei der Lähmungskrankheit der Deckhengste infolge zu häufigen Sprunges. – Bei der

Traberkrankheit, besonders der Zuchtwidder. – Bei Knochennekrose. Zu versuchen bei Aktinomykose.

Phosphori acidum

siehe Acidum phosphoricum

Phytolacca +

Phytolacca decandra L. – Phytolaccaceae – Kermesbeere

Präparate: Essenz aus der frischen Wurzel, Verreibungen und flüssige Potenzen.

Wird meistens in niedrigen Potenzen (D 1 bis D 3) angewendet.

Vergleichsmittel: *Bryonia, Rhus, Arsenicum, Euphorbium, Eupatorium perfoliatum, Mercurius, Kalium bichromicum, Acidum nitricum, Conium, Podophyllum.*

Bis jetzt als wichtiges Mittel bei **Halsentzündungen, rheumatischen Leiden** und bei Leiden der **weiblichen Brüste** bekannt. – Abmagerung. – Syphilitischer und merkurieller Rheumatismus. Chronischer Rheumatismus (ähnlich *Rhus*). Ischias, nervöse, drückende, ziehende, stechende Schmerzen, schlimmer nachts, wie auch von Bewegung und Druck. – Trismus und Tetanus (Mundsperre und Starrkrampf). – Dysmenorrhöe, Menorrhagie. – Veraltete Syphilis. Ererbte Syphilis. Syphilitische Augenentzündung. – Entzündung der Drüsen der weiblichen Brüste, Geschwulst, Verhärtung, drohende Eiterung. Verhütet die Eiterung, aber auch hilfreich bei Abszeß, Geschwür- und Fistelbildung und bei wunden **Brustwarzen** mit Milchstockung (innerlich und äußerlich). – Halsentzündung, wenn sich im trocknen braunroten Schlund kleine Pusteln und Drüsenbälge zeigen. Stimmlosigkeit. Heiserkeit (auch syphilitische), Erstickungsgefühl, Verengerung oder Verschließung des Kehlkopfes,

Anschwellung des weichen Gaumens und der Mandeln. Schlingbeschwerden, besonders morgens, wenn abends Frostgefühl vorhergegangen. – Diphtherie mit Schwächegefühl. – Bösartige Scharlachfieber mit eiweißhaltigem Harn. – Grippe mit heftigen Muskel- und Gliederschmerzen und vorwiegender Hals- und Rachenentzündung. – Fettige Entartung des Herzens. – Magenschwäche mit viel Erbrechen. – Chronische Verstopfung, harter Stuhl, fortwährende Neigung zu Stuhl zu gehen, mit Drang und Geschwürigkeit im Mastdarm. Afterfisteln, Mastdarmvorfall und Hämorrhoiden, besonders bei alten schwachen Leuten. – Schmerzhafte Regel offenbar unfruchtbarer Frauen. – Eierstockneuralgien. – Weißfluß mit dickem, zähem, scharfem Ausfluß bei Frauen mit entzündeten oder eiternden Brüsten und Drüsenanschwellungen. – Fettsucht.

Picronitri acidum

siehe Acidum picrinicum

Pinus silvestris

Pinus silvestris L. – Coniferae – Kiefer, Föhre

Präparate: Essenz aus den frischen Sprossen, Verreibungen und flüssige Potenzen.

Ein altes Volksmittel, als Aufguß (Tee) gegen allgemeine **Schwäche** und **Entkräftung** mit Nutzen angewendet, sowie auch gegen **Skrofulose** und **Rachitis.**

Die Essenz wird, mit 3 Teilen Wasser vermischt, zu Einreibungen bei obigen Leiden sowie gegen **Rückgratsverkrümmung** angewendet.

Homöopathisch ist das Mittel noch ungeprüft; über seine innerliche Anwendung ist noch nichts Gewisses bekannt. Es wird als spezifisch angeführt bei Atrophie der Beine bei skrofulösen und rachitischen Kindern, die schwer laufen lernen.

Pix liquida

Aus Koniferenholz gewonnener Holzteer

Präparate: Verreibungen und flüssige Potenzen.

Wird in niedrigen Potenzen (D 2 bis D 3) angewendet.

Vergleichsmittel: *Kreosotum, Petroleum, Graphites, Sulfur, Terebinthina, Phellandrium, Arsenicum.*

Wirkt auf die Haut und auf verschiedene Schleimhäute.

Hautjucken, nach Kratzen blutet die Haut; rissige, schuppige Haut. Psoriasis. **Ekzem auf dem Handrücken.** – Schleimig-eitriger, übelriechender Auswurf bei chronischem Bronchialkatarrh und bei **Lungenschwindsucht** im letzten Stadium. – Nierenentzündung mit dunklem, eiweißhaltigem oder blutigem Harn.

Plantago major

Plantago major L. – Plantaginaceae – Wegerich

Präparate: Essenz aus der frischen Pflanze, Verreibungen und flüssige Potenzen.

Wird in niedrigen Potenzen (D 1 bis D 3) angewendet.

Vergleichsmittel: *Kreosotum, Staphisagria, Mezereum, Mercurius, Cantharis, Equisetum, Petroselinum.*

Bohrende, stechende, wandernde Schmerzen, meist linksseitig. Unruhe, besonders in den unteren Gliedmaßen. Verschlimmerung bei Ruhigsitzen. Besserung beim Umhergehen.

Heftige Kopfschmerzen an verschiedenen Stellen, meist links, durch Druck gebessert. Plötzliche **neuralgische Zahnschmerzen** mit Ohrenschmerzen verbunden, schlimmer nachts. Ziliarneuralgie infolge kariöser Zähne. **Ohrenschmerzen** skrofulöser Kinder. – Cholera infantum (nach jedem Stuhlgang zu geben). – Sehr häufiger und reichlicher Abgang von wasserhellem Harn; Harndrang und Harnzwang. **Bettnässen** der Kinder infolge Blasenschwäche. – Soll Widerwillen gegen Tabak hervorrufen (Urtinktur oder D 1); auch gegen die beim Entwöhnen von Tabak auftretende Schlaflosigkeit empfohlen.

Platinum – Platinum chloratum + +

Metallisches Platin – (Platinum muriaticum), Platinchlorid

Präparate: Verreibungen, von D 8 an auch flüssige Potenzen; von *Platinum chloratum* Verreibungen und flüssige Potenzen.

Wird im allgemeinen in niedrigen Potenzen (D 3 bis D 6) angewendet.

Wirkungsdauer: Bei chronischen Leiden bis zu 4 Wochen.

Antidote: *Asa foetida, Aurum, Crocus, Plumbum, Pulsatilla.*

Vergleichsmittel: *Ignatia, Stannum, Aluminium, Plumbum, Chamomilla, Sepia, Magnesium muriaticum.*

(Beide Präparate stehen sich in der Wirkung so nahe, daß sie als gleichwirkend bezeichnet werden können. Die salzsaure Verbindung bietet den Vorteil, daß sie auch in den tiefsten Potenzen flüssig, also leicht assimilierbar, verabreicht werden kann.)

Platinum wirkt hauptsächlich auf die Geschlechtsorgane (besonders die weiblichen), sodann auf das Gehirn und Gemüt, auf das Rückenmark und das Nervensystem. Paßt daher vorzüglich für das **weibliche Geschlecht,** besonders bei **Regelstörungen** und ihren verschiedenen Folgen, sowie da, wo ein schneller Wechsel von körperlichen und Gemüts-Symptomen stattfindet, oder wo die Schmerzen allmählich zunehmen und wieder abnehmen. Hauptsächlich für chronische Zustände mit langsamer Reaktion geeignet.

Nachteile von Ärger, Zorn, Kränkung. Große, besonders abendliche Traurigkeit und Hang zum Weinen. Ungeheure Herzensangst mit großer Furcht vor dem nahe geglaubten Tod. Herzklopfen. **Hochfahrend, hochmütig, stolz und selbstüberhebend, herablassend.** Halluzinationen (Sinnestäuschungen) von Teufeln usw. – Zusammen- und auseinanderpressender Schmerz in den Schläfen oder in der Stirn. Neuralgisches Kopfweh von Gebärmutterstörungen. – Ohrenzwang, klemmende Schmerzen. Taubheitsempfindung in den Ohren. Sausen, Klingen, Rollen und dumpfes Donnern in den Ohren. – Stimmangel. Kurzatmigkeit mit Brustbeklemmung. Kurzer, trockner Husten. – Stockschnupfen, oft nur halbseitig. – Taubheitsgefühl in der rechten Gesichtshälfte. – Kinnbackenkrampf. Krampfhafte Beschwerden, besonders des weiblichen Geschlechts, besonders bei Hysterischen. – Zusammenschnüren im Bauche. – **Schmerzhafte Empfindlichkeit** und Reizbarkeit der **weiblichen Geschlechtsteile,** innerlich und äußerlich. Jucken und Kitzeln in den Geschlechtsteilen, äußerlich und innerlich. Schmerzhaftes Herabpressen aus dem Unterleib in die (weiblichen) Genitalien mit Blutandrang. Bleichsucht. – Gebärmutterblutungen mit Aufregung des Geschlechtstriebes. Blutflüsse nach Fehlgeburt. – Chronische Eierstockreizung mit Unfruchtbarkeit. – Gehirn- und Rückenmarkreizung, von der Geschlechtssphäre ausgehend. – Neuralgien der Gebärmutter und der Eierstöcke. – Verhärtung und Vorfall der Gebärmutter. Gebärmutterkatarrh mit Schmerzen und Krämpfen, die sich bis in den Unterleib und Magen erstrecken. **Hysterie** und hysterische Neuralgien. **Nymphomanie und widernatürliche Aufregung, besonders des weiblichen Geschlechtstriebes** (Mutterwut, Mannssucht), **auch bei Wöchnerinnen** (Folgemittel *Sulfur*). – Regel viel zu früh und viel zu stark, aber zu kurz, oder zu lange Regel mit dickem, dunklem Blute, auch mit Weißfluß, besonders bei mageren, sanguinisch-biliösen Frauen (wie *Calcium* und *Nux vomica*). – **Verstopfung der Schwangeren** (neben *Aluminium, Plumbum* und *Sepia).* Hartnäckigste **Verstopfung** mit Stuhlzwang (besonders auf Reisen). Jucken im After, mit geringem Abgang bei größter Anstrengung, die Stühle haften am After wie Lehm. Nach dem Stuhle Schauder und Schwächegefühl im Leibe. Verstopfung durch Reiten und Fahren. – Chronische Syphilis mit Kondylomen (Feigwarzen) (ähnlich *Aurum*).

Platinum ist Hauptmittel gegen die **Folgen von Bleivergiftungen** und spezifisch bei allen Personen, die auf Ehelosigkeit angewiesen sind (Mönche, Nonnen) und sich nicht zu beherrschen gelernt haben, sowie bei Folgen von Onanie (vgl. *Agnus Castus*).

Verschlimmerung: In der Ruhe sowie abends und im Zimmer.

Besserung: Bei Bewegung und in freier Luft.

Anwendung bei den Tieren: Bei übergroßer geschlechtlicher Erregung, besonders bei Hunden und allen Haustieren, die nicht zur Fortpflanzung zugelassen werden können, aber auch nicht kastriert werden sollen. – Bei Neigung zu Scheidenvorfall.

Plumbum aceticum ++ – Plumbum metallicum ++

Bleiacetat, Essigsaures Blei, Bleizucker – Metallisches Blei

Präparate: Verreibungen und flüssige Potenzen; von *Plumbum metallicum* Verreibungen, von D 8 an auch flüssige Potenzen.

(Beide Präparate stehen sich in der Wirkung so nahe, daß man sie als gleichwirkend ansehen kann. Vor dem metallischen Blei hat das essigsaure Blei den Vorzug, daß man es seiner Auflöslichkeit wegen auch in tiefen, frischbereiteten Potenzen flüssig verabreichen kann.)

Wird meistens in niedrigen Potenzen (D 4 bis D 6) angewendet.

Wirkungsdauer: Bis zu 30 Tagen bei chronischen Leiden.

Antidote: *Aluminium, Belladonna, Hyoscyamus, Nux vomica, Platinum, Stramonium, Sulfur.* – Gegen **Bleivergiftung** (Verstopfung und Kolik) dienen als Gegenmittel: schwefelsaure Alkalien, salzige Abführmittel, Tannin, Milch. Gegen die Folgen: *Platinum, Nux vomica, Belladonna.* Gegen die zurückbleibenden **Lähmungen:** Elektrizität.

Vergleichsmittel: *Colocynthis, Dioscorea, Aurum, Platinum, Baryum carbonicum, Phosphorus, Sulfur, Mercurius, Magnesium muriaticum.*

Der Grundcharakter dieses Mittels ist die **Lähmung,** besonders des Nervensystems, und die **Konstriktion** der Muskelfasern. Es paßt (wie *Ambra, Aurum, Baryum, Conium, Secale*) mehr für das höhere und Greisenalter als für jüngere Personen, sowie für verschiedene Geistes- und Gemütsverstimmungen hypochondrischer und hysterischer Personen.

Wühlende Gliederschmerzen, besonders nachts. **Außerordentliche Muskelschwäche.** Zunehmende Muskelatrophie (Abzehrung). Rükkenmarkleiden (Erweichung), Lähmungen vom Rückenmark ausgehend, Lähmungen nach Schlagfluß, Lähmung des Vorderarmes mit Kontraktion (Zusammenziehung) der Muskeln, so daß die Hand zusammengezogen wird. Lähmung der oberen Gliedmaßen mit Zittern. – Asthmatische Beschwerden und Leiden des höheren Alters. – Ohnmachten, besonders in Gegenwart vieler Menschen. – Konvulsionen und Krämpfe mit nachfolgender Lähmung. Epileptische Anfälle. Lähmige Schwere der Beine vor dem Anfall und nachherige Lähmung. Lähmung der Zunge und des Schlundes. – Schwäche des männlichen Zeugungsvermögens. – Bleichsüchtige Zustände und langanhaltender schnarchender Schlaf nachher. – Sehschwäche infolge von Nervenlähmung. – **Hartnäckigste Stuhlverstopfung,** harte, knotige, schwer abgehende, schafkotähnliche Stühle, besonders wenn stets süßlicher Geschmack im Munde vorhanden ist, auch Kolik, Druck im Magen, Unterleib hart, zusammengezogen, kalte Hände und Füße. Stuhlverstopfung der Schwangeren (neben *Aluminium, Platinum* und *Sepia*). Neigung zu Fehlgeburt. – Kolik mit entsetzlichen kneipfenden Krampfschmerzen in den Därmen und um den Nabel herum mit Einziehung der Bauchwand, die den Bauch mehr konkav als konvex macht, gebessert durch Aufdrücken und Krummliegen. Delirium mit Kolik wechselnd. – Milz- und Leberleiden (alle Speisen schmecken süß). – Nierenentartung, Schrumpfniere, Eiweißharnen (Albuminurie). – **Schmerzhafte Auftreibung und Härte des Bauches, besonders von Gasen (Trommelsucht), bei gleichzeitiger Verstopfung.** Blähungsdrang im Mastdarm. Abgang sehr stinkender Winde und stets Erzeugung und Versetzung der Blähungen mit Kollern und Rumoren im Bauche. – Koterbrechen (Miserere). – Schlaflosigkeit, heftiger Kopfschmerz mit oder ohne Schwindel. – Wie alter Käse stinkender Fußschweiß. – Die Beschwerden entwickeln sich langsam, verschwinden oft für einige Zeit und erscheinen dann wieder.

Verschlimmerung: Nach geringer Bewegung.

Anwendung bei den Tieren: Gegen Kolik (besonders der Pferde) mit **Verstopfung. – Beim Aufblähen oder bei der Trommelsucht der Rinder infolge Genusses jungen Grases** (neben *Colchicum*), **besonders wenn zugleich Verstopfung vorhanden ist.** – Bei chronischer Verstopfung. – Gegen Epilepsie der Pferde. – Gegen die Traberkrankheit der Schafe. – Beim Krampf der Schweine. – Bei Lungenvereiterung. – Bei Lähmungen.

Podophyllum +

Podophyllum peltatum Willd. – Berberidaceae – Maiapfel

Präparate: Essenz aus dem frischen, nach völliger Reife der Früchte gesammelten Wurzelstock mit Wurzeln, Verreibungen und flüssige Potenzen.

Wird in niedrigen Potenzen (D 2 bis D 6) angewendet; auch höhere Potenzen werden empfohlen.

Wirkungsdauer: Wenige Tage.

Antidote: Vermutlich *Mercurius solubilis.*

Vergleichsmittel: *Dioscorea, Aesculus, Collinsonia, Chamomilla, Leptandra, Iris, Ipecacuanha, Croton tiglium, Natrium sulfuricum.*

Wirkt auf den **ganzen Verdauungskanal** (wie *Kalomel*), auch auf dessen **Drüsen,** z. B. die **Munddrüsen, Bauchspeicheldrüse,** und ganz besonders auf die **Leber** (aus diesem Grunde nennen es die Amerikaner das „vegetabilische Quecksilber“). Daher angezeigt bei Entzündungen des Magens, Dünndarms, Mastdarms, besonders aber der Leber. – **Wichtiges Mittel bei chronischer Stuhlverstopfung, besonders mit Kopfschmerz und Blähsucht; Stuhl trocken, schwer zu entleeren, mit Winden und Leibschmerzen, auch Austreten des Mastdarms,** meist infolge langwierigen Magen- und Darmkatarrhs (in niedriger Potenz). – Chronische Entzündung oder Anschoppung der Leber, Auftreibung, Spannung. Muskatnußleber. Stauungen im Pfortaderkreislauf. Verlangen, die Lebergegend zu reiben. Gelbsucht. Gallenfieber mit dem Charakter der Reizbarkeit. Blähungen bei Leberleiden. – Magenkatarrh und Magenschwäche. – Bei Gallensteinen, Gallensteinkolik, mit entzündlicher und kongestiver Leber, Verstopfung mit Durchfall wechselnd. – Bauchspeicheldrüsenleiden (neben *Iris versicolor*). – Milzkrankheiten, sowohl Entzündung als Vergrößerung. – Speichelfluß. – Darmreizung. – Bleikolik. – Unterleibsschmerzen, besser durch Druck. Darmentzündung, galliges Erbrechen, Stuhlentleerungen massenhaft, gallig oder weißflockig, sehr stinkend. – Ruhr, Brechruhr, auch der Kinder. Chronische Diarrhöe mit Zwang und Brennen im Mastdarm nach dem Stuhle. Kinderdiarrhöe morgens, nach Essen und Trinken, auch chronische mit Darrsucht, oder mit Mastdarmvorfall. Chronischer Durchfall, morgens schlimmer, mit Kopfweh. – Weißfluß, dicker, durchsichtiger Schleim. Hämorrhoiden in der Schwangerschaft mit Mastdarmvorfall. Mastdarmvorfall bei der Diarrhöe. Vorfall der Gebärmutter. Herabdrängen in den Därmen. – Kindbettfieber mit Bauchfellentzündung. – Ziehen und Reißen im rechten Eierstock, den Schenkel entlang bis zum Knie ausstrahlend, von Erkältung herrührend. – Chronische Augenleiden mit Geschwürsbildung (auch äußerlich anzuwenden). – Mundentzündung und Mundfäule, Schwämmchen, Speichelfluß. – Zahnbeschwerden der Kinder, mit Umherwerfen des Kopfes, Stöhnen im Schlaf, Zähneknirschen und Stuhlzwang. Biliöses, remittierendes Fieber.

Prunus spinosa

Prunus spinosa L. – Amygdalaceae – Schlehe

Präparate: Essenz aus den frischen, im Aufblühen begriffenen Blüten, Verreibungen und flüssige Potenzen.

Wird hauptsächlich in niedrigsten Potenzen (D 1 bis D 2) angewendet.

Vergleichsmittel: *Crataegus, Phytolacca, Scilla, Laurocerasus, Nux vomica, Sulfur.*

Stechende, drückende Schmerzen, allgemeines Zittern. Unruhe. Kopfschmerz, als ob der Kopf zerspringen wollte; heftige stechende Schmerzen in dem rechten Stirnbein, bis in den Hinterkopf schießend. Schmerz im rechten Augapfel, als ob das Auge bersten sollte. Ziliarneuralgie. – Blähungskolik, Brennen im After nach schleimiger Diarrhöe. Pfortaderstauungen, Stuhlverstopfung. Hämorrhoiden. – **Wassersucht** infolge von Herzleiden. – Dysmenorrhöe mit übermäßiger Blutung. – Harndrang, brennende Schmerzen in der Blase und Harnröhre, die zum Zusammenkrümmen nötigen. Der Harn scheint bis in die Eichel zu treten und dann zurückzugehen, mit heftigem Schmerz in der Harnröhre. – Weißfluß.

Pulsatilla + +

Pulsatilla pratensis Miller – Ranunculaceae – Kuhschelle

Präparate: Essenz aus der frischen, zur Blütezeit gesammelten Pflanze, Verreibungen und flüssige Potenzen.

Wirkungsdauer: Bei akuten Leiden 2 bis 24 Stunden, bei chronischen bis zu 4 Wochen.

Antidote: *Aconitum, Belladonna, Chamomilla, Coffea, Ignatia, Mercurius, Nux vomica,* Essig.

Vergleichsmittel: *Cyclamen, Kalium carbonicum, Magnesium phosphoricum, Ferrum, Ignatia, Sepia, Sulfur, Mercurius, Kalium bichromicum, Kalium sulfuricum, Lycopodium, Nux vomica.*

Komplementär sind *Lycopodium* und *Acidum sulfuricum.* Hat in vielfachen Beziehungen Ähnlichkeit mit *Lycopodium,* paßt aber besser als dieses für akute Leiden.

Eins der großen Polychreste der Homöopathie. Entspricht ganz besonders den **Schleimhäuten** und **katarrhalischen Prozessen**; beeinflußt **Atmungsorgane, Magen, Haut, Gelenke, Harnorgane, weibliche Geschlechtsorgane, Augen, Ohren, Blutbewegung** und **Gangliennervenystem.** – Paßt besonders für sanfte, phlegmatische, nachgiebige, gutmütige Personen mit blonden Haaren, blauen Augen und blasser Haut, mit Neigung zu weichlicher, weinerlicher, trauriger oder sehr leicht veränderlicher Gemütsstimmung; mehr geeignet für **Frauen** als für Männer, besonders für solche Frauen, deren Regel zu spät oder unregelmäßig oder zu schwach und mit Krämpfen begleitet erscheinen. – Hat Ähnlichkeiten mit *Nux vomica,* jedoch in der Art, daß oft bei scheinbar gleichen Krankheiten je nach dem Temperament und dem Geschlecht dem einen *Nux vomica,* dem anderen *Pulsatilla* gegeben werden muß.

Schwermütige, melancholische Stimmung. Angst und Unruhe. Schüchternes, grämliches Gemüt. **Gemütsleiden nach Kränkung** oder unterdrückter Regel. Angstanfälle mit Todesfurcht und Zittern. Gespensterfurcht, Mutlosigkeit und Schweigsamkeit. Stumpfes Dasitzen mit gefalteten Händen. Verzweiflung an seinem Seelenheil. Ekel an allem. Überempfindlichkeit. Starrheit, weiß nicht, wo er ist. Vergehen der Gedanken und des Gedächtnisses. Launenhaftigkeit. Unentschlossenheit. **Menschenscheu.** – Innere Frostigkeit. – Starker Schwindel. – Schläfrigkeit am Tage. Unruhiger Schlaf mit häufigem Erwachen und unangenehmen Träumen. – Gesichtsblässe. – Gichtische und rheumatische Schmerzanfälle, besser in freier Luft, schlimmer im warmen Zimmer und im Bett. Reißen in den Gliedern, das bei Entblößung des leidenden Gliedes sich mindert. Schmerzen und Anschwellungen der Gelenke, z. B. der Knie. – Schmerzen wie von Wundheit oder einem inneren Geschwüre – Schnell auf andere Teile überspringende Schmerzen mit Anschwellung der leidenden Teile.

Öfteres ängstliches Zittern der Glieder. – **Krampfaderanschwellung** und Knoten (auch äußerlich in Tinktur oder im Wechsel mit *Arnica* und *Hamamelis*). Krampfadern und Krampfaderbruch. **Venenentzündungen** (innerlich und äußerlich). – **Rose** oder roseartige Anschwellung, besonders wenn sie von einem Punkt zum andern überspringt. – **Bleichsucht.** – **Unregelmäßigkeit in den Regeln, zögernder Eintritt und zu gering, oder Ausbleiben, namentlich nach Erkältung,** gleichviel wie die Beschaffenheit des Blutes sein mag. Schmerzen und Krämpfe im Unterleib vor und bei Eintritt oder während der Regel (wenn diese nach der Regel auftreten, dann *Graphites*). **Weißfluß** jeder Art. – **Zu schwache Geburtswehen** (im Wechsel mit *Secale*). Befördert und erleichtert den Geburtsakt, besonders bei Erstgebärenden, und verhütet Blutungen, Kindbettfieber und sonstige üble Zufälle, wenn vor der erwarteten Zeit hier und da während einiger Wochen und auch unmittelbar vor der Entbindung *Pulsatilla* in niedrigen Verdünnungen eingenommen wird. Verbessert auch die Kindeslage in der Gebärmutter, wenn sie fehlerhaft ist und dadurch die Geburt erschwert oder unmöglich ist. – Nachwehen zu lange und zu stark. Ausbleiben oder plötzliche Unterdrückung des Wochenflusses (Lochien). – Beschwerden vom Entwöhnen, z. B. Geschwulst und Spannen der Milchbrüste. Stechen in den Brüsten und Ausfluß dünner, scharfer Milch bei unmannbaren Mädchen. – Ohnmachtsanfälle mit Leichenblässe, epileptische Krämpfe (besonders bei ausgebliebener Regel oder jedesmal zur Regelzeit wiederkehrend). – **Wechselfieber,** meist aus Frost ohne Durst bestehend, dann Hitze mit Durst, bei gleichzeitigem oder erst nachfolgendem Schweiß; Eintritt oder Erhöhung meist abends oder nachmittags. – **Masern** und **Folgen** (Nachkrankheiten von Masern [nach *Aconitum*] und **Scharlach**), z. B. Schwerhörigkeit, Ohrenlaufen, Augenübel. Unterdrückte Masern und Scharlach. – **Fisteln** (wenn nicht unreiner Säfte oder Knochenbeteiligungen wegen erst *Sulfur, Hepar* oder *Silicea* zu reichen ist). – Gesichtsschmerz rheumatischer Art. Rheumatismus der Gelenke, die geschwollen sind, mit scharfen, stechenden Schmerzen, meist herumziehenden Schmerzen. – **Zahnschmerzen** in hohlen, angefressenen Zähnen, stechend oder ziehend-zuckend, bis in die Augen und Ohren ausstrahlend. Reißende Zahnschmerzen, als würde der Nerv angezogen und wieder losgelassen, oder als würden die Zähne herausgestoßen. Erneuerung der Schmerzen bei jedem Essen und von warmen Speisen. Zahnfisteln. – Augenentzündung, auch skrofulöse, mit Drücken, Stechen und Tränen der Augen, besonders in freier Luft. Trockenheitsgefühl der Augen. Tränenfisteln. **Gerstenkorn** am Augenlide. Hellgraue Verdunkelung der Kristallinse (grauer Star), Trübsichtigkeit, Doppeltsehen, feurige Kreise. – Ohrenzwang, Zucken, Stechen, Reißen, Sausen, Klingen in den Ohren. Schwerhörigkeit. Eiterausfluß aus den Ohren, besonders nach Masern. – Reißende, klopfende, stechende Kopfschmerzen, besonders abends. Kopfschmerz (auch halbseitiger) über der Nase (an der Nasenwurzel). Kopfschmerz, zum Niederlegen zwingend, Kopf wie zerschlagen oder Gefühl, als sollte er in der Stirn und den Schläfen zerspringen. – **Kopfschmerz vom Magen ausgehend, nach dem Essen** (von Magenüberladung, **sog. Magenkopfweh,** neben *Antimonium crudam, Bismutum, Ipecacuanha*). – **Schnupfen;** Fließ- und Stockschnupfen, mit Verlust des Geruches und Geschmackes, geschwürige Nasenlöcher, Ausschnauben gelblich-grünen, auch wie alter Käse stinkenden verhärteten Schleimes. Nasenbluten. – Geschwulstgefühl im Halse beim Schlingen. Entzündung des Halses. – **Heiserkeit. Erstickungsanfälle wie von Schwefeldampf.** Husten mit Trockenheit im Halse, oder auch Schleimhusten mit gelbem, bitterem Auswurfe. Husten mit dem Gefühl, als wende sich der Magen um, wie zum Erbrechen (Magenhusten). Husten mit Brustschmerzen und Stechen in den Seiten. Bluthusten. Dicker Schleimauswurf. (*Pulsatilla* paßt am besten bei Katarrhen und Husten im Stadium der Lösung.) **Alte Brustverschleimung** (neben *Hepar*). – **Durchfälle,** schleimige, gallige, auch mit Blutstreifen (ruhrartige). Nach dem Stuhle Leibschmerzen. – Brennen im Mastdarm. Blutende Hämorrhoiden. – Harndrang und unwillkürlicher, tropfenweiser Abgang des Harns, auch Schleimfluß aus der Harnröhre. Blasenkrampf, häufiger Harnabgang in kleinen Mengen mit heftigen Krampfschmerzen infolge von Biergenuß. Blasenkatarrh, besonders in der Schwangerschaft. **Nächtliches Bettnässen,** besonders bei kleinen Mädchen, wenn es auf Blasenschwäche beruht. – **Magendrücken nach dem Essen und Pulsieren in der Herzgrube. Magenverderbnis** (nebst Verstopfung) **nach Fett und fetten Speisen, Backwerk** usw. (neben *Antimonium crudum, Carbo vegetabilis, Lycopodium, Ipecacuanha*). **Magenerkältung durch Gefrorenes, Eiswasser, kältende Früchte, Gurken, Melonen, Salat** (vgl. *Arse-*

nicum und *Cepa*). Geschmack bitter oder fade, teigig, krautartig. Zunge dick, mit rauhem, weißem Pelz bedeckt. Übelkeit mit Kältegefühl. Appetitlosigkeit, Erbrechen, besonders nach fetten Speisen und Backwerk. Bitteres, galliges Schleimerbrechen, Gallenerbrechen, dabei stets Durstlosigkeit. Magenkrampf, durch schnelle Bewegung verschlimmert. Beschwerden von zu oft wiederholtem ungewohnten Weingenuß, z. B. Kopfschmerzen. – Blähungskolik und schmerzhafte Empfindlichkeit der Bauchdecken gegen Berührung. – Unterleibskrämpfe. Unterleibsentzündung (im Wechsel mit *Arsenicum*). – Stuhlverstopfung, besonders bei Frauen weichen Gemüts, mit schlechtem Geschmack beim Erwachen. Stuhlverstopfung nach durch *China* oder *Chinin* unterdrücktem Wechselfieber sowie nach Fettgenuß. – Tripperartiger Schleimausfluß aus der Harnröhre. Samenergießungen. Hodengeschwulst. – **Frostbeulen.** – Anschwellung der Füße.

Bei allen Leiden herrscht Durstlosigkeit vor. Bei starkem Durst paßt *Pulsatilla* selten. – Ist besser **morgens** als abends einzunehmen, überhaupt aber bei einem heiteren, frohen, hartnäckigen Temperamente weniger wirksam.

Pulsatilla ist Vorbeugungsmittel gegen die Folgen von Erkältungen durch nasse Füße, besonders wenn Regelbeschwerden, Unterdrückung der Regel oder Harnbeschwerden (Harnzwang) zu befürchten sind. Ist fast immer angezeigt, wenn Leiden verschiedener Art des weiblichen Geschlechts sich auf **Unordnungen des Monatsflusses** zurückführen lassen. – Beugt den Folgen und Nachteilen von *China-, Mercur-,* Schwefel- und Kamillen-Mißbrauch vor und ist eins der wirksamsten Gegenmittel der durch Karlsbader Wasser hervorgerufenen Beschwerden.

Verschlimmerung: Abends und vor Mitternacht, beim Sitzen, besonders nach langer Bewegung oder beim Aufstehen vom Sitzen, sowie in der Seiten- oder Rückenlage bei der Ruhe des Körpers. In der Wärme, besonders in warmer Stubenluft. Von fetten Speisen, Backwerk oder rohen Früchten und von Gefrorenem.

Besserung: Durch Aufsitzen vom Liegen, Veränderung der liegenden Lage durch Gehen, durch kalt Essen und Trinken, im Freien und bei mäßiger Bewegung, sowie durch äußeren Druck.

Anwendung bei den Tieren: Bei katarrhalischen und rheumatischen Augenentzündungen und solchen gastrischen Ursprungs. Bei dem falschen, von den Augen ausgehenden Schwindel. – Bei **Verdauungsleiden.** Gaumengeschwulst, von Verdauungsleiden herrührend. Bei Magenüberladung und Unverdaulichkeit. Bei Durchfall. – Gegen Lecksucht der Rinder. – Bei der Druse der Pferde. – Bei Lungenkatarrh. – Bei Keuchhusten und Staupe der Hunde. – Bei Kehlkopf- und Bronchialkatarrh. – Bei **fehlerhaften** oder **fehlenden Geburtswehen.** – Bei zögerndem Abgang der Nachgeburt. – Bei Milch- oder Geburtsfieber. – Bei **Weißfluß der Stuten und Kühe.** – Bei dünner, blauer und wäßriger Milch der Kühe. – Beim Harnsikkern. – Bei Anschwellungen der Hoden bei der Füllenlähme. – Beim übermäßigen Rossen und Nichtempfangen der Stuten. – Bei Hohl- und Fistelgeschwüren. – Bei Bleichsucht und Blutarmut als Zwischenmittel bei längerem Gebrauch von *China, Cuprum* und *Ferrum.* – Empfohlen bei der Maul- und Klauenseuche (soll in tiefen Potenzen fast spezifisch sein).

Radium bromatum ++

Radiumbromid

Präparate: Verreibungen von D 6 an, von D 10 an auch flüssige Potenzen.

Wird in mittleren und höheren Potenzen (D 6 bis D 12) angewendet.

Radium ist in vielen Mineralwässern enthalten. Findet Anwendung bei niedrigem Blutdruck, bei verschiedenen Hautleiden, wie Akne rosacea, Muttermalen, gutartigen und bösartigen Geschwüren, bei chronischem Rheumatismus und Gicht, Neuralgien, Impotenz und Frauenleiden.

Ranunculus bulbosus +

Ranunculus bulbosus L. – Ranunculaceae – Knolliger Hahnenfuß

Präparate: Essenz aus der frischen, im Juni gesammelten blühenden Pflanze, Verreibungen und flüssige Potenzen.

Wird in niedrigen Potenzen (D 2 bis D 6) angewendet.

Wirkungsdauer: Einige Wochen bei chronischen Leiden.

Antidote: *Bryonia, Camphora, Pulsatilla, Rhus.* – Geistige Getränke verschlimmern, ebenso *Staphisagria, Sulfur* und Essig.

Vergleichsmittel: *Rhus, Clematis, Euphorbium, Croton, Mezereum, Sabadilla, Staphisagria, Arnica. Phytolacca, Bryonia, Dulcamara, Rhododendron, Zincum, Eupatorium perfoliatum.*

Paßt ganz besonders für chronische Leiden, für rheumatische und gichtische Beschwerden, mit Reißen, Stechen und Zerschlagenheitsschmerzen.

Furcht vor Alleinsein. – Muskelzucken, epileptische Konvulsionen. – Entzündungen seröser Häute. **Blasenausschläge,** auch bei Neugeborenen. **Gürtelrose.** Flache, fressende Geschwüre mit scharfen Rändern und stechend brennendem Jucken. – Flechten über den ganzen Körper. Verhärtete, hornhautartige Flechten. Flechten in den Handtellern. Blasen und Geschwüre an den Fingern. – Aufgetriebenheitsgefühl des ganzen Kopfes. Blutandrang nach dem Kopfe. Kopfschmerzen vom Austritt aus der Wärme in die Kälte oder umgekehrt. – Drücken in den Augäpfeln. – Ohrenstechen, besonders abends. – Rote geschwollene Nase. – Drücken oder Brennen in der Herzgrube. – Brustbeklemmung mit Neigung, tief zu atmen. Atem kurz und schwer, Brustschmerzen bei Bewegung. – Rheumatische Schmerzen, verschlimmert bei feuchtem Wetter und bei Temperaturwechsel. Rheumatische Schmerzen in der Brust. Schmerzen unter den Schulterblättern. Muskelrheumatismus, besonders der Rumpf- und Zwischenrippenmuskeln, mit Quetschungsschmerz oder Stechen in den Lungen, besonders bei Witterungswechsel. Stechende Schmerzen in der Brust und rechten Brustseite. Brustfellentzündung. **Verwachsungen nach Brustfellentzündungen.** Schmerzen in den äußeren Brustteilen, durch Bewegung verschlimmert. – Klemmende Schmerzen im Unterleib, brennend-geschwürige Schmerzen im Bauch, dumpfe Bauchschmerzen mit Empfindlichkeit der Eingeweide beim Gehen. – Folgen von Alkoholmißbrauch; Delirium tremens. – Öftere reichliche Stühle, übelriechende Blähungen.

Verschlimmerung: Bei Temperaturänderungen, durch Eintritt aus der Kälte in die Wärme oder umgekehrt, bei Berührung und Bewegung, Dehnen oder veränderter Stellung des Körpers, sowie auch des Morgens und nach Tisch.

Besserung: Durch Schlaf und Schweiße.

Anwendung bei den Tieren: Bei Muskelzuckungen der Hunde (Staupe). – Bei Verklebungen und Verwachsungen des Bauch- und des Brustfelles. – Bei Muskelrheumatismus.

Ähnlich wirkt *Ranunculus sceleratus* (Gifthahnenfuß), nur daß er noch reizender auf die Haut wirkt und seine Wirkung auf den Darmkanal deutlicher hervortritt. *Ranuculus flammula, Ranunculus acris* und *Ranunculus ficaria* stimmen im ganzen in ihren Wirkungen ebenfalls mit *Ranunculs bulbosus* überein.

Ratanhia

Krameria triandra Ruiz et Pavon – Caesalpiniaceae – Ratanhiawurzel

Präparate: Tinktur aus der getrockneten Wurzel, Verreibungen und flüssige Potenzen.

Wird in niedrigen Potenzen (D 2 bis D 3) angewendet.

Vergleichsmittel: *Acidum nitricum, Acidum muriaticum, Silicea, Mercurius, Graphites, Paeonia, Aesculus, Hamamelis, Magnesium carbonicum.*

Muskelkrämpfe, besonders hartnäckiges **Zucken der Augenlider.** – Nächtliche **Zahnschmerzen der Schwangeren,** zum Umhergehen zwingend. – Schmerzen im After und stundenlanges Brennen nach dem Stuhl. **Hämorrhoiden mit Afterfissuren.** Gefühl, als wäre der Mastdarm mit Glassplittern gefüllt. – Hartnäckige Durchfälle. – Blutige Ruhr. – Chronischer Gebärmutterkatarrh mit Neigung zu Blutungen. – Hartnäckiges Nasenbluten mit Geschwüren. – Neuralgien in Ober- und Untergliedern.

Äußerlich die Tinktur mit 5 Teilen Wasser verdünnt bei Nasenbluten, Bluten des Zahnfleisches, bei Mundgeschwüren und Lokkerwerden der Zähne.

Rheum

Rheum palmatum L., Rheum officinale Baillon
– Polygonaceae – Rhabarber

Präparate: Tinktur aus dem getrockneten, abgeschälten Wurzelstock, Verreibungen und flüssige Potenzen.

Wird in niedrigen Potenzen (D 2 bis D 3) angewendet.

Wirkungsdauer: Höchstens 2 bis 3 Tage.

Antidote: *Belladonna, Camphora , Chamomilla, Coffea, Colocynthis, Mercurius, Nux vomica, Pulsatilla.*

Vergleichsmittel: *Chamomilla, Belladonna, Zincum, Calcium aceticum, Natrium phosphoricum, Magnesium carbonicum, Acidum sulfuricum.*

Beeinflußt den **Darmkanal** sowie die Leber und Gallenblase. – Für Kinder besonders geeignet und namentlich dann angezeigt, wenn die Kinder auch bei der größten Reinlichkeit sauer riechen.

Große Unruhe der **Kinder** mit Herumwerfen, Schreien und zänkischer Laune. Mürrische Trägheit. – **Durchfall** mit Schleim, bräunlich, breiartig, schaumig, wie gegoren, auch grüngefärbt, **sauer rie-**

chend, besonders bei Wöchnerinnen und Kindern (neben *Borax*), mit Frostschauer beim Stuhlgang. Öfterer Stuhldrang ohne Erfolg; Drängen zuvor und danach zusammenziehendes Kneipen im Bauche. Vor und beim Stuhle Bauchschmerzen, die nach der Ausleerung nachlassen. Nach Mißbrauch von Magnesia. – Gelbsucht. – Appetitlosigkeit. – Schwieriges Zahnen der Kinder nebst begleitenden Beschwerden.

Anwendung bei den Tieren: Bei Ruhr. – Bei Verdauungsschwäche mit Durchfall und aufgetriebenem Leibe. – Bei Durchfall infolge Überfressens, und wenn der Abgang sauerriechend ist, besonders bei jungen Tieren.

Rhododendron

Rhododendron chrysanthemum Pall. – Ericaceae
– Goldgelbe Alpenrose

Präparate: Tinktur aus den getrockneten Zweigen, Verreibungen und flüssige Potenzen.

Wird in niedrigen urd mittleren Potenzen (D 2 bis D 6) angewendet.

Wirkungsdauer: Bis zu 4 Wochen bei chronischen Leiden.

Antidote: *Camphora, Clematis, Rhus.*

Vergleichsmittel: *Thuja, Rhus, Dulcamara, Pulsatilla, Ledum, Aurum, Clematis, Phosphorus, Silicea, Cacium phosphoricum.*

Wirkt besonders auf die **Gelenke** und **Muskelscheiden,** daher hauptsächlich Gicht- und Rheumatismusmittel.

Beschwerden, die sich bei eintretender rauher Witterung erneuern. – Gichtische und rheumatische akute Gliederschmerzen, durch rauhe, stürmische oder gewitterhafte Witterung erregt und schlimmer in der Ruhe sowie nachts in der Bettwärme, oder auch mit **Anschwellung** und **Rötung** der von den Schmerzen befallenen **Gelenke** (neben *Rhus toxicodendron*), und besonders wenn diese in der **Knochenhaut** der Gliedmaßen ihren Sitz haben. – Nächtliches arges herumziehendes Reißen und Ziehen in den Gliedern nach Quecksilbermißbrauch. Verrenkungsschmerzen in den Gliedern. Leichtes Einschlafen der Glieder und Ameisenlaufen. – Kreuz- und Rückenschmerz, wie zerschlagen. Genicksteifigkeit und rheumatisches Ziehen und Spannen in den Hals- und Nackenmuskeln. – Gichtknoten. Anschwellung der Hände mit ziehendem Reißen. – Reißen in den Beinen. – Sausen und Klingen vor den Ohren. Ohrenzwang und Geräusche. – Nasenverstopfung, Schnupfen, Brustkatarrh mit Husten und Beklemmung. – Gichtische, besonders nächtliche Gesichts- oder Zahnschmerzen, die sich in rauher Jahreszeit, besonders bei Ostwind einfinden, sich bei kalten und warmen Getränken erhöhen, oder auch während des Essens ganz nachlassen, um später wiederzukehren, und nur durch äußere Wärme sich etwas bessern. – Hoden- und Nebenhodenentzündung; Hoden sehr empfindlich gegen Berührung, wie gequetscht, mit ziehenden Schmerzen, besonders im rechten Hoden, die sich zuweilen bis in den Bauch und in die Oberschenkel erstrecken. Hodenverhärtung. Wasserbruch (Hydrocele). – Stetes Eingeschlafenheitsgefühl in den Füßen. – Die Beschwerden setzen öfters aus und erscheinen meist in der Morgenfrühe, in der Ruhe, bei Gewitter, bei nebliger und naßkalter Witterung. Wein verschlimmert. – Am besten abends einzunehmen.

Anwendung bei den Tieren: Wie bei den Menschen, besonders aber bei Verschlag.

Rhus toxicodendron ++

Rhus toxicodendron Michx. – Anacardiaceae, Rhoideae – Gift- oder Wurzelsumach

Präparate: Essenz aus den frischen Blättern, Verreibungen und flüssige Potenzen.

Wird sowohl in niedrigen als hohen Potenzen angewendet. Bei rheumatischen Leiden passen die hohen besser.

Wirkungsdauer: Bei akuten Leiden einige Stunden, bei chronischen bis zu 4 Wochen.

Antidote: *Anacardium, Apis, Belladonna, Camphora, Coffea, Bryonia, Ledum* (zugleich auch **äußerlich** die verdünnte Tinktur von *Ledum* [1 : 6] gegen äußerliche üble Folgen der äußerlichen Anwendung der *Rhus-Tinktur*), *Sulfur.* Gegen **Vergiftungen** mit *Rhus* ist eins der besten Gegenmittel *Anacardium.*

Vergleichsmittel: *Baptisia, Bryonia, Croton, Ledum, Ranunculus, Rhododendron, Dulcamara, Arnica, Aconitum, Arsenicum, Lachesis, Sulfur, Apis.* – Komplementär zu *Bryonia,* wie auch umgekehrt. – Hat feindliche Beziehung zu *Apis,* darf also weder vor noch bald nach diesem gegeben werden.

Gehört zu den Polychresten und wirkt besonders auf die **sehnigen und fibrösen Teile** (Sehnen und Sehnenscheiden, Gelenkbänder), auf das **Zellgewebe** und die Haut, sodann auf das Gehirn und Rückenmark mit allen von diesen ausgehenden Sinnes-, Empfindungs- und Bewegungsnerven, den Gangliennerven, das artericlle und venöse Blutleben, das Herz und die Drüsen. Bei hervortretendem Charakter der Erschöpfung der Lebenskraft bis zur Lähmung, bei Zerfall und Zersetzung der festen und flüssigen Teile des Organismus ist *Rhus* vorzüglich angezeigt. – Ist sowohl nach den Prüfungsergebnissen als nach den Erfahrungen an Kranken in innerlicher und äußerlicher Anwendung (die verdünnte Tinktur) ein Hauptmittel bei Beschwerden, die infolge von **Verstauchungen, Verdrehungen, Verrenkungen** entstanden sind, und wenn *Arnica* nicht genügt hat. Ist bei diesen hauptsächlich dann angezeigt, wenn die Schmerzen **krampfhaft** sind und nach Bewegung lange anhalten oder in der Ruhe sich einstellen und sich über das ganze Glied ausbreiten. Wird auch bei oberflächlichen **Verbrennungen** empfohlen (innerlich und äußerlich).

Vorbeugungsmittel gegen Beschwerden und Folgen von Erkältung infolge Durchnässung oder Kaltbadens (ähnlich *Dulcamara*), oder **Kalttrinkens,** besonders Durchfall, insonderheit bei schwitzendem Körper, sowie auch nach Ermüdung und Überanstrengung, wie Schwerheben, Fehltreten, Übermüdung durch übertriebene Märsche (ähnlich *Arnica* und *Ruta,* äußerlich die Tinktur).

Hat mehrfache Ähnlichkeit sowohl mit *Arnica* als auch mit *Bryonia* und paßt besser bei Neigung zu Durchfall als zu Verstopfung, sowie bei Leiden, die in der Ruhe schlimmer sind als bei Bewegung (im Gegensatz zu *Bryonia*). Bewegung mildert die Krankheitssymptome.

Paßt besonders für Erkrankungen, die auf feuchte, kühle, naßkalte Witterung, wenn die Luft mit Feuchtigkeit gesättigt ist, zurückzuführen sind (ähnlich *Dulcamara, Cepa*). Eignet sich daher vorzüglich für die hydrogenoide (gewebswäßrige) Konstitution.

Höchster Grad von Melancholie und Traurigkeit, mit unaussprechlicher Angst, besonders abends und nachts. Unbezwinglicher Hang zum Weinen und zum Alleinsein. Große Unruhe mit Unmöglichkeit, ruhig am gleichen Ort zu bleiben, mit Todesfurcht. Große moralische Niedergeschlagenheit, mit Befürchtungen über die Zukunft, seine Angehörigen und seine Geschäfte. Gedankenleere oder konfuse Ideen mit Visionen und Delirien. Furcht, vergiftet zu werden. Allgemeine Gereiztheit des ganzen Nervensystems, durch Ärger vermehrt. – Unverträglichkeit der freien Luft, der kalten wie der warmen. – Allgemeine Schwäche. – Nervöser Schwindel, besonders im höheren Alter. – Nachtschweiße. Frühschweiße. – Neigung zu starkem Gähnen und Schlafen. Heftiges krampfhaftes Gähnen, als würde das Kiefergelenk ausgerenkt (neben *Ignatia*).

Steifigkeit in den Gelenken. Rheumatisches Ziehen, Reißen und Spannen in den Gliedern, schlimmer in der Ruhe, bei rauher Jahreszeit oder nachts in der Bettwärme. Rheumatische, gichtische Anschwellung an den Handtellern und Fingergelenken. Verhebungsschmerz im Kreuz und in den Schultern. Kreuz wie zerschlagen. Üble Folgen von passiven und aktiven Bewegungen durch übermäßige Dehnungen (z. B. bei Turnern und Soldaten) – spezifisch! – Nervöse Hüftgicht, besonders beim Aufstehen vom Sitzen und Treppensteigen. Lähmung der Füße infolge eines Falles auf den Rücken. – Stechen und kribbelnde Schmerzen in den Gelenken. Völlige Lähmungen der Glieder. – Ergriffensein der Verdauungsorgane, mit sekundären Erscheinungen auf der Haut verbunden, z. B. Blasen oder Blatterrose. – **Ausschläge** verschiedener Art, auch **brennende, von kleinen Bläschen** (Ekzem, Herpes, Pemphigus). **Blasige Ausschläge auf den Schenkeln. – Gürtelrose** (Herpes zoster). Geschwulst der Füße, entzündliche, rotlaufartige. – Chronische Geschwulst und Verhärtung der Ohrspeicheldrüse, wobei von Zeit zu Zeit neue Anschwellung und Entzündung eintritt. Akute Geschwulst der Ohrdrüsen, auch entzündliche (Ziegenpeter, Bauernwetzel), oder nach Scharlach, besonders links. Blutiger Eiterausfluß aus dem Ohre. – **Rotlaufentzündungen (Erysipelas),** besonders des **Gesichts (Gesichtsrose),** mit blasigem, brennendem und juckendem Ausschlag. – **Nervöse Fieber verschiedener Art, typhöse und faulige, sowie Kindbett- (Puerperal-) Fieber, mit gereizten Nerven der Wöchnerinnen.** Vergehen der Milch bei Wöchnerinnen. – **Wechselfieber** (auch rückfällige, bei naßkaltem Wetter auftretend), zuerst Frost und Kälte, dann Hitze mit Durst (und mit Schweiß), oder erst Frost mit Durst, dann allgemeine Wärme mit Frösteln bei jeder Bewegung, dann Schweiß. – **Nesselfieber** mit brennendem Jucken nach Erkältungen. – Lungenentzündung, besonders bei heftigem Nachthusten (neben *Bryonia* und *Belladonna*). – Nächtliche Durchfälle mit vorhergehenden Leibschmerzen, auch ruhrartige mit Blut oder Schleim oder wäßrige, oder unwillkürliche. **Chronischer Darmkatarrh mit meist schmerzloser Diarrhöe,** nur des Morgens eintretend, mit vorhergehendem Gepolter im Bauch und besonders wenn derselbe im Sommer, infolge feuchten oder feuchtkühlen Wetters und vornehmlich bei bejahrten Leuten auftritt. Durchfall mit Verstopfung wechselnd. Ganz helle Stühle. Schmierig-flüssige, erbsfarbige Darmausleerungen, mit nur geringem Stuhlzwange, auf die Morgen- und Vormittagsstunden beschränkt. – Unaufhaltsamkeit des Stuhls und Harns. Zu befürchtende Blasenlähmung. – Große Verdauungsschwäche. Bittergeschmack der Speisen; gänzlicher Appetitmangel und Widerwille gegen alle Genüsse. Magendrücken, wie von einem Klumpen, nach Tische. Heftiges Pochen in der Magengegend. Ungeheure Auftreibung des Leibes nach dem Essen. Kolik, gebessert durch Bewegung. – **Zahnschmerzen rheumatisch-gichtischer Art,** Reißen in den Zähnen, durch Ruhe erhöht, durch Bewegung und Wärme gebessert (im Gegensatz zu *Bryonia*). Zahnschmerzen, reißend stechende, in gesunden und kranken Zähnen, nachts am schlimmsten, durch Wärme gebessert. – Gesichtsschmerz nach Durchnässung. – Hitzige Gehirnwassersucht. Kopfweh, auch im Hinterkopfe, durch Bewegung im Freien hervorgerufen; schmerzhaftes Kribbeln im Kopfe. – Nässender, periodischer Kopfgrind mit nächtlichem Jucken und mit Eiter. – Starke Geschwulst der Augenlider. Skrolulöse, katarrhalische, exanthematische (mit fieberhaftem Ausschlag), erysipelatöse (rotlaufartige) und **rheumatische** Augenentzündungen. – Bindehautkatarrh in Verbindung mit rheumatischen Beschwerden in anderen Körperteilen (D 4 bis D 6). – Nasenbluten beim Bücken oder nachts. – Kupferausschläge. – Fingergeschwüre mit Anschwellung des Armes bis zu den Achseldrüsen (vgl. *Hepar* und *Silicea*). – Geschwollene Fußknöchel nach langem Sitzen, z. B. Fahren im Wagen. Wassersucht der Füße. – **Verlorener oder unterdrückter Fußschweiß infolge Erkältung** (neben *Silicea*).

Die Empfindungen, die ganz besonders für *Rhus* passen, sind: **Verrenkungsschmerz,** besonders in den Gelenken, oder als sei das Fleisch von den Knochen losgeschlagen. **Eingeschlafenheit, Taubheits- oder Lähmigkeitsgefühl** in den Gliedern. In der Haut: Brennen, Stechen, Jucken mit entzündetem Hof. Bei fieberhaften Erkrankungen: Unruhe und stetes Bedürfnis, die Lage oder Stellung zu ändern.

Verschlimmerung: Nachts, besonders nach Mitternacht, in der Ruhe, sowie bei der ersten Bewegung nach der Ruhe, beim Eintritt ins Zimmer, von Abkühlung und Kälte, vor einem Sturme in der kalten Jahreszeit.

Besserung: Von gelinder Bewegung, von äußerer Wärme, von Bettwärme und nach Schwitzen.

Äußerlich wird die **Tinktur** verdünnt (40 Tropfen auf $^1/_2$ l Wasser, am besten lauwarm) zu Einreibungen und Umschlägen gegen die Folgen von Verrenkungen und Verstauchungen, besonders des Fußgelenkes, verwendet, und wenn mehr die Gelenkbänder als die weichen Teile verletzt sind. Die reine Tinktur gegen Frostbeulen, Warzen und Hühneraugen. Dabei innerlich *Rhus* in Potenz.

Anwendung bei den Tieren: Bei der Kopf- und Blatterrose der Schafe. Bei Rotlaufgeschwülsten an den Gliedern mit Bläschen. – Bei akutem Rheumatismus (Rehe) oder Verschlag nach Erkältung bei schwitzendem Körper. **Bei der rheumatischen Schulter-, Kreuz- und Hüftlahmheit** (zugleich die mit Branntwein verdünnte *Rhus-Tinktur* äußerlich zu Einreibungen). Bei der Füllenlähme (neben äußerlicher Anwendung der *Rhus-Tinktur* und neben *Bryonia*). – Bei der Influenza der Pferde. – Bei Lahmgehen auf den Vorderfüßen. – Bei der Lungenentzündung mit typhösem Charakter. – Bei Milch- und Geburtsfieber der Stuten und Kühe. – Bei Darmentzündung. – Bei der Knochenbrüchigkeit der Rinder (als Zwischenmittel bei lähmungsartiger Schwäche). – Bei **Hitzbeulen, Nesselsucht, Flechten.** – Nach Verstauchungen und Verrenkungen, besonders mit Affektion der Gelenkbänder. Bei Fessellähme, Spatlähme. – Bei Blutspat. – Bei dem Vergehen der Milch. – Bei der Staupe der Hunde.

Ricinus communis +

Ricinus communis L. – Euphorbiaceae – Christuspalme, Wunderbaum

Präparate: Tinktur aus reifen Samen, Verreibungen und flüssige Potenzen.

Empfohlen werden mittlere Potenzen (D 4 bis D 12).

Wirkt auf den Magendarmkanal und die Milchdrüsen. Übelkeit und anhaltendes Erbrechen. Durchfall. Bei Cholera infantum. Bei Milchmangel Stillender.

Robinia pseudacacia

Robinia pseudacacia L. – Leguminosae – Robinie, Akazie, Scheinakazie

Präparate: Essenz aus der frischen Rinde der jungen Zweige, Verreibungen und flüssige Potenzen.

Wird in niedrigen und mittleren Potenzen (D 2 bis D 10) angewendet.

Vergleichsmittel: *Iris, Conium, Capsicum, Natrium sulfuricum, Acidum sulfuricum, Calcium carbonicum, Carbo vegetabilis, Lycopodium, Sepia, Sulfur.*

Das Hauptsymptom von *Robinia* ist Säure. Heftiges saures Aufstoßen, saurer Geschmack, saures Erbrechen. – Sodbrennen. Auftreibung des Magens und der Därme, Blähungskolik. – Saure Stühle. – **Halbseitiger,** hämmernder **Kopfschmerz** mit saurem Erbrechen. – Gesichtsneuralgien.

Rubia tinctorum

Rubia tinctorum L. – Rubiaceae – Krapp, Färberröte

Präparate: Tinktur aus der getrockneten Wurzel, Verreibungen und flüssige Potenzen.

Wird in niedrigsten Potenzen (D 1 bis D 3) angewendet.

Als Milzmittel sowie bei Blutarmut und Bleichsucht mit hartnäckiger Amenorrhöe empfohlen. Wegen seines hohen Kalkgehalts auch bei Tuberkulose mit Magen-Darmstörungen, besonders stinkenden Durchfällen, bei Rachitis und Knochenbrüchen angewendet. – Nieren- und Blasensteine sollen durch starke Gaben (D 1) aufgelöst werden.

Rumex

Rumex crispus L. – Polygonaceae – Krauser Ampfer

Präparate: Essenz aus der frischen, im Frühling gegrabenen Wurzel, Verreibungen und flüssige Potenzen.

Wird in niedrigsten Potenzen (D 1 bis D 3) angewendet.

Vergleichsmittel: *Belladonna, Causticum, Lachesis, Phosphorus, Spongia, Sulfur.*

Wirkt hauptsächlich auf die **Schleimhäute** der **Atmungsorgane,** besonders die der oberen Atemwege, auf die Schleimhäute der Verdauungswege sowie auf die **Haut** und das **Gehirn.** Die Beschwerden verschlimmern sich durch jede Luftveränderung, vor jedem Temperaturwechsel.

Blutwallungen zum Kopf, Eingenommenheit des Kopfes. Stirnkopfschmerzen. Kongestives Herzklopfen, Gefühl, als würde das Herz plötzlich am Schlagen gehindert. Herzerweiterung. – Rheumatische Lähmungen der Unterglieder und Leiden der Harnorgane. – Phthisis in den ersten Stadien mit stechenden Schmerzen. **Katarrh des Kehlkopfes** und der **Luftröhre,** mit bedeutender Reizung der Schleimhäute, heftigem, anhaltendem **trocknen** und ermüdendem **Husten** mit keinem oder sehr geringem Auswurf; Sprechen und Einatmen kalter Luft verschlimmern. Unwillkürlicher Harnabgang beim Husten. Trockner Nachthusten. Trockenheitsgefühl im hinteren Nasenraum. Ansammlung von zähem Schleim im Rachen, meist beständig räuspern. Luftröhrenentzündung (Bronchitis). Kitzelhusten bei kalter Luft im Winter. Asthma der Schwindsüchtigen und Trinker, schlimmer nachts umd beim Hinlegen. – Darmkatarrh. Morgens aus dem Bett treibende Diarrhöe. – Bei einigen **der Krätze ähnlichen Hautausschlägen,** besonders bei Juckausschlag. Das Jucken stellt sich gewöhnlich beim Auskleiden ein und verliert sich in der Bettwärme. Nesselsucht, verschlimmert in freier Luft.

Ruta

Ruta graveolens L. – Rutaceae – Weinraute, Gartenraute

Präparate: Essenz aus dem frischen, vor Beginn der Blüte gesammelten Kraut, Verreibungen und flüssige Potenzen.

Wird meistens in niedrigen Potenzen (D 1 bis D 3) angewendet.

Wirkungsdauer: Höchstens 14 Tage.

Antidote: *Camphora.*

Vergleichsmittel: *Ledum, Arnica, Hamamelis, Hypericum, Pulsatilla, Crocus, Mezereum, Sabina, Rhus.*

Fliegende Hitze. – Melancholie, niedergeschlagene Stimmung. – Nachteile von mechanischen Einwirkungen. **Knochenschmerzen. Schmerzen wie zerschlagen oder wie nach Stoß, Fall, Quetschung. Quetschungen und Verletzungen der Knochen und der Beinhaut** (nach *Ruta: Acidum sulfuricum*), auch äußerlich zu Einreibungen und Umschlägen. – Gelenkverrenkungen, besonders der Hand- und Fußgelenke (nach *Arnica* und *Rhus*). Knicken der Knie oder Vertreten des Fußes, besonders beim Treppabgehen. Beschwerden beim **Treppauf-** und **Treppabsteigen,** mit Gefühl von **Verkürzung** der Kniekehlsehnen (auch äußerlich). – Brennende und fressende Schmerzen in der Beinhaut der Knochen. – Kraftlosigkeit und Schwere in allen Gliedern. – Gliederschmerzen, die schlimmer in der Ruhe, besonders im Sitzen, dagegen besser bei Bewegung sind. – Folgen von Überanstrengung eines Gliedes, Übermüdung und Schwächegefühl (ähnlich wie *Arnica*). – Ischias; Gefühl, als ob die Schmerzen in den Knochen ihren Sitz hätten, als wären sie gequetscht, zerschlagen oder zerbrochen, vermehrt durch Ruhe und Sitzen, gebessert durch Bewegung. – Rheumatismus im Rücken, schlimmer des Morgens vor dem Aufstehen. – **Schwäche, Angegriffenheit und Schmerzen der Augen durch vieles Lesen oder feine Handarbeiten (auch äußerlich).** Tränen der Augen. Trüb- und Schwachsichtigkeit. – Schmerzhafte Geschwulst der Milz. – Schleimiger Durchfall und öfterer Drang, mit Verstopfung wechselnd. –

Mastdarmvorfall beim Stuhle. – Öfterer Harndrang, unwillkürlicher Harnabgang. Incontinentia urinae oder Unvermögen, den Harn zu halten. – Regel zu früh und zu stark, oder zu schwach, mit mildem Weißfluß danach. Gebärmutterblutungen. Drohender Abortus.

Verschlimmerung: In der Ruhe, bei naßkaltem Wetter, abends und nachts.

Besserung: Durch Bewegung.

Äußerlich *Ruta-Ttinktur* (20 Tropfen auf eine Tasse warmen Wassers) gegen **Durchliegen,** gegen den **Wolf** vom Reiten und Gehen (wie *Arnica*), bei Verletzungen und Quetschungen der **Knochenhaut,** bei eingewachsenen **Zehennägeln** mit Eiterung, bei Verletzungen der **Fingernägel,** gegen **Augenschwäche** (zu Waschungen). Unverdünnt bei **Verstauchungen und Verrenkungen der Hand- und Fußgelenke** (Vertreten des Fußes). *Ruta-Ttinktur* und *Hamamelis-Extakt,* zu gleichen Teilen gemischt und aufgepinselt, ist ausgezeichnet heilsam bei **Muskelverhärtungen, Blut- und Fettgeschwülsten** (auch als Folgen von Insektenstichen), sowie bei **Krampfadern.** – Neben der äußerlichen Anwendung auch innerlich (D 1 bis D 3).

Anwendung bei den Tieren: Nach Verrenkungen und Verstauchungen, besonders der unteren Fußgelenke. – Bei der Fessel- und Hufgelenklähme der Pferde.

Sabadilla ++

Schoenocaulon officinale (Schlechtendal et Chamisso), Asa Gray – Liliaceae – Sabadillsamen, Läusesamen

Präparate: Tinktur aus reifen Samen, Verreibungen und flüssige Potenzen.

Die mittleren Potenzen (D 6 und höher) scheinen die empfehlenswertesten zu sein.

Wirkungsdauer: 2 bis 3 Wochen.

Antidote: *Camphora, Pulsatilla.*

Vergleichsmittel: *Ignatia, Gelsemium, Euphorbium, Rhus, China, Spigelia, Staphisagria, Veratrum.*

Ängstlichkeit und Angst mit großer Unruhe. Krankheitseinbildung. Schwere und Abgeschlagenheit in allen Gliedern, schlimmer am Abend und über Mittag. Sehr große Schläfrigkeit, auch am hellen Tage, oder unruhiger, nicht erquickender Schlaf. Große Empfindlichkeit gegen Kälte. Lähmiges, schmerzhaftes Ziehen in allen Gliedern. – Rote Streifen oder kleine Flecke auf Bauch, Brust und Händen, wie übersät, die in der Kälte stärker hervortreten. – Hysterie, Unruhe, Beängstigung, Aufregung, schreckhaft. – Wechselfieber mit Durst zwischen Frost und Hitze, die immer zur bestimmten Stunde wiederkehren. – Kopfschmerzen mit heftigem Drücken in Stirn und Schläfen, mit Unfähigkeit zu denken, besonders nach Überanstrengung infolge von geistiger Arbeit. – Drücken auf die Augäpfel. Tränen der Augen beim Gehen im Freien oder Blicken in ein helles Licht. – Fließschnupfen mit Stirnkopfschmerz, Eingenommenheit des Kopfes und Röte der Augen. – Röte des Gesichts mit fliegender Hitze. – Zahnschmerzen, besonders in der linken unteren Reihe, ziehend und pochend, meistens im Freien. – **Fließschnupfen** und **Heufieber.** – Grippe, heftiges Niesen und Tränenfluß im Freien, Kopfschmerzen und allgemeine Abgeschlagenheit. – Chronische Halsentzündung, besonders der Mandeln, Kurzatmigkeit. Völlige Stimmlosigkeit und Husten, sobald man sich niederlegt, auch mit Erbrechen. Stechen im Scheitel und Magenschmerzen. – Mundtrokkenheit, wundes Brennen auf der Zungenspitze, Zunge dick gelblich belegt. – Übelkeit und Brechreiz mit stetem Ausspucken faden Wassers. **Wurmbeschwerden, Wurmfieber, Bandwurmbeschwerden.** Kolik, als würden die Eingeweide umgedreht. – *Sabadilla* D 3, eine Zeitlang vor einer Bandwurmkur täglich einmal eingenommen, soll das Gelingen der Kur wesentlich befördern.

Anwendung bei den Tieren: Wie beim Menschen, besonders aber bei kaltem Fieber.

Sabal serrulatum

Sabal serrulatum Schult – Palmae – Sägepalme

Präparate: Essenz aus frischen reifen Beeren, Verreibungen und flüssige Potenzen.

Wird meistens nur als Urtinktur oder in niedrigsten Potenzen (D 1 bis D 2) angewendet.

Vergleichsmittel: *Cantharis, Pulsatilla, Senecio aureus, Acidum picrinicum.*

Wirkt auf die Harn- und Geschlechtsorgane, besonders auf die Prostata (Vorsteherdrüse). Harndrang, Schmerzen beim Urinieren. Gefühl, als sei die Blase zu voll. Blasenkatarrh, Schmerzen, die nach dem Oberbauch und den Nieren ausstrahlen. – Ausfluß von Prostatasaft. **Prostatahypertrophie.** Gefühl von Kälte an den Geschlechtsteilen. Bettnässen infolge von Blasenhalsreizung. – Entzündliche Anschwellung der Eierstöcke. – Gebärmutterverlagerungen. – Empfindlichkeit und Anschwellung der Brustdrüsen.

Sabina ++

Juniperus sabina L. – Coniferae – Sadebaum

Präparate: Essenz aus den frischen Zweigspitzen mit den Blättern, Verreibungen und flüssige Potenzen.

Wird meistens in niedrigen und mittleren Potenzen (D 3 bis D 12) angewendet.

Wirkungsdauer: 3 bis 4 Wochen in chronischen Fällen.

Antidote: *Camphora, Pulsatilla.*

Vergleichsmittel: *Caulophyllum, Sepia, Colchicum, Ipecacuanha, Cantharis, China, Belladonna, Crocus, Pulsulilla, Ruta, Thuja.*

Wirkt spezifisch auf die **Gebärmutter,** daher hauptsächlich **Frauenmittel.** Zur Verhütung von **Abortus** (Fehlgeburt), besonders im dritten Monat und hauptsächlich bei nervösen und hysterischen Frauen.

Gebärmuttervorfall nach künstlicher Entbindung. **Mutterblutsturz (Metrorrhagie), besonders nach der Entbindung,** mit Abgang geronnenen oder in Absätzen verstärkt abfließenden, hellroten (arteriellen) Blutes und mit wehenartigem Drängen vom Kreuz nach dem Schoße. Verdächtige Blutungen während der Schwangerschaft. Periodische (zeitweilig wiederkehrende) aktive (arterielle) Gebärmutterblutungen (vgl. *Secale, Crocus, China, Hamamelis*). – **Regel zu früh, zu stark, mit Abgang von Blutklumpen.** – Weißfluß mißfarbig, stinkend, mit Blut untermischt, besonders auch bei unterdrückter Regel. (Bei allen diesen Leiden besonders dann angezeigt, wenn der **Mastdarm** und die **Harnblase** mit ergriffen sind.) – Bei Blutungen und aufsteigender Hitze in den Wechseljahren. – Bei Tripper mit **spitzen Feigwarzen,** besonders bei Frauen (hierbei auch äußerlich die Tinktur). – Akute und chronische Gichtbeschwerden. Gichtknoten in Hand- und Zehengelenken, besonders in Verbindung mit Gebärmutterleiden (hier sind höhere Potenzen anzuwenden).

Besserung: Im Freien, in kühler Luft.

Verschlimmerung: Durch warmes Wetter, im warmen Zimmer.

Anwendung bei den Tieren: Zur Verhütung von Fehlgeburten, besonders bei vorhandener starker Schleimabsonderung aus der Scheide. – Zur Beförderung der Geburt. – Bei Verzögerung der Nachgeburt. – Bei der Beschälseuche der Pferde. – Bei Gebärmutterentzündung, bei Gebärmutterblutung und bei Gebärmuttervorfall nach Zurückbringen des Tragsackes. Bei Scheidenvorfall **nach** der Geburt. – Bei dem Weißfluß der Stuten nach Fehlgeburt (in hoher Potenz). – Bei Samenkoller. – Bei akuten Gelenkschwellungen der Rinder im Anschluß an akute Gebärmutterentzündung.

Sambucus nigra

Sambucus nigra L. – Caprifoliaceae – Holunder, Deutscher Flieder

Präparate: Essenz aus gleichen Teilen frischen Blättern und Blüten, Verreibungen und flüssige Potenzen[16].

Scheint nur in den niedrigsten Potenzen (D 1 bis D 3) mit Nutzen anwendbar zu sein.

Wirkungsdauer: Meist nur 3 bis 4 Stunden.

Antidote: *Arsenicum, Camphora.*

Vergleichsmittel: *Aconitum, Ipecacuanha, Belladonna, Spongia, Jodum, Bromum, Phosphorus.*

Frostschauer und Blutwallungen, besonders abends im Bett. Aufschrecken aus dem Schlafe. Schlummer mit halb offenen Augen und halb geöffnetem Munde. Schläfrigkeit, dann Schlaf. – Aufgedunsenes, bläuliches Gesicht. Unerträgliche Hitze (ohne Durst) mit Scheu vor Aufdecken: Hände und Füße sehr kalt. – **Starker Schweiß,** besonders nach Mitternacht und bei Erwachen, sowie namentlich bei **Frauen** nach der Entbindung. – Wechselfieber mit ungeheurem und ermattendem Schweiße, selbst in der fieberfreien Zeit. – Verstopfung der Nase mit Schleimanhäufungen. Stockschnupfen der Säuglinge. – Stimmritzenkrampf. Krampf im Larynx (Kehlkopf). Heiserkeit. Husten Schwindsüchtiger. Asthma mit krähendem Tone der Stimme, mit Cyanosis (Blauwerden des Gesichts), mit Angst und Zittern, mit Erstickungsgefahr, mit Röcheln und Stimmlosigkeit, mit Fieber und Sopor (Betäubung). Millarsches Asthma, plötzliches Aufschrecken aus dem Schlafe mit Geschrei, Angst und Zittern. Atem giemend, pfeifend und schnell. Nächtliche

---

[16] Es gibt zwei Präparate von Sambucus: das hier abgehandelte aus Blättern und Blüten und das aus der **inneren grünen Rinde** (Sambucus nigra e cortice), die in ihrer Wirkung aber wenig voneinander abweichen. Letzteres wird hauptsächlich als Tinktur gegen Ileus (Darmverschlingung) und Miserere (Koterbrechen) angewendet.

krampfhafte Erstickungsanfälle mit Weinen und großer Unruhe. Starke Engbrüstigkeit, Brustdrücken. – Bei akutem Erkältungsschnupfen der Brustkinder nimmt die Mutter das Mittel ein.

Verschlimmerung: In der Ruhe.

Besserung: Durch Bewegung.

Sanguinaria

Sanguinaria canadensis L. – Papaveraceae – Kanadische Blutwurzel

Präparate: Tinktur aus dem getrockneten Wurzelstock mit Wurzeln, Verreibungen und flüssige Potenzen.

Scheint in den verschiedensten Potenzen wirksam zu sein.

Vergleichsmittel: *Hydrastis, Rumex, Bryonia, Chelidonium, Aconitum, Belladonna, Iris, Jodum, Senega, Sticta, Phellandrium, Thuja, Ferrum.*

Wirkt hauptsächlich auf die Blutzirkulation, auf die Schleimhäute der Atmungs- und Verdauungswege und bei Beschwerden der Wechseljahre. Vielfach mit Erfolg angewendet gegen heftige **Kopfschmerzen** (Migräne und andere Arten von Schmerzen) mit Übelkeit und Erbrechen der Speisen oder von Galle, periodisch wiederkehrend, auf sehr verschiedene Veranlassungen sich einstellend. Gewöhnlich beginnen die Kopfschmerzen des Morgens, steigern sich den Tag hindurch, lassen gegen Abend nach und sind nur erträglich bei ruhigem Liegen und wenn es möglich ist, zu schlafen, durch Schlaf gemindert. Gefühl, als ob der Kopf bersten wollte, oder als ob die Augen herausgepreßt würden. Die Schmerzen sind bohrender Art, mit Klopfen, Stechen und Schneiden durch das Gehirn; sie sitzen vornehmlich im vorderen und oberen Teil des Kopfes und sind meist rechts am heftigsten. Sie werden verschlimmert durch Geräusch, durch Gehen anderer durch das Zimmer usw. – **Blutandrang** zum Kopfe mit Ohrensausen, fliegender Hitze, Wasserzusammenfließen im Munde und Röte des Gesichts. **Kopfweh** mit rheumatischen Schmerzen und Steifheit der Glieder und des Nakkens. Kopfgicht mit Erbrechen. Die **Kopfschmerzen,** meist rechtsseitig, beginnen im Nacken und Hinterhaupt und verbreiten sich von da nach und nach in den Vorderkopf, wo sie sich über dem rechten Auge festsetzen. Sie erhöhen sich bei Bewegung und Bücken und kommen meist anfallweise. – Blutwallungen und fliegende Hitze in den Wechseljahren mit Brennen in den Handtellern und Fußsohlen. – Aufgelaufene Adern am Kopfe. Schwindel beim Drehen des Kopfes, mit Ohrenklingen oder mit Übelkeit und Augenverdunklung. – Übelkeit, Erbrechen, große Verdauungsschwäche (mit Kopfleiden im Zusammenhang). – Zahnweh in hohlen Zähnen beim Erwachen, durch kaltes Wasser erhöht, mit Kopfschmerzen. – **Schnupfen mit rauhem Halse,** viel Niesen; heftiger wundfressender Fließschnupfen, besonders aus dem rechtcn Nasenloch; reichliches Tränen aus dem rechten Auge. Abwechselnd Stockschnupfen und Fließschnupfen. **Schleimpolypen in der Nase. – Heftiger Husten ohne Auswurf, mit umschriebener Backenröte.** Beim Husten große Schmerzen in der Milzgegend, auch beim Daraufdrücken und Beugen auf die Seite. – Wird von amerikanischen homöopathischen Ärzten auch als besonders wirksam und hilfreich im pseudomembranösen **Krupp** (mit strukturloser Haut) gerühmt. Ebenso bei Luftröhrenentzündung (in niedrigsten Potenzen). Geschwürige Halsentzündung mit Blutwallungen nach dem Kopfe und fliegender Hitze. Entzündung des Schlundes (Pharyngitis) mit Trockenheit und Brennen und Gefühl wie verbrüht. – Pneumonie mit rostfarbigem Auswurf. Phthisis florida. – Akuter Magenkatarrh mit Frost und Hitze, Kopfweh, Übelkeit, Erbrechen, dabei Trockenheit im Halse und Kitzelhusten. – **Rheumatische und gichtische Schmerzen im Nacken, in der Hüfte, im Kreuz, in Schultern und Oberarmen, besonders rechts und nachts im Bett,** schlimmer beim Aufstehen vom Sitzen; Stechen, Steifheit, Krampf, Ziehen, Schwäche im Kreuz- und Gelenkanschwellung. Entzündlicher Rheumatismus. Steifheit der Handgelenke. Rheumatismus im rechten Deltamuskel. **Hüftweh mit Zerschlagenheitsschmerz.** – Alte jauchende Geschwüre, schwammige Auswüchse.

Die meisten Beschwerden verschlimmern sich morgens früh oder abends.

Sarsaparilla

Smilax utilis Hemsley, medica Schlechtd. et Cham., officinalis H. B. Kth. usw. – Smilaceae – Sarsaparille

Präparate: Tinktur aus der getrockneten Wurzel, Verreibungen und flüssige Potenzen.

Wird meistens in niedrigen Potenzen (D 1 bis D 3) angewendet; auch hohe Potenzen werden empfohlen.

Wirkungsdauer: Einige Tage.

Antidote: *Camphora, Mercurius.*

Vergleichsmittel: *Mezereum, Mercurius, Clematis, Sulfur, Berberis, Lycopodium, Acidum nitricum, Coccus cacti.*

Wirkt hauptsächlich auf die **Haut** und die **Harnorgane.** Gichtische und rheumatische Beschwerden mit vermindertem Harnen, sowie auch nach unterdrückten Trippern und nach Erkältung im Wasser. – Abgeschlagenheit, besonders der Hände und Füße. – **Milchschorfähnliche Gesichtsausschläge. Chronische Frieselausschläge. Sommerliche Hautausschläge** besonders bei Kindern (D 3). – Roseolaartige Ausschläge, kleine Flecken, unerträglich juckend, im Frühling schlimmer. Nässender Ausschlag auf dem Kopf. – Geschwüre, auch von Quecksilbermißbrauch. Nachteile von Quecksilbermißbrauch. – Kopfschmerz bei Syphilitikern, im Hinterkopf beginnend, nach vorn gehend und an der Nasenwurzel sich fortsetzend, mit Schwellung der Nase. Schweiß an der Stirn abends im Bett. – Hartnäckige Verstopfung mit heftigem Harndrange. – Vermehrte Harnabsonderung mit heftigem Drängen. Nierenschmerzen. Nierengrieß, Absatz von weißem Sand; heftiger, fast unerträglicher Schmerz zu Ende des Harnens. Kinder schreien beim Harnlassen. – Flache, platte Feigwarzen. – Allgemeine Abmagerung der Kinder, am Halse beginnend, dessen Haut in Falten herabhängt. – Schleimiger Weißfluß, besonders stark beim Gehen. – Die Schmerzen sind meist stechender Art, greifen sehr an und wirken geistig und moralisch sehr niederdrückend.

Verschlimmerung: Bei feuchtem Wetter und nachts.

Anwendung bei den Tieren: Wie beim Menschen, insbesondere aber bei Augenflecken und Raspe der Pferde.

Scilla + +

(Squilla), Scilla maritima L. – Liliaceae – Meerzwiebel

Präparate: Essenz aus der frischen roten Zwiebel, Verreibungen und flüssige Potenzen.

Wird meistens in niedrigsten Potenzen (D 1 bis D 2) angewendet; auch mittlere Potenzen werden empfohlen.

Wirkungsdauer: Etwa 8 Tage.

Antidot: *Camphora.*

Vergleichsmittel: *Cantharis, Digitalis, Lycopodium, Bryonia, Apocynum, Kalium carbonicum, Mercurius.* – *Scilla* und *Antimonium crudum* ergänzen sich gegenseitig, können also mit Nutzen im Wechsel eingenommen werden.

Wirkt auf den **Magen,** die **Schleimhäute der Atmungsorgane,** das **Herz** und die **Nieren.**

Dumpfe Schmerzen rheumatischer Art im ganzen Körper, schlimmer bei Bewegung, besser in der Ruhe. Mattigkeit und Schwere des Körpers. – Trockne, brennende Hitze des Körpers mit Frösteln bei der geringsten Entblößung. Fieber mit innerem Frost und äußerer Hitze. – Drüsenverhärtungen. – Entzündung der Nasenschleimhäute. – Trockenheit des Halses oder auch starke Verschleimung. Trockner Husten bei jedem Atemzuge, in kurzen Stößen, besonders abends und nachts, auch von kaltem Trinken. Keuchhusten, durch Trinken von kaltem Wasser verschlimmert. Husten mit reichlichem Schleimauswurf und Engbrüstigkeit, mit Nötigung zum Aufsitzen. Husten mit Seitenstichen bei jedem Hustenstoße, auch mit blutigem Auswurf. – Blutandrang nach der Brust. – Lungen- und Rippenfellentzündung, besonders im Stadium der Ausschwitzung. – Gänzliche Appetitlosigkeit, Verdauungsschwäche, großer Durst, Übelkeit. – Frühmorgens Durchfälle, auch wäßrige. – Harndrang mit vielem Harn, anfangs hell, später trübe mit Sediment (Satz). Harnruhr (ohne Eiweiß oder Zucker). Steter Druck auf der Blase, häufiges Nachtharnen, Harn rötlich mit rotem Satz. Unwillkürlicher Harnabgang. Wegspritzen des Harns beim Husten. – **Herzschwäche** bei unzureichender Erweiterungsfähigkeit, Blutdruck erhöht, Gefäßspannung, Puls klein und hart, eiskalte Hände und Füße (wenn *Digitalis* versagt). – **Wassersucht. – Milzanschwellung** mit dumpfen Schmerzen, fälschlich als Magenschmerz angesehen, besser durch Liegen auf der linken Seite. Ausschlag, Pusteln, Bläschen, Wundheit zwischen den Gliedern. Starker Schweiß in den Achselhöhlen und zwischen den Zehen.

Verschlimmerung: Nach Trinken von kaltem Wasser, abends und nachts, bei Bewegung.

Anwendung bei den Tieren: Bei katarrhalischen Entzündungen der Schleimhaut der Luftwege mit schmerzhaftem Husten. – Bei Lungen- und Brustfellentzündung nach der Druse bei Füllen. – Bei dem sog. feuchten Dampf der Pferde mit Schleimauswurf und tiefem, hohlem Husten. – Bei Herzleiden (wenn *Digitalis* versagt).

Secale cornutum ++

Claviceps purpurea (Fries) Tulasne – Pyrenomcetae – Mutterkorn

Präparate: Tinktur aus dem getrockneten Mutterkorn, Verreibungen und flüssige Potenzen.

Gehört zu den Mitteln, die oft in den tiefsten Potenzen, selbst als Tinktur angewendet werden und oft angewendet werden müssen, um Erfolg zu haben, doch ohne die hohen Potenzen auszuschließen, die auch häufig angezeigt sind.

Wirkungsdauer: Bei chronischen Leiden bis zu 30 Tagen.

Antidote: *Camphora, Arsenicum, Belladonna, Colocynthis.* Gegen große vergiftende Gaben: Brechmittel, Salmiakgeist, Kaffee.

Vergleichsmittel: *Arsenicum, Crotalus, Lachesis, Kreosotum, Nux vomica, Pulsatilla, Plumbum, Carbo vegetabilis, Cuprum, Zincum, Veratrum, Sabina, Hamamelis, Crocus, China.*

Wirkt besonders auf das **Spinalsystem,** sodann auf das **Gehirn,** den **Sympathicus** (großer Unterleibsnerv), auf das **Zirkulations-** (Blutumlaufs-) **System** und die Gebärmutter, daher auch Frauenmittel. Paßt auch besonders für alte Leute (wie *Ambra, Aurum, Baryum, Conium*).

Niedergeschlagenheit, Angstgefühle, Melancholie. **Elendes Aussehen, blaß mit blauen Augenrändern.** Große Mattigkeit, Sinken der Kräfte. – **Augäpfel tief in den Höhlen liegend.** – Schlummersucht, oder auch Schlaflosigkeit mit Unruhe und trockner Hitze. – Kalter Schweiß, selbst über den ganzen Körper. – Delirien. – **Zu schwache oder ausbleibende Geburtswehen** (auch im Wechsel mit *Pulsatilla* und *Belladonna*). Gebärmutterkrämpfe bei den Wehen und nach der Entbindung. Blutandrang nach der Gebärmutter. Passive (venöse) Gebärmutterblutungen, auch stinkende (vgl. *Sabina, China, Crocus, Hamamelis*). Langwierige Gebärmutterentzündung nach unterdrückten Lochien (Wochenreinigung) oder Regeln, besonders wenn faulige Zersetzung droht. Lochien zu lange dauernd und blutig bleibend, aber zu spärlich und stinkend. **Geburtswehen** bei unreifer Frucht in den letzten Monaten der Schwangerschaft. **Fehlgeburt** (beugt derselben vor). **Festsitzende Nachgeburt.** Unaufhaltsamkeit des Harns nach der Entbindung. Gebärmutterblutungen in den Wechseljahren. Weißfluß, bräunlich und übelriechend. – **Weißer Durchfall bei der Cholera. Asiatische und sporadische Cholera** (**wenn** *Veratrum* und *Arsenicum* **nicht helfen**); schnell aufeineranderfolgender schwächender Durchfall, besonders beim weiblichen Geschlecht. Sommerdiarrhöe der Kinder. – **Krämpfe der Ober- und Unterglieder mit Zuckungen, die vom Rückenmark ausgehen.** – Rückenmarkentzündung und -erweichung. – Lähmung, begleitet von tonischen Kontraktionen und Eingeschlafenheitsgefühl der Gliedmaßen. Beginnende Rückenmarksleiden. Lähmung der Beine, von Schwäche des Rückenmarks ausgehend. Gefühl, als ginge der Kranke auf Samt. – Rheumatismus, Gicht und Gesichtsneuralgien. – Kribbelkrankheit. – Brand bei alten Leuten. Brandiges Absterben (Gangrän) der Zehen bei Greisen. Ödematös geschwollene Glieder oder Gelenke. – Eingenommenheit des Kopfes im Hinterhaupt. Migräne, mit Blutungen verbunden, mit Ekel, Übelkeit und Erbrechen. – Nebelsehen, Doppeltsehen, grauer und schwarzer Star. – Eine wichtige Anzeige für *Secale* ist, bei sonst passenden Fällen, wenn der Kranke keine Bedeckung leiden will, obschon ihm kalt ist.

Verschlimmerung: Durch Bewegung, Berührung, Hitze und Bettwärme.

Besserung: Durch kühle Luft, durch Abkühlung, beim Strecken und Reiben der Glieder, beim Stehen.

Anwendung bei den Tieren: Bei Lähmungen, die vom Rückenmark ausgehen. – Bei einigen Formen von Anthrax (Milzbrand). Bei Brandblasen und Brandbeulen. Bei Mauke der Pferde. – Bei Fäulnis der zurückgebliebenen Nachgeburt. – Bei passiven (venösen) Gebärmutterblutungen, mit Schwäche und Hinfälligkeit. – **Bei drohendem Abortus** (Fehlgeburt) bei Stuten. – Zur **Beförderung der Geburt und bei Verzögerung der Nachgeburt.** – Bei Rutenfäule und Wolf der Pferde.

Selenium

Selen

Präparate: Verreibungen, von D 8 an auch flüssige Potenzen.

Wird in mittleren Potenzen (D 6 bis D 10) angewendet; auch Hochpotenzen werden empfohlen.

Wirkungsdauer: 5 bis 6 Wochen.

Antidote: *Ignatia, Pulsatilla, Mercurius* (?), *Jodum* (?), *Sulfur* (?), Wein und *China* erhöhen die Beschwerden.

Vergleichsmittel: *Spongia, Spigelia, Acidum picrinicum, Lachesis, Nux vomica, Thuja, Sepia, Acidum phosphoricum, Phosphorus, Silicea, Gelsemium, Ignatia, Agaricus, China, Cimicifuga.*

Wirkt hauptsächlich auf das Nervensystem, besonders die Rükkenmarknerven sowie auf die männliche Geschlechtsorgane. **Erschöpfung der Nervenkraft** scheint eine charakteristische Wirkung dieses Mittels zu sein. Vergeßlichkeit, Unfähigkeit zu geistiger Arbeit. Körperliche und Geistesarbeit ermüdet sehr. – Schmerzen in allen Gliedern. Unverträglichkeit von Zugluft. – Unüberwindlicher Hang zum Liegen und Schlafen, danach Verschlimmerung aller Beschwerden. Leiser Schlaf, Katzenschlaf. – Auffallendes Abmagern, besonders im Gesicht, an den Händen und den Schenkeln. – Stechende, nervöse Kopfschmerzen, vermehrt durch Sonnenwärme und jeden starken Geruch und jeden Nachmittag wiederkehrend. Anfälle von Schwindel und Hinfälligkeit. Angstschweiß, blasses, eingefallenes Gesicht. – Übelkeit und Erbrechen, besonders nach dem Frühstück und Mittagessen. Vergrößerung der Leber mit Appetitverlust und weißer Zunge. Feiner Ausschlag in der Lebergegend bei Leberschwellung. – Jucken in den Hautfalten mit Prickeln. – Verstopfung, harter Stuhl, am Ende mit Blut und Schleim. Kot so hart und fest, daß er durch mechanische Mittel entfernt werden muß. – **Samenergießung bei schlaffer Rute. Unbewußtes Auströpfeln des Samens im Schlafe bei sehr geschwächten Onanisten** (bestes Mittel, wenn *China* und *Acidum phosphoricum* erfolglos blieben). Impotenz (männliches Unvermögen) aus sexueller Atonie (Schwäche der Geschlechtsteile) oder Erschöpfung (spezifisch). Unzureichende Erektionen und zu schnelles Ausspritzen des Samens (Ejaculatio praecox). – Entzündung der Vorsteherdrüse, mit der Empfindung eines Fremdkörpers im After und Schmerz nach dem Harnen. – Blasenkatarrh mit Nachtröpfeln beim Harnen und unwillkürlichem Harnabgang beim Gehen. – Heiserkeit und rauhe, scharrige Stimme bei Sängern und Erschöpften.

Verschlimmerung: Durch Schlafen und Liegen, durch Tee- und Weingenuß, bei heißem Wetter, durch Sonnenhitze und Zugluft.

Senecio aureus

Senecio aureus L. – Compositae – Goldenes Kreuzkraut

Präparate: Essenz aus der frischen, zur Blütezeit gesammelten Pflanze, Verreibungen und flüssige Potenzen.

Wird in niedrigen Potenzen (D 1 bis D 3) angewendet.

Vergleichsmittel: *Helonias, Cimicifuga, Hamamelis, Arnica, Sepia, Kalium carbonicum, Caulophyllum, Secale.*

Wirkt auf die weiblichen Geschlechtsteile und auf die Schleimhäute der Verdauungs- und Atmungsorgane. Blasse, nervöse, erregbare Frauen mit Regelstörungen. Gebärmutterverlagerungen, Gebärmuttervorfall. – Dysmenorrhoe, Besserung bei Eintritt der Regel; übermäßige Blutungen. – Nasen-, Hals- und Lungenkatarrhe mit starker Schleimabsonderung und trocknem Husten. – Nieren- und Blasenleiden mit Harnzwang. Tropfenweiser Abgang des Harns und schmerzhaftes Harnen; besonders Schmerzen am Blasenhals. Abgang blutigen Harns. – Wandernde rheumatische Schmerzen. Rücken-, Kreuz- und Lendenschmerzen mit großer Schwäche. – Wogende Kopfschmerzen, vom Hinterkopf nach vorn gehend. Schlaflosigkeit und doch große Schläfrigkeit mit Neigung zu liegen.

Senega

Polygala senega L. – Polygalaceae – Senegawurzel

Präparate: Tinktur aus der getrockneten Wurzel, Verreibungen und flüssige Potenzen.

Wird in niedrigen Potenzen (D 2 bis D 4) angewendet.

Wirkungsdauer: Bis zu 4 Wochen bei chronischen Leiden.

Antidote: *Arnica, Belladonna, Bryonia, Camphora.*

Vergleichsmittel: *Bryonia, Drosera, Rumex, Cepa, Arnica, Kalium carbonicum, Capsicum, Natrium murialicum, Kalium bichromicum, Cantharis.*

Wirkt auf die **Schleimhäute,** besonders auf die **Schleimhäute der Atmungsorgane.** Paßt besser für schlaffe, vollsaftige Personen als für hagere mit straffer Faser.

Allgemeine Mattigkeit, körperliche und geistige Abspannung. – Flecke auf der Hornhaut, Trübheit und Auflockerung. Spannen im Augapfel, brennende Schmerzen und Trockenheitsgefühl. Regenbogenhautentzündung. Entzündung und vermehrte Schleimabsonderung der Bindehaut. Tränen und Lichtscheu nach Überanstrengung der Augen. Früh viel verhärteter Schleim an den Augenlidern. Entzündung der Augenlider. Zucken der Augenlider. – Kehlkopf- und Luftröhrenentzündung (Bronchitis), besonders chronische, mit Anhäufung von Schleim in den Bronchien, mit erschütterndem, angreifendem Husten und mit Reizbarkeit in den Eingeweiden und Neigung zu Diarrhöe, besonders bei fetten Personen von schlaffer Faser und bei alten Leuten. Lungenentzündung mit kurzem, trocknem Husten, oder mit schwer sich lösendem Auswurf zähen Schleimes, besonders bei alten Leuten, und mit Brustschmerz und Beengung. Husten früh, mit Pfeifen beim Atmen. Erschütterungsschmerz und Wundheitsgefühl in der ganzen Brust beim Husten (neben *Nux vomica*). – Brennen und Trockenheit in der Rachenhöhle und Absonderung zähen Schleimes. – Viele Beschwerden vermehren sich im ruhenden Zustande und bessern sich bei Bewegung im Freien.

Sepia

Sepia officinalis L. – Cephalopodae – Tintenfisch

Präparate: Verreibungen aus reiner, getrockneter Sepia, dem Inhalt des Tintenbeutels des Tieres, von D 8 an auch flüssige Potenzen[17].

Wird in allen Potenzen angewendet, höhere Potenzen und Hochpotenzen sollen wirksamer sein.

Wirkungsdauer: Bei chronischen Leiden bis zu 30 Tagen.

Antidote: *Aconitum, Antimonium crudum* und *tartaricum, Pulsatilla, Spiritus nitri dulcis,* Essig, Säuren.

Vergleichsmittel: *Alumina, Belladona, Collinsonia, Kalium carbonicum, Magnesium, Plalium, Pulsatilla, Stannum, Hydrastis, Lachesis, Selenium, Lycopodium.*

Komplementär ist *Natrium muriaticum.*

Wirkt besonders auf das **Nervensystem** im allgemeinen, sodann besonders auf die weiblichen **Geschlechtsteile,** wie auch auf den **Lungenmagennerv,** das **venöse System,** das **Spinalsystem (Rückenmark),** die **Haut** und die **Augen.** Eignet sich mehr für chronische als für akute Leiden und ganz besonders für alle diese Leiden, wenn sie sich auf Funktionsstörungen in den weiblichen Geschlechtsorganen zurückführen lassen. – **Frauenmittel,** namentlich für anämische Frauen von zarter Konstitution, mit schlaffer Muskulatur und spärlicher oder fehlender Regel, lebhafter Gesichtsfarbe, aber mit empfindlicher Haut und nervös reizbar, mit leichtem Farbenwechsel und mit gelber oder dunkler Färbung um Augen, Mund und Nase (ähnlich *Pulsatilla*).

---

[17] Irrigerweise kommt mitunter ein Präparat aus den **Sepiaknochen** (Ossa Sepiae) in Gebrauch, das in allopathischen Apotheken auch unter dem Namen Sepia verabreicht wird, jedoch **nie und nimmer,** statt des hier beschriebenen Präparats aus dem Saft, dispensiert und angewendet erden kann, wenn man die **echten** Sepiawirkungen erzielen will. Denn die Sepiaknochen bestehen vorzugsweise aus **kohlensaurem Kalk.**

Wirkt besonders stark auf Frauen (aber auch Männer), die schlaff, gedunsen sind und eine gelbe oder schmutzig gelbbraune, fleckige Haut haben, zu Schweißen neigen, an Hitzewallungen leiden, morgens mit Kopfschmerz, steif und müde erwachen und Krankheiten der Geschlechtsorgane unterworfen sind.

Große Traurigkeit mit Mattigkeit und Tränen. Melancholie, Angst und Furcht mit fliegender Hitze. Neigung zum wachen Träumen mit beständiger Unruhe über seinen Gesundheitszustand. Neigung zum Erschrecken und Zusammenfahren mit Mutlosigkeit und Gleichgültigkeit gegen alles. Widerwillen, sich mit seinen Angelegenheiten zu befassen. Überempfindlichkeit gegen Geräusch und Lärm. Unverträgliche, ärgerliche Gemütsstimmung mit Zornausbrüchen. Unaufgelegtheit zu geistigen Arbeiten und Gedächtnisschwäche. – Mangel an natürlicher Lebenswärme und viel Frösteln. Große Erkältungsneigung, besonders im Winde. Überempfindlichkeit gegen kühle Luft. Rucken und Zucken der Glieder. Unruhe in allen Gliedern. **Starke Blutwallungen,** fühlbares Pulsieren im Körper und fliegende Hitze mit Röte. Nach Bewegung oder Anstrengung Hitzeanfälle und lebhafter Schweiß.

Beschwerden des weiblichen Geschlechts. Regel erscheint zu früh, aber zu schwach, oder bleibt auch aus. Leibschmerzen bei der Regel, Gebärmutterkrämpfe. Blutandrang nach der Gebärmutter mit verschiedenen davon herrührenden Beschwerden und Leiden, die sich **vor der Regel** zu verschlimmern pflegen. Gebärmutterblutungen. – Gebärmuttervorfall oder -senkung. Drängen nach unten, als wenn alles herausfallen sollte; schlägt die Beine übereinander, um das Heraustrcten zu verhüten. Auch Ein- und Umstülpung und Seitwärtsbiegung der Gebärmutter. Rückenschwäche beim Gehen infolge von Gebärmutterleiden. – Beschwerden in den **Wechseljahren** (neben *Lachesis*), z. B. späteres Wiederkehren der Regel nach bereits erfolgtem Ausbleiben. – **Weißfluß,** juckender, wundfressender oder eiterartiger, faulriechender, oft mit Stechen in der Scheide. Weißfluß auch nach Aufhören der Regel bei älteren Frauen. – Hysterie und hysterische Krämpfe. – Schwangerschaftsbeschwerden, Übelkeit und Erbrechen. Widerwille Schwangerer gegen Brot. – Bei Männern erhöhter Geschlechtstrieb.

Häufige Erektionen und nächtliche Pollutionen. Geschlechtliche Schwäche, zu frühes Ausspritzen des Samens, Ermüdung nach dem Beischlaf und Schwäche in den Knien. – Kopfgicht mit Erbrechen; bohrende, stechende, zum Schreien zwingende Schmerzen, nur durch Ruhe und äußeren Druck etwas besänftigt. **Chronische** Kopfschmerzen, aus dem Magen kommend, oder durch Zugluft und Kälte verursacht. Blutandrang zum Kopfe mit klopfenden oder drückenden Schmerzen, mit Übelkeit frühmorgens. Kopfschmerzen bei Frauen und Mädchen, besonders wenn Regelstörungen oder Unterleibsleiden zugrunde liegen. Migräne, durch Ärger ausgelöst, tonischer Art, bei blassem Gesicht, von Frost und fliegender Hitze begleitet (oft noch helfend, wenn andere Mittel versagen). **Gesichtsschmerzen,** besonders abends und nachts und mehr links als rechts, namentlich beim weiblichen Geschlecht. **Unwillkürliches Schütteln des Kopfes.** Kältegefühl auf dem Kopf. Schwindel auf freien Plätzen. – **Leiden der Kapillargefäße. – Flechten, besonders ringförmige,** auch nässende mit Jucken und Brennen. – Trübsichtigkeit beim Lesen und Schreiben; schwarze, schwimmende Flecke vor den Augen; große Empfindlichkeit gegen Tageslicht. Lähmung der Augenlider. Drücken auf die Augäpfel, besonders einseitig, oft mit Migräne verbunden. **Röte und Entzündung der Augen,** mit Stechen und Drücken darin. Pusteln auf der Hornhaut. Schwarze Flecke oder Striche (beginnender Star) vor den Augen. – Geschwollene Nase. Blutschnauben und Nasenbluten. – Husten mit salzig schmekkendem Auswurf (neben *Lycopodium*). Keuchhusten, hartnäckiger, lange dauernder. – Chronisches Herzklopfen, besonders bei blutarmen Frauen. – **Gelbheit des Gesichts.** Gelbe Flecken im Gesicht oder gelber Sattel über Wange und Nase. Ausschlag im Gesicht und auf der Stirn. – Bei lebhafter Unterhaltung Hitze im Gesicht. – Bittrer oder saurer Geschmack, saures Aufstoßen. Brechreiz beim Sehen oder Riechen von Speisen. Verlangen nach Saurem, Widerwillen gegen Fleisch und Milch. **Magenschmerzen nach dem Essen,** Drücken wie von einem Stein (Klumpengefühl) oder Krampf. – Bauchauftreibung. – **Stuhlverstopfung mit vergeblichem Drang,** besonders bei Schwangeren (neben *Alumina, Platinum* und *Plumbum*). – **Harndrang, häufiges Harnen, Bettnässen.** – Hämorrhoiden. – Einschlafen, Lähmigkeit, auch Eiskälte der Hände und Füße. Hände heiß, Füße kalt; sobald die Füße warm werden, werden die Hände kalt. Wadenklamm sehr arg nachts im Bett. Geschwulst beider Unterschenkel. Fußschweiß, stinkender.

Hat die Eigentümlichkeit, daß es bei chronischen Krankheiten (wie *Phosphorus* und *Natrium muriaticum*) die Wiederholung, jedoch nicht ohne Zwischenmittel, besser als viele andere Mittel verträgt, doch nie in unmittelbar aufeinanderfolgenden Gaben.

Ossa Sepiae (Sepiaknochen), obschon noch ungeprüft und auch noch nicht offiziell in der homöopathischen Pharmazie, werden in niedriger Potenz (D 1 bis D 3, als Verreibung), also in substantieller Gabe, sehr gegen **Blennorrhöen** (Schleimflüsse) der weiblichen Geschlechtsorgane gerühmt und sollen da den Succus Sepiae an Wirksamkeit übertreffen. Die Wirkung beruht wahrscheinlich auf dem Gehalt an Jod und Brom.

Verschlimmerung: Früh, abends und nachts, am stärksten bei ruhigem Sitzen, sowie bei und nach dem Essen.

Besserung: Um die Mittagszeit, bei starker Bewegung, bei Gehen im Freien, durch trockne Wärme.

Anwendung bei den Tieren: Bei Schuppenflechte, Hautschrunden, Hautjucken, Hautausschlägen, auch Warzen. – Bei Augenlidergeschwulst und Augengeschwürigkeit. – Bei Geschwürigkeit des Gehörganges mit Absonderung stinkenden Eiters. – Bei chronischen Lebererkrankungen. – Beim Zurückbleiben der Nachgeburt. – Beim Samenfluß der Hengste. – Bei langdauerndem Weißfluß der Stuten und Kühe. – Bei Wundheit der Striche am Euter. – Beim Mundgestank der Hunde. – Bei harten, wenig empfindlichen Drüsenbeulen, bei Drüsengeschwüren. – Bei Gallen, schwammigen Auswüchsen, Knieschwamm, Stollbeulen, Sehnenklapp, Hasenhacke, Hahnentritt (nach *Rhus*). – Bei Knochenauftreibungen. – Bei Magen-Darmkatarrh der Fleischfresser.

Silicea

Kieselerde, Kieselsäure, Präzipitierte Metakieselsäure

Präparate: Verreibungen, von D 8 an auch flüssige Potenzen.

Wirkt in den höheren Potenzen (D 6 bis D 12) tiefer und nachhaltiger als in den niedrigen, die jedoch auch oft mit Nutzen anwendbar sind.

Wirkungsdauer: 7 bis 8 Wochen bei chronischen Leiden.

Antidote: *Camphora, Hepar sulfuris.*

Vergleichsmittel: *Calcium carbonium, Hepar sulfuris, Phosphorus, Acidum phosphoricum, Graphites, Sepia, Antimonium crudum, Calcium fluoratum, Baryum, Lycopodium, Thuja, Sulfur.* – Komplementär ist *Thuja.* – *Mercurius* und *Silicea* folgen nicht gut aufeinander. Bildet, wie *Calcium carbonicum* und *Acidum fluoratum,* einen Bestandteil der Knochen und paßt daher, wie diese und nach diesen, oder im Wechsel mit diesen, für **Knochenkrankheiten.**

Greift tief in den Körperhaushalt ein und wirkt besonders auf das **Bindegewebe,** die **Knochen,** die **Drüsen** und die **Haut.** Entspricht hauptsächlich der skrofulösen, rachitischen und tuberkulösen Konstitution. Paßt vorzüglich bei **Lähmungen** im weitesten Sinne, überhaupt bei chronischer **Schwäche der Nerven,** und ist besonders für Personen von lymphatisch-sanguinischem Temperament, von sanftem Charakter und nachgiebigem Gemüt mit Neigung zu Fettleibigkeit und Schwermut geeignet. (*Silicea* und *Thuja* ergänzen sich gegenseitig, sind daher mit Vorteil in passenden Fällen im Wechsel einzunehmen.) – Krämpfe infolge Schreck und Erregung; nächtliche epileptische Anfälle.

Heimweh, Grübeln und Ängstlichkeit mit Unruhe. Neigung zum Zusammenfahren und Erschrecken beim geringsten Geräusch. Unleidlichkeit der Berührung bei Krankheit. Mutlosigkeit, düstere Stimmung und Lebensüberdruß, Eigensinn und Reizbarkeit. Gedächtnisschwäche mit Unfähigkeit nachzudenken. Fixe Ideen, dabei furchtsames Gemüt. – **Starke Nachtschweiße.** – Viel Gähnen,

Tagesschläfrigkeit, **nächtliche Schlaflosigkeit, ängstigende Träume.** – Frostigkeit.

Hauptmittel (neben *Calcium carbonicum* und *Acidum fluoratum*) bei **Knochenleiden aller Art,** wie **Knochenfraß, Knochenbrand, Knochenentzündung, Auftreibung und Krümmung der Knochen (Rachitis), besonders wenn fistulöse Öffnungen vorhanden sind** (in allen diesen Fällen zugleich äußerlich *Aqua silicata* zu Umschlägen). – **Skrofulöse Beschwerden.** – Beschwerden vom Impfen (neben *Thuja, Sulfur* und *Mercurius*). – Rachitis der Kinder, mit bedeutendem, reichlichem Schweiß am Kopf (ähnlich *Calcium carbonicum*). Muskelschwäche und schwieriges Laufenlernen der Kinder. – **Geschwüre aller Art, eiternde, faulige, fressende, schwammige, fistulöse. Panaritien** (Finger- und Nagelgeschwüre) (mit *Hepar sulfuris* im Wechsel); verhütet oft die Wiederkehr oder bewirkt, gleich anfangs gegeben, die Rückbildung (ähnlich wie *Arnica*). Wildfleisch in Geschwüren. Schwammige Wulst und Schmerzhaftigkeit um Geschwüre. – **Fisteln aller Art,** besonders solche, bei denen die Knochen beteiligt sind. – **Drüsengeschwülste,** auch verhärtete, schmerzhaft eiternde. – *Silicea* ist von allen homöopathischen Mitteln dasjenige, das **zur Erweichung, Zeitigung und Heilung aller Art Geschwüre, Abszesse und Fisteln am wirksamsten sein soll** (vgl. *Hepar* und *Mercurius*). – Süchtige, unheilsame Haut. – Flechten und Hautausschläge mit Eiterbeulen. – Kopfausschlag (Impetigo). – Überbeine. – Chronische Gelenkentzündungen (neben *Calcium* und *Sulfur*). Kniegeschwülste, besonders bei Personen, die viel auf hartem Boden knien müssen. Weiße Kniegeschwulst (Tumor albus) (im Wechsel mit *Sulfur* und *Calcium*). – Eiternde Brüste der Stillenden (mit *Hepar* im Wechsel). – **Lungenschwindsucht mit Eiterauswurf.** Heiserkeit. Schleimschwindsucht alter Leute. Erstickender Husten mit Kitzel im Halsgrübchen; Husten von Kalttrinken. – **Kopfschmerzen** und Migräne kongestiver Art (mit Blutandrang), häufig nachts auftretend, mit Übelkeit, vom Nacken zum Scheitel aufsteigend, vermehrt durch Bewegung, Geräusch, Licht, Geistestätigkeit, Sprechen, sowie durch Druck; gebessert durch Wärme, Dunkelheit und durch Warmeinhüllen. – Schwindel, vom Rücken nach dem Kopf aufsteigend, beim Aufwärtssehen. Starkes Ausfallen der Haare. – Veraltete, eingewurzelte Neuralgien.

Steifer Hals, allgemeine motorische Schwäche. Kreuz wie zerschlagen, mit Krämpfen und Zittern der Beine und leichter Ermüdung beim Gehen. – Ererbter chronischer Rheumatismus, schlimmer nachts und beim Entblößen. – Reißende Zahnschmerzen, mit Schmerzen im Kiefer- und Backenknochen; herauspressende Schmerzen einer ganzen Zahnreihe, in der Knochenhaut sitzend, zusammenziehend bis in Ohr und Schläfe. Zahnfisteln. Geschwüre an der Zunge. – **Taubheit,** besonders infolge rheumatischer Entzündung oder Erkältung. Ohrenfluß. – Entzündung und Geschwulst der Augen. **Tränenfisteln. Zusammenfließen der Buchstaben beim Lesen,** schwarze Flecke vor den Augen. – Verstopfung der Nase. Stockschnupfen. Nasenkatarrh mit Geschwüren auf der Schleimhaut, trockne oder auch dünne, blutige, ätzende Masse absondernd. Nasenbluten. – **Gefühl wie von einem Haar auf der Zunge.** – Erbrechen nach jedem Trinken. – Diarrhöe, Stühle stinkend, meist schmerzlos und lienterisch, besonders bei Kindern. – **Hartleibigkeit, Verstopfung mit stetem vergeblichen Drang,** der Stuhl tritt unter großer Anstrengung teilweise heraus und schlüpft dann wieder zurück. – Wechselfieber mit vorwaltender trockner Hitze und wenigem Schweiß, besonders bei unreinen Säften. – Stinkender Achselhöhlenschweiß. – Geschwürigkeit der großen Zehen. Stinkender Fußschweiß mit Wundheit zwischen den Zehen. **Zurückgetretener Fußschweiß** (neben *Rhus*). Kälte der Füße.

Verschlimmerung: Nachts und abends, durch Bewegung, in der freien Luft, durch Kälte oder Erkältung, bei **jeder Wetteränderung,** durch äußeren Druck, **zur Zeit des Neumondes. Besserung:** Durch Wärme und Warmeinhüllen.

Zur **innerlichen und äußerlichen Anwendung** wird *Aqua silicata* bereitet, eine gesättigte Auflösung gefällter Kieselsäure in destilliertem Wasser. Unpotenziert innerlich bei **lungentuberkulösen,** abgemagerten Kranken, abends 5 bis 10 Tropfen, sowie äußerlich, namentlich bei **Knochen- und Knorpelleiden,** besonders der Gelenke, zu Umschlägen angewendet. Wird auch mit Nutzen in **fistulöse Geschwüre** eingespritzt.

Anwendung bei den Tieren: Bei der Füllen-, Lämmer- und Kälberlähme. – Bei der Skrofelsucht der Füllen. – Bei schmerzlosen, harten Drüsenbeulen und bei Drüsengeschwüren. – Bei Hautknötchen. – Bei veralteter Buglähme und bei Hufgelenkslähme. – Bei **Knochenauftreibungen** und **Knochenauswüchsen,** wie Überbeinen, Spat, Ringbein. **Bei Knochenfraß mit Eiterung.** – Bei Knieschwamm, Gallen, Balggeschwülsten, Hasenhacke, Piephacke, Sehnenklapp (äußerlich *Aqua silicata* zu Umschlägen). – **Bei eiternden Geschwüren,** besonders bei Fisteln, Mauke, Strahlfäule, Genickfisteln, Geschwüren in der Ohrmuschel, Sterzwurm der Rinder. Bei eiternden Wunden. – Bei Dickbeingeschwulst. – Bei beginnendem Star der Hunde. – Bei Lungentuberkulose verhindert es eine weitere Einschmelzung des elastischen Gewebes.

Solanum dulcamara

siehe Dulcamara

Solidago virga aurea

Solidago virga aurea L. – Compositae – Goldrute

Präparate: Essenz aus frischen Blüten, Verreibungen und flüssige Potenzen.

Wird als Urtinktur oder in niedrigsten Potenzen (D 1 bis D 2) angewendet.

Wirkt hauptsächlich auf die Harnorgane, besonders auf die **Nieren,** sowie auf die Haut. Nierengegend sehr empfindlich gegen Druck. Chronische Nierenentzündung, Nierengrieß und Nierensteine. – **Vergrößerung der Vorsteherdrüse** mit schwierigem Harnen. – Arteriosklerose mit Blutkreislaufstörungen und wassersüchtigen (ödematösen) Anschwellungen. – Skrofulöse Ausschläge; kleine, heftig juckende Pusteln auf Händen und Füßen; hartnäckige, juckende Ausschläge an den Unterschenkeln bei Gicht und Nierenleiden.

Anwendung bei den Tieren: Bei chronischer Nierenentzündung, Nierenbeckeneiterung. – Bei Prostatahypertrophie (Vergrößerung der Vorsteherdrüse) der Hunde. – Bei chronischen Ekzemen.

Spartium scoparium

Sarothamnus scoparius Wimmer – Leguminosae
– Besenginster

Präparate: Essenz aus frischen Blüten, Verreibungen und flüssige Potenzen.

Wird in niedrigen Potenzen (D 2 bis D 3) angewendet.

Wirkt auf das Rückenmark und die motorischen Nerven sowie auf das Herz. Kommt bei akuten Erkrankungen in Frage, die die Muskeln und das Nervensystem des Herzens betreffen, mit Beschleunigung und Unregelmäßigkeit des Pulses, Blutandrang nach Brust, Hals und Kopf und leichten rheumatischen Erscheinungen.

Spigelia +

Spigelia anthelmia L. – Loganiaceae

Präparate: Tinktur aus dem getrockneten Kraut, Verreibungen und flüssige Potenzen.

Wird in niedrigen Potenzen (D 3 bis D 6) angewendet; auch höhere Potenzen sind gebräuchlich, besonders bei Neuralgien.

Wirkungsdauer: 4 bis 24 Stunden bei akuten, bis zu 4 Wochen bei chronischen Leiden. (Die Wirkungen einer einzigen starken Gabe in niedriger Potenz steigern sich in den ersten 7 bis 8 Tagen.)

Antidote: *Aurum, Camphora , Pulsatilla.*

Vergleichsmittel: *Aconitum, Bryonia, Cina, Sabadilla, Digitalis Veratrum, Arsenicum, Colchicum, Crataegus, Cactus, Kalmia, Rhododendron, Silicea, Lachesis.*

Paßt besonders für anämische (blutarme) oder heruntergekommene Personen und wirkt vorzugsweise auf das **Herz,** das **Gehirn,** die **sensitiven Nerven,** das **Rückenmark** und die **Augen.** – Rheumatismus und Reißen in den Gliedern und Gelenken. Zerschlagenheit, Schwere in den Gliedern, besonders den Untergliedern, mit erschwertem Gehen. – Zuckungen von Muskeln im Rücken und in den Gliedern. – Schwindel, Trägheit des Geistes, Vergeßlichkeit und Gedächtnisschwäche. Spätes Einschlafen wegen Übermunterkeit; unruhiger, durch Träume verschiedener Art gestörter Nachtschlaf. – **Rotes Augenweiß** mit strotzenden Blutgefäßen. Schmerzen in den Augenhöhlen, als seien die Augäpfel zu groß. **Rheumatische und gichtische Augenentzündung,** besonders der Augenlederhaut und besonders des linken Auges. Nervöse Augenschmerzen, Drücken, Stechen, Wühlen. Schlaffes Herabfallen der oberen Lider, wie von Lähmung. Entzündungszustände der Augenlider und ihrer Drüsen mit vermehrter Schleimabsonderung und beißendem Wundheitsschmerz. – Überempfindlichkdt des Gehörs, dumpfes Klingen im Ohr. Schwerhörigkeit, periodische Taubheit. – Feines, wühlendes Reißen im Gehirn, besonders heftig im linken Scheitelbein, bei Bewegung, beim Gehen und besonders bei Fehltreten heftiger. – Pochend-reißende Zahnschmerzen, von kaltem Wasser vermehrt, durch Niederlegen vergehend. Schmerzhaftes Rucken und Zucken in den Zähnen, schlimmer von kaltem Wasser. – Stechen in der Lebergegend. – Häufiges Luftaufstoßen nach jedem Genusse. Kneipen im Unterleib, als ob alle Eingeweide zusammengeschnürt wären, mit großer Angst und beschwerlichem Atemholen. – Öfterer Harndrang mit vielem Harnabgang, ohne Schmerzen. – **Periodisch wiederkehrende, besonders linksseitige, nervöse oder rheumatische Kopf-** und **Gesichtsschmerzen,** wie von elektrischen Funken, feine, heftige Stiche, mit Herzklopfen, schlimmer bei Bewegung und starkem Geräusch, mit rheumatischen Schmerzen in anderen Körperteilen (in hoher Potenz). – Kopfschmerzen, die im Hinterkopf beginnen, sich nach vorn verbreiten und über dem linken Auge festsetzen, durch den geringsten Lärm oder die geringste Erschütterung verschlimmert, steigern sich mit Sonnenaufgang und nehmen mit Sonnenuntergang ab. – **Herzentzündung, Herzklopfen,** unregelmäßiger **Herz-** und **Pulschlag,** Stiche in der Herzgegend. **Rheumatismus auf das Herz überspringend,** mit Angst und Beklemmung am Herzen, blasses, entstelltes Gesicht. Knurren in der Herzgegend und Brust, wie das Spinnen einer Katze. Zusammenziehen der Brust mit Angst und mühsamem Atmen. Herzschlag anders als der Puls. **Herzerweiterung.** – Brustwassersucht, von organischem Herzfehler abhängig oder nach vorausgegangener Herzentzündung und wenn durch die geringste Bewegung, besonders durch Aufheben der Arme, Erstickung droht. – Öfteres Niesen, mehrere Tage lang verstopfte Nase. – Eingeweidewürmer, oder vielmehr Wurmleiden ähnliche Symptome (ähnlich *Cina*).

Anwendung bei den Tieren: Bei Augenliderentzündung mit Tränenfluß. Bei rheumatischer Augenentzündung. Bei Triefaugen. – Bei nervösem Herzklopfen. Herzerweiterung. – Bei Wurmleiden junger Tiere. – Bei Harnsickern.

Spiraea ulmaria

Spiraea ulmaria Maxim. (L) – Rosaceae – Echtes Mädesüß, Wiesenkönig

Präparate: Essenz, Verreibungen und flüssige Potenzen aus der frischen Wurzel.

Wird in niedrigen Potenzen (D 2 bis D 3) angewendet.

Wirkungsdauer: Einige Tage.

Hat Ähnlichkeit mit den Wirkungen von *Acidum benzoicum.* Bei akuten Anfällen von herumziehenden rheumatischen oder gichtischen Schmerzen in Muskeln und Gelenken, durch Bewegung verschlimmert. – Akneartige, juckende Hautausschläge. – Kongestionen nach dem Kopf; Schwindel. – Bei rheumatischen Herzbeschwerden mit Fieber. – Nieren- und Blasenleiden gichtischer Art.

Spongia

Euspongia officinalis L. – Porifera – Meerschwamm

Präparate: Tinktur aus dem gerösteten Meerschwamm, Verreibungen und flüssige Potenzen.

Wird vorzugsweise in niedrigen Potenzen (D 1 bis D 6) angewendet; auch höhere Potenzen werden empfohlen. – (Verreibungen sollen, besonders bei Kropf, wirksamer sein als flüssige Potenzen.)

Wirkungsdauer: Mehrere Tage, bei chronischen Leiden bis zu 4 Wochen.

Antidote: *Camphora, Phosphorus.*

Vergleichsmittel: *Bromum, Calcium carbonicum, Acidum hydrofluoricum, Hepar, Jodum, Kalium bichromicum, Selenium, Aconitum, Lachesis, Drosera, Spigelia.*

Wirkt besonders auf die **Atmungsorgane,** sodann auch auf das **Drüsensystem.**

Leiden der Lymphgefäße und der Drüsen. – Starke Hitze mit trockner Haut, stetem Durste und beschleunigtem Pulse. Unauslöschlicher Durst. – Röte des Augenweiß. – **Häutige Bräune (Krupp)** (im Wechsel mit *Aconitum* und *Hepar*). – **Dicker Kropf** mit Drücken, Stechen und Kribbeln darin (neben *Jodum*). – **Asthma,** Atmung erschwert, wie durch einen Schwamm, kann nicht liegen, gebessert durch Essen und Trinken. Heiserkeit nach Singen und Sprechen. Unreine, belegte Stimme. Chronische Heiserkeit. – **Schmerzen des Kehlkopfs** bei Berührung und beim Drehen des Kopfes. Anschwellung und Entzündung des Kehlkopfs mit Erstickungsgefahr. Pseudokrupp. – **Kehlkopf- und Luftröhrenschwindsucht.** – Brustentzündung mit reichlichem Auswurf. – Lungenentzündung im Stadium der Lösung, mit reichlichem Schleimauswurf. – Herzkrankheiten. Rheumatische Herzentzündung mit Klappeninsuffizienz und Systolegeräusch (ungenügende Herzklappenarbeit mit Geräusch). Herzbräune, Aortenaneurysma. – Atemnot beim Liegen, kann mit dem Kopf nicht niedrig liegen. Blutwallung in der Brust nach der geringsten Bewegung. Husten tief aus der Brust. Anstrengung und Bewegung. Husten tief aus der Brust keuchend, asthmatisch und mit Wundheitsschmerz und Brennen, auch mit Heiserkeit und gelblichem Auswurf. Der Husten bessert sich durch Essen und Trinken. – Harter Stuhl. – Harte Geschwulst der Hoden, besonders nach schlecht behandelter Hodenentzündung nach unterdrücktem Tripper. Harndrang mit geringem Abgang.

Verschlimmerung: Beim Treppensteigen, durch Tabakrauch, im Zimmer, durch Kälte und Wind.

Besserung: Durch Wärme, in der Ruhe, in waagrechter Lage, durch Essen und Trinken.

Anwendung bei den Tieren: Bei Halsentzündungen. Bei der drüsigen Halsentzündung der Fohlen. – Bei Krupp der jungen Rinder. – Bei Dämpfigkeit junger abgetriebener Pferde. – Bei Kehlkopf- und Halsgeschwülsten. **Bei Kropf- und Kopfgeschwülsten.** – Bei Anschwellung und Verhärtung der Hoden und des Samenstranges. – Bei Aktinomykose.

Squilla

siehe Scilla

Stannum

Metallisches Zinn

Präparate: Verreibungen, von D 8 an auch flüssige Potenzen.

Wird in allen Potenzen angewendet.

Wirkungsdauer: Einige Stunden, bei chronischen Leiden bis zu 4 Wochen.

Antidot: *Pulsatilla.*

Vergleichsmittel: *Zincum, Silicea, Calcium carbonicum, Pulsatilla, Platinum, Sepia, Cuprum, Natrium muriaticum.* – **Komplementär** ist *Pulsatilla.*

Wirkt hauptsächlich auf die **Atmungsorgane,** sodann auf die **Darmschleimhaut und das Nervensystem.** Das Hauptsymptom ist große Schwäche.

Die für *Stannum* passenden Leiden oder Schmerzen haben die besondere Eigentümlichkeit, daß sie anfangs leicht auftreten, sich allmählich bis zum höchsten Grad steigern und ebenso langsam abnehmen.

Höchste Abspannung und Mattigkeit des Körpers und Geistes mit Zittrigkeit und leichtem Weinen, das verschlimmert. Zerrüttetes Nervensystem mit Schwäche und Mattigkeit. Angegriffenheit vom Sprechen. Verdrießlichkeit und Mutlosigkeit. **Blasses Gesicht mit eingefallenen Zügen und tiefliegenden Augen.** – Schlaflosigkeit, andauernde. – Heißer Schweiß, sehr schwächend, über den ganzen Körper, besonders nachts. – Brennende Hitze in den Gliedern, Frösteln und Fiebern. – Anschwellung der Hände oder der Füße. – Lähmung in den Gliedern, besonders den Armen, von heftigen Gemütsbewegungen herrührend. – Hysterische und hypochondrische Krämpfe und Schmerzen. Abendliche Fallsuchtanfälle. – Heftige Migräne mit Übelkeit und Brechreiz, periodisch auftretend, vom Gehirn ausgehend, leise anfangend, sich allmählich bis zur höchsten Schmerzhaftigkeit mit Erbrechen steigernd und ebenso abnehmend. – Schmerzhafte, krampfartige (epileptische) Symptome in der Zahnperiode der Kinder oder infolge von Wurmreiz. – Verlängerungsgefühl und Lockerheit der Zähne. – Verdauungsstörungen und Schwäche. Magenkatarrh. Säuerliches Aufstoßen und Brechwürgen. Bitteres Erbrechen, Blutbrechen. Magenkrampf. Drücken in der Milzgegend. – Schleimige Stühle. Starker Durchfall mit bitterem Aufstoßen. – Weißfluß. Scheidenvorfall bei sensiblen Frauen (spezifisch). Gebärmuttervorfall. Mastdarmvorfall. – Schleim- und Luftröhrenschwindsucht (Phthisis pituitosa) mit Niedergeschlagenheit und Husten, mit vielem süßlich oder salzig schmeckendem, grauem

Schleim. Phthisis catarrhalis. Kehlkopfschwindsucht. Hektisches Fieber. – Heiserkeit und Rauheitsgefühl im Halse und Kehlkopf. **Angreifender, heftig erschütternder Husten mit viel Auswurf.** Atemversetzung umd Engbrüstigkeit beim Gehen und Steigen, als wären die Kleider zu eng. – Brustwassersucht. Wundheitsschmerz in der Brust, als wäre sie leer und ausgeweidet.

Verschlimmerung: In der Ruhe.

Besserung: Durch gelinde Bewegung.

Anwendung bei den Tieren: Im Beginn der eitrigen Lungenentzündung. Bei chronischer Vereiterung der Lunge. Bei drüsiger Lungenentzündung der Fohlen mit übelriechendem, kurzem und schnellem Atem. – Bei Kreuzlähme.

Staphisagria ++

Delphinium staphisagria L. – Ranunculaceae
– Stephanskörner

Präparate: Tinktur aus getrockneten reifen Samen, Verreibungen und flüssige Potenzen.

Wird meistens in niedrigen Potenzen (D 3 bis D 6) angewendet.

Wirkungsdauer: Bis zu 3 Wochen bei chronischen Leiden.

Antidot: *Camphora.*

Vergleichsmittel: *Lycopodium, Acidum nitricum, Sulfur, Mezereum, Kreosatum, Chamomilla, Cistus canadensis, Colocynthis, Mercurius, Nux vomica, Thuja.*

Wirkt besonders auf die **Haut,** die **Schleimhaut der Atmungsorgane** und die **Harnorgane.** – Ist hilfreich bei **Beschwerden nach Ärger, Sorge, Gram und Kummer** (ähnlich *Ignatia* und *Acidum phosphoricum*), sowie **durch Säfteverlust** (Onanie usw.).

Ganz besonders angezeigt bei Kranken, die blaß aussehen, heruntergekommen und erschöpft sind, vornehmlich in bezug auf ihr Nervensystem.

Fortwährende Neigung zum Liegen. **Große Weinerlichkeit, Ärgerlichkeit und Verdrießlichkeit.** Traurigkeit mit Furcht vor der Zukunft. Hypochondrische Gleichgültigkeit, besonders der Onanisten. Große Stumpfheit des Geistes. – Skorbudsche Affektionen. – Langwierige Beschwerden von *Mercur*-Mißbrauch, Knochenschmerzen. – Nässender Grind mit starkem Jucken auf dem Kopfe. – Starke, auch faul riechende Nachtschweiße. – Gesichtsausschlag (Lupus). Flechtenartige Ausschläge, nässende und brennende Knötchen. – Schnittwunden, die nicht heilen wollen. – Gestielte Feigwarzen und blumenkohlähnliche Auswüchse. – Drüsengeschwülste, besonders der Unterkiefer- und Leistendrüsen. – Schmerzhafte Auswüchse im Inneren der Backen oder am Zahnfleische (neben *Thuja*). **Schmerzen in hohlen und faulen Zähnen, besonders in abgebrochenen, auch mit Backengeschwulst.** Abbröckeln der Zähne. Zahnweh durch Einziehen kalter Luft, schlimmer von Kalttrinken und Berührung, nicht schlimmer von Daraufbeißen. Ziehen in hohlen Zähnen nach dem Essen. Anschwellung des Zahnfleisches. **Drücken und Klopfen von den Zähnen bis ins Auge.** (In bezug auf Zahnleiden ähnelt *Staphisagria* mehrfach *Kreosotum*). – Gesichtsschmerzen, heftig drückende und klopfende, von den Zähnen bis ins Auge. – Hauptmittel bei Ischias des Greisenalters. – Chronische Entzündung der Augenlidränder. Kleine Geschwüre und Knoten in den Augenlidern oder ihren Rändern, verhärtete Gerstenkörner. Nächtliches Zuschwären der Augen. – Verstopfung der Nase und näselnde Sprache. – Geschwollene Lippen. – Heiserkeit. Husten von Kitzel und mit Auswurf gelben, zähen, eiterartigen Schleimes, sowie zusammenziehender Beklemmung an der Brust. Rauheit in der Luftröhre nach vielem Sprechen. – Heißhunger auch bei vollem Magen, Drücken im Magen. Schwächegefühl im Magen, eine Empfindung, als hinge der Magen herunter. Alle Speisen schmecken bitter oder fade und wäßrig. Verlangen nach Wein, Branntwein und Tabak. – Hämorrhoiden mit heftigem Schmerz im Kreuz und durch das ganze Becken. – Schwindel mit Brechreiz. Morgendliche Übelkeit bei schwangeren Frauen. – **Stuhlverstopfung wegen Untätigkeit der**

Eingeweide. – **Harndrang** bei Prostatahypertrophie mit geringem Abgang des Harns und Harnträufeln. Brennen in der Harnröhre, auch ohne Wasserlassen; während des Harnens hört das Brennen auf. – Erhöhter **Geschlechtstrieb** mit wollüstigem Jucken am Hoden und vielen Pollutionen. Onanie. Samenfluß, durch chronische Entzündung der Schleimhaut der Harnröhre veranlaßt.

Verschlimmerung: Nach Gemütsbewegungen, früh beim Aufstehen.

Besserung: Im Sitzen und Liegen.

Äußerlich wird die Tinktur von *Staphisagria* als heilsam gegen sehr tiefe, durch scharfe Messer oder durch Glas entstandene glatte Schnittwunden, besonders nach chirurgischen Operationen, empfohlen, wenn diese unter dem Gebrauch anderer Mittel nicht heilen wollen (80 Tropfen auf 1 l Wasser zu Kompressen). Dabei innerlich *Staphisagria* in höherer Potenz.

Anwendung bei den Tieren: Bei der Räude der Hunde und Katzen. – Bei dem Schweifjucken der Pferde. – Beim Teigmaul der Kälber. – Bei flechtenartigen **Ausschlägen.** – Bei der Staupe. – Beim Zuschwären der Augen. Bei Augenliderknoten und Augengeschwürigkeit. – Bei Maulseuche. – Beim Lockerwerden der Zähne und bei schlechter Zahnbeschaffenheit. – Bei Verschlag.

Stellaria media

Stellaria media Cyrill. – Alsinaceae (Caryophyllaceae) – Vogelmiere, Hühnerdarm

Präparate: Essenz aus der frischen, blühenden Pflanze, Verreibungen und flüssige Potenzen.

Wird in niedrigen Potenzen (D 2 bis D 4) angewendet.

Vergleichsmittel: *Pulsatilla, Ledum, Colchicum, Acidum benzoicum.*

Rheumatismus mit stechenden Schmerzen in fast allen Körperteilen. Steifheit der Gelenke, Verschlimmerung in der Wärme. Wandernde Schmerzen (fast spezifisch). Heftige Kreuzschmerzen. – Leberanschwellung mit stechenden Schmerzen, Leber druckempfindlich.

Äußerlich als Tinktur und Liniment zu Einreibungen bei rheumatischen Beschwerden.

Sticta

(Sticta pulmonaria), Lobana pulmonaria Hoffm.
– Parmeliaceae – Lungenflechte

Präparate: Essenz aus der frischen, von anhängender Baumrinde möglichst befreiter Flechte, Verreibungen und flüssige Potenzen.

Wird als Urtinktur und in niedrigen Potenzen (D 1 bis D 3) angewendet.

Vergleichsmittel: *Rumex, Cepa, Arum triphyllum, Drosera, Spongia, Gelsemium, Eupatorium perfoliatum, Phytolacca.*

Bei **Luftröhrenverschleimung, Asthma, Keuchhusten, Katarrh,** besonders der Bronchien, **Kitzelhusten der Lungenschwindsüchtigen, Grippe,** besonders im Vorläuferstadium, **Krupp** (wenn andere Mittel versagen). – Allgemeines Unbehagen, überall stechende Schmerzen. Gefühl von Schweben in der Luft, als müsse man fliegen. Nasenschleimhaut und obere Luftwege äußerst trocken.

Stillingia silvatica

Stillingia silvatica (L.) Müll. Arg. – Euphorbiaceae

Präparate: Tinktur aus der getrockneten Wurzel, Verreibungen und flüssige Potenzen.

Wird in niedrigen Potenzen (D 2 bis D 4) angewendet.

Vergleichsmittel: *Mezereum, Aurum, Mercurius, Acidum nitricum, Phytolacca, Kalium jodatum, bichromicum; Asa foetida.*

Wirkt besonders auf die Knochenhaut. Syphilisähnliche Krankheitserscheinungen. Syphilis mit nächtlichen Schmerzen in den langen Röhrenknochen. Gelenkschmerzen, besonders im Hüftgelenk. Bei veralteten Hautkrankheiten infolge Skrofulose und Syphilis. Schmerzen in allen Muskeln. Skrofulöse Drüsenanschwellungen. Ozaena mit scharfem Schnupfen. Morgens bittrer Geschmack. Speichelfluß, Übelkeit, Sodbrennen. Anschwellung der Leber, mit Gelbsucht und Verstopfung. Dumpfe Schmerzen in der Nierengegend. Eierstockschmerzen. Schleimig-eitriger Weißfluß.

Verschlimmerung: Bei Nässe und nachts.

Stramonium + +

Datura stramonium L. – Solanaceae – Stechapfel

Präparate: Essenz aus dem frischen, zur Zeit der beginnenden Blüte gesammelten Kraut, Verreibungen und flüssige Potenzen.

Wird in niedrigen Potenzen (D 2 bis D 6) angewendet; auch höhere Potenzen werden empfohlen.

Wirkungsdauer: 24 Stunden.

Antidote: *Belladonna, Nux vomica, Hyoscyamus, Tabacum,* Pflanzensäuren, besonders Zitronensäure, Essig.

Vergleichsmittel: *Belladonna, Hyoscyamus, Veratrum, Cuprum, Ignatia, Chamomilla, Zincum, Helleborus, Apis, Rhus.*

Hauptwirkung auf das **Gehirn,** das **Rückenmark,** die **Blutgefäße und die Genitalien. Eins der wichtigsten und wirksamsten Mittel bei gestörter und kranker Psyche (Gemüt).**

Geistesstörung, besonders der Säufer. Delirium tremens, hauptsächlich infolge von Biergenuß und mit Geschwätzigkeit (geschwätziges

Delirium ist ein fast unfehlbares Symptom für die Anwendung von *Stramonium*). – **Phantasietäuschungen, besonders schreckhafte, ängstigende.** Manie (Tobsucht, Raserei) verschiedener Art. Irrereden mit wunderlichen Einfällen. – Tiefer, fester Schlaf, auch mit Schnarchen. – Melancholie mit Verlangen nach Gesellschaft und Licht; lautes Lachen, mit Ärgerlichkeit oder mit Stöhnen wechselnd. Unbändige Wut mit großer Kraftanstrengung, Umsichschlagen und Heulen mit hoher, kreischender Stimme. – **Furcht und Abscheu vor Wasser** und jeder Flüssigkeit (neben *Belladonna* und *Hyoscyamus*). – Veitstanz. Fallsuchtartige, konvulsivische Bewegungen und Zuckungen, besonders bei Berührung oder beim Anblick glänzender Dinge, z. B. eines Lichtes, Spiegels oder Wassers entstehend, oder periodisch erscheinend, und zwar mit Bewußtsein. – Schwindel nur im Finstern, bei Helle völlig schwindelfrei. Kongestive und halbseitige Kopfschmerzen mit Krämpfen, besonders hysterischer Art, auch mit Schleim und Galleerbrechen. Kongestive, rasend machende Kopfschmerzen, am Morgen anfangend, mittags sich steigernd und abends abnehmend (spezifisch). Konvulsionen des Kopfes. Blutandrang zum Kopfe mit Hitze; rotes, aufgetriebenes Gesicht. **Nervöse Gesichtsschmerzen** (Tic douloureux) mit Kongestionen, Schwindel, besonders am Tage, durch Kälte verschlimmert, durch Wärme gebessert. – Scharlachfieber, besonders bei nervöser Aufregung (Erethismus), und wenn Zittern, Krämpfe und Aufregung besonders vorwalten (der *Belladonna* vorzuziehen). – Sprachorgane wie gelähmt, Lallen, Stammeln, Stottern. Heftiges Schlucksen. Erhöhte, kreischende Stimme und verzerrte Gesichtszüge. – Stiere, funkelnde Augen. Erweiterte Pupillen. Verdunkelung der Augen. – Zähneknirschen. Starrkrämpfe, Veitstanz. – Nervenfieber und Typhus mit Flockenlesen, Bettzupfen, Zeigen nach eingebildeten Sachen. – Unterdrückte Harnabsonderung. – Konvulsionen im Wochenbett. Gebärmutterkrämpfe. Erhöhter, bis zur Raserei gesteigerter Geschlechtstrieb beider Geschlechter, besonders Nymphomanie.

Verschlimmerung: Nach dem Schlaf, beim Schwitzen, bei Berührung, im Dunkeln, beim Alleinsein.

Anwendung: bei den Tieren: **Gegen Dummkoller der Pferde.** – Gegen Schwindel. – Gegen Fallsucht. Bei Veitstanz, Zuckungen und epileptischen Anfällen junger Hunde bei der Staupe. – Gegen den beginnenden schwarzen Star. – Bei **Wasserscheu** (steht hierin der *Belladonna* weit nach). – Bei Wurmkolik. – Beim Hitzschlag.

Strontium carbonicum +

(Strontiana carbonica), Strontiumkarbonat, Kohlensaures Strontium

Präparate: Verreibungen, von D 8 an auch flüssige Potenzen.

Wird in niedrigen Potenzen (D 2 bis D 6) angewendet.

Wirkungsdauer: Einige Wochen.

Vergleichsmittel: *Calcium hypophosphorosum, carbonicum; Phosphorus, Silicea, Aurum, Jodum, Sulfur, Belladonna, Acidum nitricum.*

Wirkt hauptsächlich auf die Organe des Kreislaufes, des Nervensystems und die Knochen. Blutandrang nach dem Kopf, brennende Hitze im Kopf und Gesicht, Kopfschmerz, vom Nacken über den Kopf steigend. – Aderverkalkung. Heftiges Pulsieren der Arterien. Drohender Schlaganfall. – Brustbeklemmung mit Druck in der Herzgegend. – Knochenschmerzen, die in der Markhöhle zu sitzen scheinen. – Knochenauswüchse besonders am Oberschenkel; Karies, fistulöse Geschwüre; Knochenverrenkungen. – Taubheitsgefühl in Händen und Füßen. – Skrofulose.

Besserung: im Freien, bei warmem Sonnenschein.

Strophanthus + +

Strophanthus gratus (Wallish et Hooker) Franchet
– Apocynaceae

Präparate: Tinktur aus reifen, von ihren Grannen befreiten Samen, Verreibungen und flüssige Potenzen.

Wird in niedrigen Potenzen (D 2 bis D 4) angewendet.

Wirkt auf das Herz, das es in großen Gaben lähmt, in kleinen jedoch eine stärkere Kontraktion hervorruft. Infolge der Herzwirkung beeinflußt es auch die Nierentätigkeit. Hat vor *Digitalis* den Vorzug mangelnder kumulativer Nebenwirkung und mangelnder schädlicher Einwirkung auf den Magen.

Bei **chronischen Herzkrankheiten,** Klappenfehlern, Herzschwäche, Herzasthma infolge Herzinsuffizienz mit schnellem, weichem, unregelmäßigem Puls. Bei Herzschwäche nach Grippe und anderen Infektionskrankheiten. Beschleunigte Herztätigkeit bei Kindern. Bei Nierenkrankheiten mit Herzschwäche und Wassersucht. – Gebärmutterblutungen bei Frauen, die durch übermäßige, zu langanhaltende Regel geschwächt sind.

Strychninum + + +

Strychnin

Präparate: Verreibungen und flüssige Potenzen.

Wird meistens in mittleren Potenzen (D 6 bis D 12) angewendet.

Die verschiedenen Strychninpräparate *Strychninum nitricum, Str. phosphoricum, Str. sulfuricum* weichen in ihrer Wirkung wenig voneinander ab.

Strychnin wirkt auf das Nervensystem.

Bei Veitstanz, wenn die Konvulsionen auch während des Schlafes auftreten. – Epilepsie. – Rückenmarkleiden. – Lähmungen nach Diphtherie. – Blasenlähmung. – Neuritis infolge Alkoholismus. – Nervöse Dyspepsie.

Sulfur

Schwefelblüte, Sublimierter Schwefel

Präparate: Verreibungen, von D 4 an auch flüssige Potenzen.

Wird in allen Potenzen angewendet, je nach Konstitution, Alter und Art des Leidens. Vorteilhaft sind niedrige und hohe Potenzen im Wechsel.

Wirkungsdauer: Bei akuten Leiden 1 bis 4 Tage, bei chronischen 4 Wochen und selbst länger (bei Gebrauch von Hochpotenzen).

Antidote: *Aconitum, Camphora, Chamomilla, China, Mercurius, Nux vomica, Pulsatilla, Rhus, Sepia.*

Vergleichsmittel: *Calcium, Baryum, Graphites, Jodum, Lycopodium, Sepia, Silicea, Sarsaparilla, Capsicum, Nux vomica.*

Wirkt mächtig auf die gesamte vegetative Sphäre des Organismus. Gehört zu den großen unentbehrlichsten Polychresten und ist gleichsam das Zentralmittel des homöopathischen Arzneischatzes. Wirkt auf **Haut- und Schleimhautsystem** und bewirkt **Veränderung** der **Blut- und Säftemischung.** Paßt mehr und häufiger für chronische als für akute Fälle. – Eignet sich für alle Konstitutionen und Temperamente beider Geschlechter, besonders aber für **Hämorrhoidarier** (mit *Nux vomica* im Wechsel, mit der er Ähnlichkeit in den Symptomen und Wirkungen hat), und paßt ganz besonders für Personen von heller Gesichtsfarbe, die sich leicht ärgern. Lebhafte Röte aller Körperöffnungen.

Große Neigungen zum Weinen, mit unwillkürlichen Lachen verbunden. Klagen, Seufzen und Gewissenbisse für nichts und wieder nichts. Abends ungeheure Angst mit Furcht und Schreck. Furchtsamkeit, üble Laune mit Neigung, alles zu kritisieren. Abneigung gegen Unterhaltung. Leichtes Erzürnen und Aufgebrachtsein über Kleinigkeiten. Schlechtes Gedächtnis für Eigennamen, mühevolles Verstehen und Beantworten von Fragen. Großer Gedankenzudrang mit Neigung zu religösen und philosophischen Theorien. Delirien mit steter Bewegung der Hände. Fixe Ideen; man irrt sich über die Gegenstände, die man sieht. Verlangen, alles nur Wünschbare in Hülle und Fülle zu besitzen.

Hauptmittel gegen alle chronischen, besonders trocknen Hautausschläge sowie gegen alle Beschwerden, Leiden und Krankheiten, die in einer fehlerhaften Säftemischung (Skrofulose, Dyskrasien verschiedener Art) ihren Grund haben, **oder Folge der durch äußere Mittel vertriebenen Hautkrankheiten sind.** Ebenso gegen Impfvergiftungen (neben *Mercurius, Silicea* und *Thuja*). – *Sulfur* ist bei chronischen Leiden (wie *Aconitum* bei akuten Leiden) das Spezifikum gegen Entzündungen und entbehrlich zur Einleitung und als Zwischenmittel bei jeder Behandlung chronischer Leiden mit entzündlichem Charakter.

Unentbehrliches Mittel zur Stärkung und Belebung der Reaktionskraft im Körper, wenn sowohl in akuten als chronisches Leiden die Mittel nicht wirken wollen (ähnliche *Carbo vegetabilis*), besonders wenn eine tiefliegende Dyskrasie Ursache des Nichtwirkens zu sein scheint. Kann also bei allen Kuren mit Vorteil zwischen andere passende Mittel eingeschoben oder mit diesen im Wechsel gegeben werden. Namentlich aber, **wo alte Geschwüre zugeheilt oder Hautausschläge, Krätze, Flechten** usw. **zurückgetrieben wurden, oder wo der Hämorrhoidalfluß ausgegeblieben ist, wird der Gebrauch von** *Sulfur* **vor dem anderer Mittel oder im Wechsel mit diesen unerläßlich sein.**

Schwindel, besonders im Sitzen. – Blutwallungen und allgemeine Unruhe im Körper. – Schweiß nachts sauer, oder jeden Morgen, oder heftiger bei der Arbeit. – **Flechten** und **Ausschläge aller Art.** – Balggegeschwülste (neben *Calcium carbonicum*). – **Geschwüre, Panaritien** (Fingergeschwüre) (neben *Silicea* und *Hepar*). Schwammiges Wildfleisch in Geschwüren. – Blutschwäre, besonders am Gesäß (neben *Acidum nitricum*). – Immer wiederkehrende Rose und

Furunkel (Blutschwäre). – Unerträgliches Jucken in der Haut. – **Knochenschmerzen,** als wenn das Fleisch daran los wäre. Knochenentzündung und Geschwulst. Langsam verlaufende Knieentzündungen. Knochenfraß. **Knochenverkrümmung** (Rachitis). – Gicht und Reißen, nachts am schlimmsten. Ischias mit brennenden und stechenden Schmerzen, Lähmungen. – Zahnschmerzen mit Ziehen, Reißen, Stechen, Klopfen, wenn unreine Säfte vorhanden sind. – **Entzündung, Geschwulst, Eiterung und Verhärtung der Drüsen.** – Chronische Augenentzündung. – Ohren- und Kopfleiden dyskrasischer Art. Kopfschmerzen neuralgisch-kongestiver Art, vermehrt durch geistige Anstrengung, Bewegung, Schneuzen, Husten, Kälte und Bücken, besonders bei Leuten mit sog. **unreinen Säften.** – Schnupfen mit Trockenheit, oder Fließschnupfen mit brennendem wäßrigen Ausfluß. – Kehlkopf- und Luftröhrenentzündung, besonders mit viel Husten, mit Schleim oder schmerzhaft und trocken. Stimmlosigkeit infolge Brustentzündung. Pleuristische Exsudation als Folge von Lungen- oder Brustfellentzündungen. – Brüche und Gebärmuttervorfälle (neben *Nux vomica*). – Mastdarmvorfall. – Hodengeschwulst. Wasserbrüche. Leiden der Geschlechtsorgane infolge von übermäßigem Geschlechtsgenuß oder Onanie (mit *Calcium* und *Nux vomcia* im Wechsel). Gonorrhöe. Phimosis. – Geschwulst mit Schmerzhaftigkeit der weiblichen Schamlippen und der Mutterscheide im Sitzen. Wehenartige Schmerzen über dem Schambogen. Unregelmäßige oder unterdrückte Regel mit Fieber und Blutandrang nach dem Kopfe und der Brust. – Scharfer Weißfluß. – **Häufiges Harnen,** auch nachts, mit vielem Abgange wäßrigen Harnes; stinkender Harn. Nächtliches Bettnässen. – Impotenz infolge zu schnellen Samenergusses. – Jucken, Stechen oder Brennen im After. *Hämorrhoiden* mit Kolik und Hartleibigkeit (neben *Carbo vegetabilis, Acidum nitricum, Nux vomica, Pulsatilla, Hepar*), sowie Leiden infolge zurückgebliebenen oder vertriebenen Hämorrhoidalflusses. – Lautes Kollern und Knurren im Bauche. – **Verstopfung, harter, knotiger Stuhl.** – Ruhrartige Stühle mit heftigem Stuhlzwange. Durchfälle, besonders chronische. – (*Sulfur* paßt auch als Vorbeugungsmittel und für den Anfang der Cholera asiatica. Wird in Substanz, als **Schwefelblüte** angewendet, indem man diese in die Strümpfe streut. Der Schwefel wird durch die Haut resorbiert und erteilt dem Fußschweiß Geruch nach Schwefelwasserstoff. Soll auf diese Weise vor der Cholera schützen.) – Madenwürmer. – Chronische Leberentzündung und Verhärtung, zuweilen mit Gelbheit der Augen. – Chronische Verdauungsstörung, mit beständiger Aufblähung der Oberbauchgegend schon des Morgens nüchtern, besonders stark nach dem geringsten Genusse. – Magenkrampf; Brennen im Magen, Wühlen in der Herzgrube; lautes oder saures Aufstoßen; Übelkeit; Erbrechen; Sodbrennen. Süßlich-fauliger oder saurer Mundgestank. Heißhunger. Steter Durst. Viel Trinken, wenig Essen. – Wechselfieber bei vorhandener oder früher dagewesener unreiner Säftemischung (Dyskrasie). – Epilepsie und Zuckungen, wobei es von den Armen oder aus dem Rücken gelaufen kommt wie eine Maus. – Metallvergiftungen und ihre Folgen. – Wassersucht.

Sulfur ist da **stets angezeigt,** wo rotlaufartige Entzündungen, Blutschwäre, Fingergeschwüre usw. häufig wiederkehren, besonders wenn das Hautjucken sowie auch andere Beschwerden sich in der Bettwärme verschlimmern.

Verschlimmerung: Abends oder nach Mitternacht, in der Ruhe, beim Stehen, in der Bettwärme, bei Vollmond, bei Witterungswechsel, bei naßkaltem Wetter, bei Kälte überhaupt.

Besserung: Durch Wärme, bei trockner Witterung, durch Bewegung.

Anwendung bei den Tieren: Bei Lungen- und Brustfellentzündung im Stadium der Hepatisation (Verdichtung). – Bei chronischem, trocknem und kurzem Husten. – Bei der chronischen Druse der Pferde. – Bei katarrhalischen und rheumatischen Augenentzündungen, wenn sie chronisch werden wollen. – Bei Muskel- und Gelenkrheumatismus nach Ablauf der fieberhaften Periode. – Bei chronischem Durchfall. – Bei Dummkoller (im Wechsel mit *Nux vomica*). – Beim Gerinnen der Milch. – **Bei Hautjucken und veralteter Räude. – Bei Flechten. Bei Maulgrind der Lämmer. Bei Teigmaul der Kälber. Bei Schweifjucken. –** Bei ödematösen (wassersüchtigen) Anschwellungen der Glieder. – Bei der epileptischen Form der Staupe der Hunde.

Sulfur jodatum + +

Jodschwefel

Präparate: Verreibungen, von D 4 an auch flüssige Potenzen.

Wird meistens in niedrigen Potenzen (D 3 bis D 4) angewendet.

Vergleichsmittel: *Bryonia, Mercurius, Graphites, Lycopodium, Hydrastis, Kalium bichromicum, Sulfur, Phytolacca.*

Wirkt auf die Haut, die Drüsen und die Schleimhäute. Bei hartnäckigen Hautleiden. **Nässende Ekzeme.** Akne und Bartflechte. – **Unterschenkelgeschwüre.** – Chronische Mandelentzündung. – Chronischer Rachenkatarrh. – Chronische Zungenentzündung. – **Ozaena** mit blutigem Ausfluß. – Drüsengeschwülste der Brüste. Schleimig-eitrige Katarrhe der Frauen. – Knocheneiterungsprozesse. – Chronischer Dickdarmkatarrh mit Verstopfung und schleimbedecktem Stuhl, besonders nach Ruhr.

Sulfuris acidum

siehe Acidum sulfuricum

Sumbulus moschatus

Euryngium Sumbul Kaufm. – Umbelliferae

Präparate: Tinktur aus der getrockneten Wurzel, Verreibungen und flüssige Potenzen.

Wird in niedrigen Potenzen (D 2 bis D 4) angewendet.

Wirkt hauptsächlich auf das Nervensystem. Bei Hysterie mit Krampfbeschwerden; Krampf der Schlundmuskeln mit Herzklopfen; Lach- und Weinkrämpfe; Schwäche und Ohnmachtsgefühl; Hitzewallungen und nächtliche Schweiße. Starke geschlechtliche Erregung der Frauen. – Veitstanz. Epilepsie.

Symphytum

Symphytum officinale L. – Borraginaceae – Beinwurz, Beinwell

Präparate: Zum inneren Gebrauch: Essenz aus der frischen, vor Beginn der Blüte gesammelten Wurzel, Verreibungen und flüssige Potenzen. Zum äußerlichen Gebrauch: Tinktur aus der frischen, blühenden Pflanze.

Wird in niedrigen Potenzen (D 1 bis D 3) angewendet.

Vergleichsmittel: *Arnica, Calendula, Ruta.*

Wird meist äußerlich in Tinktur angewendet und hat sich ganz besonders bei **Wunden, wenn auch der Knochen oder die Knochenhaut** verletzt ist, sowie bei **Beinbrüchen** bewährt (bei gleichzeitigem innerlichen Gebrauch D 2 bis D 4), sowie bei Knochenverletzungen durch Druck, Stoß, Fall, Quetschung; ebenso der Sehnen und Gelenkbänder. Irritabilität des Stumpfs nach Amputationen. **Befördert** die **Callusbildung.**

Knochenhautentzündungen (äußerlich die verdünnte Tinktur, innerlich D 2 bis D 4). – Druckgefühl unter dem Brustbein. – Schmerz in den Augen nach einer Kontusion oder Schlag; Geschwulst des Augapfels, oder Gefühl einer solchen und krampfhaftes Verschließen der Augenlider (innerlich D 2 bis D 4, äußerlich die Tinktur 1 : 20 mit Wasser verdünnt und lau anzuwenden).

Anwendung bei den Tieren: Wie beim Menschen, besonders bei **Fesselgelenklähme höheren Grades mit Überknicken** (die reine Tinktur als Einreibung). – Bei Buglähme. – Bei Lahmgehen infolge von Knochenverletzungen, Hüftabstoßungen, Knochenbrüchen, Quetschung der Knochen. – Bei Stelzfuß.

Syzygium Jambolanum

Eugenia jambolana Lam. (Syzygium jambolanum D. C.)
– Myrtaceae

Präparate: Tinktur aus getrockneten reifen Früchten, Verreibungen und flüssige Potenzen.

Als Urtinktur und in niedrigen Potenzen (D 2 bis D 3) gegen **Zuckerkrankheit** angewendet.

Äußerlich als Gurgelwasser.

Tabacum ++

Nicotiana Tabacum L. – Solanaceae – Tabak

Präparate: Tinktur aus nichtfermentierten Blättern, Verreibungen und flüssige Potenzen.

Wird in niedrigen und mittleren Potenzen (D 3 bis D 12) angewendet, auch höhere werden empfohlen.

Wirkungsdauer: In kleinen Gaben einige Stunden.

Antidote: *Camphora, Ipecacuanha, Nux vomica, Natur muriaticum,* Wein.

Vergleichsmittel: *Arsenicum, Veratrum, Cocculus, Nux vomica, Stramonium, Antimonium tartaricum, Digitalis, Ipecacuanha, Lobelia.*

Wirkt auf die Schleimhäute, die Drüsen, die glatte Muskulatur und besonders auf das Nervensystem. – Mattigkeit des ganzen Körpers mit Zittern. Abmagerung. Schläfrigkeit. – **Übelkeit und Erbrechen, auch bei Schwangeren.** Durchfall, mit heftigem Erbrechen wechselnd. Erbrechen beim Aufrichten, Gesicht leichenblaß, Körper kalt, Schwäche und Durst groß (bei der Cholera). – Seekrankheit. – Migräne, heftige Übelkeit, kalter Schweiß. – Allgemeine Krämpfe, sogar mit Bewußtlosigkeit (in niedriger Potenz oft sehr hilfreich bei der **asiatischen Cholera,** wenn die anderen Mittel nicht helfen wollen). **Cholera infantum** (Kindercholera – Hauptmittel), besonders bei eisiger Kälte der Beine von den Knien abwärts (Hauptanzeige für Tabak, auch heißer Kopf mit kalten Händen). – **Herzerweiterung** und Altersveränderungen des Herzens mit Blässe des Gesichts, Diarrhöe mit Verstopfung wechselnd, Herzklopfen beim Liegen auf der linken Seite und trockner Husten, der vom Herzen ausgeht. Erstickungsanfälle mit Zusammenschnüren der oberen Brustgegend, schwacher, unregelmäßiger Puls, schießende Schmerzen vom Herzen in den linken Arm oder in den Hals. Gliedmaßen kalt, mit klebrigem Schweiß bedeckt. – Habituelle Verstopfung. Stuhldrang ohne Erfolg. Lähmung des Mastdarms. Krampf des Schließmuskels (hierbei *Nicotinum,* das Alkaloid des Tabaks, besonders wirksam). – **Nierensteinchen im Harnleiter eingeklemmt, bei heftiger Kolik.**

Besserung: In freier Luft, nach Erbrechen und Harnabgang.

Tarantula

(Tarantula hispanica), Tarentula fasciiventris Duf.
– Arachnoidea – Tarantel

Präparate: Tinktur aus dem getöteten Tier, Verreibungen und flüssige Potenzen.

Wird meistens in mittleren Potenzen (D 4 bis D 12) angewendet; auch höhere Potenzen werden empfohlen.

Vergleichsmittel: *Ignatia, Cimicifuga, Stramonium, Apis, Belladonna, Platium, Zincum valerianicum.*

Wirkt besonders auf das Nervensystem. Große nervöse Aufregung und Unruhe. Kältegefühl im ganzen Körper, krampfhafte Zuckungen. Schneller Wechsel der Gemütsstimmung. – Veitstanz, bei dem die Bewegungen auch nachts anhalten. – Hysterie mit großer Unruhe. – Krankhafte Steigerung des Geschlechtstriebes. – Eierstockneuralgien.

Taraxacum

Taraxacum officinale L. – Compositae – Löwenzahn

Präparate: Essenz aus der frischen, zu Beginn der Blüte gesammelten Pflanze, Verreibungen und flüssige Potenzen.

Wird in niedrigen Potenzen (D 1 bis D 3) angewendet.

Vergleichsmittel: *Podophyllum, Carduus marianus, Ceanothus, Yucca, Sulfur, Natrium sulfuricum.*

Wirkt besonders auf die **Leber,** fördert die Gallenabscheidung. Leberanschwellung. Leber druckempfindlich. Appetitmangel, Landkartenzunge, bittrer oder saurer Geschmack, Speichelfluß; Kollern im Leibe, galliger Durchfall – Typhöses Fieber. – Wechselfieber, lang anhaltender Frost, Milzschmerzen, übermäßige Schweiße. – Zuckerkrankheit.

Tartarus emeticus – Tartarus stibiatus

siehe Antimonium tartaricum

Tellurium

Präparate: Verreibungen, von D 8 an auch flüssige Potenzen.

Wird in niedrigen Potenzen (D 3 bis D 6) angewendet.

Vergleichsmittel: *Hepar sulfuris, Silicea, Calzium carbonicum, Calcium jodatum, Mezereum, Ranunculus bulbosus, Lachesis.*

Wirkt auf die Haut, das Gehörorgan und das Rückenmark. Bei Flechten, die in Gruppen stehen. **Ringflechte** (Herpes circinatus). **Kleienflechte** (Pityriasis versicolor). Gürtelrose (Herpes zoster). Bartflechte. Ekzem des Ohres. – **Mittelohrkatarrh** mit Schmerzen und dünnem, stinkendem, eitrigem Ausfluß. – Rückenschmerz (Spinalirritation). – **Ischias,** schlimmer beim Liegen auf der kranken Seite, beim Stuhlgang, Husten, Lachen.

Terebinthina

(Oleum Terebinthinae), Terpentinöl

Präparate: Flüssige Potenzen, von D 2 an auch Verreibungen.

Wird in niedrigen Potenzen (D 3 bis D 6) angewendet.

Antidote: *Belladonna, Camphora, Cantharis.*

Vergleichsmittel: *Apis, Rhus, Cantharis, Berberis, Capsicum, Lycopodium, Colchicum, Sarsaparilla, Arsenicum, Kalium bichromicum, Mercurius corrosivus, Thuja.*

Beeinflußt hauptsächlich die **Nieren,** die Blase sowie die **Schleimhaut der Harnorgane.** Mit Nutzen angewendet bei **Bauch- und Hautwassersucht,** auch nach Scharlachfieber. Hautausschlag wie Scharlach. – Bei Lungenblutung. – Bei Darmblutungen, besonders bei Typhus und Blutfleckenkrankheit (eine Hauptanzeige ist die glatte, glänzende, rote Zunge). – Bei Nieren- und chronischer Blasenentzündung. Dumpfer Schmerz in der Nierengegend, Brennen in den Nieren, Schmerzen, die sich von den Nieren nach den Harnleitern hinabziehen, Brennen beim Harnen, Harnzwang, Eiweißharn, Harn dunkelrot, rauchig aussehend, als ob er zersetztes Blut enthielte (Hauptanzeigen für den Gebrauch von *Terebinthina*). – Harn stark nach Veilchen riechend (neben Phosphorus), rot, mitunter auch blutig. Harnverhaltung und Harnzwang. Blutharnen. Brightsche Nierenkrankheit.

Anwendung bei den Tieren: Gegen das entzündliche Blutharnen der Rinder.

Teucrium scorodonia

Teucrium scorodonia L. – Labiatae – Salbeiblättriger Gamander

Präparate: Essenz aus dem frischen, blühenden Kraut, Verreibungen und flüssige Potenzen.

Wird als Urtinktur und in niedrigsten Potenzen (D 1 bis D 2) angewendet.

Mit gutem Erfolg bei verschiedenen Formen der Tuberkulose verordnet. Bei **Lungen-, Knochen- und Hodentuberkulose.** Dreimal täglich 5–10 Tropfen der Urtinktur in warmem Wasser. – Bei chronischem Bronchialkatarrh mit massenhaftem Auswurf.

Thuja

Thuja occidentalis L. – Coniferae – Lebensbaum

Präparate: Essenz aus den frischen, zur Blütezeit gesammelten Zweigen mit Blättern, Verreibungen und flüssige Potenzen.

Es werden hauptsächlich mittlere und hohe Potenzen (D 6 bis D 12 und höher) empfohlen; auch niedrige Potenzen (D 2 bis D 4) können angezeigt sein.

Wirkungsdauer: Etwa 4 Wochen bei chronischen Leiden.

Antidote: *Camphora, Chamomilla, Cocculus, Mercurius, Pulsatilla, Sabina, Sulfur.*

Vergleichsmittel: *Cantharis, Mercurius, Lycopodium, Pulsatilla, Sabina, Acidum nitricum, Mezereum, Silicea, Kalium nitricum, Dulcamara.* – **Komplementär** ist *Silicea.*

Gehört zu den großen Polychresten und den Hauptmitteln der hydrogenoiden Konstitution. Paßt daher für die lymphatische Konstitution, für träge, schwammige, wäßrige Naturen, mit wenig Widerstandskraft. Wirkt namentlich auf die **Harn- und Geschlechtsorgane** und auf die **Haut.**

Hauptmittel gegen **Pockengift,** gegen die **echten** und **falschen Pocken** (neben *Vaccininum*), sowie gegen **Impfvergiftung** (neben *Vaccininum, Mercurius, Silicea, Sulfur*), gegen **Sykosis** (Feigwarzenkrankheit) und (neben *Mercurius*) auch gegen Trippergift. – Zu den durch **Impfvergiftung** begünstigten Krankheiten gehören unter den akuten Krankheiten besonders: Keuchhusten, Katarrh, Grippe sowie Augenentzündungen, auch die sog. ägyptische Augenentzündung und diejenige der Neugeborenen; als chronische Leiden hauptsächlich: Bleichsucht und die Geschlechtskrankheiten des weiblichen Geschlechts. In diesen Fällen empfiehlt sich die Anwendung der *Thuja* in hohen Potenzen.

Hochgradige psychische Verstimmung, Unlust, Unzufriedenheit, Unverträglichkeit, ängstliche Träume, Niedergeschlagenheit, Pulsieren in den Schläfen. **Langsame Besinnungskraft mit Suchen der Worte** bei langsamem Sprechen. – Rauhe, kegelförmige, zackige (gespaltene) und krustige Warzen, die ekelhaft aussehen und leicht bluten (äußerlich tägliche Anwendung der Tinktur, innerlich hohe Potenzen). Gegen häufig oder **massenhaft** auftretende Warzen soll *Thuja,* äußerlich angewendet, besonders aber innerlich täglich und wochenlang eingenommen, ebenfalls in vielen Fällen helfen. – Akute Gicht und Rheumatismen. Zucken einzelner Glieder. – Braune oder marmorierte Flecke am Unterarm und anderen Körperteilen. Muttermale (äußerlich und innerlich). **Sykosis (Feigwarzen),** auch am After (äußerlich die Tinktur aufgetupft). **Feigwarzentripper** (im Wechsel mit *Acidum nitricum*). – Geschwüre von *Mercur*-Mißbrauch, auch merkurial-syphilitische. Syphilitische Schleimflüsse aus den Geschlechtsteilen bei beiden Geschlechtern. – Augenentzündung (auch infolge der Impfung); Tränen der Augen beim Gehen im Freien. Trübsichtigkeit. – Kopfschmerz, ruckweiser, als würde im Wirbel ein Nagel eingeschlagen, oder als läge etwas Schweres auf dem Gehirn (Druckschmerzen), besonders vor oder nach Mitternacht eintretend, oft auch mit Schlaflosigkeit verbunden oder mit starken Schweißen und erhöhter Herztätigkeit. – Langsames Wachstum der Haare, Trockenheit oder Spalten der Haare an der Spitze. – Geschwürigkeit und schmerzende Schorfe in der Nase. Stinknase.

Blutschnauben, chronischer Schnupfen. – **Fröschleingeschwulst** (Ranula) unter der Zunge. Schankerähnliche Geschwüre im Munde. – Ohrenzwang. Ohrenpolypen. – Gesichtsschmerz, durch Berührung gebessert. – Nachteile von Fett und Zwiebeln. Ranziges Aufstoßen. – **Heraustreibung der Bauchmuskeln wie von einem Kinderarme. – Bewegungen wie von Lebendigem im Unterbauche** (neben *Aconitum* und *Lachesis*). Pseudoschwangerschaft. Verhärtungen im Bauche (neben *Lachesis* und *Lycopodium*). Kolikschmerzen wie von Darmverschlingung. – Diarrhöe täglich nach dem Frühstück. – **Stuhlverstopfung während mehrerer Tage.** Hämorrhoiden mit stechenden und brennenden Schmerzen am After (paßt besonders vor *Nux vomica*). – Brennen und Jucken in der Harnröhre. Polyurie (zu häufiges, reichliches Harnen). **Harnröhrentripper.** Feuchten der Eichel, wie Eicheltripper. Runde, flache, unreine Geschwüre an der Krone der Eichel. Entzündung der Vorsteherdrüse (neben *Pulsatilla*). Anhaltende Rutensteifheit und außerordentliche Aufregung (oder Depression) im Genitalsysteme. – Unwiderstehlicher Drang zur Onanie. – Wehenartiges Drängen in den weiblichen Genitalien. Blutandrang nach der Gebärmutter. Warzenähnliche Auswüchse am Muttermunde und den anderen Geschlechtsteilen. – Hartnäckige Bronchialkatarrhe; Husten mit Auswurf grauer, gelber oder grüner Kügelchen. Keuchhusten in den hartnäckigsten Formen (höhere Potenzen). Stechen in der Brust nach kalt Trinken. Starkes, auch hörbares Herzklopfen, besonders beim Treppensteigen. – Auswüchse am Zahnfleische (neben *Lachesis* und *Staphisagria*). Karies der Zähne, nahe am Zahnfleisch beginnend.

Verschlimmerung: Abends und nachts, oder nachmittags, durch Kälte und Nässe, in der Ruhe.

Besserung: Nach warmen und nassen Umschlägen, durch Eintritt eines Schnupfens mit Niesen, durch Bewegung, durch Schwitzen.

Anwendung bei den Tieren: Bei Warzen, besonders blutenden oder eiternden (äußerlich die verdünnte Tinktur, innerlich höhere Potenzen). Feigwarzen (im Maule eines Hundes). – Bei **Markschwamm,** Schwammgewächsen überhaupt. – Bei **Strahlkrebs, Piephacke, Raspe, Spat, Gallen** (auch örtlich die Tinktur, 1 Teil mit 10 Teilen lauwarmen Wassers verdünnt). – Bei der **Mauke,** besonders in vernachlässigten Fällen. – Bei der bösartigen Klauenseuche der Schafe (innerlich und äußerlich) – Bei Faulfieber. – Bei Räude. – Bei der bösartigen Form der Schanker- oder Beschälseuche der Pferde und bei Rutenfäule. – Bei dem Tripper der Hunde.

Trillium pendulum

Trillium erectum L. – Liliaceae

Präparate: Essenz aus dem frischen Wurzelstock, Verreibungen und flüssige Potenzen.

Wird in niedrigen Potenzen (D 2 bis D 4) angewendet.

Vergleichsmittel: *Ipecacuanha, Erigeron, Sabina, Millefolium, Secale, Hamamelis.*

Wirkt auf die Blutgefäße. Heftiger Schmerz im Rücken und in der Lendengegend; Neigung zu Kollaps. Blut hellrot bei aktiven und passiven Blutungen. Blutungen bei jeder Bewegung. Bei zu starker Regel, alle 14 Tage kommend, bis zu 8 Tagen dauernd. Bei Blutungen vor und nach der Geburt, drohender Fehlgeburt. Blutungen in den Wechseljahren. Auch bei Nasenbluten und Zahnblutungen nach Zahnziehen.

Uranium nitricum +++

Uranylnitrat

Präparate: Verreibungen und flüssige Potenzen.

Wird meistens in niedrigen Potenzen (D 3 bis D 6) angewendet; höhere Potenzen sollen wirksamer sein.

Mit Erfolg bei **Zuckerkrankheit** angewendet; übermäßige Harnabsonderung, großer Durst, Nierenschmerzen, Eiweißharnen. Verdauungsschwäche, Blähungen, Stuhlverstopfung. Rückenschmerz. Steifigkeit, lähmige Schwäche der Beine. Abmagerung.

Urtica

Urtica urens L. – Urticaceae – Brennessel

Präparate: Essenz aus der frischen, blühenden Pflanze, Verreibungen und flüssige Potenzen.

Wird in niedrigen Potenzen (D 2 bis D 3) angewendet.

Vergleichsmittel: *Apis, Cantharis, Rhus.*

Mit Erfolg angewendet gegen juckende Quaddeln, Nesselfriesel (Urticaria) mit Kopfschmerzen und Fieber. – Ödematöse (wassersüchtige) schmerzlose Anschwellung des ganzen Kopfes, des Halses und der Brust bis an den Nabel. Haut- und Bauchwassersucht nach Erkältung, oder nach unterdrücktem, akutem Hautausschlag, z. B. Scharlach-Wassersucht. Durchfälle. – Gicht und chronischer Gelenkrheumatismus (Urtinktur). – Ausbleiben der Harnabsonderung. – **Milchmangel nach der Entbindung.**

Äußerlich (die Tinktur, unverdünnt oder mit der gleichen Menge warmen Wassers verdünnt) bei **Verbrennungen ersten Grades,** z. B. wenn noch keine Blasen entstanden sind. Dabei innerlich D 2 bis D 4.

Anwendung bei den Tieren: Bei ähnlichen Krankheiten wie beim Menschen, besonders aber bei Brandschäden.

Ustilago Maydis +

Ustilago maydis D. C. – Ustilaginaceae – Maisbrand

Präparate: Tinktur aus den Sporen des auf Zea mays schmarotzenden Pilzes, Verreibungen und flüssige Potenzen.

Wird in niedrigen Potenzen (D 2 bis D 4) angewendet.

Vergleichsmittel: *Secale, Bovista, Carbo vegetabilis, Crocus, Staphisagria, Vinea minor, Sulfur.*

Wirkt hauptsächlich auf die Gebärmutter. Bei lange anhaltenden **Gebärmutterblutungen** während der Regel, in den Wechseljahren, nach Fehlgeburt. Außerdem bei Kopfschmerz infolge Regelstörungen. Eierstockneuralgien. – Schmieriger, nässender Ausschlag auf dem Kopf.

Uva ursi

Arctostaphylos uva ursi (L.) Spreng. – Ericaceae
– Bärentraube

Präparate: Essenz aus den frischen Blättern, Verreibungen und flüssige Potenzen.

Wird in niedrigen Potenzen (D 2 bis D 3) angewendet.

Vergleichsmittel: *Cantharis, Lycopodium.*

Wirkt auf die Schleimhäute der Harnorgane, auf Blase und Nieren. Bei **akutem** und **chronischem Katarrh** der **Blase** und **Harnröhre** mit Harndrang, Brennen und Entleerung schleimigen Harns. Blutstauungen in Nieren und Blase, Blutharnen. – Entzündung des Nierenbeckens infolge Harngrieß und Nierensteinen.

Auch **Arbutinum,** das Glykosid der Pflanze, wird in niedrigen Potenzen angewendet, besonders bei Brightscher Nierenkrankheit.

Valeriana

Valeriana officinalis L. – Valerianaceae – Baldrian

Präparate: Tinktur aus der getrockneten Wurzel, Verreibungen und flüssige Potenzen.

Wird in niedrigen Potenzen (D 3 bis D 6) angewendet.

Wirkungsdauer: 3 bis 10 Tage.

Antidote: *Camphora, Coffea.*

Vergleichsmittel: *Belladonna, Ignatia, Stramonium, Coffea, Cocculus, Nux vomica, Zincum, Nux moschata.*

Wirkt hauptsächlich auf das **Ganglienervensystem,** daher **Nervenmittel.** Paßt besonders für hysterische Personen.

Krankhafte Aufgeregtheit und Überreiztheit der Nerven und Überempfindlichkeit aller Sinne, mit Gefühl von Mattigkeit im ganzen Körper, besonders in den Augen, Armen und Kniekehlen, auch mit Zittern. Plötzlich erscheinende heftige, erschütternde Schmerzen nervöser Art, überspringend. Große Unruhe und Furchtsamkeit, Aufgeregtheit des Geistes und Gemütes mit Schlaflosigkeit und Sinnestäuschungen. Zittrige Aufgeregtheit, auch vor Freude. Großer Wechsel der entgegengesetztesten Gemütszustände. Unruhiger Schlaf mit verworrenen, ängstlichen Träumen. Hypochondrische und hysterische Ängstlichkeit und Verzweiflung. – Nervöses, rheumatisches Reißen in den Gliedern; heftige, ziehende, schießende, zuckende, plötzlich auftretende Schmerzen, meist außerhalb der Gelenke, besonders in der Ruhe, durch Bewegung gemildert. Verrenkungsgefühl in den Lenden, mit obigen Schmerzen. – Viel leeres Aufstoßen, wie nach faulen Eiern. – Übelkeit, Erbrechen von Galle und Schleim, Geschmack wie von Unschlitt. – Unterleibskrämpfe, besonders hysterische, am meisten abends im Bett. Krankhaftes Blähungsgefühl im Bauche. – **Kopfschmerzen,** die ohne erweislichen Grund plötzlich oder ruckweise erscheinen, und eben solche **Gesichtsschmerzen.** – Schwarze Punkte vor den Augen. – Wechselfieber mit geringem Frost, besonders bei Kindern, die an Würmern leiden. **Askariden bei Kindern** (spezifisch). Mangel an Reaktion auf gegebene Arzneien (ähnlich wie *Carbo, Sulfur* usw.).

Verschlimmerung: Abends, nach dem Essen und in der Ruhe, besonders nach vorgängiger Bewegung.

Besserung: Durch Bewegung, Beschäftigung und Reiben der leidenden Teile.

Veratrum + +

Veratrum album L. – Liliaceae – Weißer Germer, Weiße Nieswurz

Präparate: Tinktur aus dem vorsichtig getrockneten Wurzelstock, Verreibungen und flüssige Potenzen.

Wird in niedrigen Potenzen (D 3 bis D 6) angewendet; auch höhere Potenzen werden empfohlen.

Wirkungsdauer: In akuten Fällen einige Stunden, in chronischen einige Tage.

Antidote: *Aconitum, Camphora, China, Coffea.*

Vergleichsmittel: *Aconitum, Antimonium tartaricum, Arsenicum, Colchicum, Cuprum, Veratrum viride, Belladonna, Helleborus, Spigelia, Stramonium.*

Gehört zu den Polychresten.

Dieses von den alten Griechen und Römern hochgeschätzte Mittel hat Hahnemann der Vergessenheit wieder entrissen und in den Arzneischatz als eine unschätzbare und unentbehrliche Arznei wieder eingeführt. Es wirkt besonders auf die **Geistes- und Gemütsorgane,** auf das **Zerebrospinalsystem** (Gehirn und Rückenmark), das **Blutgefäßsystem** (besonders das arterielle), die **Sinnesorgane, die Verdauungsorgane, das Gangliennervensystem, auf das Herz, die Atmungsorgane und die Harnorgane.** Der Grundcharakter der

Veratrum-Wirkung ist der der Schwäche und der Lähmung der organischen Tätigkeit. – Wichtiges Mittel bei **Geistes- und Gemütskrankheiten.**

Dieses besonders bei der Cholera (D 1 bis D 3) und Cholerine unentbehrliche Mittel paßt bei den verschiedensten Krankheiten, **wenn Kälte der Haut mit kaltem Stirnschweiß und kalten Gliedmaßen, nebst großem Sinken der Kräfte sich einstellt,** ebenso bei zurückgebliebener Schwäche nach sehr angreifenden Krankheiten; bei gesunkener Lebenskraft mit Neigung zu Ohnmachten, auch bei geschwollenen Füßen (ähnlich *China, Phosphorus* und *Acidum phosphoricum*). Weil *Veratrum* mit als ein Hauptmittel bei der asiatischen Cholera gilt, hat man seine übrigen Wirkungssphären darüber bisher übersehen und es mit Unrecht vernachlässigt. Es paßt besonders für junge Personen, für Kinder und Frauen, für sanguinische und nervöse Temperamente mit heiterem, fröhlichem Charakter und beweglichem Geist.

Üble Folgen von Furcht und Schreck oder von Ärger. Mutlosigkeit und Verzweiflung. **Große Angst, wie von bösem Gewissen, oder als stände Böses bevor.** Furchtsamkeit und Schreckhaftigkeit mit ängstlichem Umherlaufen. Exzentrische Übermunterkeit und Ausgelassenheit. Schwatzhaftigkeit. Neigung zu Lachen und Singen. Unruhe und Bedürfnis, sich zu beschäftigen. Verminderung der Geistesfähigkeiten. Zornmütigkeit. Seufzen während des Schlafes. Gewissensunruhe, unangenehme Erinnerungen, besonders des Morgens, über begangene Fehler und ihre Folgen. Schweigsamkeit, Schüchternheit, Ohnmachten. Sanftes Delirium mit lächelndem Gesicht oder mit Unruhe, sucht die Kleider zu zerreißen, mit Geschwätzigkeit, hastigem, lautem Sprechen, mit Angst, mit Geilheit (ähnlich *Belladonna*). **Anfälle von Verstandesverwirrung** und religiöse Manie. – **Gedächtnisverlust;** alles ist wie ein Traum.

Rückenmarkleiden. Kreuz- und Rückenschmerzen, wie zerschlagen. Lähmung der oberen und unteren Glieder. Gliederschmerzen, die keine Bettwärme vertragen, bei naßkaltem Wetter verschlimmert und durch Bewegung gemindert werden und aufhören. Lähmige Schwäche der Nackenmuskeln. Schlaffheit der Muskeln. Lähmiger Schmerz in den Gliedern, wie nach Ermüdung und Entkräftung.

Schmerzanfälle, die jedesmal auf kurze Zeit Delirien hervorrufen. Schmerzen, die das Bein hinaufgehen und im Unterleibe endigen oder entgegengesetzt. – **Keuchhusten** im **Dritten Stadium,** wenn die Kinder bereits sehr ermattet sind, etwas Fieber haben, mit kaltem Schweiß auf der Stirn, kleinem, mattem, schnellem Puls und großem Durst, bei den Anfällen Harn abgehend, Schmerzen in der Brust, im Unterleibe und in der Leistengegend; die Kinder werden zwischen den Anfällen nicht recht munter, bewegen sich nicht gern, und das Genick wird so schwach, daß sie den Kopf nicht aufrecht halten können; sie sind auch frostig und durstig und wollen nicht viel reden (im Gegensatz zu *Drosera*). – Herzschwäche, fadenförmiger Puls, nach akuten Krankheiten. – Erstickungsanfälle von krampfhaftem Zuschnüren der Kehle. Trockner, hohler Husten mit langen Stößen, besonders nachts. – Widerwillen gegen warme Speisen. Unauslöschlicher Durst, galliger Geschmack, Speichelfluß. Großes Verlangen nach Obst und nach Saurem. Heißhunger. – Chronische Verstopfung infolge Darmatonie (oft noch hilfreich, wenn andere Mittel versagen). Nach dem geringsten Genuß sogleich Erbrechen mit Durchfall, mit Drücken in der Herzgrube, auch Erbrechen von schwarzer Galle und Blut. – **Brechdurchfall** (Cholerine) im Sommer und Herbst, auch bei Kindern (im Wechsel mit *Ipecacuanha*) und besonders bei vorherrschendem Durchfall und bei Kräfteverfall. Verschlimmerung nach Trinken von kaltem Wasser und bei kalten Gliedmaßen. – Schneiden im Bauche, wie mit Messern, nebst Durchfall. Gefühl von Eingeschlafenheit und Absterben in Händen und Fingern. **Schwäche und andere Beschwerden nach** *China-* **oder** *Chinin*-Mißbrauch (neben *Arsenicum, Ferrum, Ipecacuanha* und *Acidum phosphoricum*). – Asthma und Herzklopfen. – **Blasses, kaltes, totenähnliches Gesicht. Kälte und Kältegefühl des ganzen Körpers. Kühle, leblose, blasse Haut.** – **Kälte der Glieder** oder Taubheit und Kribbeln darin, besonders bei **Cholera** (im Wechsel mit *Cuprum*). – **Hauptmittel bei asiatischer Cholera** (neben *Cuprum,* wenn *Camphora* nicht angezeigt ist oder nicht wirkt) mit starkem und häufigem Entleeren wäßriger Massen von oben und unten (sog. Reiswasserstühle), mit kalten Händen und Füßen, kalten, klebrigen Schweißen und heftigen Wadenkrämpfen. – Heftige, tonische Krämpfe, wobei Handteller und Fußsohlen sich hohl ziehen. Epilepsie (Fallsucht). Wadenkrämpfe. – Schnelles Sinken der Kräfte, anhaltende große Schwäche und Zittern. Ohnmachtsanfälle bei der geringsten Bewegung. Ohnmachtartige Starrsucht mit Biegsamkeit der Glieder. – **Frieren auf dem Wirbel. Kalter Stirnschweiß.** Drückender, klopfender, nervöser Kopfschmerz, der die eine Seite des Kopfes einnimmt, auch Erbrechen dabei. Migräne mit Angst und Bangigkeit, Kältegefühl, Puls klein, beschleunigt, aussetzend oder auch sehr träge; Anfälle meist nächtlich. – Zahnschmerz mit Gesichtanschwellung, großer Schwäche, Übelkeit und Erbrechen. – Trockne, gelb belegte Zunge. – Lähmung der Speiseröhre. – Wechselfieber bei vorwaltender Kälte oder Froststadium, oder auch mit bloß **äußerer Kälte, bei innerer** Hitze und heftigem Durst auf kaltes Wasser. Kalte Schweiße, besonders im Wechselfieber.

Verschlimmerung: Nachts, in Bettwärme, in der Ruhe, durch Eintritt aus der Kälte in die Wärme, von Witterungswechsel und bei naßkaltem Wetter, von kaltem Essen oder Trinken.

Besserung: Durch Aufstehen und Herumgehen (mit Ausnahme des Erbrechens).

Anwendung bei den Tieren: Bei **Dummkoller und rasendem Koller** (Encephalitis) **der Pferde.** – Bei der Ruhrseuche der Rinder. – Bei chronischen Durchfällen, besonders beim weißen Durchlauf der Kälber, die sonst jeder Behandlung trotzen. – Bei anhaltendem Erbrechen, auch der Hunde und Schweine. – Bei der **Cholera des Geflügels.** – Bei Blutharnen. – Bei chronischen, rheumatischen Lähmungen. – Ist **Vorbeugungsmittel gegen die Blutseuche der Schafe sowie, in allopathischen Gaben, gegen brandige Bräune und brandigen Rotlauf der Schweine** (nach Böhm).

Veratrum viride ++

Veratrum viride Ait. – Liliaceae – Grüne Nieswurz

Präparate: Tinktur aus dem getrockneten Wurzelstock mit Wurzeln, Verreibungen und flüssige Potenzen.

Wird in niedrigsten und mittleren Potenzen (D 1 bis D 12) angewendet.

Wirkungsdauer: Einige Stunden.

Vergleichsmittel: *Aconitum, Belladonna, Antimonium tartaricum, Gelsemium, Veratrum album, Acidum hydrocyanicum, Colchicum, Spigelia, Cactus, Kalmia, Cuprum, Zincum.*

Ähnlich *Veratrum album,* doch weniger auf den Unterleib (Durchfall), als vielmehr auf das Herz und auf den **Magen** (Erbrechen) wirkend. Fast alle *Veratrum viride* Symptome sind von Übelkeit und Erbrechen begleitet. Paßt für **biliöse** Temperamente.

Große Schwäche, Erschöpfung, Schwindel, Übelkeit und Erbrechen (ähnlich *Antimonium tartaricum*). **Fieber** (ähnlich *Aconitum* und *Gelsemium*), doch dem *Aconitum* besonders **als Temperatur** und **Puls herabsetzendes Mittel** in vielen Fällen vorzuziehen und weit schneller wirkend. Es ist dem *Aconitum* auch darin ähnlich, daß seine gelungene oder wohltätige Anwendung stets von Schweiß begleitet ist, übertrifft es aber in allen den Fieberanfällen, wo der **Magen** sehr stark mitergriffen ist.

Gehirnentzündung. Kopfschmerz mit Schwindel. Heftiger Stirnkopfschmerz mit Übelkeit und Erbrechen. Schwere des Kopfes. Kopfschmerz mit Gesichtsverdunkelung und Erweiterung der Pupillen. Heftige **Gehirnkongestionen** und Krampfanfälle mit Übelkeit und Erbrechen. Gehirnkongestionen infolge Genusses alkoholischer Getränke oder von plötzlichem Aufhören der Regel. Gehirnkongestionen der Kinder beim Zahnen. Hysterie und Hypochondrie. – Kindbettfieber. – Lungenkongestion bei Beginn von Lungenentzündung. – Typhöse und gastrische Fieber. – Erschlaffung des gesamten Muskelsystems. **Veitstanz, Fallsucht. Wundstarrkrampf. Vollständige Lähmung.** Rucken und Zucken der Glieder. Gänzlicher Verlust der Kraft und des Gefühls in den Gliedern. – Muskelrheumatismus, besonders bei Ergriffensein des Herzens, fast bis zur Herzlähmung. Entzündlicher Rheumatismus, besonders der linken Schulter, der Hüfte, des Knies. – Hohes Fieber und Gehirnreizungen bei Scharlach. – Herzbeutelentzündung, mit Ohnmachtsanwandlung beim Aufstehen vom Liegen. – Schlundentzündung, auch aus traumatischen Ursachen. – Bei Pocken, auch äußerlich als Waschmittel (die Tinktur in warmer Wasserauflösung) neben *Hydrastis.* – Soll sich auch beim gelben Fieber bewährt haben.

Verbascum

Verbascom thapsiforme Schrader – Scrophulariaceae – Königskerze

Präparate: Essenz aus dem frischen, zu Beginn der Blüte gesammelten Kraut, Verreibungen und flüssige Potenzen.

Wird am besten als Urtinktur und in niedrigsten Potenzen (D 1 bis D 3) angewendet.

Wirkungsdauer: 4 bis 5 Tage.

Antidot: *Camphora.*

Vergleichsmittel: *China, Arsenicum, Thuja, Cedron, Spigelia, Ranunculus bulbosus, Mezereum.*

Ist bis jetzt hauptsächlich bei katarrhalischen Erkrankungen der Brust, besonders der Kinder, mit Nutzen angewendet worden; sodann bei Migräne und bei **Gesichtsschmerzen** nervöser Art, betäubend, drückend und spannend, besonders in den Jochbeinen und von den Kiefergelenken ausgehend, durch Zusammenbeißen und äußeren Druck verschlimmert, **besonders links.** – Absetzendes, blitzschnell wiederkehrendes Zucken und Dröhnen im Kopfe. – Ohrenreißen, auch beim Essen, mit Stichen. Schwerhörigkeit, als wären die Ohren verstopft. – **Heiserkeit.** Katarrh, mit Heiserkeit und belegter Brust und mit Gesichtsschmerz verbunden. – Husten, besonders nachts (im Schlafe), auch schon abends, meist hart, rauh, bellend und trocken, oder hohl und tieftönig, besonders bei Kindern, gebessert durch tiefes Einatmen. Bruststechen mit Beklemmung und Atemversetzung. – Magenkatarrh mit Stuhlverstopfung; Stuhl hart, bröcklig.

Äußerlich wird die Tinktur mit Vorteil unverdünnt bei **Gesichtsschmerzen** eingerieben.

Viburnum opulus

Viburnum opulus L.– Caprifoliaceae – Schneeball

Präparate: Essenz aus der frischen Rinde, Verreibungen und flüssige Potenzen.

Wird als Urtinktur oder in niedrigen Potenzen (D 2 bis D 3) angewendet.

Wirkungsdauer: Bis zu 24 Stunden.

Vergleichsmittel: *Chamomilla, Xanthoxylon, Cimicifuga, Sabina, Pulsatilla, Caulophyllum, Cuprum.*

Wirkt besonders auf die Gebärmutter. Bei krampfhafter **Dysmenorrhöe** und bei schmerzhafter spärlicher Regel, wenn Schleimhautfetzen abgehen. Bei drohendem Abortus (Fehlgeburt); bei falschen Wehen oder schmerzhaften Nachwehen. Bei nervösen Schmerzen in den Eierstöcken. Bei hysterischen Krämpfen sowie bei Wadenkrämpfen während der Schwangerschaft.

Vinca minor

Vinca minor L. – Apocynaceae – Immergrün

Präparate: Essenz aus der frischen, zu Beginn der Blüte gesammelten Pflanze, Verreibungen und flüssige Potenzen.

Wird als Urtinktur und in niedrigsten Potenzen (D 1 bis D 3) angewendet.

Wirkungsdauer: Etwa 8 Tage.

Vergleichsmittel: *Sulfur, Graphites, Mezereum, Viola tricolor, Erigeron.*

Wirkt auf die Haut und die Blutgefäße. Bei juckenden, brennenden, nässenden **Ausschlägen,** besonders auf dem **Haarkopf,** mit übelriechenden Absonderungen und Borken. – Bei Blutungen aus der Nase, dem Darm und der Gebärmutter.

Viola tricolor

Viola tricolor L. – Violaceae – Stiefmütterchen

Präparate: Essenz aus dem frischen, blühenden Kraut, Verreibungen und flüssige Potenzen.

Wird als Urtinktur und in niedrigsten Potenzen (D 1 bis D 3) angewendet.

Wirkungsdauer: 8 bis 14 Tage.

Antidote: *Camphora, Mercurius, Pulsatilla.*

Vergleichsmittel: *Vinca minor, Mezereum, Graphites, Oleander, Petroleum, Staphisagria, Sulfur.*

Bis jetzt mit Nutzen (auch als Tee) angewendet bei **Milchschorf** der Kinder im Gesicht, mit nächtlichem Jucken und Ausfluß zähen, gelben Eiters (äußerlich Waschungen mit dem Tee) (spezifisch). – Stiche und Rheumatismen in den Schultergelenken, den Ellbogen, Vorderarmen und Fingern. – Harndrang mit reichlichem Abgang. Bettnässen. Harn stinkt wie Katzenharn.

Anwendung bei den Tieren: Wie beim Menschen, insbesondere aber bei der Raspe der Pferde.

Viscum album

Viscum album L. – Loranthaceae – Mistel

Präparate: Essenz aus gleichen Teilen frischen Beeren und Blättern, Verreibungen und flüssige Potenzen.

Wird als Urtinktur und in niedrigsten Potenzen (D 1 bis D 3) angewendet.

Wirkungsdauer: Bis zu einigen Wochen.

Wirkt besonders auf das Zentralnervensystem.

Plötzliche Schwindelanfälle, Schwanken, Taumeln, mit Neigung, rückwärts zu fallen. Gefühl, als verliere man den Boden unter den Füßen. Epilepsieartige Krampfanfälle. Jucken, Kribbeln, Ameisenlaufen. Brennen der Haut ohne äußerlich sichtbare Ursache. Melancholie. Hysterie. Asthmatische Anfälle, nachts. Stürmisches Herzklopfen, erhöhter Blutdruck.

Verschlimmerung: Abends und nachts.

Besserung: Durch Schweiße, im Freien.

Xanthoxylon fraxineum

Xanthoxylon americanum Mill. – Rutaceae

Präparate: Tinktur aus der getrockneten Rinde, Verreibungen und flüssige Potenzen.

Wird in niedrigen Potenzen (D 2 bis D 3) angewendet.

Wirkt auf die Nerven und die weiblichen Geschlechtsorgane und paßt besonders für nervöse, zarte Frauen. Dysmenorrhöe mit neuralgischen Kopfschmerzen; Krampfschmerzen nach den Schenkeln ausstrahlend, dabei starke Blutungen. Eierstockneuralgien mit Schmerzen in den Lenden und im Unterleib, besonders linksseitig. Steißbeinschmerz. – Ischias. Hartnäckiger Muskelrheumatismus.

Zincum

Zincum metallicum, Metallisches Zink

Präparate: Verreibungen, von D 8 an auch flüssige Potenzen.

Wird in niedrigen und mittleren Potenzen (D 3 bis D 12) angewendet; auch höhere Potenzen werden empfohlen.

Wirkungsdauer: Bei akuten Leiden 2 bis 24 Stunden, bei chronischen bis zu 4 Wochen.

Antidote: *Arnica, Baryum carbonicum, Camphora, Hepar sulfuris, Ignatia, Mercurius.*

Vergleichsmittel: *Cuprum, Plumbum, Phosphoris, Ignatia.* – Nach *Zincum* paßt oft *Ignatia,* nicht aber *Nux vomica.*

Wirkt hauptsächlich auf **Gehirn, Spinalsystem** (Rückenmark) und Nervus vagus (Lungen-Magennerv), also **Krampfmittel,** sowie auf die **Geistes-** und **Gemütsorgane.**

Paßt hauptsächlich für das weibliche Geschlecht sowie für Personen mit krankhafter Erregbarkeit und leicht verzagtem Gemüt und entspricht dem deprimierten, erschöpften und irritabeln (reizbaren) Zustand des Nervensystems mit seinen begleitenden Erscheinungen, sei er nun Folge von Verletzungen, geschlechtlichen Ausschweifungen, geistigen Anstrengungen, Sorgen, unzureichender Nahrung, erschöpfenden Krankheiten oder Erkrankungen der Gebärmutter.

Abneigung gegen jede Art von körperlicher oder geistiger Arbeit. Schwäche und Abnahme des Gedächtnisses. Trübung des Gesichtssinnes. Schwere und Schwäche in allen Gliedern. Reizung und Irritabilität (Reizbarkeit) der peripheren Nerven (äußerste Nervenenden).

Spinalirritation. **Hauptmittel bei Spinalanämie** (Rückenmarkblutarmut) des weiblichen Geschlechts, sowie bei Kinderkrämpfen (Gichtern, Konvulsionen), vom Zahnen und von Würmern, aber vom Gehirn ausgehend (neben *Cina*). – Melancholie, mit Wahnvorstellungen, Gedächtnisschwäche oder großer Schläfrigkeit und mit Schwindel zum Umfallen. – Lähmungen nach Schlagfluß. Lähmung der oberen Gliedmaßen. Halblähmung beider Arme nach vorausgegangenen heftigen Schmerzen in Händen und Füßen und Unterleibskrämpfen. Einschlafen der Hände früh beim Aufstehen. – Unaufhörliches heftiges Unruhegefühl in den Beinen, die fortwährend bewegt werden müssen. – Starkes Zittern des ganzen Körpers. Klopfen durch den ganzen Körper. Muskelzucken hier und da im Körper.

Rucken und Zucken in Armen und Händen, im Halbschlaf und Wachen. **Veitstanz** bei jungen Leuten, besonders infolge von Schreck oder nach unterdrückten Ausschlägen, mit großer Niedergeschlagenheit und Reizbarkeit (*Zincum sulfuricum*). – Schläfrigkeit nach dem Essen. Durch aufregende Träume gestörter Nachtschlaf, früh Unausgeschlafenheit. – Gefühllosigkeit im Körper, Kältegefühl in den Knochen. – Chronische rheumatische Beschwerden verschiedener Art. Reißen in den Gelenken und Oberschenkeln. Dumpfer Rückenschmerz, schlimmer im Sitzen. Reißende Schmerzen in allen Gliedern nach dem Mittagessen und gegen Abend. – Ischias nervosa (nervöses Hüftweh). – Eingenommenheit des Kopfes, Schwindel beim Gehen. **Heftiger neuralgischer Stirnkopfschmerz mit starkem Druckgefühl auf der Nasenwurzel,** auch mit **Übelkeit und heftigem Erbrechen,** oder stete Neigung zum Schlaf mit geistiger Abspannung und Melancholie. Drückendes Reißen im Hinterkopf. Empfindlichkeit und Schmerz der Kopfhaut und der Haare gegen Berührung. – Hirnhautentzündung, besonders infolge Nichthervorkommens eines Ausschlags. Bei **Gehirnentzündung** (nach *Belladonna*) **verhütet es drohende Ausschwitzungen** und verhilft bereits eingetretenen zur Aufsaugung. – **Während des Zahnens oder auch bei Typhus vorkommende Gehirnerkrankungen.** – Scharlach mit Gehirnsymptomen und unvollständig entwickeltem Ausschlag. – **Hydrocephalus infantum** (entzündliche Hirnwassersucht der Kinder). – Lähmung, von Gehirnerweichung ausgehend, mit Schwindel, Zittern, Taubheit und Ameisenlaufen. – Lähmung der Augenlider. Eitrige Augenentzündung (Ophthalmia purulenta) bei Kindern (nach *Aconitum*). Verdunkelung der Hornhaut infolge ihrer Entzündung. – Äußere und innere Nasengeschwulst, Verlust des Geruchs, Trockenheit der Nase. – Krampfhafte Kehlkopf- und Halsbeschwerden. – Empfindlichkeit der Zähne beim Kauen. Bluten des Zahnfleisches. Vermehrte Speichelabsonderung mit metallischem Geschmack. **Zähneknirschen.** – Brustbeklemmung, Herz- und Brustkrämpfe. Unregelmäßige krampfhafte Bewegungen des Herzens mit beschleunigtem Puls. – Asthma mit Zusammenschnürung der Brust. – Sodbrennen, verschlimmert durch Wein und in der Schwangerschaft. – Magendrücken mit Übelkeit nach Brotessen. – Ungenügender, harter, trockner Stuhl und Blähungen infolge Krampfes (ähnlich *Plumbum*). – Anschwellung der Leber, mit Härte und Empfindlichkeit gegen Berührung. – Nieren- und Harnbeschwerden verschiedener Art. Ziehen in der Harnröhre, Blutausfluß aus der Harnröhre nach dem Harnen. Nierengrieß. Schmerz in den Hoden. Samenfluß infolge von Onanie mit großer Hypochondrie. – Regel zu früh und schmerzhaft, oder auch spärlich, mit Zahnweh. Weißfluß, stark und scharf, mit Brennen in der Scham. – Starkes Hautjucken. Langwierige Hautausschläge verschiedener Art, Flechten. – Krampfadern an den Unterschenkeln.

Verschlimmerung: Nach dem Essen, im Sitzen, in der Ruhe, in der Kälte, nachts.

Besserung: Im Freien, bei Bewegung, durch Wärme, während des Essens, während der Regel, durch vermehrte Ausscheidungen.

Anwendung bei des Tieren: Bei veralteter rheumatischer Buglähme. – Bei Sehnenklapp. – Bei flechtenartigen Hautgeschwüren. – Bei Staupe. – Bei Verlust des Geruches bei Jagdhunden. – Bei Verstopfung infolge von Darmkrampf (vgl. *Plumbum*).

Zizia aurea

Thaspium aureum Nutt. – Umbelliferae – Zizie

Präparate: Essenz aus der frischen Pflanze, Verreibungen und flüssige Potenzen.

Wirkt auf das Nervensystem und die weiblichen Geschlechtsteile. **Veitstanz** mit Zuckungen des Gesichts und der Glieder, während des Schlafes nicht aufhörend. Epilepsie. – Hysterie. Hypochondrie. – **Verspätete** oder übermäßige **Regel** mit nachfolgendem scharfen Weißfluß, dabei veränderliche Gemütsstimmung sowie Rückenschmerzen und krampfhafte Bewegungen des Gesichts und der Glieder. – Eierstockneuralgien.

Rechts und links wirkende Mittel

Bei den Arzneimittelprüfungen an Gesunden nach den Vorschriften Hahnemanns hat es sich ergeben, daß viele Mittel vorzugsweise auf die eine oder die andere Körperhälfte wirken, d. h. ihre Arzneisymptome mehr auf der einen als auf der anderen Hälfte des Körpers äußern. Nach dem homöopathischen Ähnlichkeitsgrundsatz werden daher diese Mittel vorzugsweise sich auf der Hälfte des Körpers heilsam erweisen, auf die sie mehr als auf die andere wirken.

Die Kenntnis dieser besonderen Beziehungen erleichtert in vielen Fällen, wo ein Leiden mehr die eine als die andere Hälfte des Körpers ergreift, oder auch bloß sich auf eine Hälfte desselben beschränkt, die Wahl des Mittels. Es folgt daher hier die Liste dieser Mittel.

Die hier nicht angeführten Mittel sind solche, die beide Körperhälften gleich stark zu beeinflussen scheinen oder von denen noch nicht mit Gewißheit ermittelt wurde, auf welche Körperhälfte sie vorzugsweise wirken.

Rechts		Links	
Acid. benzoicum	Crotalus	Acid. hydrofluor.	Bellis
Agaricus	Dolichos	Acid. nitricum	Calcium carbon.
Alumina	Drosera	Acid. sulfuricum	Carbo animalis
Ammon. carbon.	Hepar sulfuris	Aconitum	China
Argentum	Ignatia	Adonis vernalis	Cimicifuga
Aurum	Kreosotum	Antimon. crud.	Colchicum
Belladonna	Lactuca virosa	Apis – Apisin.	Colocynthis
Bryonia	Leptandra virg.	Arnica	Crocus sativus
Cantharis	Lycopodium	Arsenicum	Euphoribium
Carbo vegetab.	Moschus	Asarum	Euphrasia
Causticum	Plumbum	Baryum carbon.	Graphites
Rhus tox.	Sabina	Jodum	Selenium
Ruta	Sanguinaria	Iris versicolor	Spigelia
Sabadilla	Staphisagria	Lachesis	Sulfur
		Mercurius	Verbascum
		Nux vomica	

Verwandte Mittel

Nach Hering sollen folgende pflanzlichen und mineralischen Mittel in naher Verwandtschaft zueinander stehen und metallisches einander gleichsam ergänzen, so daß das ergänzende mineralische Mittel oft die Kur vollenden könne, die das pflanzliche angefangen, aber nicht zu Ende führen konnte.

Aloe–Sulfur
Cepa–Phosphorus
Scilla–Antimon. crudum
Chamomilla–Magnes. carbon.
China–Ferrum
Caladium–Acidum nitricum
Dulcamara–Baryum carbon.
Mezereum–Mercurius
Pulsatilla–Acidum sulfur
Allium sativum–Arsenicum
Belladonna–Calcium carbon.
Ruta–Calcium phosphor.
Bryonia–Alumina
Ipecacuanha–Cuprum
Thuja–Silicea
Lycopodium-Jodum

Arzneimittelverzeichnis

Notizen

Notizen

Notizen

Notizen

Notizen

Notizen